本书配套视频将帮助
读者更好地掌握操作要点

请使用微信扫码，按照提示注册后观看视频。

此二维码为单书单码，只可绑定一位用户。注册后，微信扫描内文中的二维码可观看对应视频。

扫码注册后，该书不能退回。

Sports Medicine Cases Series of Arthroscopic Treatment

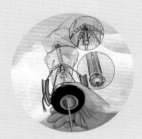

运动医学
关节镜病例解析

主　编　郑　江　康　汇

副主编　张　亮　陈旭旭　解　萍

主　审　郝定均

编　委（按姓氏笔画排序）

王一仲	王　月	王　欢	王　涛	王登峰
王　微	田　斌	朱　宇	任　博	刘　阳
杨　镇	李红川	李　剑	李　锦	张明宇
张　宪	张博皓	陈雪松	金善汝	周　伟
赵　阳	赵赞栋	康　鑫	梁求真	葛兆刚
窦榆生	谭登辉	樊云沛		

中国出版集团有限公司

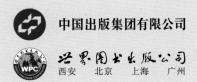

世界图书出版公司

西安　北京　上海　广州

图书在版编目（CIP）数据

运动医学：关节镜病例解析 / 郑江，康汇主编 .
—西安：世界图书出版西安有限公司，2023.4
ISBN 978-7-5192-9946-0

Ⅰ . ①运… Ⅱ . ①郑… ②康… Ⅲ . ①关节镜—外科
手术—病案—分析 Ⅳ . ① R684

中国国家版本馆 CIP 数据核字（2023）第 048849 号

书　　名	运动医学：关节镜病例解析
	YUNDONG YIXUE GUANJIEJING BINGLI JIEXI
主　　编	郑 江 康 汇
责任编辑	胡玉平
装帧设计	新纪元文化传播
出版发行	世界图书出版西安有限公司
地　　址	西安市雁塔区曲江新区汇新路 355 号
邮　　编	710061
电　　话	029-87214941　029-87233647（市场营销部）
	029-87234767（总编室）
网　　址	http://www.wpcxa.com
邮　　箱	xast@wpcxa.com
经　　销	新华书店
印　　刷	陕西金和印务有限公司
开　　本	889mm×1194mm　　1/16
印　　张	25
字　　数	400 千
版　　次	2023 年 4 月第 1 版
印　　次	2023 年 4 月第 1 次印刷
国际书号	ISBN 978-7-5192-9946-0
定　　价	268.00 元

医学投稿　xastyx@163.com　‖　029-87279745　029-87285296
☆如有印装错误，请寄回本公司更换☆

生命在于运动，人们对运动与健康的追求是与时俱进的。近年来，运动医学发展突飞猛进，新技术、新方法如雨后春笋般涌现，关节镜技术也越来越得到广大医生和患者的认可。

对于年轻的运动医学专业医生来说，运动医学的学习曲线陡峭，尤其是关节镜手术技术方面的学习需要花费大量的时间。鉴于此，西安市红会医院运动医学中心郑江主任组织编写了《运动医学：关节镜病例解析》一书。该书涉及膝、肩、肘、髋、踝五大关节运动损伤常见疾病及相关多发病，理论深入浅出，同时以病例的形式进行阐述，辅以图片及术中视频，生动形象，为广大读者提供运动医学最核心的关节镜技术的讲解，增强了读者的阅读体验，可以为读者快速掌握技术及理解知识提供极大便利。

"栉风沐雨逾世纪，春华秋实百余年"，西安市红会医院有着悠久的历史底蕴，其运动医学正是在此基础上应运而生、开枝散叶、不断发展的。目前已成为陕西省运动与康复临床研究中心、中国医师协会关节镜培训基地，正因如此，我院才有了更大的传道授业之职责，该书是红会医院运动医学工作者临床工作的总结与智慧结晶，将近年来关节镜经典技术与新发展做了详细阐述，具有较强的实用性和指导性，是一本不可多得的关节镜实操工具书。相信该书的出版会为运动医学及关节镜技术的发展助一臂之力！

2023 年 2 月　于西安

前 言

FOREWORD

　　自幼我就幻想能读一读自己写的书，如果这本书还能给他人带来一点思考或启示那自然是最好的。然而，岁月蹉跎，梦想一直未能实现。2021年新冠病毒疫情的肆虐让世界奔腾的脚步逐步慢了下来，也让人们浮躁的心得以平静下来。回眸一望，不禁感慨，儿时的梦依旧在阑珊之处，楚楚可怜，我不由得心中一颤，是时候实现梦想了！

　　回首我的运动医学生涯，感慨万千。初蒙姚兄指点，踏上运医之路，昔游学京师，访运医名院，得遇冯华知己，亦师亦友，事无巨细，倾囊相授。又遇健全乡党，每每手术结束后的一碗油泼面定能勾起无限的乡愁。满怀壮志回归故土，万事初始，举步维艰，上蒙郝院长信任，下感众兄弟齐心，科室不断发展，犹如船之入江，顺流直进。今拥床近百，年术约半万，专业齐全，人员齐整，人道吾功也。非吾功也，此乃时也，运也。百年红会，厚积薄发，吾辈甚是幸运，赶上发展之时，搭乘腾飞之势，一院三区布局南北，百骨千筋融会中西！

　　在这个过程中，我辈深感学习曲线之漫长，临床实践之艰难，那时我就想如果有一本病例百科就好了，这不正是我们想要给后来人留下的吗？于是召集运动医学中心兄弟，整理汇编了这本书稿，"病例百科"实在不敢僭越，遂定名为"运动医学：关节镜病例解析"。该书汇集了十几年来我院运动医学中心收治的运动医学常见病、多发病，涉及膝、肩、肘、髋、踝五大关节，每个病例的阐述从病史、查体、影像学、术中录像到术后康复，详细而不拖沓，希望能对初入运动医学的同仁提供一点帮助，如能给同道一点启示那就更加完美了。

　　由于时间紧迫，团队水平有限，难免有不足及纰漏之处，还望各位读者朋友批评指正。

　　冯华教授曾告诫我们说："运动医学人要耐得住清贫，守得住寂寞。"希望这本书能伴有缘人共度一段寂寞时光！

2023年2月　于西安

■ 目 录
CONTENTS

第一章
关节镜概述

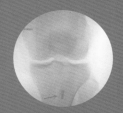

第一节　运动医学与关节镜发展简史

运动医学是近年来快速成长起来的医学与体育运动相结合的一门多学科交叉的临床专业学科。运动医学主要包括两方面：体育运动对人体健康的影响；用现代医学的方法和理论，研究和治疗运动引起的创伤和疾病，从而最大限度地恢复运动能力，以增强和保障运动者的健康。

国际运动医学的飞速发展，已经完全改变了人们对"运动医学"存在必要性的争议，也改变了运动医学是仅仅为年轻人特别是运动员服务的固有思维。运动医学的发展一方面为体育运动特别是竞技运动的健康发展提供保障，如运动创伤的微创治疗，早期康复和快速重返赛场，科学训练计划的制定，药物滥用的监测与控制等；另一方面为社会大众提供了新的创伤治疗观点和方法，提供运动相关知识和更科学的健康观念。

关节镜外科是运动医学的重要组成部分，是一门临床微创技术，其最大优点是微创、治疗针对性强、疗效可靠、恢复快。关节镜微创技术是骨科运动医学的主要治疗手段。关节镜本身作为一种内镜并非新的发明，其历史可追溯到19世纪初。1805年德国人Philip Bozzini以蜡烛为光源，用"光梯"作为内镜，通过烛光的反射观察阴道和直肠。直至20世纪初，电灯的发明改善了内镜的照明，使得小型电灯泡被用作光源应用于膀胱镜，使之成为泌尿外科的重要检查工具。到了1918年日本的Kenji

Takagi教授率先将7.3mm膀胱镜应用于尸体膝关节检查，开创了建立孔道内镜进行体内结构检查的先河。但是，由于受到内镜本身及器械的限制，关节镜的应用并未体现出独特的优越性。1931年，Takagi教授改用3.5mm内镜对液体扩张后的膝关节进行了关节镜检查，自此关节镜真正用于临床检查及诊断。随后日本的Watanabe教授继承并发展了Takagi的关节镜理论和技术，并且改进了关节镜及操作系统，关节镜逐步由检查手段发展为治疗手段。1968年，加拿大医生Robert Jackson和美国医生Richard O'corner将关节镜技术运用于膝关节手术，对关节镜技术在北美的发展做出了重要贡献。关节镜手术这一新技术以其独到的优势迅速为广大的患者和骨科医生所接受，在世界范围内逐步发展，不断进步。

关节镜技术在国内的发展较晚，自20世纪70年代末关节镜技术传入国内开始，老一辈专家们付出了艰苦的努力和极大的热情推动这一新技术在中国发展。但由于受到条件及当时的环境限制，国内大多只局限于膝关节检查，关节镜手术进展缓慢。关节镜外科在中国的真正发展起自20世纪80年代初期。1991年，中华医学会骨科学会关节镜外科学组正式成立，它有力地推动了全国关节镜外科事业的发展，也是我国关节镜外科工作的一个里程碑。至90年代末，全国已有百余所医院开展了关节镜外科手术操作，西安市红会医院较早在西北地区对患者进行了膝关节镜下常规手术治疗。随着对外学术交流的广泛开展，我国关节镜外科医生与国际同行的交流、互访、进修等学术活动日益频繁，使得关节镜领域的新技术、新进展不断引入我国，关节镜临床工作取得了可喜的成绩。

当前，关节镜技术已经成为一种重要的治疗手段，已不再仅仅是一种辅助的关节检查手段，而是关节外科和运动医学领域中一个不可缺少的重要组成部分。关节镜手术或关节镜辅助下的关节手术不仅可用于膝关节内疾病（如半月板损伤、交叉韧带损伤、髌骨紊乱）的诊治，而且已越来越多地应用于肩、肘、腕、踝、椎间盘等关节疾患的诊治。随着微创理念深入人心及微创技术的不断发展，在现代骨科中，关节镜技术已是不可或缺的组成部分。

随着关节镜外科临床与实验研究的深入以及关节镜技术的发展，可以预言，关节镜外科作为一种显微微创外科技术，必然会继续得到重视和发展，为患者更好地服务。

（郑　江，张　亮）

第二节　关节镜设备与器械

一、关节镜设备

1 关节镜

关节镜是整个关节镜系统中最重要的组成部分，是获得关节内高品质图像的关键因素（图1-2-1）。标准的关节镜由透镜系统、环绕透镜的光导纤维、金属鞘、光缆接口以及摄像头接口五部分组成。影响关节镜光学特性最重要的因素是视向与视角。视向即关节镜观察的方向，由镜头前端的斜面角度决定，关节镜前端的镜片斜面通常有0°、10°、30°、70°等（图1-2-2），其中以30°前斜视向镜使用最多。因为当旋转30°镜时可明显扩大视野，且不出现盲区。但在某些特殊情况下，特别是髋关节镜下操作以及膝关节后侧显露时，70°镜亦有其独特的作用。因而，关节镜医生最常选用的关节镜是30°和70°镜。

2 光源系统

光源系统是关节镜系统中最基本也是不可或缺的组成部分（图1-2-3）。冷光源与光导纤维的出现，才较为成功地解决了关节镜的光源问题，目前已经成为主流应用。具有自动调节系统的冷光源能与摄录系统联动，其光源灯前方的机械光圈由马达控制，而马达接受来自摄录系统的信号控制。当拍摄的图像变暗时，马达自动开大光圈；图像过亮时，则自动缩小光圈，从而保持图像亮度与色彩的稳定。冷光源技术使外科医生能够由此而获得更高质量的彩色图像，同时延长了灯泡使用寿

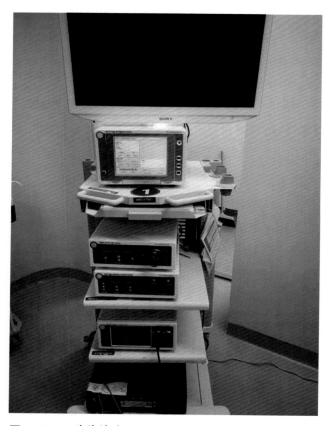

图1-2-1　关节镜系统

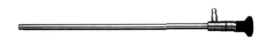

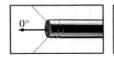 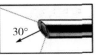 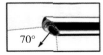

图 1-2-2　不同角度关节镜示意图

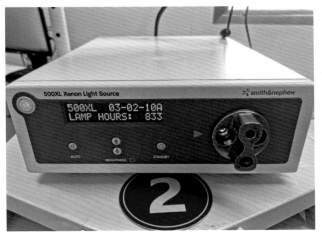

图 1-2-3　光源系统

命。光源中灯泡的色温及使用寿命仍是我们选择光源的重要参考指标。

3 成像监视与图像记录系统

关节镜由肉眼经目镜观察进展到电视监视离不开摄像机的微型化，目前高清监视及图像记录系统逐步投入使用，并逐渐成为主流配置（图 1-2-4）。其不仅使术者以更自由的方式施行手术，还由于能更清晰地观察，并且可以用拍照、录像等形式将图像进行记录，有利于临床资料的收集和整理，也更

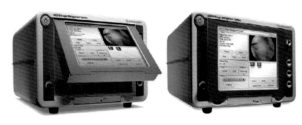

图 1-2-4　图像处理系统

有利于助手的配合及参观者的学习。

4 动力刨削系统

动力刨削系统的作用在于帮助医生在短时间内去除大量的组织（图 1-2-5）。刨削器一般是一次性的，有各种大小和形状，其适用范围有所差别。对骨组织、滑膜组织、半月板分别有对应的刨削器。所有制造商生产的刨削器都有不同的角度和刀片。动力刨削系统在清除组织的同时也增加了关节内组织创伤和关节镜头受损的机会，因而，轻柔、准确的手术操作和在可视、可控下使用刨削器是非常重要的。

5 射频等离子消融系统

镜下止血、镜下切割、修整的设备包括激光和射频系统。激光最初用作组织消融装置，与射频系统相比，具有体积小、对关节软骨机械性损伤小的优点。然而，仍有关于使用激光后出现软骨下骨损伤和骨坏死的报道。

与激光系统相比，射频系统（图 1-2-6）可产生相似的热能而花费较少，镜下止血、镜下切割、

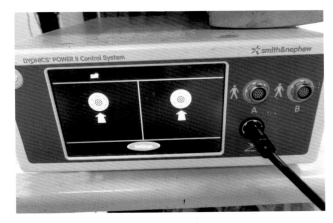

图 1-2-5　动力刨削系统

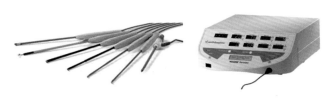

图 1-2-6　射频等离子消融系统

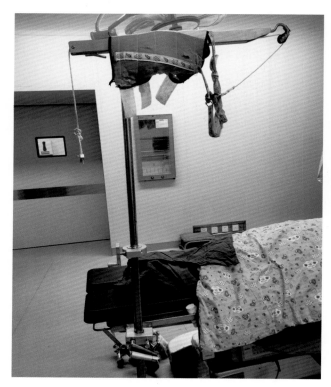

图 1-2-7　肩关节吊臂牵引架

修整效果满意，因而获得了市场的认可。其应用较为广泛，也用于组织消融、电灼术和关节囊紧缩术。

二、辅助设备

1 肩关节侧位吊臂架

肩关节镜手术体位可采用沙滩椅位或者侧卧位，在选择侧卧位时必须应用肩关节侧围吊臂架将上肢置于外展 30°~40° 位，同时进行适当牵引，增大肩关节间隙以利于操作（图 1-2-7）。

2 牵引床及牵引指套

在髋关节镜手术中需要应用牵引床适当增宽髋关节间隙以利于操作，在肘关节及腕关节进行镜下手术有时需要应用牵引指套以维持上肢特殊体位（图 1-2-8）。

三、关节镜手术器械

1 探　针

探针是关节镜检查中最早使用的辅助器械（图

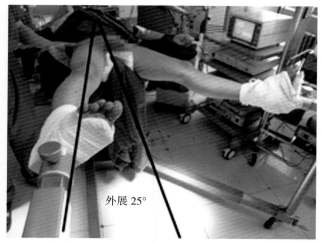

外展 25°

图 1-2-8　牵引床

1-2-9）。它常被用于关节镜诊断和手术过程中，是学习"三角定位"技术最安全的器械，常用于关节内结构的探测：检查关节软骨的坚固性；评估软骨情况；评估半月板损伤情况，如裂口范围；探查交叉韧带张力和松紧度；探针末端的直角钩通常为 5mm，还可用来测量关节内病灶的大小。探针已成为关节镜医生主要的辅助工具，有关节镜医生的"延伸手指"之称。

2 篮　钳

篮钳有 3mm 和 5mm 之分。篮钳包括 7 种基本器械：大型及小型直篮钳，大型及小型 30° 上弯篮钳，左弯及右弯篮钳，左侧或右侧 90° 篮钳，以及后咬篮钳（图 1-2-10）。

图 1-2-9　探针

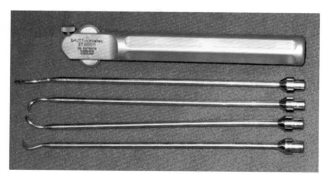

图 1-2-10　篮钳

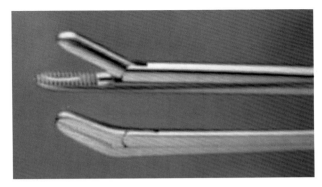

图 1-2-12　各种角度缝合钩

3 抓线钳及抓持钳

抓持钳是夹持关节内游离体或其他脱落组织的必需工具，分为有齿和无齿两种（图 1-2-11）。

4 过线缝合钩

具有各种角度的中空设计，可用来缝合组织后过线（图 1-2-12），在肩关节肩袖缝合及膝关节半月板缝合中应用较为广泛。

（郑　江，张　亮，王　月）

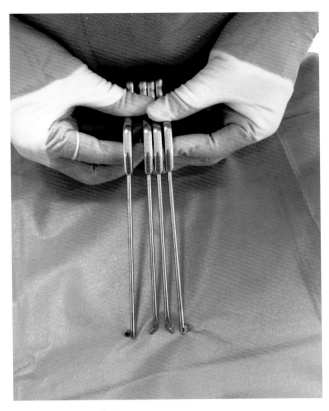

图 1-2-11　抓持钳

第三节　关节镜基本技能及培训

一、关节充盈

关节充盈技术在关节间隙较小的关节进行关节镜操作中至关重要，如肘关节、踝关节等。关节充盈技术就是向关节内先注入生理盐水扩张关节囊，可有效减少插入关节镜时关节软骨损伤的机会以及增大操作入路与血管神经间的安全距离。肘关节一般用 30~50mL 生理盐水，应注意不要胀破关节囊。

二、三角技术

在进行关节镜手术前必须掌握三角定位技术，这包括一个入路插入关节镜，另一入路插一探针或持物器械，然后用关节镜在关节内进行另一器械尖端的定位，简单来说就是关节内操作的可视化。该技术说起来容易，但对初学者来说有一定难度，其

需要建立良好的三维立体观。经常出现的问题是，当术者用关节镜试图定位另一器械的头端时，由于它们交叉放置，器械尖端与关节镜头不在一个平面或不在一个深度，出现关节镜找不到器械尖端的情况。通过反复训练，良好的三维立体感建立后不再存在问题了。

三、探针技术

关节镜医生最有用的工具是探针，它犹如医生的"延伸手指"，能触摸和移动关节内的不同结构以评估关节内结构的情况。要掌握三角定位及镜下灵活运用探针才能顺利进行关节镜诊断及手术。

四、方向感的培养

关节镜技术的提高只能是来自操作者反复的操

作训练与经验积累。在关节镜技术的学习过程中最困难的是入门训练。最好进行体外训练，当然是在专为学习关节镜而设计的仿真膝关节模型上进行关节镜操作。也可采用自制的"黑匣子"来模拟关节内环境。制作一顶部有盖的暗盒，在盒中尽量模仿关节内环境，四周开有数个直径为1cm的孔洞，其中可置放膝关节骨骼或膝关节模型，也可放入适量黄豆模拟关节内游离体。初学关节镜技术的关键是掌握镜头的方向、空间定位和眼、脑、双手的协调配合能力，而这些技术完全可以通过上述黑匣子在体外训练获得。

第一步，通过关节镜头直接观察。目前带有电视监视系统的关节镜是关节镜设备的基本配置，但在训练中的第一步仍然应该是学会以一枚30°前斜视镜直接观察，通过移动和旋转镜头观察暗盒内模型的各个部位。因为在某些极端情况下，直接观察或通过目镜照相等仍然是一种有用的技术。由于关节镜始终只能看到某一局部而并非整体，因而在这一步骤中，训练的重点应该是掌握局部与整体的关系以及通过镜头移动和旋转去观察整体的方法，移动镜头应缓慢，且对镜头观察方向有准确把握，有利于连续性观察以准确评估整体情况。

第二步，通过显示屏观察暗盒内的物体。将关节镜与电视监视系统相连接，当术者观看显示屏画面时，操作的双手处于视野之外，此与显微镜下操作具有相似之处。此外，由于摄像头上的光感器在方向上与监视器具有对应关系，当旋转镜头时画面也发生了相应的旋转，我们需要在任何方向的画面上都能判断出正常的解剖位置和方向。在监视系统下操作的技术关键是眼、脑、双手的协调一致，协调性训练的唯一方法只能是反复练习。

第三步，练习关节镜下物体形态和大小的判断。经常有初学者问关节镜的放大倍率是多少，这实际上是对关节镜成像与放大原理的一个误解。因为关节镜是单目镜，与之联结的摄像头也有一定的焦距，距离镜头越远，图像就越小，距离镜头越近，物体的放大倍率越大。要确定所看到的物体或结构的大小，就必须有同一距离上的参照物作为评定标准。通常情况下，

关节内的某些正常结构、探针及手术器械可作为测量的参照。此外关节镜成像是二维图像而并非真正的三维立体图像，判断镜下结构的形态和大小还有赖于对正常关节解剖的认识和关节镜观察的经验。也可以在暗盒中放置一把刻度尺，通过镜头在不同距离上的刻度尺与暗盒内物体，对其每一个局部进行连续观察，有助于描述其大致准确的形态。

第四步，练习探针的使用和双手同时操作的方法。一把有钝钩并带有刻度标尺的探针是关节镜操作中最简单、最基本同时也是最重要的工具。从某种意义上说，探针就如同术者的手指，需要通过这个"手指"去感知关节内结构的质地、形态并发现隐藏的问题。熟练地使用探针是掌握关节镜外科操作技术的基础。同时，双手协同操作也是关节镜技术的关键。学习探针使用时常见的问题是在镜头视野中找不到探针，或不能到达想要到达的位置。在进行体外操作训练时，使探针出现在视野中的简单方法是当探针从另一个入口伸入暗盒时，首先触及关节镜套管，再沿套管下滑至镜头前方。在练习探针操作时，可先将暗盒顶部的盖子打开，在观察显示器的同时通过直视调整自己的双手操作，待较熟练后就可以通过双手的协同操作将视野或探针引向任何位置。应该强调的是，无论优势手是哪一侧，关节镜操作必须是双手都能灵活、协调地配合动作，可以通过交换操作镜头和探针，以此来训练自己的双手协调能力。

第五步，镜下定位、持物和切割训练。镜下定位是进行关节镜手术的一项基本技术。体外训练时可以通过在暗盒内放置一个标记物，先通过关节镜检查找到并将其清晰地显示在关节镜视野内。确定其方位，再在其对应的位置用长针头插入并将其固定。同样，在暗盒内放置一些小片状和颗粒状物体如纽扣、黄豆等，在关节镜下用持物钳将其取出。切割训练可以先用探针练习，在探针尖端蘸上墨水，在暗盒内的纸片上画上你所设计的标记，再用刀、剪、篮钳等工具练习切割，以熟悉工具的特性及训练操作的准确性。

第六步，专业培训。很多从事骨伤科的医生认

为既然开放手术能达到目的,为什么一定要舍简趋繁,采用费时费力的关节镜下操作呢?近年来关节镜治疗的实践回答了这一问题。关节镜手术以其创伤小、诊断率高、手术操作精确、恢复时间短等优点已被医生和患者广泛接受。在开展关节镜外科手术时,无论是器械选择、手术设计和操作等方面均应体现上述特点。关节镜技术的训练与操作改进也应该围绕这一主题。

在关节镜外科实践中学习和提高关节镜技术无疑是每一个关节镜外科医生的必由之路。此外,关节镜专科医生需要不断地进行继续教育及专业培训,提高技术水平。学习过程包括:阅读一流杂志上的文献是扩大关于关节镜器械与技术知识的良好途径;不定期参加学术研讨班,与专科医生相互交流经验与教训;可以观察同领域医生的手术操作等。

（郑　江,张　亮,窦榆生）

第四节　关节镜手术的优越性及临床应用

一、优越性

随着微创理念日益深入人心,关节镜技术的优点也逐步被人们认识到。其优点包括:切口小(图1-4-1),美观,可避免晚期因关节表面和运动部位的瘢痕而引起的刺激症状;属于微创手术,痛苦小,术后反应较小,患者易于接受;术后早期即可活动肢体,避免长期卧床并发症,减少护理人员和费用;并发症相对较少;基本不影响关节周围肌肉结构,术后可早期进行功能锻炼,防止关节长期固定引起的废用和并发症;可以在近乎生理环境下对关节内病变进行观察和检查,可对关节进行动力性检查,提高了诊断能力,某些疾病如滑膜皱襞综合征,是通过关节镜才确立的;关节镜可施行以往开放性手术难以完成的手术,

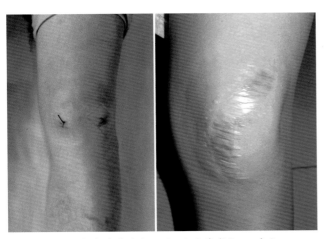

图1-4-1　关节镜手术切口与开放手术切口对比

如半月板部分切除术等。

二、适应证与禁忌证

关节镜是一种诊疗手段,其可应用于关节内大多数疾病的诊疗中。在关节外科领域,只有少数的手术如关节置换、肿瘤切除、复杂骨折等关节镜不能胜任。但对大多数关节手术而言,关节镜并非唯一的治疗手段,骨伤科医生可能更喜欢简单、直接的开放手术。因此,我们说关节镜并无绝对的适应证。

对于关节镜手术而言,在有条件和能力的情况下,能够以关节镜操作完成的手术应该尽量避免行开放关节的手术,特别是目前已广泛接受镜下处理的膝关节交叉韧带重建、半月板修整、半月板缝合、髌股关节紊乱镜下处理、肩袖缝合、肩关节Bankart修复、髋关节撞击头颈成形、髋关节盂唇缝合、踝关节软骨损伤修整等。

关节镜的禁忌证很少。对于局部(关节外)或全身有明显感染灶,操作可能引起关节感染的病例,应视为关节镜的禁忌证。禁忌证很少但不意味着可以滥用关节镜,必须根据病情需要、设备条件、技术能力、经济条件等多方面因素综合考虑以决定关节镜技术的合理应用。

三、并发症

关节镜手术的并发症主要包括:关节内结构损

伤、关节外结构损伤、关节血肿、筋膜间室综合征、关节感染和器械断裂等。

（一）关节外结构的损伤

1 血管损伤

血管损伤是关节镜手术中极少见但也是最严重的损伤之一。膝关节镜操作中，特别是后间室的操作中有腘血管损伤的风险，在后交叉韧带（PCL）胫骨骨道制备过程中也有腘血管损伤的报道（图1-4-2）。因此，进行后间室结构处理时，对后交叉韧带探查应避免粗暴操作，手术中对腘血管的保护意识也非常重要。

2 神经损伤

在关节入路建立及穿刺的过程中，膝关节周围的皮神经分支的损伤有时是难以避免的。后外侧入路是膝关节损伤神经风险相对较大的操作之一，建立后外侧入路时一定要标记好外侧副韧带及二头肌腱，避免二头肌腱后侧操作，以减少腓总神经损伤风险（图1-4-3）。在缝合外侧半月板后1/3部分时，有可能会损伤腓总神经，因此对此部位的半月板缝合可采用内－外缝合技术，外侧小切口用挡板将腓总神经挡于后外侧，可有效避免神经损伤。

3 韧带和肌腱损伤

由于麻醉状态下肢体失去自我保护，因此术中应避免暴力操作，特别是过度地使用外/内翻力量来获得更大的操作空间，否则会导致内/外侧副韧带的撕裂伤（图1-4-4）。

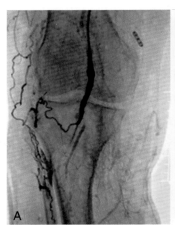
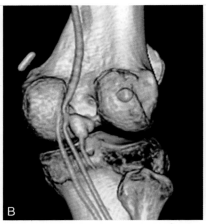
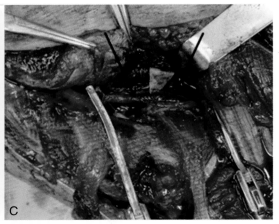

图1-4-2 血管损伤。A.造影下血管损伤表现。B.血管损伤后假性动脉瘤血管造影表现。C.血管损伤术中探查表现

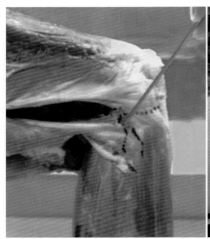
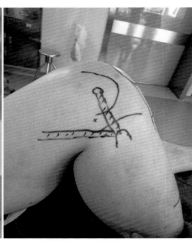

图1-4-3 膝关节外侧结构及后外侧入路安全三角（股骨髁、外侧副韧带、二头肌腱形成的三角区）

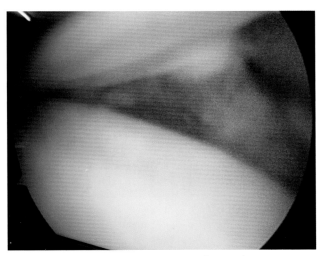

图 1-4-4　关节镜下显示内侧副韧带损伤情况

（二）关节内结构的损伤

1 关节软骨面损伤

关节软骨面损伤是关节镜手术中最常见也是最重要的损伤（图 1-4-5）。关节腔是一个极不规则的狭窄空间，而且个体差异较大，暴力操作是造成关节软骨损伤的重要原因。此外，锐性器械包括电动刨刀的不恰当操作也是关节软骨面损伤的重要因素。因此，良好的关节充盈、根据不同的手术需要选择合适的手术器械以及轻柔而准确的操作技术可以有效避免关节软骨损伤。

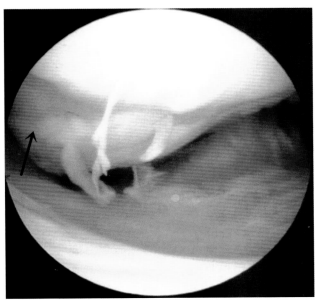

图 1-4-5　关节镜下软骨损伤情况

2 半月板损伤

在膝关节镜的手术操作中，如入口点选择时定位太低，则手术刀和穿刺器械可能对半月板前角造成损伤。这不仅对半月板本身造成损害，而且也影响关节镜观察与手术的器械操作。

3 关节内韧带损伤

在膝关节髁间的手术操作如滑膜刨削、半月板前角切除等过程中，当勾刀方向错误，以及刨削刀头过于靠近交叉韧带时可能损伤交叉韧带，尤其是前交叉韧带的胫骨附着部。在膝关节外侧半月板操作中有损伤腘肌腱的风险。肩关节操作中要注意保护二头肌腱。

（三）关节血肿与筋膜间室综合征

关节内血肿是关节镜手术的常见并发症。膝关节中多见于外侧支持带松解术、滑膜切除术等出血较多的镜下手术患者中。此外灌注液外渗到关节周围软组织是常见情况，必须意识到有引起筋膜间室综合征的风险。注意手术时间的控制，术前预计时间较长时可在术前对小腿加用弹力带以预防骨筋膜间室综合征。

（四）关节感染

关节镜手术感染机会较开放手术少得多，其创面暴露少、损伤小，此外持续的灌洗操作都是其感染率低的原因。然而，标准的无菌手术间、严格的无菌操作仍是避免感染的有效且唯一途径（图 1-4-6）。关节镜手术防水处理至关重要，建议使用关节镜专用手术单或者做好防水处理（图 1-4-7）。

（五）器械断裂

器械断裂在膝关节镜手术中非常少见，但在组织深在的髋关节镜操作中相对较多，这是一个必须注意的问题。由于关节镜手术的特殊性，其专用手术器械的设计追求精巧，因此应避免粗暴操作，否则很容易造成器械断裂（图 1-4-8）。一方面增加了手术时间，增加了患者痛苦；另一方面，关节镜

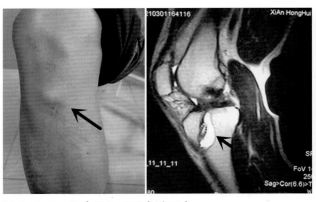

图 1-4-6　胫骨螺钉周围囊肿形成

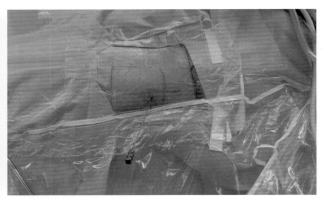

图 1-4-7　髋关节镜防水铺单

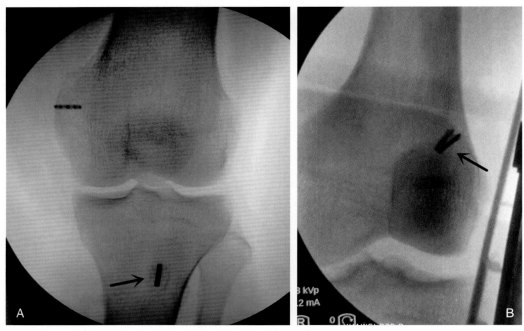

图 1-4-8　胫骨挤压钉螺丝刀断裂（A），股骨空心钻头断裂（B）

操作器械一般较为昂贵，在经济上也是不小的损失。因此，轻柔准确的操作和合理地选用手术器械是避免器械断裂的唯一办法。

（郑　江，张　亮，樊云沛）

第五节　关节镜技术在其他领域的扩展应用

随着运动医学事业的发展和关节镜器械、设备不断改进与更新，关节镜微创外科正朝着信息化、数字化、智能化方向快速发展，关节镜下处理膝、髋、踝、肩、肘、腕和趾跖等关节和关节外疾患日渐成熟，真正地实现了关节镜技术的微创化。

关节镜监视下复位固定治疗关节内骨折，特别是胫骨髁间嵴撕脱性骨折、胫骨远端关节内骨折、膝关节胫骨平台骨折、关节镜下髓内钉固定治疗股骨远端骨折、肱骨大结节骨折、桡骨头骨折等关节镜下复位固定手术解决了原本需要开放手术才能解

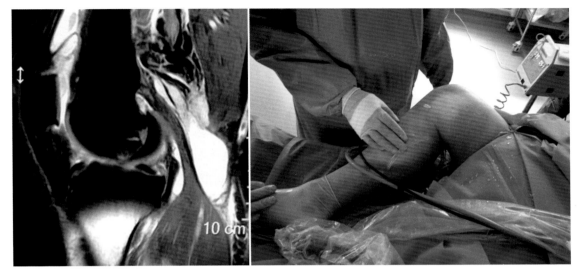

图 1-5-1　腘窝囊肿磁共振影像表现及镜下切除体位

决的病例，免除了开放手术的痛苦。关节镜下手术骨折周围的解剖结构破坏小，最大限度保护骨折的血运，因而有利于骨折愈合和关节功能恢复。

过去关节镜只能用于关节内手术，通过近年关节镜医生的不懈努力和探索，关节镜突破了关节外没有腔隙的瓶颈，应用逐步向关节外拓展。实践证明，关节镜下胸锁乳突肌切断松解治疗先天性斜颈、射频汽化松解治疗臀肌挛缩、关节镜下植骨治疗骨折不愈合、骨折钢板螺钉内固定物镜下取出、

腘窝囊肿减压（图 1-5-1），以及关节镜监视下射频汽化治疗网球肘、跟腱炎和跟周炎等肌腱末端病等新方法可行，效果良好，大大减少了手术创伤，减少了功能障碍的发生率，真正实现了微创化、有限化治疗，充分展示了关节镜微创外科的优越性。随着关节镜技术的发展，关节镜微创技术将渗透到骨科的各个领域，其应用范围必将拓宽，关节镜技术及微创外科必将更广泛地造福患者。

（郑　江，张　亮）

第六节　关节镜手术的护理及康复

一、关节镜围手术期护理

（一）术前护理

1 入院评估

入院后对每名患者进行综合评估，完成自理能力及疼痛、压疮、跌倒/坠床和深静脉血栓形成（DVT）的风险评估。

2 心理护理

护士耐心、细致地以集体宣教的形式向患者及

家属介绍膝关节疾病、关节镜手术及康复的相关知识（图 1-6-1），让其了解微创手术的优点、效果及康复锻炼的重要性，从而让患者消除顾虑、积极配合治疗和护理。

3 饮食指导

鼓励患者多进食高蛋白、高维生素、富含纤维素的饮食，保持两便通畅。如有特殊基础疾病的患者遵医嘱给予治疗性饮食。

4 常规指导

协助患者完善术前相关检查，合并基础疾病患

者或检查结果异常时，积极请相关科室会诊，加强相关知识的健康教育并予相应的治疗和护理，以保证患者围手术期的安全。

5 专科指导

·指导患者进行踝泵运动，股四头肌、腘绳肌等长收缩练习，直腿抬高及膝关节活动度练习的方法、次数和时间，并向患者讲解各项锻炼的目的、意义和重要性，督促患者术前肌力的训练，为术后顺利康复打下良好的基础。

·拐杖或助行器是患者术后离床下地行走的辅助器具，术前评估患者的身体状况，选择性指导患者拐杖或助行器的正确使用，并详细告知使用的注意事项。

·行膝关节韧带重建患者，术后均需佩戴膝关节可调式卡盘支具，术前要教会患者正确佩戴支具及佩戴注意事项。

6 术前准备

（1）常规准备 术前注意保暖，预防感冒；告知禁食、禁饮的时间；女性患者术前注意月经是否来潮；核对并做好手术部位的标识等（图1-6-2）。

（2）皮肤准备 根据诊断与患者进行双向核对，确认术肢无误。常规备皮，剔除手术视野内所有毛发。并给予水疗（0.1%新洁尔灭浸泡20min）预防感染（图1-6-3），如对侧取腱，皮肤准备同患侧。如皮肤有破损、炎症等，需治愈后方能手术。

（3）呼吸道准备 为有效改善通气功能，预防术后呼吸道并发症的发生，指导患者进行深呼吸、有效咳嗽和咳痰练习，如患者吸烟，术前需戒烟。

（二）术后护理

1 交接与安置

核对患者身份，向手术室护士了解术中情况，正确搬运患者；交接患者生命体征、意识情况。检查静脉通路引流管、导尿管有无脱落，是否通畅并妥善固定，检查患者皮肤有无异常，填写手术交接单等。

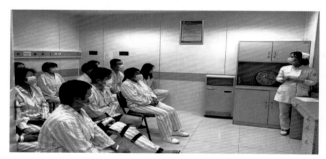

图1-6-1 集体宣教

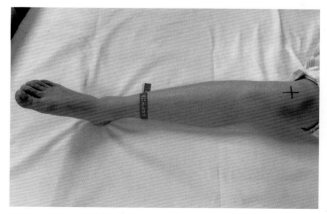

图1-6-2 手术标识

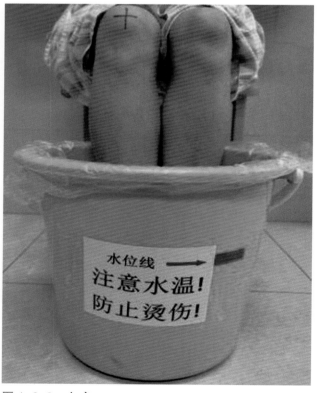

图1-6-3 水疗

2 病情观察

心电监护密切观察生命体征及血氧饱和度情况，保持呼吸道通畅，必要时给予吸氧。如有异常及时通知医生并予以相应处理。

3 肢体护理

·术后抬高患肢 15°~30°，下肢垫一软枕使其高于心脏水平，促进下肢静脉回流，防止肢体肿胀（图 1-6-4）。

·关节镜手术后常规予弹力绷带加压包扎切口，应密切观察患肢肿胀、末梢、颜色、皮肤温度感觉，以及踝关节与足趾活动、患侧足背动脉搏动等情况，发现异常及时处理。

4 切口护理

严密观察切口局部有无红、肿、热、痛及渗血、渗液等情况，保持切口敷料的清洁干燥，如出现异常应及时换药，观察伤口并及时处理，同时注意监测体温变化及炎性指标等情况，一旦有感染迹象及时处理。

5 疼痛护理

根据疼痛评估及时有效地给予局部冷敷及非甾体类镇痛药物处理。帮助患者放松情绪。术后 48~72h 常规局部冷敷，每次 15~20min，每天 2~3 次，再结合药物等镇痛措施（图 1-6-5）。每次康复训练后局部冷敷，缓解运动后疼痛，保证术后无痛或微痛状态下及早进行康复锻炼。

6 心理护理

心理护理应贯穿于疾病康复的全过程，术后患者可能因担心切口出血、疼痛、切口不愈合等原因而不敢进行早期功能锻炼。护士应及时沟通，给予解释和疏导，合理镇痛，强调术后早期功能康复锻炼的意义，争取患者家属的支持，使患者保持良好的心理状态，尽早进行术后的功能康复锻炼。

7 饮食指导

手术当天麻醉清醒后给予清淡易消化的流质或半流质饮食，术后 1d 即可恢复正常饮食。鼓励患者多饮水。

8 并发症的观察

（1）关节腔积血　多发生在术后 24~48h 内。关节胀痛明显、切口渗血或引流液增多、关节肿胀、局部皮肤张力高等异常情况，提示出现关节腔积血。小量积血、积液自行吸收。出现大量积血、积液可给予局部穿刺抽吸弹力绷带加压包扎、冷敷并抬高制动患肢，控制活动量。

（2）关节腔感染　观察切口局部有无红、肿、热、痛，切口渗液增多，关节腔持续性疼痛，体温升高等异常现象。根据情况协助医生行关节腔穿刺进行穿刺液涂片检查加药敏试验，复查血常规，根

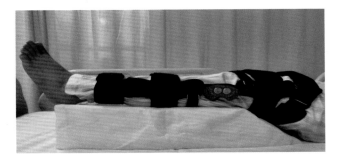

图 1-6-4　抬高患肢

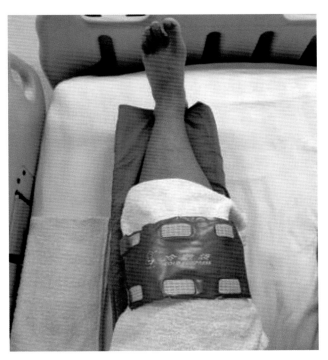

图 1-6-5　冷敷

据检查及药敏结果调整抗感染治疗。必要时行关节镜下清理引流术。

（3）神经损伤 由于手术中使用止血带牵拉或误伤关节囊周围神经等，可导致患肢感觉麻木、疼痛、运动障碍等异常情况。术后应加强观察患肢感觉活动情况，必要时可给予营养神经药物对症治疗。

（4）下肢深静脉血栓 如患者出现小腿后方疼痛、踝关节及小腿突然肿胀明显、皮温低、足背动脉搏动弱等异常现象，应警惕下肢深静脉血栓形成，须立即报告医生进行相应处理。术后监测 D- 二聚体，必要时行下肢血管彩超等检查明确血栓情况。急性期绝对卧床休息，适当抬高患肢，禁止按摩和热敷患肢。密切观察患者意识、血压、心率、血氧饱和度情况及有无胸闷、气促、呼吸困难等症状，判断有无肺动脉栓塞发生。正确合理使用抗凝药物（图 1-6-6），观察用药效果及药物的不良反等。

（5）关节粘连 因关节腔积液、积血会引起关节内血肿机化，导致关节粘连。如出现关节腔积液、积血应及时处理好关节腔积液、积血问题。因痛阈低的患者会拒绝早期关节活动度的练习，应警惕关节粘连的可能，加强疼痛管理，保证术后在无痛或微痛状态下及早正确地进行关节活动度锻炼。

（6）止血带损伤 患者从手术室返回时，认真交接患肢在术中止血带使用情况。警惕止血带损伤皮肤，注意观察局部皮肤有无潮红及水疱的发生，加强皮肤护理，保护皮肤完整性。警惕止血带损伤神经，注意观察肢体有无感觉麻木、运动障碍、疼

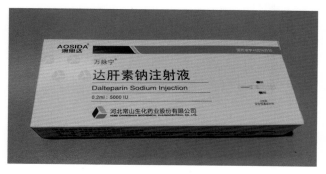

图 1-6-6 常用抗凝药物

痛不适等，必要时应用营养神经药物。

二、制订康复方案

关节镜手术后科学的康复训练是获得手术预期疗效至关重要的一个环节，但这一环节容易被外科医生所忽视。有效的康复训练或正确的训练方法是对手术效果的有效保障，换言之，成功的手术不等于成功的治疗。因此，掌握关节镜手术后的康复原则，针对不同患者以及不同手术方法制订患者个体化的术后康复计划是康复训练的关键。具体方案的制订应针对以下几个阶段予以重视。

第一阶段（术后 2 周）：康复训练的主要目的是减轻疼痛和肿胀。此阶段以肌肉的静力收缩练习为主，再辅以关节小幅度活动练习及肢体部分负重练习。

第二阶段（术后 3~6 周）：加大关节活动度及肌力的抗阻力练习，提高关节控制能力和稳定性。选择中等负荷练习，在控制运动量的同时加强患肢负重及平衡训练，逐步开始恢复日常活动。

第三阶段（术后 2~3 个月）：强化肌力及关节活动度练习，逐步加大负荷训练，同时进行蹬踏等关节功能性训练，逐步恢复日常生活各项活动和轻微运动能力。

第四阶段（术后 4~6 个月）：全面恢复日常生活各项活动，逐渐恢复运动量，强化各项训练中的关节稳定性练习。

三、锻炼措施

1 肌力训练方法

肌力训练主要有等长、等张收缩锻炼及等动收缩锻炼。制动后，首先萎缩的是慢颤肌纤维，因此，在康复训练中应先进行慢颤肌纤维的康复治疗，然后再进行快颤肌纤维的康复（图 1-6-7）。前者要求肌肉长时间地收缩，而后者则要求肌肉在短时期内承受较大的力，并且在所有损伤的康复过程中，均须保持本体感觉。疼痛是快颤肌纤维功能的最大抑制因素，因此快颤纤维的锻炼应于疼痛、肿胀消

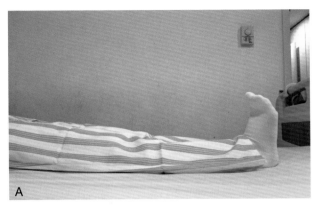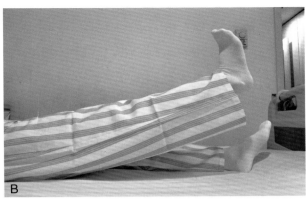

图 1-6-7　肌力训练。踝泵（A）及直腿抬高（B）

失后在无痛的条件下进行。

　　快颤肌纤维适应抗阻训练，比慢颤肌纤维的反应好，但随着年龄的增长，快颤肌纤维逐渐萎缩而慢颤肌纤维逐渐占据主导地位，在进行康复训练时应顺应这一生理变化。尽管早期的等长收缩锻炼有利于防止肌萎缩及发展肌力，但由于等长锻炼时肌力多集中于关节运动范围的一个点上，无益于长期的发展肌力的锻炼。等张收缩可在一个重量抗阻上进行关节全范围的活动，肌力输出和抗阻负荷随着不断改变的关节角度和力矩而不断变化，因此阻力负荷不能大于运动周期中最低的肌力输出，这样在每一周期中大部分时间所承受的负荷均偏低，所以等张锻炼不能取得最佳的临床效果。

　　等动收缩锻炼，又称等速锻炼（图 1-6-8），是应用专门设备控制每一肢体，进行全关节活动范围中的活动速度，保证关节以恒定的速度进行活动锻炼，从而提高某肌群的作用效率，使其在短时间内较快地增强肌力。关节活动的速度可以根据需要任意设定，超过限定的速度时，装置本身可将肌收缩产生的过多的力转化成相应的阻力，这样既使肌肉始终保持最高张力状态，又保护了关节不受损伤。等速练习还兼有等张和等长练习的特点。当设定的关节活动速度较慢时，其形成的等速力矩相当于等长力矩，即运动特性接近于等长练习，将速度设定加快则其形成的等速力矩接近于等张练习。

2 增强关节活动范围的练习

　　关节活动度训练，可由被动活动逐步过渡到主

动活动及关节功能牵伸，防止关节挛缩、组织粘连，逐步恢复到正常关节活动度（图 1-6-9）。磁疗等物理疗法有助于软化瘢痕。

3 本体感觉训练

　　患侧肢体恢复完全负重后可进行静态的本体感觉训练，逐渐恢复肢体的平衡功能和运动协调能力（图 1-6-10）。

4 耐力训练

　　耐力训练是指以发展体力、耐力为目的的医疗训练活动。作为一种运动形式，耐力等于力、距离、重复次数的乘积。因此，耐力量指在一定强度下、一定时间内（15~30min）重复同一运动周期的运动。

　　有氧代谢能力是呼吸系统摄氧、循环系统运输氧的能力的反映，并与参与能量代谢的酶系统的活

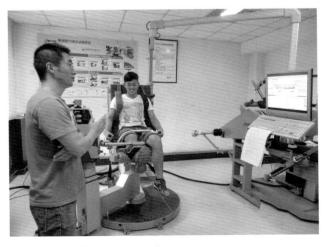

图 1-6-8　等速肌力测试系统

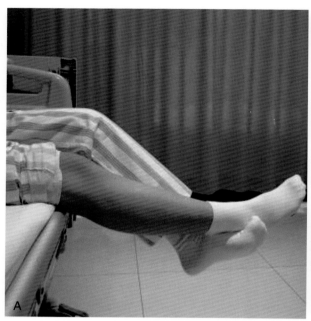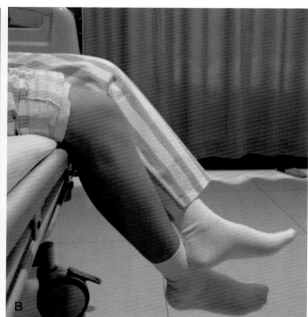

图 1-6-9 关节活动度。被动练习

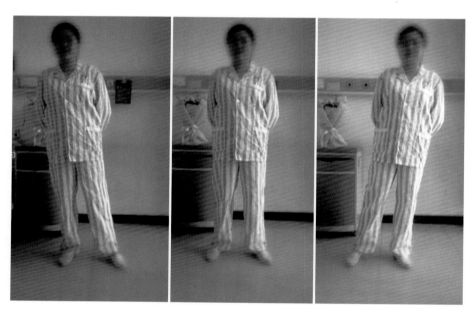

图 1-6-10 本体感觉练习：重心转移

性有关，因此有氧训练实质上是一种增强呼吸、循环、代谢功能的锻炼方法。关节镜术后患者康复治疗中常用的耐力训练方式包括游泳、水疗、骑自行车等。骑自行车训练时，座位应抬高以减少患膝的屈曲度，从而减少髌股间作用力。自行车训练可在快速转速下进行，以加强肌肉的活动强度和耐力。近年来兴起的水疗有着多种多样的优点，它借助于水的浮力为助力，可用于加强肌力及增强关节活动

范围的练习，并且可以最大限度地放松肌肉，从而既利于减轻疼痛，又有助于交替锻炼原动肌与拮抗肌。适当地控制好运动量还有利于肌肉的耐力训练。

（王　欢，解　萍）

参考文献

[1] 李彦林.关节镜外科进展 [J]. 昆明医学院学报，2011，6（5）:1-3.

[2] Johnson DL. Arthroscopy complications: can we do better?[J].

Orthopedics，2010，33（7）:470–471.

[3] Carlson MJ，Ferkel RD. Complications in ankle and foot arthroscopy[J]. Sports Med Arthrosc，2013，21(2):135–139.

[4] Salzler MJ，Lin A，Miller CD，et al. Complications after arthroscopic knee surgery[J]. Am J Sports Med，2014，42（2）:292–296.

[5] Michael Wahoff，Mark Ryan. Rehabilitation After Hip Femoroacetabular Impingement Arthroscopy[J]. Clinics in Sports Medicine，2011，30（2）:463–482.

[6] Keelan R，Enseki M，Pete Draovitch MS. Rehabilitation for Hip Arthroscopy[J]. Operative Techniques in Orthopaedics，2010，20（4）:278–281.

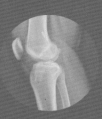

第一节　膝关节镜基础知识

一、膝关节软骨

膝关节软骨（articular cartilage）是一种透明软骨（hyaline cartilage），由软骨细胞、胶原和蛋白聚糖等细胞外基质构成，主要作用是承载重量、缓冲应力和降低摩擦，以维持膝关节股骨及胫骨间的平滑运动。通过了解关节软骨的发育过程、组织结构、力学功能，可以为临床医生在处理膝关节软骨损伤时提供理论支持，并启示新的治疗策略。

（一）关节软骨的发育

在人胚胎发育过程中，胚胎侧壁在第4周末出现上下肢芽的突起，肢芽中轴的间充质干细胞（MSC）在第6周增多、聚集，然后形成四肢雏形。MSC经分化成为软骨细胞，这些软骨细胞组成的软骨板最终发育为骨和关节软骨。在胚胎发育期和新生儿早期，关节软骨组织结构致密，由少量基质和大量小细胞构成。在出生后的生长期，关节软骨发生一系列显著的结构和功能变化，关节软骨经历细胞聚集、体积增大等过程，最终成为各向异性的带状组织，关节软骨随之增厚，之后经历沉积和定向的分化，最终在成熟组织中形成高度有组织的软骨结构。

（二）关节软骨的基本结构与功能

1 成熟软骨的结构

（1）**大体结构**　关节软骨作为一种透明软骨，表面光滑、有光泽，呈乳白色半透明状。关节软骨的厚度因关节位置、软骨区域等因素而有所不同，膝关节软骨比髋关节和踝关节软骨更厚。

（2）**组织结构**　关节软骨作为一种特殊的结缔组织，由软骨细胞（占总体积的2%）和细胞外基质（占总体积的98%）构成。具有一定的通透性，但无血管、神经和淋巴管等组织结构，主要是依靠关节腔内的关节液和软骨下骨中的血液提供营养。关节软骨由浅入深分为四层，分别为浅表层、中间层、深层和钙化层。此外，关节软骨表面还有一层胶原纤维层。各层的厚度、细胞形态、基质组成和结构、力学等性质都有所不同，且除钙化层外，各层间无明显界限。浅表层占关节软骨厚度的5%~10%，软骨细胞呈梭形，细胞长轴和胶原纤维均与关节软骨表面平行，番红 – 固绿染色可发现浅表层可被固绿染为绿色，易于区分。中间层占关节软骨厚度的40%~45%，软骨细胞呈圆形或卵圆形，单个或成对分布，可见直径粗大的胶原纤维呈不规则排列，中间层至钙化层均可被番红染色为红色。深层为关节软骨最厚的部分，软骨细胞直径大、数

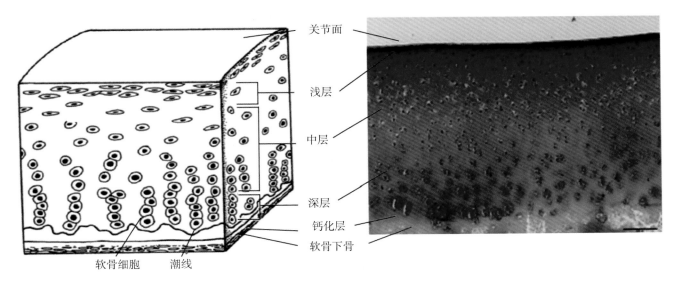

图 2-1-1 软骨组织结构

图中标注：关节面、浅层、中层、深层、钙化层、软骨下骨、软骨细胞、潮线

量多，呈圆形或卵圆形，柱状排列，方向与关节软骨表面垂直。钙化层位于深层和软骨下骨之间，其基质被钙化，与软骨下骨相互嵌入（图 2-1-1）。

2 软骨细胞与细胞外基质

软骨细胞是软骨中一群特化的间质细胞，占关节软骨总体积的 2%。软骨细胞主要负责大量细胞外基质的合成，包括胶原、糖蛋白、蛋白聚糖、透明质酸等。通过维持基质合成与降解的平衡，辅以生长因子、炎性介质等，软骨细胞得以维持软骨稳态，保持成熟关节软骨的健康。软骨细胞在相对缺氧的环境中线粒体含量低，细胞数量和增殖速度慢，且随着年龄的增长而进一步降低。当受到外界刺激或者组织损伤后并不能激活增殖过程，反而会加重软骨损伤。

细胞外基质是关节软骨发挥生物力学功能最重要的成分，约占关节软骨体积的 98%。细胞外基质的主要成分为纤维、蛋白聚糖、糖蛋白，由软骨细胞合成和更新。其中，胶原纤维和蛋白聚糖是主要的承载结构。

（三）关节软骨的修复与再生

1 关节软骨损伤的分级

临床上，根据国际软骨修复协会（International

Cartilage Repair Society，ICRS）提出的分级方法：没有明显损伤的软骨为 0 级；软骨表面完整但有轻微纤维化或软化的为 1a 级，有轻微的裂隙为 1b 级；软骨可见明显缺损，但深度小于软骨厚度 1/2 的为 2 级；软骨明显缺损，深度超过软骨厚度 1/2，深及钙化层，但不穿透软骨下骨的为 3 级；若穿透至软骨下骨则为 4 级，也称软骨全层损伤。上述未穿透软骨下骨的称之为软骨部分损伤。

（1）软骨部分损伤 软骨的部分损伤类似于早期骨关节炎初始阶段发生的损伤。由于成熟的软骨组织缺乏血运，且骨髓干细胞不能到达损伤的软骨表面，因此，软骨损伤一般不能自愈。而软骨修复主要依赖局部的关节软骨细胞，遗憾的是，无论从细胞数量还是修复能力都远不如骨髓干细胞，难以实现组织再生。

（2）软骨全层损伤 软骨的全层损伤与上述提到的部分损伤有着本质的区别，其修复机制大相径庭。由于全层损伤已经达到了软骨下骨，相当于打通了软骨表面与骨髓腔的通道，使得血液与骨髓干细胞可进入损伤区域，并形成血凝块，携带各种蛋白、脂质、生长因子等有利于软骨再生。血凝块可以完全填充直径 1~2mm 的软骨缺损，但不能填充更小或较大的缺损。一般来说，软骨全层损伤数天后，骨髓来源的骨髓干细胞开始穿透纤维蛋白组成的血凝块，而血凝块通常在数周内完全被血管化的瘢痕样组织所取代，随后在缺损处生成向心性软骨内骨化。新生组织的顶部不会发生骨化，而是形成纤维软骨，既没有排列规律的胶原纤维，也没有带状分布的软骨细胞，并在数周至数月后开始退化。

此外，Outerbridge 于 1961 年首次根据软骨损伤的宏观方面、深度和延伸程度，提出了四个等级的分类体系，用于关节镜下直观地评判软骨损伤程度：Ⅰ级为关节软骨软化和肿胀；Ⅱ级指软骨表面破裂或碎裂，其直径可达半英寸；Ⅲ级是与Ⅱ级裂纹相同的病变，但软骨损伤区域超过半英寸；Ⅳ级是软骨病变侵蚀至软骨下骨。其次，国际软骨再生与关节保留协会（ICRS）推荐的五种分级系统也有一定的应用范围，主要考虑了病变的深度和程度。

2 影响关节软骨修复的因素

（1）年龄 年龄是影响关节软骨修复效果的因素之一。40 岁以上的患者，软骨细胞已经具有衰老的倾向，修复能力显著低于年轻患者。而年轻患者软骨细胞特异性标志物的表达要显著高于老年患者。机械性损伤会通过增加氧化应激来促进关节软骨细胞的衰老，表现为细胞周期停滞、形态衰老等。

（2）微环境 在正常的膝关节内部，关节内的韧带、半月板、关节软骨维持光滑的运动和非炎症环境以保证正常的细胞活动等。在平衡状态下，细胞外基质丢失很少，当平衡因素受到影响时，细胞增殖和基质降解酶水平上升，细胞因子及其受体表达上调，关节软骨基质重塑增强，关节面和软骨下骨硬化。因此，当软骨发生损伤时，一方面局部的免疫微环境的改变使损伤进一步恶化，另一方面，白介素 -8 和单核细胞趋化蛋白等趋化因子的释放又能募集单核细胞、中性粒细胞和软骨细胞，诱导组织修复。

（3）干细胞及生长因子 骨髓间充质干细胞（BMSC）是软骨修复最重要的干细胞来源之一。微骨折技术，是通过在受损关节面上钻小孔以连通骨髓腔，使得骨髓中的血液成分进入骨缺损中，

BMSC 受到趋化信号的刺激会迁移到微骨折处，增殖并分化成纤维软骨，填充缺损。另外，在滑膜组织及其滑膜液中也存在祖细胞群，同样具有一定的软骨分化潜能，在软骨损伤期间他们的数量也会增加。这些干细胞在生化信号的刺激下经过适当的迁移、分化，参与软骨损伤的修复。此外，关节局部的生长因子也主要来源于关节内的滑膜组织和关节液，例如胰岛素样生长因子 -1 是维持软骨代谢稳态的主要生长因子，具有调控软骨细胞合成和降解的功能。而转化生长因子（TGF）家族和部分骨形态发生蛋白（BMP）等对软骨稳态的维持也有重要作用，可加快软骨细胞的增殖促进软骨修复。

3 关节软骨与骨软骨缺损的修复

关节软骨与骨软骨缺损的修复经历了漫长的发展过程。早在 1936 年针对该疾病有人提出了软骨成形，后又辅助关节灌洗、引流、钻孔。而在 20 世纪 70 年代提出了自体或异体骨软骨移植术。20 世纪 80 年代提出了关节镜下打磨软骨、微骨折概念，并逐渐衍生了自体软骨细胞的移植，把软骨修复的理论提高到了细胞层面。1993 年以后，有更多的科研工作者开始利用组织工程（tissue engineering）技术修复软骨缺损并逐渐尝试临床转化。

软骨组织工程技术是未来的研究方向。软骨组织工程三个关键组成，即支架、细胞和信号转导因子。在骨软骨支架的设计中，组织工程和再生医学领域可以使用多种材料，包括聚合物、无机材料、细胞外基质材料和金属。此外，移植物的结构也经历了巨大的改进，从最简单的单相支架到双相、三相、多相支架，以及最近的梯度支架，以更好地模拟天然骨软骨单元的复杂层次结构。在分子因子中，有生化因子、理化因子和物理因子，前者以生长因子为代表，而后者通常在各种生物反应器中出现。与支架相比，虽然细胞和信号因子的选择相对有限，但其重要性不容忽视。尽管骨软骨组织工程取得了相当大的进展，但只有少数转化为临床产品，仍需要进一步研究、探索。

二、膝关节半月板

1 半月板的结构

半月板主体由致密的细胞外基质构成，水分含量达到72%~78%。胶原蛋白虽然只占半月板湿重的13%~23%，但却是半月板干重的主要成分，占75%，其中最主要的是Ⅰ型胶原蛋白。糖蛋白和纤连蛋白占半月板干重的8%~13%，其在组织修复、胚胎发育及细胞的迁移和黏附中发挥作用。组织优异的黏弹性有助于在承重期间维持其结构完整性和功能。

半月板由外向内可分为"红－红""红－白""白－白"三区。半月板外环的"红－红"区血管分布密集，具有一定的愈合能力。修复途径主要为通过毛细血管直接输送营养物质和氧气、局部浸润多种细胞以及局部血凝块作为支架的同时，释放相关因子。"红－红"区的血管一直向内延伸至半月板中部的"红－白"区域。而最内侧的"白－白"区则无血供。

2 半月板的作用

国外学者研究证实，完好的半月板能在负重过程中，依靠其内部的轴向胶原纤维，将轴向的应力转变为环向的应力。由于外侧半月板在压缩时比内侧半月板移位更多，因此外侧半月板全切后导致外侧应力增加至300%。生物力学研究也表明，膝关节伸直时40%~60%的负荷被传递到半月板，而膝关节屈曲时更是高达90%。半月板在承受负荷时，可将滑膜液溢出半月板循环至关节软骨，在减少负重期间摩擦力的同时，还能提供关节软骨营养。减震是半月板的重要功能之一，该功能与半月板本身的黏弹性有关，尤其是含水量。没有半月板的情况下，膝关节的减震功能减低了约20%。

半月板特有的"凹"型可匹配胫股关节，完整的半月板可限制膝关节向各个方向的过度运动。其中内侧半月板有助于限制膝关节向前移位，但由于活动性差，较其他部位更容易撕裂。外侧半月板则在旋转移位和平移时起控制作用。此外，半月板在本体感觉上能够检测本体信号，可以调节关节位置的感觉。

3 半月板的修复与再生

上述提到半月板的外环部位具有自愈能力，愈合过程经过出血、增生、分化和重塑四个阶段。损伤早期，半月板边缘区域填充了高度细胞化的纤维凝块，是修复细胞迁移、增生、分化以及合成修复组织的临时支架。瘢痕组织的重塑最终可能需要数月的时间来模仿半月板的结构与功能。而对于半月板内环的撕裂，目前仍是一个巨大的挑战，也是目前的研究热点，多数学者致力于研究半月板组织工程技术修复半月板损伤。与多数组织工程一样，需要同时考虑支架、细胞、生化刺激。

目前生物支架主要包括脱细胞的同种异体半月板支架。自1989年Milachowski报道半月板同种异体移植以来，已有30多年的历史，仍是目前唯一的半月板置换治疗选择。似乎在短期及中期表现出了良好的临床疗效，总体10年存活率为75%左右，内侧优于外侧。此外，聚氨酯支架最初被设计为半月板替代品，但体内移植后1年随访表明其并不能阻止软骨的退化，并不优于同种异体半月板支架，且不能降解。改进后的聚氨酯/聚乙内酯支架可生物降解，已在欧洲批准使用，然而5年随访研究报道显示其失败率和萎缩率均较高。还有团队使用了聚乙烯醇支架，并在大动物模型中得到长期的随访验证，但关节退变却远不如同种异体半月板支架。此外，还有天然生物材料蚕丝支架，相比胶原支架具有更好的初始力学性能和更慢的降解速率，但这些材料目前均在实验阶段。科研工作者希望寻找到一种兼具生物力学和细胞长入空间的生物材料。

在支架研发的同时，种子细胞的选择也是极为关键的。利用能够黏附在半月板损伤区域的细胞来促进和改善半月板修复反应是一种全新的策略。包括半月板来源的间充质干细胞（MeSC）、骨髓来源的间充质干细胞（BMSC）、滑膜来源的间充质（SMSC）、脂肪来源的间充质干细胞（ASC）、软骨来源的软骨祖细胞（CPC）、多功能血管内皮细胞、软骨细胞等。这些细胞目前尚处于研究阶段，虽然每年都有大量的科研工作者从事相关研究，但不可否认半月板移植实现临床转化仍存在诸多困难，仍需要进一步研究。

虽然目前的手术方法不能提供关节软骨和半月板再生的长期解决方案，但组织工程技术可以提供替代的治疗策略。经过设计的植入物经过了几个发展阶段，这些阶段可以通过添加适当的刺激来修改或增强。细胞来源很重要，因为许多细胞在培养中去分化；目前正在试验的替代细胞来源包括非关节软骨细胞、腱细胞、纤维细胞、骨关节炎软骨细胞和干细胞或祖细胞。生长因子如 TGF-β、血小板源生长因子（PDGF）、成纤维生长因子（FGF）、内皮生长因子（EGF）、BMP 和生长分化因子（GDF）被用来有效地扩展和帮助细胞在新组织形成前再分化。基于支架和无支架的方法可用于关节软骨和半月板的工程，生化和生物物理因子，如 TGF-β、BMP、胰岛素样生长因子（IGF）、FGF、软骨苷酶、赖氨酸氧化酶样蛋白 -2（LOXL2）、透明质酸、基质蛋白 -3 和氧张力的变化被用来促进工程组织的成熟。同样，生物力学刺激，如压缩、拉伸、剪切、静水压力和双轴载荷也可用来改善新组织的功能特性。

三、膝关节周围主要韧带

1 前交叉韧带

前交叉韧带（ACL）可以在膝关节屈曲 30° 和 90° 时为胫骨前移位提供 85% 的约束力。ACL 起自股骨外髁的后内侧面，向远、前、内斜行，穿过髁间窝，止于胫骨平台胫骨髁间棘内侧。血供主要来源于膝中动脉的终末分支，在发生断裂后血供差，难以愈合。目前多数研究将 ACL 分为前内侧束和后外侧束（图 2-1-2）。膝关节屈曲时，前内侧束被拉长，后外侧束松弛，ACL 两束之间保持平衡，共同维持膝关节的静力与动力性稳定，防止胫骨前移，在不同屈膝角度时控制膝关节内、外翻，同时防止膝关节过伸。ACL 与内外侧结构、半月板、髌骨及胫骨髌骨关节保持着微妙的平衡，使得膝关节能向 6 个方向运动，包括前后、内外、远近平移动作及屈曲 - 伸直、向内外平移、内收与外展的旋转运动。

2 后交叉韧带

后交叉韧带（PCL）起自内侧股骨髁的外侧边缘和髁间窝的顶部，以后外侧方向向胫骨的后侧延伸（图 2-1-3）。PCL 可分为前外侧束和后内侧束。

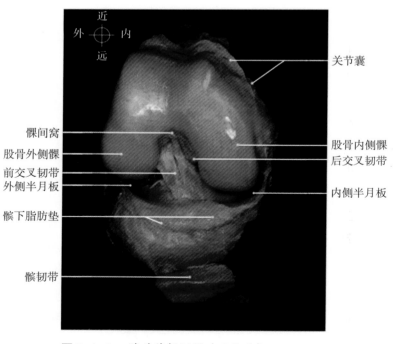

图 2-1-2　膝关节解剖图（正面观）

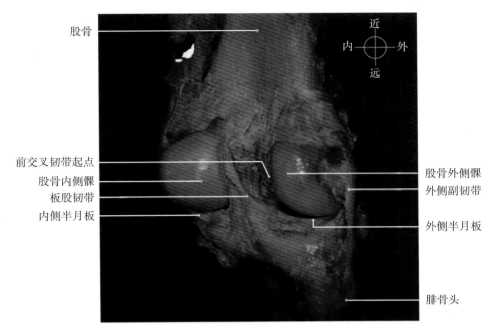

图 2-1-3　膝关节解剖图（后面观）

膝关节屈曲时前外侧束伸展，伸直时后外侧束伸展，从而使 PCL 能够在不同的膝关节位置上起到防止胫骨向股骨后侧移位的作用。在屈曲 90° 时，PCL 承载 95% 的后向负荷，膝关节伸直时该负荷减小。此外，PCL 同样能限制部分膝关节外旋、内收和外展。

3 板股韧带

板股韧带可分为前板股韧带，又称 Humphrey 韧带和后板股韧带，又称 Wrisberg 韧带。93% 的膝关节中至少存在 1 条板股韧带，50% 的膝关节中存在着 2 条板股韧带。前板股韧带连接在 PCL 的远端，靠近关节软骨面，后板股韧带连接在 PCL 的近端即髁间窝顶内侧，它们都同时连接在外侧半月板的后脚，在和 PCL 共同的作用下可抵抗后抽屉试验。研究表明，在屈膝 90° 时，板股韧带可抵抗后抽屉力的 28%，甚至当 PCL 缺失时，板股韧带的抗后抽屉力的作用提高到 70%。

4 内侧副韧带

内侧副韧带（MCL）为内侧关节囊膜韧带复合体的一部分，可分为浅层 MCL（胫侧副韧带）及深层 MCL（图 2-1-4）。浅层 MCL 上起自后侧内、外上股骨髁，下至近端胫骨附着处，主要是半膜肌腱前上方的软组织。深层 MCL 则是由内侧关节囊增厚形成，可分为半月板股骨韧带和半月板胫骨韧带两部分。半月板股骨韧带起源于浅层 MCL 远端起点，止于内半月板，而半月板胫骨韧带起源于内侧半月板并附着于内侧胫骨平台。

膝关节屈曲 25° 时浅层 MCL 为对抗外翻力和旋转的主要结构。深层 MCL 在膝关节屈曲时具有很好的对抗屈曲及外旋的胫骨前移的作用，对于外翻则是次要的稳定结构。因此除了前述提及的 ACL 和 PCL 可以限制胫骨的前后移动，MCL 也是重要的辅助结构。

5 外侧副韧带

外侧副韧带（LCL）是膝关节外侧稳定结构中最重要的韧带。起点在股骨外上髁后部并靠近腘肌止点处，止点位于腓骨头外侧，厚 2.6mm，长约 70mm。在膝关节屈曲到不同角度时，用于限制膝关节的内翻。与腘肌腱、腘腓韧带一并构成膝关节后外侧复合体，彼此间协同作用防止膝内翻及旋转。

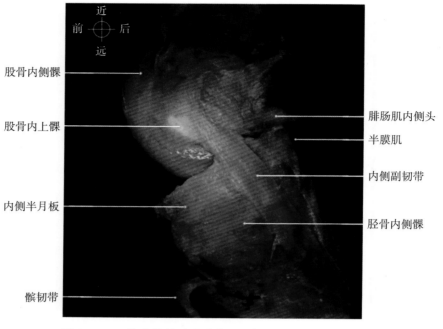

近
前 —— 后
远

股骨内侧髁

股骨内上髁

内侧半月板

髌韧带

腓肠肌内侧头

半膜肌

内侧副韧带

胫骨内侧髁

图 2-1-4　膝关节解剖图（内面观）

6 髌骨内侧支持带

髌骨内侧支持带包括浅层的股内斜肌腱膜的延续，深层分为内侧髌股韧带（medial patellofemoral ligament，MPFL）、内侧髌胫韧带（medial patellotibial ligament，MPTL）和内侧髌股半月板韧带（MPML）。其中最重要的当属 MPFL，它是限制髌骨侧向移位的主要稳定结构，贡献 50%~60% 的力度，而次要稳定结构为 MPTL，可贡献 10%~25% 的力度，MPML 可贡献 7%~35% 的力度。此外，膝关节伸直时 MPTL 和 MPML 对抗侧向移位仅为 26% 的贡献力度，而膝关节屈曲 90° 时，贡献增至 46%。在膝关节屈曲 90° 时，MPML 和 MPTL 对髌骨倾斜和旋转的作用分别为 92% 和 72%。

7 髌骨外侧支持带

髌骨外侧支持带在解剖学上也可分为深、浅两层。浅层纤维起自髂胫束和股外侧肌筋膜，止于髌骨和髌韧带。深层包括外侧横韧带、上髁髌韧带和外侧髌胫韧带。髌骨外侧支持带的主要作用是限制髌骨内移的纤维结缔组织。在髌骨脱位的手术治疗中，如果重建髌骨内侧支持带不足以稳定髌骨，可行髌骨外侧支持带松解术。

四、膝关节 MRI 的影像学特征

MRI 对于运动医学科医生来说是极其重要的。膝关节 MRI 主要包括矢状位、轴位及冠状位，需要医生综合判断，不能仅通过单一位置判定疾病。对于有损伤的患者，膝关节 T2 抑脂像可以很好地鉴别。在矢状位上从内向外可以观察到内侧半月板体部和前后角，髁间窝的后交叉韧带及前交叉韧带，髌骨、股骨、胫骨关节面，外侧半月板前后角和体部，腓骨头等重要结构。在轴位上由近及远可见到髌韧带，髌骨内外侧支持带，腘窝血管和神经，ACL 及 PCL 的上止点，内、外侧副韧带，内、外侧半月板体部等重要结构。在冠状位由前向后可依次见到髌韧带和髌骨，膝横韧带，ACL 下止点，内、外侧半月板前角和体部，ACL 和 PCL，内、外侧副韧带，内、外侧半月板后角及后根，腘窝血管神经等重要解剖结构。

1 膝关节 MRI 矢状位影像学特征

（图 2-1-5~ 图 2-1-8）

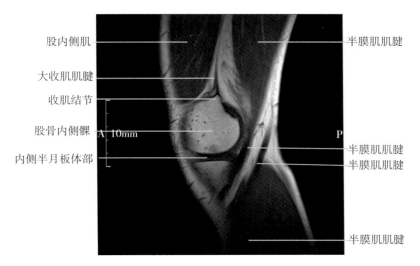

图 2-1-5　膝关节 MRI 矢状位

股内侧肌　　　　　　　　　　　　　　　　　　　　半膜肌肌腱

大收肌肌腱

收肌结节

股骨内侧髁　　A 10mm　　　　　　　　　　　　P

内侧半月板体部　　　　　　　　　　　　　　　　半膜肌肌腱
　　　　　　　　　　　　　　　　　　　　　　　半膜肌肌腱

　　　　　　　　　　　　　　　　　　　　　　　半膜肌肌腱

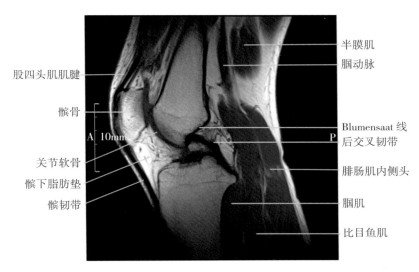

图 2-1-6　膝关节 MRI 矢状位

　　　　　　　　　　　　　　　　　　　　　　　半膜肌

股四头肌肌腱　　　　　　　　　　　　　　　　　腘动脉

髌骨

　　　　　A 10mm　　　　　　　　　　　　　　Blumensaat 线
　　　　　　　　　　　　　　　　　　　　　　　后交叉韧带

关节软骨

髌下脂肪垫　　　　　　　　　　　　　　　　　　腓肠肌内侧头

髌韧带　　　　　　　　　　　　　　　　　　　　腘肌

　　　　　　　　　　　　　　　　　　　　　　　比目鱼肌

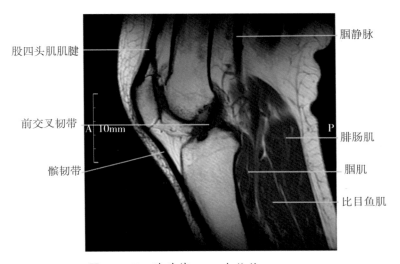

图 2-1-7　膝关节 MRI 矢状位

　　　　　　　　　　　　　　　　　　　　　　　腘静脉

股四头肌肌腱

前交叉韧带　　A 10mm　　　　　　　　　　　　P　　腓肠肌

　　　　　　　　　　　　　　　　　　　　　　　腘肌

髌韧带　　　　　　　　　　　　　　　　　　　　比目鱼肌

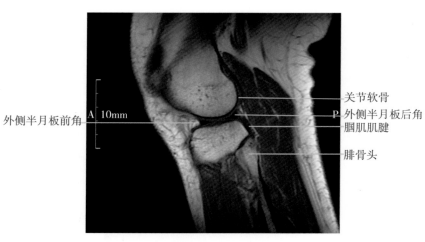

外侧半月板前角 —— A | 10mm

关节软骨
外侧半月板后角
腘肌肌腱
腓骨头

图 2-1-8　膝关节 MRI 矢状位

2 膝关节 MRI 轴位影像学特征

（图 2-1-9~ 图 2-1-11）

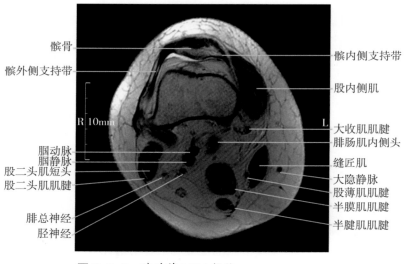

髌骨
髌外侧支持带

R | 10mm

腘动脉
腘静脉
股二头肌短头
股二头肌肌腱

腓总神经
胫神经

髌内侧支持带
股内侧肌

大收肌肌腱
腓肠肌内侧头
缝匠肌
大隐静脉
股薄肌肌腱
半膜肌肌腱
半腱肌肌腱

图 2-1-9　膝关节 MRI 轴位

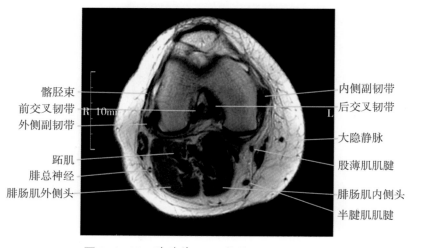

髂胫束
前交叉韧带
外侧副韧带

R | 10mm

跖肌
腓总神经
腓肠肌外侧头

内侧副韧带
后交叉韧带

大隐静脉

股薄肌肌腱

腓肠肌内侧头
半腱肌肌腱

图 2-1-10　膝关节 MRI 轴位

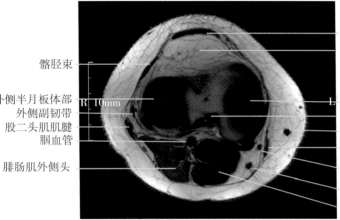

髂胫束

外侧半月板体部
外侧副韧带
股二头肌肌腱
腘血管

腓肠肌外侧头

髌韧带
髌下脂肪垫

内侧半月板体部
后交叉韧带
大隐静脉
缝匠肌

股薄肌肌腱
半腱肌肌腱
腓肠肌内侧头

图 2-1-11　膝关节 MRI 轴位

3 膝关节 MRI 冠状位影像学特征

（图 2-1-12~ 图 2-1-13）

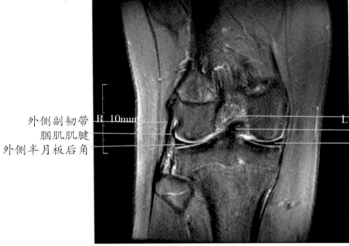

外侧副韧带
腘肌肌腱
外侧半月板后角

板股韧带
后交叉韧带
内侧半月板后角

图 2-1-12　膝关节 MRI 冠状位

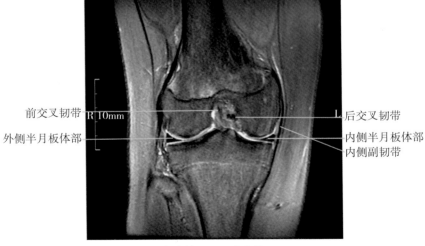

前交叉韧带

外侧半月板体部

后交叉韧带

内侧半月板体部
内侧副韧带

图 2-1-13　膝关节 MRI 冠状位

五、膝关节镜相关解剖

膝关节是一种滑膜关节。在髌骨上缘，滑膜延伸形成髌上囊（图 2-1-14）。髌上囊和股骨干远端前方隔以一层脂肪组织，沿着股骨内外侧髁覆盖至内外侧沟（图 2-1-15~ 图 2-1-16），髌上囊和内外侧隐窝沟是游离体易藏匿之处。髌上囊向前掉转小镜头至髌骨可观察到髌股关节面（图 2-1-17）。特别需要注意的是，胫骨平台，股骨前面、下面和后面，髌骨股骨面都被覆有关节软骨，我们任何时候都应该避免对关节软骨的医源性损伤。关节镜镜头和（或）器械的有力插入和移动是容易引起关节镜检查中医源性损伤的原因，只有熟知膝关节解剖、切口位置合理、及时保持器械在视野中，才可以避免损伤关节软骨和其他结构。

与关节镜手术相关的膝关节骨性解剖包括股骨远端、胫骨近端和髌骨。屈膝 60° 的状态下，髌骨下极位于外侧关节线上方，这是前外侧切口的重要标识。但是在高位髌骨、低位髌骨、发育不良或先天性缺失的情况下，外侧切口还是应该参照术前体格检查及标准的 X 线摄像。股骨滑车由相应的股骨髁延伸面来的内、外侧嵴组成，股骨内侧髁远近端和前后径要大于外侧髁，而外侧髁在髁间切迹水平更宽一些。股骨远端的开口为髁间切迹，其内包含 ACL 和 PCL 的止点，该切迹可用作从前入路，从而避免关节软骨的损伤，当使用手术刀进行开口时，刀片应指向髁间切迹。但应避免插入皮肤和关节囊过深，以免损伤交叉韧带。胫骨内侧平台大于外侧平台，这两部分由髁间沟或窝隔开，与髁间沟相邻的是内侧和外侧胫骨棘，将髁间沟与相应的胫骨平台分开。股骨髁和胫骨平台在没有内侧和外侧半月板的情况下弧度是不匹配的。腓骨虽然处于关节外，但与膝关节镜手术有直接关系，因为它是切口和手术入路的参照标记。近端腓骨与胫骨近端后外侧面（胫腓关节）形成关节。它还是外侧副韧带和股二头肌腱止点附着处。

熟知膝关节周围的神经血管解剖对于预防切口和手术操作中的医源性损伤非常重要。在大腿中部，坐骨神经分成胫神经和腓总神经。在关节线水平关

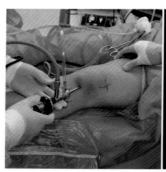
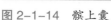
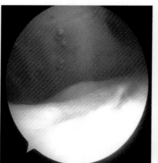

图 2-1-14　髌上囊

图 2-1-15　膝关节内侧沟（1. 股骨内侧髁；2. 滑膜）

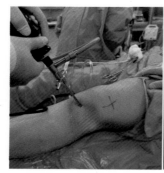
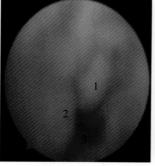
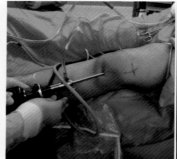
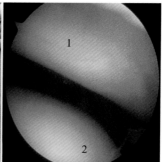

图 2-1-16　膝关节外侧沟（1. 腘肌肌；2. 股骨外侧髁；3. 外侧半月板后角）

图 2-1-17　髌股关节面（1. 髌骨；2. 股骨）

节囊后方。胫神经伴随着腘动静脉在腓肠肌内外侧头之间通过。从内到外依次为胫神经、胫动脉和胫静脉。膝关节屈曲可增加 PCL 的胫骨止点与腘神经血管束之间的距离。腓总神经在股二头肌肌腱经股三头肌腱与腓肠肌外侧头之间向腓骨头走行。然后它绕过腓骨颈进入腓骨长肌，股二头肌肌腱止于腓骨头，在膝关节屈曲 90° 时可触及。在设计入口时，置于这个标识之前有助于避免损伤腓总神经。在膝关节的内侧面，隐神经及其髌下支在内侧和后内侧切口时及在膝关节的所有内侧操作期间都有受损的风险，隐神经及其分支行径多变并且具有多个终末支。一般来说，隐神经在股骨内上髁后约 3cm 处的股薄肌和缝匠肌之间下行，髌下支经缝匠肌下方沿着前内侧延伸，终止于髌腱内侧边缘的内侧或外侧。

六、膝关节镜手术入路

1 前外侧入路

该入路是应用最广泛的初始诊断入路。它位于关节线的上方，与髌腱的侧边缘相比邻。膝关节屈曲 60° 的髌骨下级是该入路下缘的良好标志。该入路可用于检查内侧、外侧、髌股间室，在 ACL

重建时观察股骨髁间窝，处理内外侧半月板。通常，关节镜手术可以采用 2 个或 3 个入路。2 个入路时灌注液要通过关节镜套管流入，而 3 个入路则需要一个单独的上方入路作为灌注口。最常见的是取上外侧口作为第三入路。股侧入路位于骨外侧缘和股骨外侧前缘的交界处或腋窝处（图 2-1-18）。笔者提示，这个入路可以很好地观察腘肌腱裂孔、外侧沟和外侧室。在髁间窝可观察到前后交叉韧带、股骨内外侧髁及髁间窝、内外侧胫骨平台软骨面（图 2-1-19）。在小腿外旋、外翻应力下，可探查内侧间室，可观察到内侧半月板前角、体部、后角、后根（图 2-1-20）。在"4"字试验的体位下，于外侧间室可观察到外侧半月板前角、体部、后角、后根及腘肌肌腱（图 2-1-21）。

2 前内侧入路

在通过第一个切口进行初始诊断检查后，创建第二入路。通常，第二入路是前内侧入路。入路的确切位置由病变位置决定。如果需要进入内侧半月板的后角，则入路应位于内侧半月板的前角上方。如果需要进入外侧间室，入路应足够高以通过胫骨髁间嵴。如果不能通过前内侧入路进入外侧半月板后角的病变部位，则可以在外侧半月板的前角正上

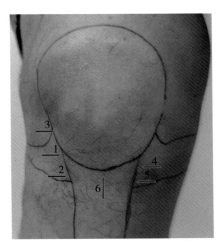

图 2-1-18　膝关节镜前方入路体表投影。1. 高位前外侧入路；2. 辅助低位前外侧入路；3. 腋侧入路；4. 标准前内侧入路；5. 辅助低位前内侧入路；6. 中央入路

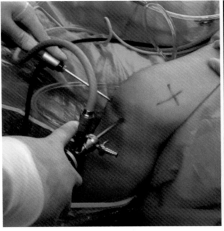

图 2-1-19　膝关节髁间窝。1. 股骨外侧髁；2. 股骨内侧髁；3. 前交叉韧带；4. 后交叉韧带；5. 前后交叉韧带间隙

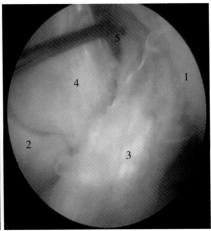

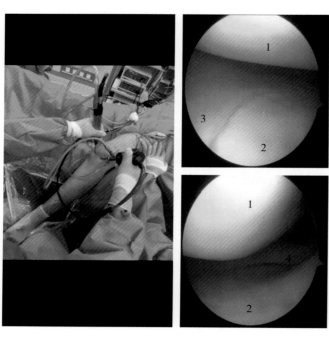

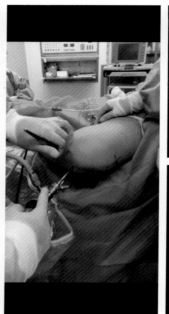

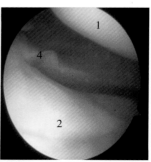

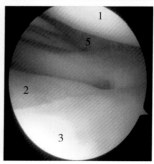

图 2-1-20　膝关节内侧间室。1.股骨内侧髁；2.胫骨内侧平台；3.内侧半月板体部；4.内侧半月板后根

图 2-1-21　膝关节外侧间室。1.股骨外侧髁；2.胫骨外侧平台；3.外侧半月板前角；4.外侧半月板后根；5.腘肌肌腱

方设计一个前外侧低位辅助入路（图 2-1-18）。

3 中央入路

于髌骨下极，经髌腱与髌腱纤维平行创建入路，经入路可提供出色的视野和容易进入股骨髁间切迹。即使在其他切口合理的情况下，该入路也可以用作辅助入路（图 2-1-18）。

4 前侧辅助入路

除了之前提及的低位前外侧入路外，额外的前侧辅助入路可以设计在操作或观察所需的任何位置。最常见的是，它们用于半月板撕裂、关节软骨缺损、游离体或进行 ACL 和 PCL 手术重建股骨隧道时。设计辅助入路时需要避开半月板、关节软骨和隐神经的下支。辅助低位前内侧入路（图 2-1-18）通常用于 ACL 重建期间建立股骨侧隧道。

5 内上侧、外上侧入路

内上侧入路位于髌骨上极上方 3~4cm 处，它应该与髌骨的内侧边界平行或稍偏后。套管和穿刺器应朝向上关节软骨后面的髌上囊。上外侧入路位于髌骨上极上方 3~4cm 处，与髌骨外侧边界对齐。

这两个入路可用于观察髌股轨迹或内外侧支持带。由于入路穿过肌肉，可影响术后关节功能和股四头肌肌力的恢复。其中外上侧入路是临床常用的灌注口（图 2-1-18）。

6 后内侧、后外侧入路

后内侧入路及后外侧入路是进入膝关节后侧间室的常用入路（图 2-1-22）。在建立后内侧入路时，首先由高位前外侧入路进入，经内侧髁和 PCL 之间的间隙进入股骨髁间切迹，保持膝关节屈曲 90°~120°。一手持镜头，用另一手示指于股骨内上髁上方 2cm、后方 1cm，穿刺针指向髁间切迹的后部，确保前侧镜头可以直视。切记不能在后关节囊的后方横向插入，以免损伤腘窝血管神经。穿刺术中一旦看到穿刺针到达正确位置，就可用尖刀开口，使用 3.5mm 钝头克氏针配合止血钳分离软组织。术中的手感是非常重要的，如果方向错误，关节囊不容易通过或阻力太大，则需要用针头先行调整方向，不可盲目穿刺（图 2-1-23）。

后外侧入路的建立方法同后内侧入路。首先将关节镜通过 ACL 和股骨外髁之间的间隙进入，或

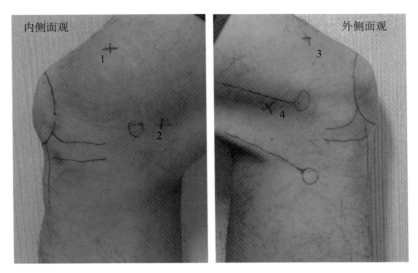

图 2-1-22　膝关节镜内外侧入路体表投影。1. 内上侧入路；2. 后内侧入路；3. 外上侧入路；4. 后外侧入路

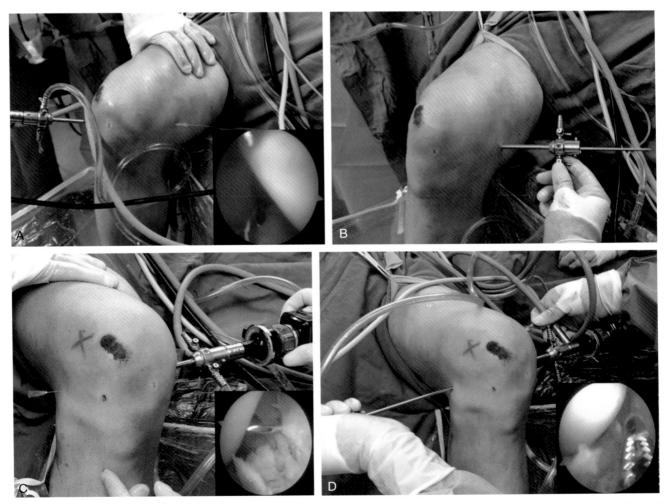

图 2-1-23　后内侧＋后外侧入路的建立。A. 针头于股骨内髁后方进入后内侧关节囊。B. 依次倒入克氏针、套管及镜头。C. 针头由股骨外侧髁后部进入后外侧关节囊。D. 依次倒入刨削刀头

从前后交叉韧带之间的间隙进入。穿刺针的位置在股骨外上髁上方2cm，且位于股二头肌前侧避开腓总神经。对于后外侧而言，90°膝关节屈曲是安全的，而过大的屈膝角度可能会增加腓总神经损伤的风险。

七、膝关节镜术中相关处理

关节镜手术开始前需要确定关节镜相关设备、输液架、吸引器、止血带是否完好。患者个人信息及患肢标记一定要作好三查七对。如果术中需要透视，还需确定透视床及床底座是否影响术中观察。虽然有报道膝关节镜手术可以在没有止血带的情况下进行，但本中心常规膝关节镜均使用止血带，手术时间通常小于2h，以降低术后的出血、肿胀。但需注意，止血带的捆绑位置应尽量靠大腿近端，以免影响消毒范围。此外，为了避免患肢下垂污染术区，可以应用一次性的投射机头套及足踝的贴膜，以保护患侧的术区（图2-1-24）。

关节镜手术结束后，首先应彻底冲洗关节并抽吸液体，尼龙线缝合伤口后，碘附纱布覆盖伤

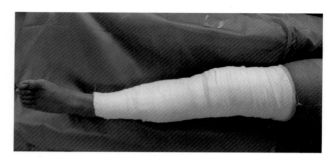

图2-1-25 术后棉垫加压包扎

口，有利于减少术后首次换药的粘连和打结处松动。我们主张应用棉垫从足踝部加压包扎至髌上15~20cm，这样有利于术后止血、减少肿胀，尤其是髌上囊应给予足够的压力以防髌上囊积血（图2-1-25）。

（梁求真，张　亮）

参考文献

[1] Wei W, Dai H. Articular cartilage and osteochondral tissue engineering techniques: Recent advances and challenges[J]. Bioact Mater, 2021, 6(12):4830–4855. doi: 10.1016/j.bioactmat.2021.05.011. PMID: 34136726; PMCID: PMC8175243.

[2] Kwon H, Brown WE, Lee CA, et al. Surgical and tissue engineering strategies for articular cartilage and meniscus repair[J]. Nat Rev Rheumatol, 2019, 15(9):550–570. doi: 10.1038/s41584–019–0255–1. Epub 2019 Jul 11. PMID: 31296933; PMCID: PMC7192556.

[3] 卫小春. 关节软骨 [M]. 北京：科学出版社，2007.

[4] Acosta CA, Izal I, Ripalda P, et al. Gene expression and proliferation analysis in young, aged, and osteoarthritic sheep chondrocytes effect of growth factor treatment[J]. J Orthop Res, 2006, 24（11）:2087–94. doi: 10.1002/jor.20245. PMID: 16917922.

[5] Li MH, Xiao R, Li JB, et al. Regenerative approaches for cartilage repair in the treatment of osteoarthritis[J]. Osteoarthritis Cartilage. 2017, 25(10):1577–1587. doi: 10.1016/j.joca.2017.07.004. Epub 2017 Jul 11. PMID: 28705606.

[6] Rim YA, Nam Y, Ju JH. The Role of Chondrocyte Hypertrophy and Senescence in Osteoarthritis Initiation and Progression[J]. Int J Mol Sci, 2020, 21(7):2358. doi: 10.3390/ijms21072358. PMID: 32235300; PMCID: PMC7177949.

[7] Basad E, Ishaque B, Bachmann G, et al. Matrix-induced autologous chondrocyte implantation versus microfracture in the treatment of cartilage defects of the knee: a 2-year randomised study[J]. Knee Surg Sports

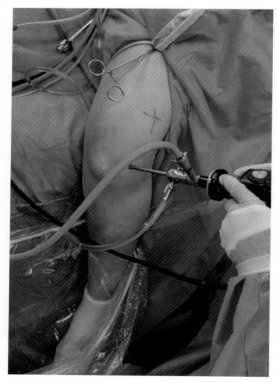

图2-1-24 术中注意保护足踝部的无菌区域

Traumatol Arthrosc，2010，18（4）:519-27. doi: 10.1007/s00167-009-1028-1. PMID: 20062969.

[8] Benthien JP，Behrens P. The treatment of chondral and osteochondral defects of the knee with autologous matrix-induced chondrogenesis (AMIC）: method description and recent developments[J]. Knee Surg Sports Traumatol Arthrosc，2011，19(8):1316-9. doi: 10.1007/s00167-010-1356-1. Epub 2011 Jan 14. PMID: 21234543.

[9] Gupta S，Del Fabbro M，Chang J. The impact of simvastatin intervention on the healing of bone，soft tissue，and TMJ cartilage in dentistry: a systematic review and meta-analysis[J]. Int J Implant Dent, 2019，5（1）:17. doi: 10.1186/s40729-019-0168-4. PMID: 30963362; PMCID: PMC6453984.

[10] Bingham JT，Papannagari R，Van de Velde SK，et al. In vivo cartilage contact deformation in the healthy human tibiofemoral joint[J]. Rheumatology （Oxford），2008，47（11）:1622-7. doi: 10.1093/rheumatology/ken345. Epub 2008 Sep 5. PMID: 18775967; PMCID: PMC2569133.

[11] Minas T，Von Keudell A，Bryant T，et al. The John Insall Award: A minimum 10-year outcome study of autologous chondrocyte implantation[J]. Clin Orthop Relat Res, 2014，472（1）:41-51. doi: 10.1007/s11999-013-3146-9. PMID: 23979923; PMCID: PMC3889462.

[12] Musgrave DS，Pruchnic R，Bosch P，et al. Human skeletal muscle cells in ex vivo gene therapy to deliver bone morphogenetic protein-2[J]. J Bone Joint Surg Br, 2002，84（1）:120-7. doi: 10.1302/0301-620x.84b1.11708. PMID: 11837817.

[13] Papaioannou G，Inloes JB，Nakamura Y，et al. let-7 and miR-140 microRNAs coordinately regulate skeletal development[J]. Proc Natl Acad Sci USA, 2013，110（35）:E3291-300. doi: 10.1073/pnas.1302797110. Epub 2013 Aug 12. PMID: 23940373; PMCID: PMC3761644.

[14] Pazzaglia UE，Congiu T，Sibilia V，et al. Relationship between the chondrocyte maturation cycle and the endochondral ossification in the diaphyseal and epiphyseal ossification centers[J]. J Morphol, 2016，277（9）:1187-98. doi: 10.1002/jmor.20568. Epub 2016 Jun 16. PMID: 27312928.

[15] Pelletier JP，Martel-Pelletier J，Abramson SB. Osteoarthritis, an inflammatory disease: potential implication for the selection of new therapeutic targets[J]. Arthritis Rheum, 2001，44（6）:1237-47. doi: 10.1002/1529-0131（200106）44:6 < 1237::AID-ART214 > 3.0.CO;2-F. PMID: 11407681.

[16] Pestka JM，Schmal H，Salzmann G，et al. In vitro cell quality of articular chondrocytes assigned for autologous implantation in dependence of specific patient characteristics[J]. Arch Orthop Trauma Surg, 2011，131（6）:779-89. doi: 10.1007/s00402-010-1219-8. Epub 2010 Dec 17. PMID: 21165635.

[17] Svantesson E，Hamrin Senorski E，Webster KE，et al; Panther Symposium ACL Injury Clinical Outcomes Consensus Group. Clinical outcomes after anterior cruciate ligament injury: panther symposium ACL injury clinical outcomes consensus group[J]. Knee Surg Sports Traumatol Arthrosc, 2020，28（8）:2415-2434. doi: 10.1007/s00167-020-06061-x. Epub 2020 Aug 6. PMID: 32767052; PMCID: PMC7429530.

[18] Sánchez M，Fiz N，Azofra J，et al. A randomized clinical trial evaluating plasma rich in growth factors(PRGF-Endoret) versus hyaluronic acid in the short-term treatment of symptomatic knee osteoarthritis[J]. Arthroscopy, 2012，28(8):1070-8. doi: 10.1016/j.arthro.2012.05.011. PMID: 22840987.

[19] Saris DB，Vanlauwe J，Victor J，et al; TIG/ACT/01/2000&EXT Study Group. Treatment of symptomatic cartilage defects of the knee: characterized chondrocyte implantation results in better clinical outcome at 36 months in a randomized trial compared to microfracture[J]. Am J Sports Med，2009，37(Suppl 1):10S-19S. doi: 10.1177/0363546509350694. Epub 2009 Oct 21. PMID: 19846694.

[20] Mistry H，Connock M，Pink J，et al. Autologous chondrocyte implantation in the knee: systematic review and economic evaluation[J]. Health Technol Assess, 2017，21（6）:1-294. doi: 10.3310/hta21060. PMID: 28244303; PMCID: PMC5346885.

[21] Deponti D，Di Giancamillo A，Scotti C，et al. Animal models for meniscus repair and regeneration[J]. J Tissue Eng Regen Med, 2015，9（5）:512-27. doi: 10.1002/term.1760. Epub 2013 May 27. PMID: 23712959.

[22] Ghazi Zadeh L，Chevrier A，Farr J，et al. Augmentation Techniques for Meniscus Repair[J]. J Knee Surg, 2018，31（1）:99-116. doi: 10.1055/s-0037-1602247. Epub 2017 May 2. PMID: 28464195.

[23] Li H，Li P，Yang Z，et al. Meniscal Regenerative Scaffolds Based on Biopolymers and Polymers: Recent Status and Applications[J]. Front Cell Dev Biol, 2021，9:661802. doi: 10.3389/fcell.2021.661802. PMID: 34327197; PMCID: PMC8313827.

[24] Markes AR，Hodax JD，Ma CB. Meniscus Form and Function[J]. Clin Sports Med, 2020，39（1）:1-12. doi: 10.1016/j.csm.2019.08.007. PMID: 31767101.

[25] Kaminski R，Kulinski K，Kozar-Kaminska K，et al. A Prospective，Randomized，Double-Blind，Parallel-Group，Placebo-Controlled Study Evaluating Meniscal Healing，Clinical Outcomes，and Safety in Patients

Undergoing Meniscal Repair of Unstable, Complete Vertical Meniscal Tears （Bucket Handle） Augmented with Platelet-Rich Plasma[J]. Biomed Res Int, 2018, 2018:9315815. doi: 10.1155/2018/9315815. PMID: 29713647; PMCID: PMC5866900.

[26] Makris EA, Hadidi P, Athanasiou KA. The knee meniscus: structure-function, pathophysiology, current repair techniques, and prospects for regeneration[J]. Biomaterials, 2011, 32（30）:7411-31. doi: 10.1016/j.biomaterials.2011.06.037. Epub 2011 Jul 18. PMID: 21764438; PMCID: PMC3161498.

[27] Pak J, Lee JH, Lee SH. Regenerative repair of damaged meniscus with autologous adipose tissue-derived stem cells[J]. Biomed Res Int, 2014, 2014:436029. doi: 10.1155/2014/436029. Epub 2014 Jan 30. PMID:

24592390; PMCID: PMC3925627.

[28] Pillai MM, Gopinathan J, Selvakumar R, et al. Human Knee Meniscus Regeneration Strategies: a Review on Recent Advances[J]. Curr Osteoporos Rep, 2018,16（3）:224-235. doi: 10.1007/s11914-018-0436-x. PMID: 29663192.

[29] Scotti C, Hirschmann MT, Antinolfi P, et al. Meniscus repair and regeneration: review on current methods and research potential[J]. Eur Cell Mater, 2013, 26:150-70. doi: 10.22203/ecm.v026a11. PMID: 24057873.

[30] Yu H, Adesida AB, Jomha NM. Meniscus repair using mesenchymal stem cells-a comprehensive review[J]. Stem Cell Res Ther, 2015, 6（1）:86. doi: 10.1186/s13287-015-0077-2. PMID: 25925426; PMCID: PMC4415251.

第二节　半月板损伤

一、概　述

（一）半月板的功能与解剖

人类半月板组织内含有独特的胶原纤维网格结构，中间分布着纤维软骨细胞，包绕在细胞外基质内，主要成分是蛋白聚糖和糖蛋白质。半月板组织内胶原成分主要是Ⅰ型胶原蛋白，纤维呈环形分布，少部分纤维呈放射状，半月板组织内还有亲水蛋白多糖，这使半月板具有一定的黏弹性。

半月板呈新月形，断面大致为三角形，覆盖相应胫骨平台关节面1/2~2/3。它由紧密编织的胶原纤维组成，具备很好的弹性和抗压性能。半月板胶原纤维主要是环形走向，也存在放射状和贯通走向的纤维。这些纤维的走向一定程度上决定了半月板撕裂的特征类型（放射状纤维、环形纤维、穿通纤维）。应用与纤维方向垂直的外力作用于半月板，其强度会下降至10%以下，这是由于胶原纤维主要抵抗沿纤维走行方向上的张力。外层的环形纤维就像固定木桶的金属箍，金属箍的张力可以保持木桶板固定于原位。胫骨和股骨的压迫产生使半月板向外滑出的力，而半月板的环形张力可以对抗这种

向外的力，并且将它通过半月板前后部坚固的附着点传导至胫骨。当单纯放射状切断半月板或者半月板撕裂延伸至关节囊边缘时，这种环形张力就会消失。因此在负重状态下，放射状撕裂的半月板完全丧失了功能，相当于半月板切除。

半月板的边缘呈外凸状，除了腘肌腱区域外，其余部分均牢固附着于关节囊滑膜面，并通过冠状韧带松弛地附着于胫骨平台边缘。半月板内缘呈凹形，较薄，没有附着。除了连接冠状韧带的边缘部分，绝大部分都没有血液供应。半月板下表面平坦，上表面呈凹形，以适应胫骨平台和股骨髁的外形。

内侧半月板呈C形，其半径大于外侧半月板，后角比前角宽，前角牢固地附着于胫骨髁间隆起和ACL前方。内侧半月板的后部承担大部分重量。后角的附着处位于PCL止点的前方及髁间隆起后部。它的边缘牢固地附着于内侧关节囊，并经冠状韧带附着于胫骨上缘。外侧半月板更接近环形，覆盖胫骨平台关节面的2/3。前角向内侧附着于胫骨髁间隆起前方，后角止于髁间隆起的后部和内侧半月板后部附着点的前方。后角常通过Wrisberg和Humphry韧带及在膝关节后外侧角覆盖腘肌和弓状

韧带复合体的筋膜附着于股骨。外侧半月板内缘与内侧半月板一样，薄而凹陷，边缘游离。腘肌腱将外侧半月板的后外侧缘与关节囊和外侧副韧带分开，腘肌腱包裹于滑膜内，使半月板外侧缘形成斜沟样结构。

（二）半月板的愈合与修复

半月板的主要血供来源于膝动脉上下分支，形成毛细血管进入半月板边缘的滑膜及周围半月板血管网。在胚胎发育期间，人的半月板都有血管分布；出生后，半月板内侧部位缺乏血液供应，这可能是负重或者膝关节活动所造成的。血管分布仅仅位于半月板周边部分。神经纤维随血管进入，半月板的前角和后角是富含神经和血管的部位。半月板的内侧 1/3 无血管支配，称为"白区"；而半月板外周富含血管区称为"红区"（图 2-2-1）。半月板的血液供应情况决定其修复的可能性。半月板周围有血液供应的区域可以产生类似于其他结缔组织的修复反应。半月板周缘毛细血管丛可以供应半月板周缘 10%~25% 的范围。血管的数量与半月板愈合能力密切相关。

位于周边血管区的半月板损伤后，该区域会形成富含炎性细胞的纤维蛋白凝块。来自半月板周边毛细血管丛的血管在这种纤维蛋白支架内增生，伴有分化的间充质细胞增生。最终，伤口内填满瘢痕组织，并与邻近的正常半月板软骨相连；来自半月

板周边毛细血管丛及滑膜边缘增生血管翳的血管穿过纤维瘢痕组织，产生炎性反应。动物实验证明，半月板完全放射状损伤需要 10 周才能完成瘢痕愈合，而外观恢复至正常则需要几个月时间。

（三）半月板撕裂机制

半月板损伤可由直接接触损伤或非接触损伤引起。体育活动中直接接触损伤最常见，大腿受到打击，膝关节在外力作用下突然的内翻、外翻或过伸引起半月板损伤。总之，半月板损伤的机制有常见的三个特点，即膝关节的屈曲、股骨与胫骨之间的挤压和旋转导致半月板的破裂。这一机制可以导致半月板损伤中最常伴发的韧带损伤。膝关节在完全伸直的情况下，半月板受到保护不易损伤，除非损伤很严重以致韧带损伤或胫骨平台骨折。

非接触损伤的机制是间接创伤，指任何可以影响胫骨和股骨正常活动的作用力，将半月板卡在当中。为了更好地理解这一点，有必要了解胫骨、股骨和半月板在膝关节屈曲和伸直正常活动。在膝关节屈伸活动时半月板随着胫骨平台移动，但是在关节旋转过程中半月板随着股骨移动，因此在膝关节突然受到屈曲及旋转两个方向的运动应力时，半月板出现"矛盾运动"，从而形成半月板损伤（图 2-2-2）。

（四）半月板撕裂分类

目前推荐的半月板撕裂分类方法主要是从撕裂的解剖位置以及损伤邻近的血供等方面考虑。最常用的分类方法是根据术中所见，包括纵行撕裂，横行、斜行撕裂，纵行、横行复合撕裂，半月板囊肿合并撕裂，盘状半月板撕裂。以下是对不同半月板撕裂方式和位置的描述（图 2-2-3）。

1 放射状撕裂

经常由创伤所致，可以是完全撕裂或部分撕裂。裂口从半月板内缘垂直向外缘延伸，放射状撕裂一般被认为是不稳定的，因为半月板环形纤维的断裂以及裂口大部分组织缺乏血供。然而，修复完全性

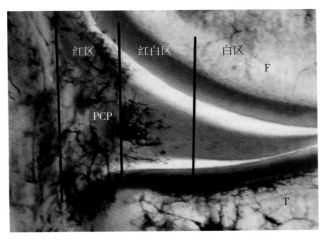

图 2-2-1　半月板的血供

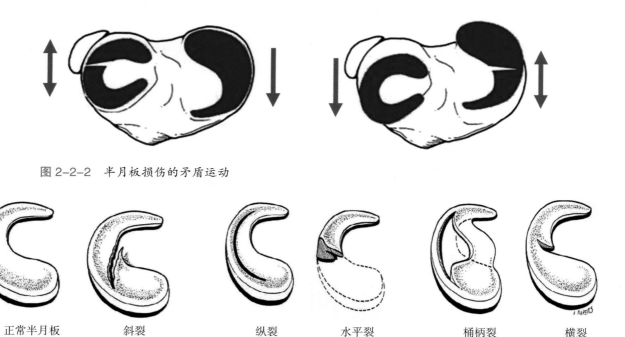

图 2-2-2　半月板损伤的矛盾运动

| 正常半月板 | 斜裂 | 纵裂 | 水平裂 | 桶柄裂 | 横裂 |

图 2-2-3　半月板损伤的类型

半月板放射状撕裂对于恢复半月板的机械完整性是极其重要的，它可以保持半月板周缘的张力。目前，修复的主要目的是获得半月板初始的稳定，这对于半月板获得愈合的机会是很重要的。

2 边缘纵向撕裂

这种类型的撕裂通常是平行于半月板边缘的纵向撕裂，纵向撕裂经常由创伤引起，而且大多修复效果理想。对于部分撕裂或较小的撕裂，如果探针牵拉无移位，则属于稳定性撕裂。

3 桶柄样撕裂

当纵向撕裂的半月板内侧部移位于髁间窝部位时，通常称为桶柄样撕裂。应尽可能地对这些缺损进行复位和修复，因其裂口可能继续扩大。

4 水平撕裂

这种撕裂指半月板上下表面的分离，大多由退变所致，通常见于老年人。年轻患者症状性水平样折裂较为特殊，这是一种特殊的半月板严重损伤。完全切除这类撕裂会导致半月板次全切除。开放手术修复复杂的水平撕裂可以延伸到白区。水平撕裂可以分为完全性撕裂和不完全性撕裂，多数累及半月板的下表面而不是上表面。局限于半月板后角的小撕裂一般不会导致膝关节交锁，但是会引起疼痛、肿胀及膝关节不稳定。

5 半月板根部撕裂

真性根部撕裂常伴随 ACL 损伤，尤其多见于外侧半月板后角。这种损伤一直被忽略。部分学者认为在 ACL 重建术中应当对根部撕裂做一个系统性评价，然后使用经胫骨隧道技术子以重新固定。如果不修复半月板根部，会导致维持半月板环形强度的胶原纤维断裂，最终将导致半月板外凸，丧失其生物学特性。一些生物力学实验和临床研究表明，急性创伤性半月板根损伤经外科修复后，可完全恢复半月板的生物学特性，减轻患者疼痛，改善功能。

6 半月板囊肿

半月板囊肿多继发于半月板撕裂，外侧的发病率为内侧的 9 倍，发生机制多为创伤后半月板退变导致半月板边缘囊性改变。当半月板囊肿合并炎性改变时，半月板在屈伸、旋转过程中活动度会减小，导致继发的横行、纵行撕裂。

7 盘状半月板

盘状半月板是一种先天畸形，由于它位于关节面之间的面积和活动范围过大，使其在挤压及旋转应力下极易受损，导致退行性改变甚至撕裂。盘状半月板损伤前一般不会出现明显的症状，因此很多病例直到手术时才得到明确诊断。

（五）半月板撕裂的诊断

即使是经验丰富的外科医生在诊断半月板撕裂时也会遇到困难。详细的病史采集、查体、影像学检查及关节镜技术的应用可以使半月板撕裂的误诊率降低到 5% 以下。

1 病史及症状

尽管半月板损伤非常常见，但其临床表现常无特异性；最常见的有以下五种：

（1）**疼痛** 主要由牵扯滑膜引起，以损伤侧明显，疼痛部位通常位于关节间隙。

（2）**肿胀** 关节积液（渗液）只能说明滑膜受到刺激，因此它的诊断价值有限。损伤后突然出现渗液提示关节内出血，多出现在半月板血管区边缘的撕裂。而半月板体部的撕裂及退行性半月板撕裂多不会出现关节内积血。撕裂部位的反复移位会引起频繁的滑膜刺激，导致慢性滑膜炎，产生非血性渗液。因此，关节渗液出现的时间以及渗液的性质对半月板损伤的诊断是有价值的，但是没有渗出及积血并不能排除半月板撕裂。

（3）**弹响** 主要是由撕裂的半月板在关节屈伸过程中造成活动弹响，通常在损伤侧的关节间隙。

（4）**交锁** 半月板损伤后可能引起关节活动受限，部分形成桶柄样撕裂，撕裂的半月板组织卡压于髁间窝，引起关节不能屈伸活动。膝关节交锁并非半月板桶柄样撕裂的独有症状，关节内肿瘤、软骨游离体及其他情况都有可能引起交锁。无论哪种原因引起的关节交锁，只要保守治疗无效就需要进行手术治疗。另外，还要注意交锁与假性交锁的鉴别，假性交锁多于外伤后立即出现，损伤导致后侧关节囊以及侧副韧带周围积血，腘绳肌腱痉挛，从而阻止了膝关节完全伸直。抽去关节积液并让患者短暂休息使痉挛反应消退后再进行检查有助于交锁和假性交锁的判定。

（5）**打软腿** 所谓打软腿是指有突然要跪倒的感觉，往往出现于行走或上下楼梯的时候，有时会伴有明显疼痛的症状。打软腿本身对诊断并无太大帮助，因为它在膝关节其他病变中也经常出现，如关节内游离体、髌骨软化、韧带损伤、肌肉无力等。当半月板后部发生撕裂后，患者会在膝关节旋转活动时感觉到"错动"，其他原因引起的打软腿，如股四头肌无力，通常在膝关节抗阻力屈曲时出现症状，如下楼时。

2 体格检查

膝关节外观不对称可能提示肿胀，可以通过触诊和浮髌试验得到证实，这种方法不是用来检查膝关节半月板损伤的特定方法。半月板损伤会影响膝关节的活动范围，伸膝或屈膝受限分别表明半月板前角或后角的撕裂。体格检查时应详细检查韧带和髌股关节，排除伴发病变或其他疼痛原因。半月板损伤的常用体格检查方式很多，评估，如关节线处压痛、过屈疼痛、麦氏征、Apley 研磨试验等。伴发 ACL 损伤时，半月板损伤的诊断更为困难。采用多种检查手法联合应用有利于提高查体的准确性及特异性。关节过伸过屈、摇摆试验、麦氏征三项试验联合检查，半月板损伤检出阳性预测值可以达到 92.3%。

3 影像学检查

（1）**X 线检查** 前后位、侧位、髁间凹位及髌骨切线位 X 线片应作为常规检查。普通的 X 线片并不能诊断半月板撕裂，但可以排除骨软骨性游离体、半月板钙化、剥脱性骨软骨炎及其他相关疾病。

（2）**磁共振成像（MRI）** 自 20 世纪 80 年代开始进入临床应用以来，已经成为评估半月板病理学的最佳影像学金标准。MRI 在检测半月板撕裂时具有高精度、高灵敏度和高特异性。虽然能有效地发现半月板撕裂，但却不能有效地预测这种撕裂的可修复性。

半月板撕裂的直接征象包括MRI上3度信号、半月板形态异常、半月板缺失或移位；间接征象包括前角增大、圆顿征、双后交叉征、"领结"过多（大于3个层面）等（图2-2-4~图2-2-10）。

（六）半月板损伤的治疗

1 非手术治疗

不完全半月板撕裂或小的、稳定的边缘撕裂，

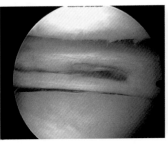
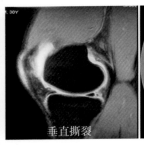

图2-2-4 半月板后角纵裂。MRI可见3度信号，镜下可见撕裂的半月板

图2-2-5 半月板水平撕裂。MRI可见3度信号达关节囊边缘，镜下可见撕裂的半月板

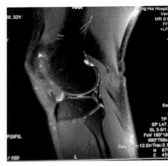
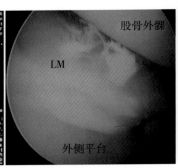
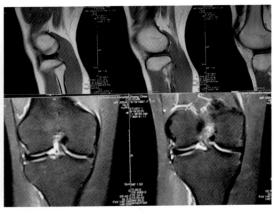

图2-2-6 半月板横裂。矢状位可见圆顿征，镜下可见半月板体部横裂。LM=外侧半月板

图2-2-7 外侧盘状半月板。矢状位可见连续3个层面呈"领结"形，冠状位可见外侧盘状半月板

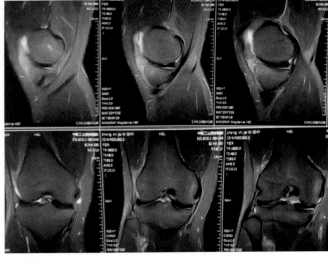
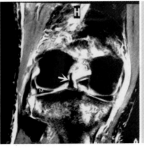
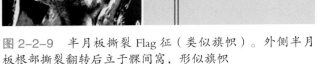

图2-2-8 内侧盘状半月板。矢状位可见连续3个层面呈"领结"形，冠状位可见内侧盘状半月板

图2-2-9 半月板撕裂 Flag 征（类似旗帜）。外侧半月板根部撕裂翻转后立于髁间窝，形似旗帜

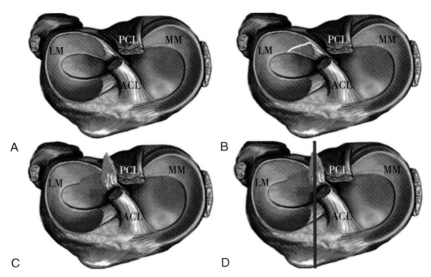

图 2-2-10 半月板撕裂 Flag 征形成原理示意图。ACL= 前交叉韧带；PCL= 后交叉韧带；LM= 外侧半月板；MM= 内侧半月板

只要不伴有其他病变（如 ACL 损伤），采用非手术治疗可以取得良好的效果。稳定的半月板小撕裂经 3~6 周的保护即可愈合。许多未确诊的边缘小损伤常伴随其他膝关节损伤，如膝关节扭伤、髌骨脱位等。如果这些小损伤位于血管区，采取非手术治疗就能愈合。一项涉及 400 例年龄在 50~79 岁患者的多中心研究显示，未治疗的半月板撕裂，甚至是微小的放射状撕裂，都与骨性关节炎的发生密切相关。63% 的未治疗半月板撕裂患者诊断患有骨性关节炎，而在没有半月板损伤的人中只有 19% 被诊断患有骨性关节炎。

非手术治疗需要膝关节支具制动 3~4 周。指导患者在支具固定期间进行渐进性肌肉等长锻炼，以加强膝关节周围股四头肌、腘绳肌、腓肠肌和比目鱼肌，以及髋关节周围的屈、伸、内收、外展肌群的力量。4 周后应停止制动，加强膝关节和髋关节周围肌肉的功能锻炼。即使经过长时间制动，仍有个别半月板撕裂无法愈合，这一点应让患者充分理解。如果非手术治疗一段时间后再次出现症状，就需要进行半月板切除或修补手术，必要时进行更特异的诊断性检查，如 MRI 和关节镜检查。

2 手术治疗

（1）手术指征　只有当患者病史、临床检查的结果以及 MRI 影像学检查结果均符合手术指征时，才可进行手术。

内侧半月板损伤的典型表现为膝关节关节内侧偶发或突发疼痛。此类损伤可由膝关节创伤或深蹲等动作诱发，活动时或活动后（包括体育运动）加重。在许多情况下，患者会注意到膝关节的轻微肿胀。在半月板不稳定碎片的影响下，当膝关节完成旋转动作时，可感到锐痛或膝关节内侧疼痛加重，此时患者需停止运动以避免疼痛发作并加重。对患者进行特定的半月板试验，如麦氏试验可显示出继发于胫骨旋转应力的疼痛。

由于膝关节 MRI 对半月板损伤的诊断具有特异性，因此有利于明确手术指征。如果 MRI 上未能显示任何半月板病理上的变化，则其他手术指征必须非常明确。半月板手术的最常见原因是在内侧半月板的后角存在半月板撕裂，在 MRI 上可能表现为半月板瓣状撕裂或放射状撕裂。如果患者出现相关症状，且 6~12 周内保守治疗无效，则应安排手术。其他明确的 3 度半月板撕裂、合并关节不稳的半月板损伤、半月板损伤合并半月板囊肿、有症状的盘状半月板损伤均属于手术指征。

（2）半月板损伤处理原则　在红区的损伤愈合能力强，主张缝合治疗；位于白区的损伤因为无血管供应，血运差、愈合能力差，主张修整治疗；红白区损伤需根据损伤情况综合判断。

（3）半月板缝合方式 缝合的方式包括内—外缝合、外—内缝合和全内缝合三种。

内—外缝合：需要建立膝关节内侧或外侧切口以保护重要组织结构。良好的手术暴露是内—外修复法的关键。花一些时间暴露后方结构是值得的。缝线可从半月板股骨面或胫骨面进入。针穿入关节囊，它的走行便很难控制，特别是在修复半月板后1/3部分的损伤时。当针进入15mm后仍看不到针头，术者应检查针的走行。外侧入路时，术者要注意腓总神经、腘肌腱和膝下外侧动脉。膝屈曲90°时可将这些结构后移，避免受损。

外—内缝合：建议该缝合技术仅用于缝合半月板的前段、中段撕裂，因为该区域难以通过全内缝合技术的缝合，造成医源性神经损伤的风险较低。将腰穿针或施乐辉等公司MM2缝合一次性套装穿过皮肤、半月板撕裂部位，进入内侧或外侧间室，经腰穿针或缝合套管穿入一根2-0 PDS缝线。在腰穿针1旁做3~4mm长水平切口，用血管钳分离至关节囊。通过该切口，在腰穿针1前方，穿入腰穿针2，使之穿过半月板撕裂部分，并与腰穿针1处于适当的位置，经腰穿针2套管穿入环

状2-0 PDS缝线（缝线2）或钢丝环。将小血管钳从同侧前方入路伸入，穿过缝线2或钢丝环而夹住缝线1的游离端（图2-2-11）。退出腰穿针1，夹紧缝线1并经前方入路拉出至体外。往外拉缝线1前应退出腰穿针1，避免腰穿针切割缝线。接下来，将缝线2的线环及腰穿针2一同拉出，同时将缝线1的游离端牵出。从后向前打结。注意线结需打在深筋膜层，避免线结固定在脂肪层而出现松动。

全内缝合：有多种关节镜下全内缝合器械可供使用。此器械常见的原理是：将自带可调节缝线的锚块穿过损伤半月板而达到半月板修复。一根缝合针两次穿过撕裂的半月板，每次穿过半月板后在关节囊外放置一个锚块，两个锚块之间有预置缝线相连。一旦缝合确定，拉紧缝线闭合破损半月板间隙，一个预置、滑动自锁的线结就会压在半月板裂口上（图2-2-12）。

无论使用何种缝合器械或半月板撕裂位于何处（内侧或外侧），植入物或缝线通常是通过同侧入路修补半月板后部，通过对侧入路修补半月板中间部分。该系统能使缝针于半月板表面缝合。使用垂直、水平或倾斜的方式缝合时，两针至少间距5mm。缝合钩缝合适用于半月板后角，在半月板前

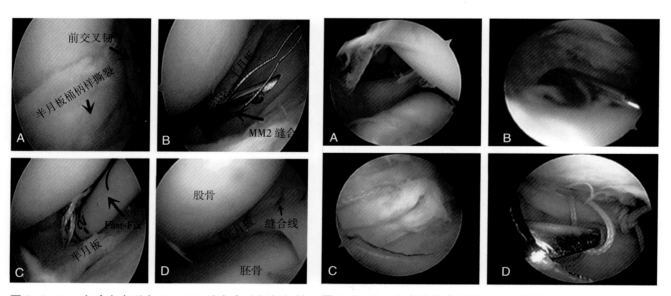

图2-2-11 由外向内联合Fast-Fix缝合半月板桶柄样撕裂　图2-2-12 全内缝合半月板Ramp损伤

角也可以尝试，但其在缝合半月板后角时需要建立后内高位入路及低位入路良好地完成操作。

（七）半月板的其他病变

1 半月板囊肿

囊肿被定义为表面覆盖单层细胞内部充满液体的腔。半月板囊肿位于半月板边缘，通常与半月板的水平撕裂有关。成纤维层覆盖半月板囊肿形成增厚的纤维组织。半月板囊肿发病率约为 1.5%。外侧半月板囊肿的发病率约为内侧半月板囊肿的 3~10 倍。半月板囊肿的病因有多种学说，包括：①创伤，它可以造成半月板组织内的挫伤和出血，从而导致黏液样变性；②与年龄相关的退行性改变，导致局部坏死及黏液样变性形成囊肿；③半月板组织内形成滑膜细胞包涵体，组织化生，细胞分泌黏液导致囊肿形成；④滑膜细胞经纤维软骨的微小撕裂移位到半月板内，导致酸性黏多糖类物质分泌形成囊肿。Barrie 推测半月板囊肿的形成与滑液经微小或稍大撕裂流入半月板内部有关。很多学者也注意到囊肿形成和半月板病变的密切相关性（接近 100%）。

半月板囊肿最常见的临床症状是关节间隙压痛，特别是负重时。有时在内、外侧关节间隙水平处伴发肿胀。如位于外侧，常可在腓骨头近端前方和外侧副韧带前方触及囊肿，这是因为位置更靠前和皮下。半月板囊肿一般质地坚硬，固定于关节囊。囊肿常包含多个囊腔，内含有清亮胶样物质。膝关节伸直状态下囊肿更加明显，屈膝时囊肿缩小，小的囊肿在屈膝时可消失。较大的外侧半月板囊肿可能侵蚀关节软骨外缘下方的胫骨髁，并造成骨缺损。MRI 可清楚显示半月板囊肿及伴随病变。

疼痛是半月板囊肿最突出的症状，活动时疼痛加重。患者可于外侧关节间隙发现一个肿物，大小随膝关节屈曲角度变化。当半月板囊肿伴有半月板撕裂时，会出现典型体征，如别卡、弹响、打软腿等。在一些罕见的病例中，较大的囊肿可从腘窝处突出，并可能与腘窝囊肿混淆。

半月板囊肿通常需要手术治疗。现在推荐的方法是关节镜下半月板部分切除和囊肿减压。

2 盘状半月板

盘状半月板是一种相对少见的半月板先天解剖异常，外侧多于内侧。普通人群中盘状半月板的发生率为 5%，在亚洲人群中发病率更高。大多数盘状半月板位于外侧，也有文献零星报道了内侧盘状半月板。

Watanabe 等按照外侧胫骨平台覆盖程度和后方半月板胫骨附着是否正常，将外侧盘状半月板分为完全、不完全和 Wrisberg 型。完全和不完全型盘状半月板更为常见，半月板呈盘状，后部有附着。这两种类型的盘状半月板常无症状，在膝关节屈伸过程中半月板没有异常活动。这两种类型半月板撕裂与其他类型半月板撕裂症状相似，包括外侧关节间隙压痛、弹响和渗出。Wrisberg 型盘状半月板通常在大小和形态上接近正常，其特点是除了 Wrisberg 韧带外后方无其他结构附着。由于此类型半月板并不呈盘状，Neuschwander 等将其描述为缺少后冠状韧带的外侧半月板变异，以区别于真正的盘状半月板。Wrisberg 型盘状半月板更常见于年轻患者，常无外伤史。此型盘状半月板在关节内的异常活动可导致膝关节屈伸过程出现弹响（膝关节弹响综合征）。

治疗每个患者都应选择合适的治疗方法，对于稳定的完全和不完全盘状半月板应尽可能推迟手术时间，除非关节软骨已经产生沟槽、软骨软化或其他病变。

对于造成膝关节疼痛、弹响的完全、不完全盘状半月板，如果关节内存在过度活动的内侧半月板碎片，而周围附着部完整，最好采取次全半月板切除或者蝶形切除术治疗。这两种手术可通过关节镜或开放手术均可完成。小儿半月板病变行蝶形切除术后，其剩余半月板组织血供增加，并可继续发挥功能。残留的半月板边缘可出现适应性改变，最终形成一个稳定的、有活性的、有功能的半月板边缘。即使盘状半月板没有明显的损伤，也可能发生退变。对于 16 岁以下患者，全切手术后膝关节在较长时间内不出现症状的可能性很大。

对于 Wrisberg 型盘状半月板损伤，由于其缺乏足够的胫骨后部附着，因此治疗一般采用关节镜下或关节切开半月板全切术。对于这种病变，如果仅行半月板次全切除术，遗留下来的不稳定的半月板组织会在将来引起临床症状。虽然非盘状半月板患者行半月板全切后会导致进行性的骨关节炎，但盘状半月板的儿童行全切术后这种退变的倾向较小。我们通过关节镜下蝶形手术治疗 Wrisberg 型外侧盘状半月板的患者，将半月板边缘修整成近似于正常大小，并将其缝至关节囊上。到目前为止，患者全部疗效满意。

（八）半月板损伤的护理

1 非手术治疗护理

（1）**制动保护**　选用支具进行制动。一般急性期制动 2 周，避免过长时间制动引起关节粘连。

（2）**适当负重**　对于半月板体部损伤一般建议 4 周后逐步负重，前角 / 后角损伤患者可以在 2 周后逐步负重。

（3）**冰敷**　冰敷时间为受伤后 48h 内，每隔 2~3h 冰敷 20~30min。

（4）**加压包扎固定**　若关节肿胀明显，加压包扎固定 2~3 周，急性期过后可使用短波治疗。并注意观察皮肤颜色，调整包扎的松紧度。

（5）**抬高患肢**　抬高患肢并加上冰敷和压迫，避免肿胀。

（6）**肌肉及关节活动度康复锻炼**　伤后需要积极进行下肢肌肉力量的训练，力量训练由闭链锻炼到开链锻炼，制动 2 周后需要逐步进行膝关节活动度锻炼，伤后 4~6 周恢复关节活动度。

2 手术治疗护理

包括术前护理、术后护理及术后并发症护理。

（1）**术前护理**　包括药敏试验、备皮、禁食水、戒烟以及胃肠道准备；教会患者正确使用拐杖；教会患者进行膝关节肌肉力量、关节活动度等锻炼方法；心理护理等。

（2）**术后护理**　包括术后常规护理、体位管理、疼痛管理、功能锻炼。

1）术后常规护理　心电监护、血氧饱和度监测，每 15~30min 一次，平稳后可 2h 一次。持续吸氧，观察呼吸频率、节律和面色。

2）体位管理　术后抬高患肢 15°~20°，应用下肢抬高垫将下肢抬高，保证膝关节伸直位抬高，促进血液回流。

3）疼痛管理　多模式超前镇痛，如手术部位疼痛，可加用非甾体抗炎药。

4）功能锻炼　又分为以下几种：

肌肉力量：踝泵练习、侧抬腿、后抬腿、静蹲练习、直腿抬高。伸直患侧膝关节、屈曲健侧，踝关节位于功能位，腿部与床面距离 20cm，由终末伸膝训练向站立、行走等训练缓慢过渡。

关节活动度：主动与被动屈膝练习，有条件的可以采用膝关节持续被动训练（CPM）治疗仪训练患肢膝关节，2 次 / 日，每次 30~60min，以患者实际状况调整屈膝程度，每日增加大约 5°。术后 4 周屈曲至 90°，术后 6 周屈曲至正常角度。

本体感觉：重点在于锻炼肢体的平衡性和协调性，根据患者情况可逐步通过重心转移、上下台阶、S 形跑和跳方格等运动进行恢复。

负重锻炼：半月板切除术后，第 2 天指导患者下床活动，然后开始负重训练。半月板缝合术后，如损伤在半月板体部，术后 4 周逐步开始负重；损伤在半月板的前、后角。

（3）**术后相关并发症**　关节镜下半月板手术的并发症发生率并没有被经常大规模地调查，以获得确切数据，但却公认是比较低的。术中并发症是由于所使用的半月板修复器械非常锋利，导致膝关节周围神经及软骨面的损伤。术后并发症（除外罕见、无特异性的关节镜并发症）主要为软骨损伤，是由关节内植入物的形状及半月板愈合失败引起的。以下包括以下常见的并发症处理方式：

关节腔积血、粘连、感染：利用弹力绷带加压包扎，抬高制动患肢；加强疼痛管理，术后在无痛或微痛状态下，尽早进行关节活动度锻炼；保持敷料清洁干燥，严格无菌技术操作，及时复查血常规。

神经损伤：术后加强观察患肢感觉活动情况，必要时可给予营养神经药物。

下肢深静脉血栓：关注 D－二聚体、下肢血管彩超检查结果，以及患肢制动情况。急性期绝对卧床，可抬高患肢，禁止按摩和热敷患肢。密切观察患者意识、血压、心率、血氧饱和度及有无胸闷、气促、呼吸困难等症状。正确合理使用抗凝药，观察用药效果及药物不良反应等。

止血带损伤：加强皮肤护理，保护皮肤完整性。注意观察肢体有无感觉麻木、运动障碍、疼痛不适等。

随着手术技术和工艺的提高，膝关节镜下半月板修复术的并发症发生率在逐步降低。不同的手术原理和精心设计的手术工具，使得医生能够处理更多类型的半月板病变，借助关节镜可以到达关节内更多的位置。现代植入物的发展大大降低了发病率和特殊并发症。因为它是一个更加规范化的程序，所以并发症的实际数量仍然为外科医生所关注。而外科医生真正面对的并发症是半月板修复术后有20%的不愈合率。总之，与年轻人群早期行半月板切除后并发骨性关节炎相比，这是一个可以接受的综合的概率；然而血管神经损伤仍然是非常重要的，因为它可能导致永久性不良后果。正确而行之有效的手术技术和方法，结合对膝关节后内侧、后外侧解剖结构的透彻理解，可以避免因为操作和修复技术所带来的并发症。

病例1

陈某，男性，20岁，因"扭伤致右膝关节疼痛、不稳2周"入院。2周前患者因体育锻炼时右膝关节半屈位不慎扭伤，当时即感右膝关节疼痛剧烈，关节迅速肿胀，活动受限。当地医院保守治疗（具体不详），肿胀消退后行走时自感膝关节疼痛且不稳，走路易打闪。遂来我院就诊。既往史、个人史无特殊。

查体：右膝关节前抽屉试验阳性，Lachman试验阳性（图2-2-13），轴移试验阳性（图2-2-14），后抽屉试验阴性。膝关节内、外翻应力试验阴性。麦氏征阳性，摇摆试验阴性，过伸、过屈试验阳性。

辅助检查：MRI示右膝前交叉韧带信号混杂，连续性消失，后交叉韧带连续性存在，内侧半月板后角纵行撕裂，外侧半月板后根及后角损伤，关节腔积液（图2-2-15）。

诊断：右膝关节前交叉韧带损伤，右膝内外侧半月板损伤。

治　疗

（1）手术治疗方案　右膝前交叉韧带重建（鹅足取腱）联合半月板修整缝合术。

移植物的准备：患者全身麻醉后取仰卧位，上止血带，取同侧肢体自体半腱肌腱及股薄肌腱，编制，备用。

骨道制备：采用标准前外侧入路、高位前内侧入路及辅助前内侧入路，清理关节腔滑膜，探查软骨及内外侧半月板情况，外侧半月板后角白区混合裂。给予修整，后根部距外侧半月板后根部附着区约1cm处撕裂（Root损伤Ⅳ型），内侧半月板后角纵裂，长度约1.5cm，以高位前内侧入路为观察入路，辅助前内侧入路为操作入路，显露前交叉韧带股骨止点（软骨缘前方2mm为标记）。以前内侧辅助入路插入导向器，通过髁间窝。将股骨导向器（6mm）尖部放在股骨外髁后方。调整导向器的方向，沿导向器方向打入长导针，穿透股骨外侧皮质及皮肤而出，分别制备8mm股骨粗骨道及4.5mm细骨道至股骨外侧皮质，测量粗骨道30mm，细骨道36mm，清理骨道内骨屑后通过导针置入牵引线。

外侧半月板后根部缝合：以Fast-Fix快速缝合器缝合外侧半月板后根部及内侧半月板后角纵裂区域，探查见内外侧半月板修整缝合良好（图2-2-16）。

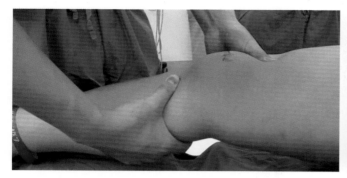

图 2-2-13　右膝关节 Lachman 试验阳性

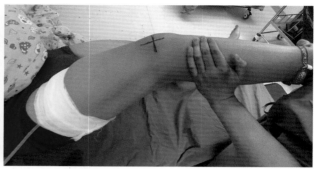

图 2-2-14　右膝轴移试验阳性（Ⅱ度）

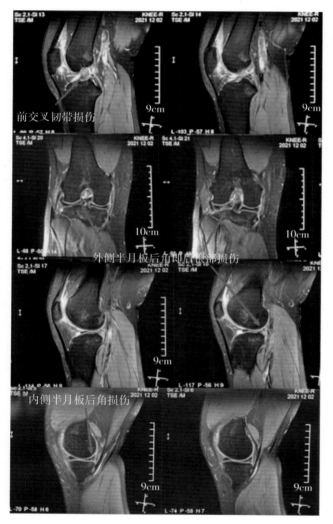

前交叉韧带损伤

外侧半月板后角即后根部损伤

内侧半月板后角损伤

图 2-2-15　右膝 MRI：右膝 ACL 信号混杂，MM 后角纵行撕裂，LM 后根及后角损伤

胫骨骨道制备： 经前内侧入路插入前交叉韧带下止点导向器。将导向器尖部放在胫骨前交叉韧带下止点附着区。调整导向钻的方向（于胫骨结节下内侧与胫骨关节面呈 50°~55°角）。沿导向钻方向

打入导针。用直径 8mm 空心钻沿导针扩孔至穿透胫骨骨道。以抓线钳将股骨骨道内牵引线拉出。

移植物的引入、固定： 采用前外侧入路观察，将预张编织好的韧带通过 Arethrex 可调节带祥钢板拉入股骨骨道及胫骨骨道。翻祥后，保持前交叉韧带紧张，收紧可调节祥，将肌腱牵入粗骨道，使用大博胫骨固定翼及挤压钉固定（图 2-2-17~ 图 2-2-19）。

（2）术后康复　术后即刻给予膝可调支具固定，2 周内开始膝关节被动屈曲功能锻炼，术后 4 周内屈曲至 90°，术后 6 周屈曲至正常。术后第 2 天开始进行踝泵、股四头肌等下肢肌肉锻炼，并行支具保护下不负重行走，术后 4 周逐步负重行走。术后 6 周去除支具，逐步恢复功能康复锻炼。

专家点评

（1）诊断要点　急性前交叉韧带常常合并内外侧半月板损伤，如未及时诊断，容易漏诊。术前需仔细检查，同时需仔细阅读 MRI，术中仔细探查即可明确诊断。

（2）操作要点　①前交叉韧带损伤合并外侧半月板后根部损伤术前应仔细规划，对于Ⅳ型外侧半月板后根部损伤，因半月板裂口距离半月板根部附着区仍有约 1cm 的距离，以 Fast-fix 缝合器缝合相对快速，且缝合可靠强，可以推广。②如外侧半月板有完整的板股后韧带（Wrisberg 韧带）附着，即使半月板后根部完全断裂，外侧半月板体部移位并不明显，损伤移位的半月板后根部存在被误认为瓣状裂的半月板组织，从而被刮除。③全内缝合器缝合外侧半月板后根部时，缝合器应常规限深，术

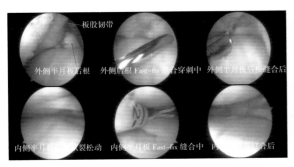

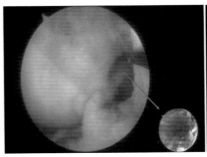
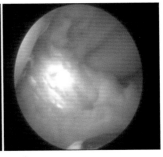

图 2-2-16　半月板术中图

图 2-2-17　术中图：前交叉韧带上骨道及重建术后

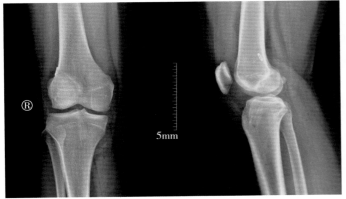

图 2-2-18　术后 X 线片：骨道位置良好，内固定位置良好

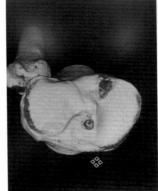
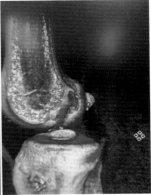

图 2-2-19　术后 CT 三维图片

中不可暴力穿刺，以免损伤后方血管神经束。

（3）**建议**　对于前交叉韧带合并有外侧半月板后根部损伤，需根据半月板后根部损伤分型、半月板质量、患者经济情况等因素，进行个体化的手术设计及缝合方式选择。全内缝合、锚钉固定缝合、经胫骨骨道固定缝合三种缝合方法各有利弊，至于哪种固定方式最佳，仍存争议，需要进一步的循证医学证据。

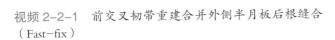

视频 2-2-1　前交叉韧带重建合并外侧半月板后根缝合（Fast-fix）

病例 2

杜某，男性，26 岁，主因"扭伤致右膝关节疼痛并活动受限 1 天"入院。1 天前，患者打篮球时不慎扭伤右膝关节，当即出现右膝关节疼痛、肿胀，并活动受限，来我院急诊科就诊，行右踝关节 MRI 后诊断为"右膝关节外侧半月板损伤"。

查体：右膝关节略肿胀，膝关节外侧间隙压痛

阳性，前后抽屉试验（−），麦氏征因疼痛未查，膝关节活动度 30°~110°（伸直位 0°）（图 2-2-20）。

辅助检查：MRI 可以明确关节腔内半月板及韧带损伤情况，同时可进一步评估关节内并发损伤情况。右膝关节矢状位 MRI 可见外侧半月板移位到髁间窝，后角形态异常，呈桶柄样撕裂（图 2-2-21~ 图 2-2-23）。

诊断：膝关节外侧半月板桶柄样撕裂。

治　疗

（1）**手术治疗**　手术入路的建立与关节腔清理：建立常规前内、前外侧入路，探查整个膝关节，探查有无胫骨及股骨骨软骨的合并损伤，有无滑膜增生。如有以上探查阳性结果，需对症处理。

半月板撕裂部位的判断：显露半月板撕裂局部，判断撕裂区域为红区，半月板质地尚可，可行缝合处理（图 2-2-24）。

半月板缝合固定：先用探钩比画模拟缝合器缝合时的形态及位置，体部偏后角用半月板缝合系统将半月板缝合固定，体部到前角可用 Outside-In 缝

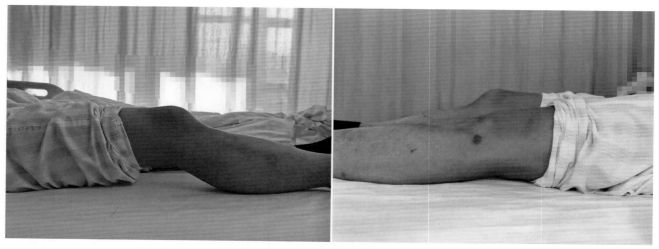

图2-2-20　患肢（右膝关节）伸直受限，健侧（左膝关节）伸直正常

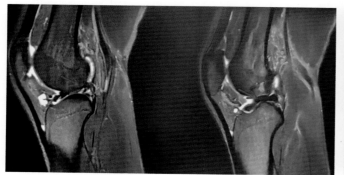

图2-2-21　右膝关节矢状位MRI：半月板移位到髁间窝，后角形态异常

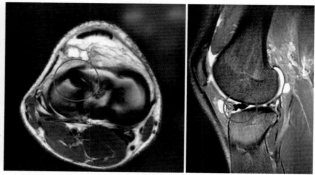

图2-2-22　右膝关节水平位及矢状位MRI：半月板桶柄样撕裂，双前角征

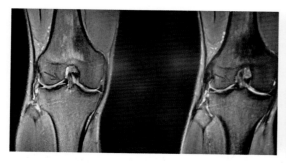

图2-2-23　右膝关节冠状位MRI：外侧半月板桶柄样撕裂

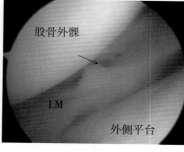

图2-2-24　术中图：外侧半月板桶柄样撕裂及复位后表现

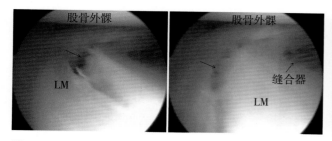

图2-2-25　术中图：半月板缝合器缝合体部

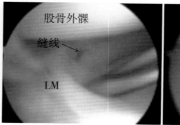

图2-2-26　术中图：半月板缝合器缝合体部

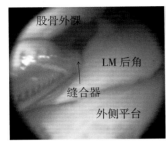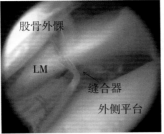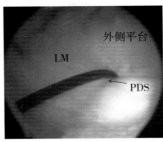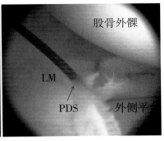

图 2-2-27　术中图：半月板缝合器缝合后角　　　　图 2-2-28　术中图：半月板缝合器缝合前角

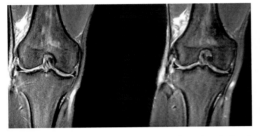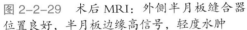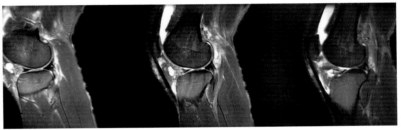

图 2-2-29　术后 MRI：外侧半月板缝合器位置良好，半月板边缘高信号，轻度水肿

图 2-2-30　术后 MRI：外侧半月板缝合器位置良好，半月板边缘高信号，轻度水肿

合方法缝合（图 2-2-25~ 图 2-2-28）。

缝合后检查：缝合后用探钩探查半月板的形态及稳定性，手术结束后立即换踝关节支具伸直位固定（图 2-2-29~ 图 2-2-30）。

（2）**术后复查及康复**　术后即刻给予膝关节伸直位支具固定，术后第 2 天开始进行股四头肌等下肢肌肉锻炼，术后 3d 伤口换药后开始主动及被动屈膝活动，术后 4 周内屈膝活动度不大于110°，术后 6 周患肢逐步负重，术后 8 周去除支具，恢复功能康复锻炼。

专家点评

（1）**诊断要点**　通过患者膝关节扭伤病史，结合 MRI 及膝关节伸直受限的查体，可以明确膝关节外侧半月板撕裂情况，查体一定要注意与健侧对比。

（2）**治疗要点**　桶柄样撕裂的缝合是整个手术的关键，要分辨撕裂部位在红区或白区，白区半月板血供不足，以修整为主，红区半月板血运丰富，以缝合为主。再根据术中半月板撕裂周缘血供及质地，再决定行整补或缝合。缝合半月板体部需 6 周内不负重，缝合前后角需 4 周内不负重，术后立即行支具中立位固定。

（3）**建议**　镜下缝合具有一定的优势，创伤小、固定牢靠，在靠近体部或偏前角的半月板撕裂，无法使用缝合器缝合，需掌握 Outside-In 缝合技术分区域行不同的缝合方法。该技术有一定的学习曲线，需要运动医学医生熟悉膝关节镜下操作，有序进行手术操作，确保手术疗效，减少并发症。

视频 2-2-2　半月板桶柄样撕裂缝合

病例 3

程某，男性，37 岁，以"扭伤致右膝肿痛 2 个月"为主诉入院。两个月前患者下楼梯时不慎扭伤右膝，当即出现右膝关节疼痛肿胀，在伤后几天发现右膝外侧有一异常隆起包块。遂来我院就诊。既往史：高血压病史 1 年，平时口服钙通道阻滞剂，血压控制在 120/90mmHg。

查体：右膝肿胀，前外侧可见质软包块，局部无淤血斑，包块与周围组织无粘连，内外侧副韧带应力试验阳性，右膝外侧摇摆征阳性，麦氏征阳性，Lachman 试验（-），止点硬（图 2-2-31）。

辅助检查：MRI 示外侧半月板前角前方见类

圆形异常信号，边缘光滑锐利，并可见一"鸟嘴"样连接部与半月板前角相连，呈"吹气球征"，外侧半月板体部及前角囊肿（图2-2-32～图2-2-34）。

诊断：右膝外侧半月板囊肿。

治疗

手术治疗方案：右膝关节镜检，囊肿切除，外侧半月板修整缝合术。

（1）采用全麻及神经阻滞麻醉 为避免加压驱血造成囊肿破裂，患肢不驱血上止血带后无菌生理盐水充胀膝关节，采用膝关节标准髌下前内侧、前外侧入路，全面检查膝关节内结构。多数囊肿由于滑膜覆盖，通常不能直接看到而仅发现囊肿部位半月板隆起或滑膜色泽呈偏蓝色。在仔细探查清除囊肿范围后，先在囊肿表面开口，吸净囊液。再用探钩探查囊肿腔的大小及囊肿与半月板的关系，用刨刀仔细清理囊壁及残余囊液。同时修整损伤的半月板，至游离缘光滑开口，吸净囊液（图2-2-35）。

（2）半月板缝合采用由外向内的方法 缝合材料可选择PDS线、可吸收线或慕丝线。利用一根直针、一根弯针进行缝合穿刺定位；定位完毕后用金属拉环通过弯针进入关节腔内，从另一侧直针中穿入2-0不可吸收缝线至腔内，同时穿过金属拉环，在收紧金属拉环的同时将两个穿刺针拔出，完成缝合穿线，皮肤外做小切口，把缝线结打在关节囊外（图2-2-36~图2-2-37）。

（3）术后康复 术后即刻给予支具固定，免负重伸直位固定4周，术后3天开始膝关节被动屈曲功能锻炼，术后4周屈曲至90°，术后6周屈曲至正常。术后第2天开始进行踝泵、股四头肌等下肢肌肉锻炼，并在支具保护下逐步负重。术后6周去除支具，逐步恢复功能康复锻炼。

专家点评

（1）诊断要点 半月板囊肿多见于年轻人，多发生在外侧半月板前角，病因上常与膝关节创伤有关，半月板组织内挫伤及积血导致黏液样变性，同时由于半月板裂口的活瓣机制，囊肿常迁延不愈。症状上主要以某特殊体位的膝关节疼痛为主，疼痛常位于关节间隙，偶有交锁症状，患者常感膝关节

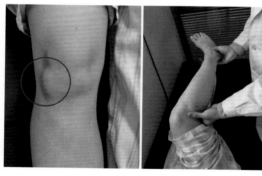
图2-2-31 膝关节外观及查体可见外侧异常包块，麦氏征阳性

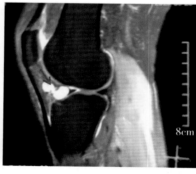
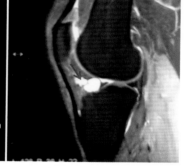
图2-2-32 膝关节MRI：矢状位可见外侧半月板体部及前角囊肿

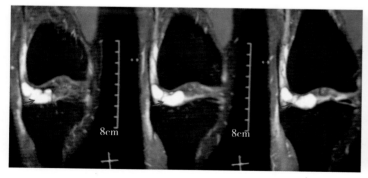
图2-2-33 膝关节MRI：外侧半月板体部及前角囊肿

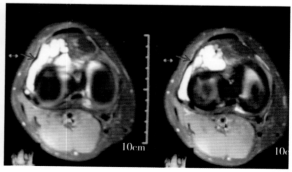
图2-2-34 膝关节MRI：外侧半月板体部及前角囊肿

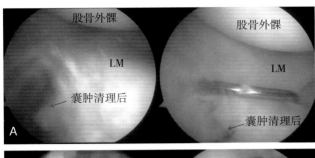

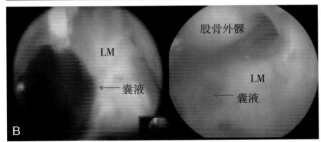

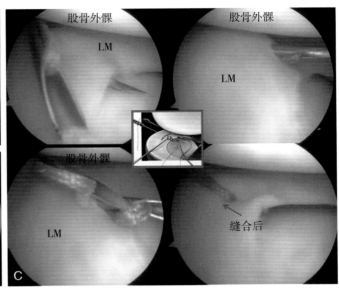

图 2-2-35 膝关节囊肿镜下不同表现。A. 血性囊肿及黏液样囊肿。B. 清理半月板囊肿。C. 由外向内缝合关闭半月板囊腔

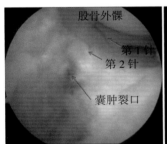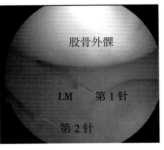

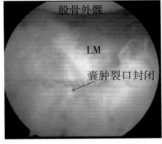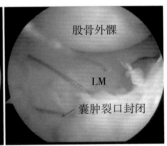

图 2-2-36 术中图：由外向内缝合关闭半月板囊腔，图示为缝合第 2 针后

图 2-2-37 术中图：由外向内缝合关闭半月板囊腔，图示为缝合第 3 针后

无力，上下楼及变换体位时感觉较为明显。患者病史一般较长，多有膝关节扭伤史，可因反复膝关节疼痛不适导致肌肉萎缩及行走不便，影响患者生活质量。查体时患者常有伸屈时膝关节弹响、关节间隙压痛及麦氏征阳性，研磨试验可为阳性。

（2）治疗要点 ①术前需通过 MRI 检查明确囊肿位置，诊断上需与髌下脂肪垫囊肿及膝关节内包块（腱鞘巨细胞瘤、滑膜脂肪瘤等）进行鉴别。②术中首先建立前内侧入路，关节镜监视下建立前外侧入路，尽可能避免建立入路时刺破囊肿，镜下检查半月板损伤情况，寻找半月板裂口，视损伤情况选择半月板处理方式，尽可能保留半月板。③术中使用刨刀清除囊液，刨削囊壁，应尽可能扩大内口与关节腔相通，完全清除囊壁组织，最大限度减压同时减少复发。④缝合时可根据半月板损伤部位

选择全内缝合或由内向外缝合，目前我们使用腰穿针加 PDS 线进行由外向内缝合，缝合效果满意。

（3）建议 对于无症状的半月板囊肿可考虑保守治疗，手术治疗以关节镜为首选，处理原则为尽可能清除囊壁、保留半月板。

视频 2-2-3 半月板囊肿切除

病例 4 ACL 重建合并外侧半月板后根部缝合

李某，男性，35 岁。因"扭伤伤致右膝肿痛活动受限 3 年"入院。3 年前患者进行体育锻炼时不慎扭伤右膝，休息后略缓解，未行针对性治疗。患者行走偶有打软腿及交锁不适，近 3 年来右膝疼痛及活动受限进行性加重，1 个月前当地医院

行 MRI 检查示：右膝前交叉韧带损伤，右膝半月板损伤，遂来我院就诊。既往史、个人史无特殊。

查体：右侧膝关节无明显肿胀，股四头肌轻度萎缩。Lachman 试验（＋），前抽屉试验（＋），轴移试验（＋＋），麦氏征（＋）。膝关节反 Lachman 试验（－），后抽屉试验（－），台阶征（－）。膝关节内翻应力试验（－），外翻应力试验（－）（图 2-2-38）。

辅助检查：MRI 可明确重建的前交叉韧带完全撕裂，并可见外侧半月板根部损伤。

诊断：右膝前交叉韧带损伤，右膝外侧半月板根部损伤（图 2-2-39）。

治 疗

（1）手术治疗方案　右膝关节镜检、清理、前交叉韧带重建（同侧鹅足取腱）、外侧半月板根部修复（经胫骨骨道）术。

移植物的准备：患者全身麻醉后取仰卧位，上止血带，取同侧肢体自体半腱肌腱及股薄肌腱，编制，备用。

ACL 股骨骨道制备：采用标准前外侧入路、高位前内侧入路及辅助前内侧入路，清理关节腔滑膜，探查软骨及内外侧半月板情况，内侧半月板后角体部混合裂，给予修整后缝合，外侧半月板后根部断裂，外侧半月板外移，以高位前内侧入路为观察入路，辅助前内侧入路为操作入路，显露前交叉韧带股骨止点（软骨缘前方 2mm 为标记）。以前内侧辅助入路插入导向器，通过髁间窝。将股骨导向器（6mm）尖部放在股骨外髁后方。调整导向器的方向，沿导向器方向打入长导针，穿透股骨外侧皮质及皮肤而出，分别制备 8mm 股骨粗骨道及 4.5mm 细骨道至股骨外侧皮质，测量粗骨道 30mm，细骨道 36mm，清理骨道内骨屑后通过导针置入牵引线。

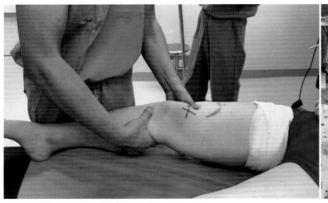
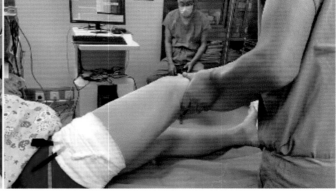

图 2-2-38　膝关节轴移试验阳性（＋＋），Lachman 试验阳性

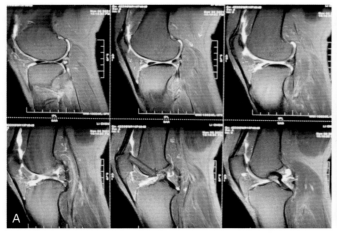
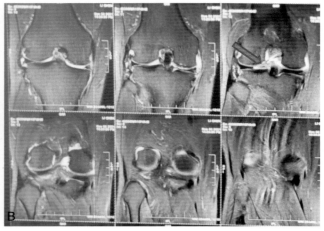

图 2-2-39　A.膝关节矢状位 MRI 提示前交叉韧带连续性消失。B.冠状位 MRI 检查可见外侧半月板根部损伤

ACL 胫骨骨道制备：经前内侧入路插入 ACL 下止点导向器。将导向器尖部放在胫骨 ACL 下止点附着区。调整导向钻的方向（于胫骨结节下内侧与胫骨关节面呈 50°~55° 角）。沿导向钻方向打入导针。用直径 8mm 空心钻沿导针扩孔至穿透胫骨骨道。以抓线钳将股骨骨道内牵引线拉出。

外侧半月板后根部缝合：以专用的缝合枪缝合外侧半月板后根部两针，套圈后，引出缝合线备用。先以磨钻将外侧半月板后根部止点足印区新鲜化，经前内侧入路插入 ACL 下止点导向器。将导向器尖部放在外侧半月板后根部附着区。调整导向钻的方向，使外侧半月板后根固定骨道位于 ACL 胫骨骨道

外侧（可避免与 ACL 下骨道相干扰）。沿导向钻方向打入导针。借助硬外针及 PDS 线。将备用的外侧半月板后根部缝合牵引线自骨道内牵引拉出。

移植物的引入、固定：采用前外侧入路观察，将预张编织好的韧带通过 Arethrex 可调节带袢钢板拉入股骨骨道及胫骨骨道。翻袢后，保持前交叉韧带紧张，收紧可调节袢，将肌腱牵入粗骨道，使用胫骨固定翼及挤压钉固定（图 2-2-40~图 2-2-48）。

（2）术后康复　术后即刻给予膝关节可调支具固定，2 周内膝关节被动屈伸功能锻炼，术后 4 周内屈曲至 90°，术后 6 周屈曲至正常。术后第 2 天开始进行踝泵、股四头肌等下肢肌肉锻炼，并在

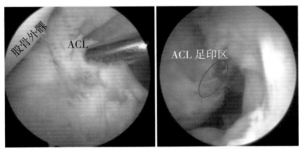

图 2-2-40　术中图：前交叉韧带撕裂，前交叉韧带股骨足印区

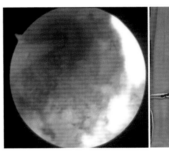
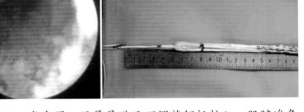

图 2-2-41　术中图：股骨骨道及可调节袢钢板拉入，肌腱准备及标记线标注

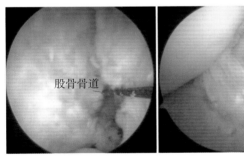

图 2-2-42　术中图：前交叉韧带重建导线及重建后

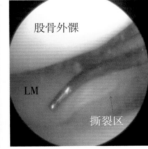
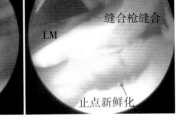

图 2-2-43　术中图：外侧半月板根部撕裂，止点新鲜化

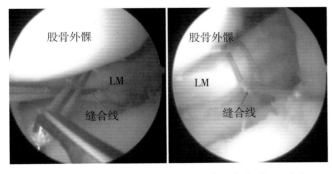

图 2-2-44　术中图：用缝合枪缝合半月板根部，过线

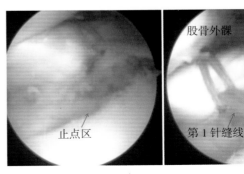

图 2-2-45　术中图：用缝合枪缝合半月板根部两针

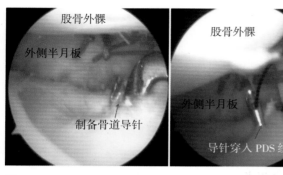

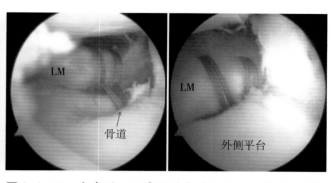

图 2-2-46　术中图：用导向器于根部止点打入导针，过线

图 2-2-47　术中图：用导针引线将缝合半月板的缝线拉入骨道，固定

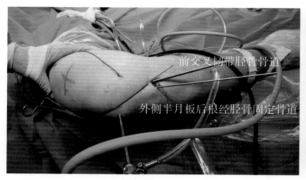

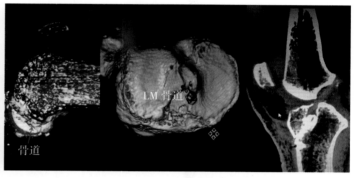

图 2-2-48　术中图：前交叉韧带骨道与半月板根部骨道位置图

图 2-2-49　术后 CT 可见重建的前交叉韧带股骨胫骨骨道及外侧后根部附着止点

支具保护下逐步负重。术后 6 周去除支具，逐步恢复功能康复锻炼（图 2-2-49）。

专家点评

（1）**诊断要点**　根据患者病史、症状、体征，通过仔细阅读 MRI，一般在术前可明确诊断。外侧半月板根部因板股后韧带存在，术中需仔细探查，避免外侧半月板根部损伤漏诊。

（2）**操作要点**　①ACL 损伤合并外侧半月板后根部损伤手术术前应仔细规划，避免重建骨道与外侧半月板根部骨道重叠，避免骨道干扰造成手术失败。②外侧半月板后根部缝合为达到最优固定效率及强度，一般采用双线套圈缝合，最少缝合两针。③外侧半月板后根部缝合固定区域常规需用磨钻新鲜化，促进愈合。

视频 2-2-4　前交叉韧带重建合并外侧半月板后根缝合（经胫骨骨道）

病例 5　半月板后角缝合中央化及后根部缝合

范某，男性，51 岁。因"扭伤致左膝肿痛活动受限 2 年"入院。2 年前患者打羽毛球时不慎扭伤左膝，休息后略缓解，未特殊治疗。患者近 2 年来左膝疼痛进行性加重，行走偶有打软腿及交锁不适，1 个月前在外院行 MRI 检查示左膝内侧半月板损伤，遂来我院就诊。既往史、个人史无特殊。

查体：左侧膝关节无明显肿胀，股四头肌轻度萎缩，双下肢站立位未见明显内翻畸形。左膝关节内侧关节间隙压痛（＋），麦氏征（＋），Lachman 试验（－），前抽屉试验（－），轴移试验（－）。膝关节反 Lachman 试验（－），后抽屉试验（－），台阶征（－）。膝关节内翻应力试验（－），外翻应力试验（－）。

辅助检查：X 线片示双下肢力线正常，无内翻畸形（图 2-2-50）。MRI 可以初步评估半月板损伤的部位及程度，并可排除是否伴随关节内其他结构损伤。内侧半月板外突约 3.17mm，内侧半月板后角损伤并移位，内侧半月板后根部损伤（图2-2-51）。

诊断：左膝内侧半月板损伤（后角及后根部）。

治 疗

（1）**手术治疗方案** 左膝关节镜检、清理、半月板修整缝合（半月板中央化）。

手术准备：患者全身麻醉后取仰卧位，上止血带。

手术探查：首先建立标准前外侧入路、前内侧入路，清理关节腔滑膜，依次镜检髌上囊、内侧隐窝、外侧隐窝、髌股关节、内侧间室、后内间室、髁间窝、后外间室、外侧间室，除内侧半

月板外，均未见异常（图2-2-52~图2-2-53）。镜检结束后重点探查内侧半月板损伤情况，探查内侧半月板后角混合裂，后根部白区及红白区损伤，给予篮钳、刨刀、等离子刀修整、去除无法缝合的半月板组织，见半月板后角少量组织损伤，后角及后根部均具备缝合条件，拟行半月板缝合术（半月板中央化）（图2-2-54~图2-2-55）。

内侧半月板后角缝合：建立内侧辅助入路（内侧关节间室前内侧），以磨钻及等离子刀新鲜化骨床，经内侧辅助入路植入一枚Lupine锚钉，以缝合钩过线，垂直褥式缝合两针，打结固定缝合半月板后角（图2-2-56~图2-2-58）。

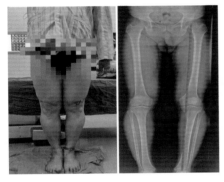 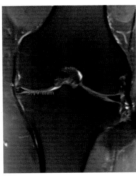 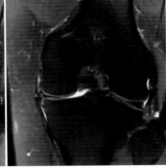 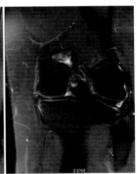

图2-2-50 双下肢外观与X线片：站立位患者无明显膝关节内翻畸形，全长片显示左下肢轻度内翻畸形

图2-2-51 MRI检查：内侧半月板外突约3.17mm，内侧半月板后角损伤并移位，内侧半月板后根部损伤

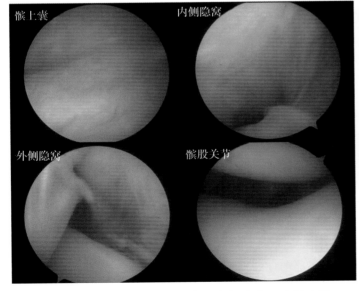

图2-2-52 膝关节镜检（髌上囊、内侧隐窝、外侧隐窝、髌股关节）

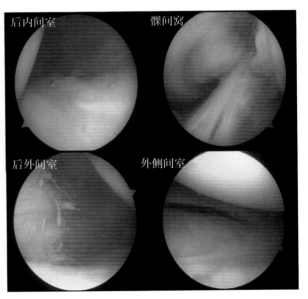

图2-2-53 膝关节镜检（后内间室、髁间窝、后外间室、外侧间室）

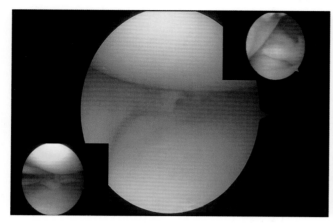

图 2-2-54　内侧半月板后角及后根部损伤

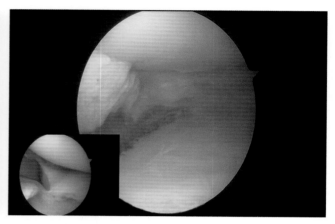

图 2-2-55　内侧半月板后角修整及锚钉植入区新鲜化

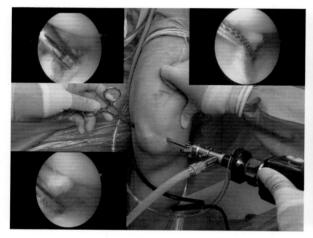

图 2-2-56　经膝关节内侧间室前内侧辅助入路植入一枚锚钉

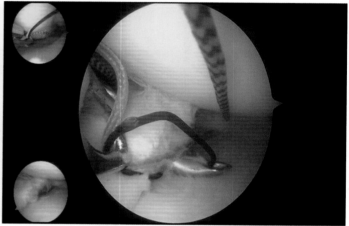

图 2-2-57　以缝合钩褥式缝合内侧半月板后角，以 PDS 线过线

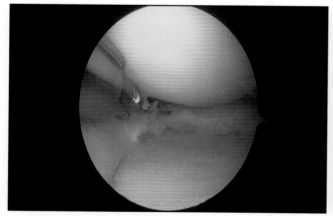

图 2-2-58　内侧半月板后角缝合并打结固定后见半月板损伤区形态恢复良好

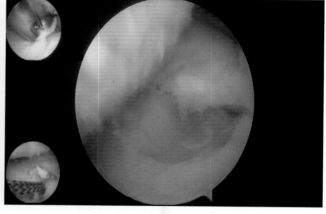

图 2-2-59　内侧半月板后根部足印区新鲜化及锚钉植入

内侧半月板后根部缝合：建立髌旁内侧辅助高位入路，内侧半月板后根部足印区以磨钻等离子刀新鲜化后植入一枚 Lupine 锚钉，以缝合枪缝合后根部两针后打结固定（图 2-2-59~ 图 2-2-61）。

（2）术后康复　术后即刻给予膝关节可调支具固定，2 周内膝关节被动屈伸功能锻炼，术后 4

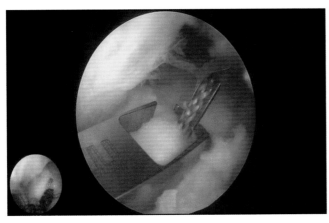

图 2-2-60　以专用缝合枪缝合后根部两针后打结固定

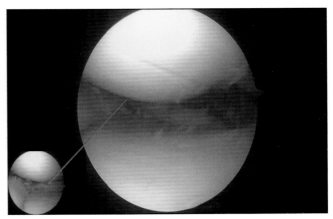

图 2-2-61　内侧半月板后角及后根部缝合完毕

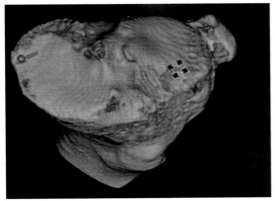

图 2-2-62　术后 CT 提示锚钉植入位置良好

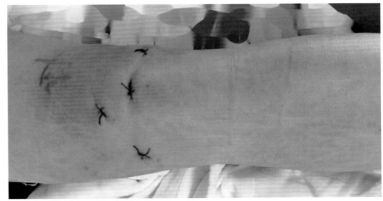

图 2-2-63　左膝手术切口示意图，从外向内依次为前外侧入路、前内侧入路、髌旁内侧高位入路（后根部缝合锚钉植入入路）、前内侧辅助入路（半月板后角锚钉植入入路）

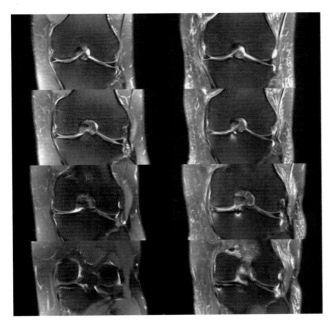

图 2-2-64　术前、术后 MRI 对比可见内侧半月板外突改善，后根部损伤已修复

周内屈曲至 90°，术后 6 周屈曲至正常。术后第 2 天开始行踝泵、股四头肌等下肢肌肉锻炼，4 周内在支具保护下患肢不负重。术后 4~6 周逐步过渡至负重行走，术后 6 周去除支具，逐步恢复功能康复锻炼（图 2-2-62~ 图 2-2-64）。

专家点评

（1）诊断要点　根据患者症状、体征及 MRI 检查可明确诊断。半月板外突是临床常见的问题，通常会有半月板根部损伤存在，在评估患者半月板损伤的同时一定要评估患者下肢力线情况，如果忽视了力线单纯处理半月板很容易引起修复的半月板失效，本例患者力线尚可，轻度内翻，半月板根部撕裂伴有半月板外突，体部半月板有损伤，是半月板根部缝合联合半月板中心化的适应证。

（2）治疗操作要点 ①内侧半月板后角及后根部损伤会导致半月板桶箍效应消失，加速关节退变，术中探查见内侧半月板修整后具备缝合条件，给予半月板后角缝合中央化及半月板后根部缝合，术前、术中应仔细规划锚钉植入入路及方向，避免锚钉位置不佳或固定不牢靠，以最佳位置修复缝合固定半月板组织。②膝关节内侧间隙较小，半月板显露及缝合操作相对困难，必要时需行内侧间隙松解（Pie-crust 技术），后角部缝合需以缝合钩过线缝合，后根部缝合可用缝合枪穿线缝合。③半月板缝合锚钉植入前需将胫骨平台软骨面新鲜化，半月板缝合固定区域注射富血小板血浆（PRP），以促进缝合的半月板组织愈合。

（3）建议 随着关节镜技术的普及与提高，能够缝合及挽救的半月板愈来愈多，在评估半月板能否保留及缝合过程中需根据患者年龄、职业、运动要求等个体化需求进行综合考虑，以期为患者带来最佳的治疗效果。

视频 2-2-5　半月板后角缝合中央化及后根部缝合

（康　鑫，郑　江）

参考文献

[1] 张亮，张宪，康鑫，等.半月板桶柄样撕裂与垂直撕裂缝合后短期临床疗效 [J]. 中国骨与关节损伤杂志，2019，34（4）:412-414.
[2] 杨镇，张明宇，郑江，等.关节镜下应用全内和外内缝合法治疗半月板损伤的临床研究 [J]. 实用骨科杂志，2013，19（3）:212-214.
[3] 张明宇，郑江，杨镇，等.半月板成形术治疗盘状半月板损伤疗效分析 [J]. 实用骨科杂志，2011，17（7）:594-595.
[4] 张亮，张宪，周伟，等.半月板损伤患者关节镜术后注射玻璃酸钠效果研究 [J]. 中华临床医师杂志（电子版），2013，7（7）:3185-3187.

第三节　膝关节前交叉韧带损伤

一、概　述

膝关节前交叉韧带（anterior cruciate ligament，ACL）连接股骨与胫骨，主要作用是限制胫骨向前过度移位。它与膝关节内其他结构共同作用来维持膝关节的稳定性，使人体能够完成各种复杂和高难度的下肢动作。解剖和生物力学特点决定了 ACL 在人群分布、损伤机制及合并损伤方面与其他膝关节损伤不同的疾病特征（图 2-3-1）。

ACL 损伤在膝关节韧带损伤中最为常见，女性多于男性，女性发生概率为男性的 4 倍。据统计，我国 ACL 损伤的发生率为 0.43%，多见于运动损伤，其次为交通事故伤或意外伤。

二、病　因

ACL 由两个功能束组成，即基于胫骨近端的止点划分的前内侧（AM）束和后外侧（PL）束。肌束在股骨止于股骨外侧髁的内侧面、外侧髁间嵴的后方。AM 束是限制胫骨前移的主要约束结构，在膝关节屈曲时呈紧张状态。PL 束在膝关节伸直时呈紧张状态，主要限制胫骨内旋。膝关节伸直时两束平行，屈曲时两束交叉。两束虽然功能略有不同，但共同起到关节稳定作用。

屈膝外翻伤是 ACL 断裂最多见的受伤动作。在胫骨过度前后移位、膝关节过度屈伸及过度内外旋运动时，都可能在韧带起止点（胫骨或股骨附着点）或韧带的体部发生断裂。膝关节过伸时，ACL 与髁间窝顶部撞击而发生断裂，例如足球运动时"踢漏脚"（图 2-3-2）。

三、临床表现

详细的病史应该从问诊中获取，重要问题包括

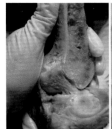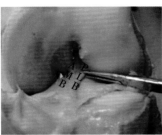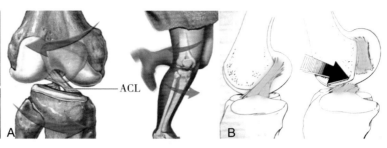

图 2-3-1　前交叉韧带解剖　　　　　　　　　图 2-3-2　前交叉韧带损伤机制。A. 屈膝外翻伤。B. 膝关节过伸伤

受伤时间、受伤时正在进行的运动、既往有无外伤史。这将有助于判断患者的基本情况及损伤的严重程度。虽然 ACL 部分断裂的患者与完全断裂的表现相似，但也并非绝对。ACL 部分断裂的患者伤后能够返回到运动或活动中，不会存在膝关节不稳定的情况，但会有膝关节反复疼痛和肿胀。这与 ACL 完全断裂患者受伤时可以清楚地感受到 "啪"的声响，并即刻出现膝关节广泛肿胀的情况截然不同。ACL 完全断裂患者通常伤后无法返回到竞技运动中，并且存在膝关节不稳定。

1 ACL 损伤的急性期症状

（1）膝关节疼痛　位于关节内部，患者可因膝关节剧烈疼痛而不敢活动，部分患者疼痛轻微，可行走甚至可继续小量运动。

（2）膝关节肿胀　一般发生于膝关节扭伤的数分钟至 3 天内。

（3）膝关节伸直受限　ACL 断裂后韧带残端翻转至髁间窝前方产生炎症刺激。部分患者因半月板损伤可致伸直或屈曲受限。合并内侧副韧带损伤有时也表现为伸直受限。

（4）膝关节不稳　部分患者在受伤时感觉膝关节内错动一下（有的会闻及伴随的响声），伤后 1~2 周左右在恢复行走时开始感觉膝关节有晃动感。

（5）膝关节活动度受限　多因创伤性滑膜炎导致膝关节肿胀和疼痛引起。

2 陈旧性 ACL 断裂症状

ACL 损伤超过 6 周即为陈旧性损伤，主要表现为关节不稳症状，关节不稳表现为下列 3 种程度：

（1）严重不稳　ACL 合并膝关节肌肉代偿差导致，表现为日常生活中行走或慢跑时即可感觉到膝关节有错动感，这种错动感一般表现为膝关节的股骨和胫骨的左右错动。

（2）中度不稳　ACL 断裂合并肌肉适度代偿，表现为不敢加速快跑，快跑时不敢急停、急转。

（3）轻度不稳　ACL 断裂合并肌肉较好的代偿，表现为可从事一般的运动，患者可以跑动、带球，但是比赛中的一些动作如跳起单足落地、以患侧下肢支撑用健侧足射门等动作不能完成，或者完成时需要一个反应时间（ACL 与膝关节周围肌肉的反射通路中断，需要经过大脑建立新的反射）。

四、体格检查及仪器测量

体格检查通常应包括患侧与健侧，首先是视诊：患者可有跛行，或者在没有辅助工具（如拐杖）的情况下无法行走。膝关节可有明显渗出，尤其是在急性期多见，这类患者常有关节积血。而慢性损伤患者通常有明显的肌肉萎缩。应详细记录膝关节主动运动范围，包括是否存在完全屈伸受限等，在触诊时通过检查关节被动运动范围，并进行对比。其次是触诊时应记录关节周围各骨性标志及半月板关节线处是否存在压痛等。

异常的胫骨前移是诊断 ACL 断裂的基础，其特殊检查主要包括 3 项，即前抽屉试验、Lachman 试验和轴移试验。每种检查方法都需要与健侧膝关节进行对比，其中 Lachman 试验和轴移试验灵敏度较高。

1 前抽屉试验

检查时患者仰卧位，膝关节屈曲 90°，胫骨

位于旋转中立位。检查前必须确保患者的胫骨不存在向后的半脱位，以避免和 PCL 损伤的患者误诊。同时，应嘱咐患者完全放松肌肉。以减少其对胫骨前移的限制（图 2-3-3）。检查者双手抓住患者胫骨的近端，双手拇指置于关节线的前方。与健侧对比，胫骨向前移位距离增大，终点柔软提示 ACL 完全断裂。

前抽屉试验有许多局限性。因为检查时膝关节在 90° 屈曲位，而此时 ACL 并不是限制胫骨前移的主要结构。再者，半月板后角以及骨性轮廓也可能会对该试验产生干扰。此外急性损伤或者关节肿胀明显的膝关节可能无法屈曲。虽然在慢性损伤的患者中，该检查的准确性较高，但其灵敏度在患者清醒状态下有较大的差异性。

2 Lachman 试验

患者仰卧位，膝关节屈曲 30°。检查者用一手固定股骨远端的前外侧，另一手在胫骨近端的后方处施加一个向前的力，尝试使胫骨向前脱位。如果胫骨相对股骨前移明显且前移终点"松软"，提示 Lachman 试验阳性（图 2-3-4）。对该试验结果可进行定量或定性的描述：与健侧膝关节对比，若胫骨前移的距离在 1~5mm 为 1 度松弛，6~10mm 为 2 度松弛，> 10mm 为 3 度松弛。胫骨前移终点的性质通常以止点硬、松软或缺失来描述。

3 轴移试验

膝关节的轴移是一项可以通过体格检查时发现的阳性体征。其主要过程是膝关节伸直位时外侧胫骨平台相对于股骨髁的向前半脱位随着关节的屈曲而复位。在麻醉状态下，轴移试验的灵敏度及特异性最高，而清醒患者则不容易测试准确。其操作方法主要是患者仰卧位，尽可能放松腿部肌肉，膝关节伸直。一手抓住患侧足部并对胫骨施加内旋的力，另一手置于患膝关节外侧并施加外翻压力，并逐渐缓慢屈曲膝关节。在髂胫束的作用下，胫骨前向脱位会复位而出现胫骨滑动（图 2-3-5）。

4 膝关节韧带检查仪器（KT-1000、KT-2000）

用于测量膝关节前后松弛度。检查时需要双侧对照。一般来说，患侧和健侧对比，前向松弛度差异大于 3mm，可以初步诊断 ACL 损伤，但检查结果受检查经验和患者体位因素影响较大，一般可为临床研究手段使用（图 2-3-6）。

五、影像学表现

1 X 线平片

ACL 断裂通常不能在普通 X 线片上看到，但有利于发现 ACL 损伤时伴随的骨损伤。部分患者可发现胫骨平台外侧的撕脱骨折，也称 Segond 骨折（图 2-3-7）。典型的 Segond 骨折通常位于外侧半月板与胫骨连接处中部的 1/3，由外侧关节囊常在此处的牵拉所导致的撕脱骨折。ACL 断裂通常发生在其韧带部，但也可发生胫骨止点的撕脱骨折，特别是在儿童患者中。

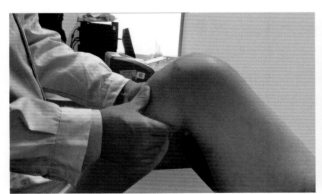

图 2-3-3　抽屉试验

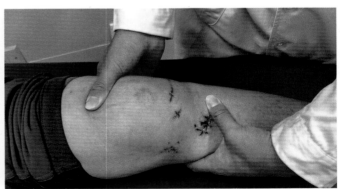

图 2-3-4　Lachman 试验

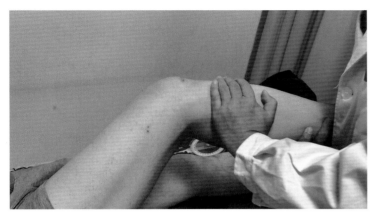

图 2-3-5　轴移试验

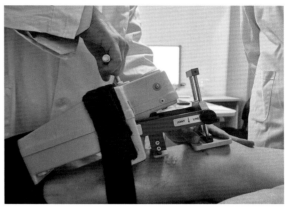

图 2-3-6　KT-2000 检查

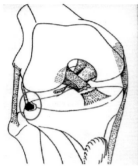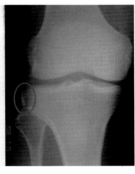

图 2-3-7　X 线片：Segond 骨折示意图及 X 线表现

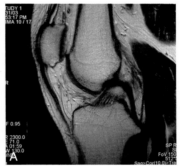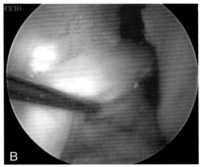

图 2-3-8　前交叉韧带部分损伤 MRI 及镜下表现。A. MRI 可见后外侧束高信号。B. 镜下可见前内侧束连续，后外侧束损伤

2 MRI

MRI 常用于怀疑有 ACL 损伤的病例，并有助于评估关节内骨折、半月板损伤、骨挫伤、胫骨嵴骨折和相关韧带损伤。MRI 是临床病史采集和物理检查诊断 ACL 损伤的有益补充，但并非唯一标准。另外，MRI 并不是区分 ACL 部分损伤和完全性损伤的有效方法。ACL 损伤大部分发生在中段，其次为股骨附着处断裂，胫骨附着处完全断裂少见，胫骨附着处通常会出现下止点撕脱骨折。ACL 撕裂分为部分性撕裂及完全性撕裂，影像学表现主要包括直接征象和间接征象。

（1）直接征象

部分性撕裂：韧带内部分信号改变，抑脂 T2 加权像（FST2WI）和质子密度加权像（PDWI）呈高信号，但仍可见到部分连续、完整的纤维束，韧带变细（图 2-3-8）。

完全性撕裂：韧带增粗，韧带不连续，韧带内出现弥漫性高信号，韧带走行异常，ACL 内形成假瘤，无完整纤维束；韧带缺失征、ACL 走行不连续且 T2 加权呈高信号横穿韧带全层、附着端挛缩等改变（图 2-3-9）。

（2）间接征象

胫骨前移征：胫骨前移在 MRI 股骨外侧髁中部的矢状位显示，外侧胫骨平台后缘垂直线位于股骨外侧髁后缘皮质垂直线前方 5mm 以上。

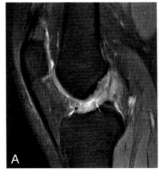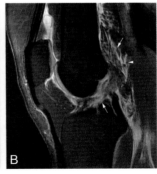

图 2-3-9　前交叉韧带损伤 MRI。A. 可见韧带增粗，韧带不连续。B. 韧带走行异常

股骨外侧髁凹陷征：为股骨外侧髁切迹异常加深，是由于切迹处的压缩性骨软骨骨折所致。股骨外侧髁凹陷深度在膝关节侧位或 MRI 矢状位中测量，沿股骨外侧髁凹陷上下缘做切线，然后从凹陷最低点至切线做垂直线，垂直距离即为凹陷深度（图 2-3-10）。股骨外侧髁凹陷深度 > 2mm，是 ACL 撕裂的特异性间接征象。

ACL 胫骨附着点撕脱骨折：表现为低信号，韧带松弛呈波浪状，FST2WI 和 PDWI 表现为不规则高信号（图 2-3-11）。

Segond 骨折：胫骨平台前外侧撕脱骨折，其发生于膝关节屈曲状态下，受到强烈内旋内翻暴力引起（图 2-3-12）。

对吻征：轴移骨髓水肿，其发生机制是 ACL 发生断裂后，股骨外侧髁对胫骨平台后外侧边缘撞击形成的，表现为股骨外侧髁、胫骨平台后外侧骨挫伤，表现为 TWI 低信号，FSTWI 和 PDWI 高信号（图 2-3-13）。

六、治 疗

1 非手术治疗

支具固定是非手术治疗的常用方法，对于 ACL 部分撕裂及急性 ACL 损伤合并内侧副韧带损伤的患者，可将患膝用支具固定在伸直位，伤后第 2 天进行股四头肌训练，需要固定 4~6 周。其他非手术治疗还包括休息、冷敷、外用中草药、加压绷带包扎、超短波治疗、按摩、膝部支具控制等。非手术治疗期间避免剧烈活动，以免引起部分损伤转变为完全性 ACL 撕裂，同时可根据病情给予消炎、镇痛等对症处理。

2 手术治疗指征

关节镜下 ACL 重建术是主要的治疗方法。手术指征：ACL 完全撕裂，影响膝关节功能者；ACL 断裂合并膝关节其他韧带损伤；韧带附着点的撕脱骨折并且有明显移位；合并半月板撕裂者。

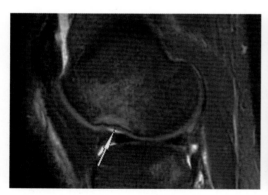

图 2-3-10　股骨外侧髁凹陷征

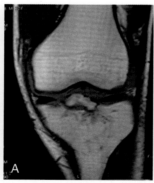

图 2-3-11　ACL 胫骨附着点撕脱骨折。A. MRI 表现。B. 镜下所见

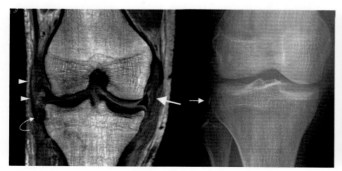

图 2-3-12　ACL 撕脱伴随 Segond 骨折

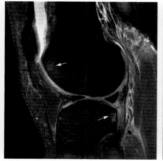
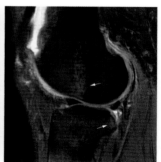

图 2-3-13　对吻征

3 手术时机的选择

如果 ACL 重建在伤后 1 周内进行，关节肿胀、膝关节活动度不足，以及康复方案对临床预后的影响大于手术时机的选择。越来越多的证据提示，ACL 损伤时间的长短与软骨或内侧半月板的继发性损伤之间有显著的联系。尽管目前仍缺乏前瞻性研究数据，但绝大多数医生都建议在受伤后 6 个月内行 ACL 重建，以避免其他损伤发生的风险。实施 ACL 重建的手术时机一直是一个备受争议的话题，伤后早期重建手术面临的问题主要是增加关节纤维化的风险，术后膝关节难以完全恢复活动度。但目前一般认为，术后积极的功能康复锻炼，膝关节纤维化的发生率和手术时机选择无明显关联性。但如果患者有较大的创伤反应（ACL 合并侧副韧带损伤、前期关节制动导致的活动度受限），建议先行关节活动度训练，待膝关节粘连反应消退，能够完全伸直、屈曲角度超过 120° 时再行 ACL 重建手术。如果膝关节创伤反应较小（不合并其他韧带损伤），有基本正常的膝关节屈伸活动度，可以早期进行 ACL 重建手术。骨骼系统发育未成熟的 ACL 损伤患者也有同样的继发性损伤风险。因此对于这类患者，也应考虑采用合适的、不影响骨骺发育的手术技术行韧带重建。

4 ACL 重建时移植物材料的选择

理想的移植物应当能够重现 ACL 原有复杂的解剖，具有与正常 ACL 相同的生物力学特性，能可靠固定，与骨隧道能够快速愈合，并能够将取材部位的病损降到最低。尽管移植物可选择的范围很大，并且许多类型的移植物都取得了较好的临床效果，但是没有一种移植物能够满足上述所有要求。最常用的自体移植物包括骨腱骨（BTB）、半腱肌腱、股薄肌腱、腓骨长肌腱、股四头肌肌腱，最常用的异体移植材料包括骨腱骨、腘绳肌、跟腱、胫前肌和胫后肌腱。

随着对 BTB 重建 ACL 供区病损的逐步认识及肌腱类移植物固定方式不断改进，采用腘绳肌重建 ACL 的方法逐步得到广泛接受。目前研究认为采用腘绳肌与 BTB 重建 ACL 在主观评价、膝关节 IKDC（国际膝关节文献委员会）评分、膝关节稳定性 KT-1000 检查、膝关节整体功能评估等方面两组之间没有显著差异。

异体移植材料的应用优点包括：手术时间缩短，无供区病损，可以根据需要选择相应大小的移植物，创伤更小，康复更快。但是采用异体组织也有其不利的一方面，包括疾病传染的可能、消毒和相关处理过程可能造成移植物组织及物理特性的改变、免疫反应、移植物塑形及愈合较慢，以及治疗费用增加等。目前的相关研究认为：采用异体组织重建 ACL 后，无论在患者的主观判断、膝关节稳定性和活动度检查等方面，与采用自体组织重建 ACL 没有显著差异。

此外，人工韧带也已应用于临床研究，取得了一定的成绩，LARS 人工韧带是其代表之一，其材料是高韧性的聚酯纤维（聚对苯二甲酸乙二醇酯），属支架型人工韧带，不被降解，不易变性，组织相容性非常好。对于要求快速恢复运动的患者而言，人工韧带是一种较好的选择。

5 移植物的固定

ACL 重建手术的固定方式和固定材料选择的相关因素包括不同移植物材料最佳固定方式、固定操作是否简便易行、固定本身是否会造成其他病损、是否有利于早期活动、固定材料的价格及是否有利于翻修手术等。BTB 和软组织移植物有许多不同的固定装置可以选用，尽管生物力学有差异，但许多固定技术的临床效果都是可以接受的。但目前最好的固定方法还没有明确，多数固定装置在测试中均超过了正常 ACL 的生理负荷。可生物降解的界面螺钉固定是 BTB 移植物固定的金标准，新出现的生物复合材料能够增加骨融合。而就软组织移植物固定来讲，悬吊固定在股骨侧能提供最佳的力学特性，而可生物降解界面螺钉仍是胫骨侧最常使用的固定装置。我院一直采用股骨端带袢钢板悬吊固定，胫骨端挤压螺钉固定系统进行 ACL 重建，目前临床效果满意。

病例1 前交叉韧带单束重建

患者，男性，18岁，主诉：右膝关节疼痛并不稳1年余。1年前患者打篮球时出现右膝关节扭伤，当即膝关节肿胀并疼痛，在当地医院行X线片检查骨质未见明显异常。待肿胀消退后逐步进行功能锻炼。此后1年间膝关节逐步出现疼痛及不稳症状，行走时易打闪。无既往病史及手术史。

查体：右膝关节Lachman试验阳性，前抽屉试验阳性，后抽屉试验阴性。内侧关节间隙压痛，麦氏征阳性，膝关节内外翻应力试验（－），台阶征（－），胫骨后沉试验（－），拨号试验阴性。

影像学检查：矢状位MRI可见ACL上止点高信号，ACL倒伏，PCL连续性良好，迂曲角度增大（图2-3-14）。冠状位MRI可见内外侧副韧带连续性良好，ACL股骨止点空虚，膝关节积液（图2-3-15）。

诊断：右膝前交叉韧带撕裂。

治 疗

右膝ACL撕裂单束重建。

（1）腘绳肌自体肌腱移植物取材 腘绳肌取材首先确定肌腱位置，最简单的方式是通过在胫骨粗隆的内侧进行触诊，许多时候常由于患者皮下组织较厚或者是肌腱的直径较小，导致无法准确触及。因此，有标志可帮助判断：关节线远端约2~3个手指的宽度；在腓骨颈的垂线上找到腘绳肌肌腱，垂直或斜行切口显露鹅足肌腱，切开缝匠肌筋膜后分离股薄肌及半腱肌胫骨止点。怎样的皮肤切口是获取肌腱的最佳选择仍然存在争议。大多数都推荐采用斜切口，可使神经损伤的风险最小化。

切开皮肤后，利用示指打开筋膜与皮下组织之间的间隙，拉钩帮助暴露术野进行肌腱辨认。股薄肌腱（GT）在胫骨的止点位于半腱肌腱（ST）的近端，因此可以通过使用金属器械自近端向远端滑动来确定。当滑动过程中感觉到一个软性包块时，即提示股薄肌就在缝匠肌或者小腿筋膜下面。随后沿肌腱的纤维走向平行的方向，分离缝匠肌的膜性止点。用拉钩提起缝匠肌筋膜，即通过手术窗可见GT和ST在胫骨粗隆顶点的内侧约形成共同止点，随后在该止点的近端约分开形成各自的结构。

通过闭合肌腱剥离器获取肌腱（图2-3-16）。首先，将肌腱从胫骨止点游离下来并剥离至肌腹处；随后，将其从其胫骨止点处松解，当分离肌腱时，要避免肌腱被肌腱剥离器切断，需松解附属的肌腱分支或止点。这些止点比较恒定的位置是在从ST上和GT交汇点（距胫骨结节约7cm）至腓肠肌内侧头连接处的近端。然后利用闭合肌腱剥离器越过肌腱，并向近端游离。

（2）股骨隧道定位 关节镜下ACL重建，常用经胫骨隧道技术和经前内侧入路技术两种，前者需经胫骨道去建立股骨骨道，后者则通过增加的前内侧入路，可独立钻取股骨道，增加了灵活性。近年来，随着ACL解剖的研究深入，股骨足印区隧道最佳定位理论，可以用缩写IDEAL概括。具体指隧道须定位在ACL股骨侧等长点，即要求移植物在屈伸活动中满足等距性（Isometric）；同时要落在ACL直接止点区域（Direct insertion），该区域是ACL与股骨紧密连接的部分，它沿着住院

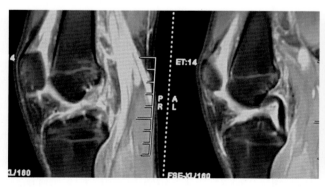

图2-3-14 矢状位MRI检查：ACL上止点高信号，ACL倒伏

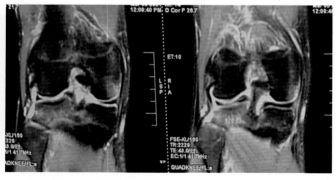

图2-3-15 冠状位MRI检查：ACL上止点高信号

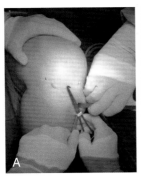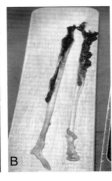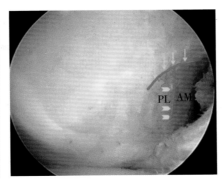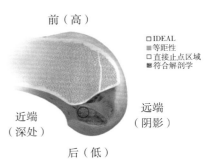

图 2-3-16 腘绳肌取腱。A. 手术伤口。B. 半腱肌肌腱与骨薄肌肌腱

图 2-3-17 镜下标志及 IDEAL 点

医师嵴呈带状分布；该位置也须处在足印前和近区即偏离中心位（Eccentrically）；要符合解剖学（Anatomical），不能超出足印区；最后满足重建的 ACL 在膝关节屈伸范围内始终保持低张力状态（Low tension）。满足了上述五点要求即为最佳定位（图 2-3-17~ 图 2-3-18）。IDEAL 定位理论是作者基于 Ribbon 理论并结合组织学、生物力学、临床数据等做出的判断，实际确定了 ACL 解剖等长重建时在股骨侧的等长点。

（3）**胫骨骨隧道定位** 对正常 ACL 止点的基本认识以及术中解剖标志的识别是必不可少的。ACL 在胫骨的止点位置在胫骨内侧嵴、胫骨外侧嵴与其他骨性标志之间。胫骨平台也有 ACL 覆盖面的特异性骨性标志，并可通过轴位、矢状位以及模拟关节镜视角鉴别。这些边界都比较恒定：外侧——髁间结节、ACL 胫骨嵴、胫骨内侧髁间嵴。内侧——髁间结节、髁间隆起（胫骨内侧嵴）。我们在关节镜手术中经常使用的 ACL 胫骨止点的定位标志为外侧半月板、胫骨髁间嵴及残束。

在 ACL 单束重建中，良好的胫骨隧道的目的在于与 ACL 原来的胫骨止点匹配，使本体感受器得以保留，并有好的等体积结构，在胫骨表面 ACL 覆盖面处，软组织的后方常作为建立胫骨隧道的标志。同时，也应注意外侧半月板前脚的后部以及半月板间韧带。我们尽可能地保留剩余的 ACL 残留，保留完整的残留组织在术后早期对保持移植物机械强度有重要作用；保留了血供，可能对移植物修复过程有帮助；保留本体感受神经的支配，有助于患者主观的预后及重返运动；有助于术中关节镜的方位及止点位置骨隧道的最佳选择。

在关节镜下，应确认 ACL 在胫骨覆盖面的残留部分，并作为胫骨隧道定向的参考。通过内侧入路放入隧道定位器，并利用包括 PCL 前缘、外侧半月板前角后缘及胫骨平台嵴突间区域等标志做定位。隧道的方向及长度也是非常重要的因素，通常推荐使用隧道定位器，在胫骨隧道钻孔前植入导针。通常隧道定位器角度设定在 50°~65°，一旦导针被植入，隧道的方向也就确定了。通常理想的隧道长度为 4~5cm（图 2-3-19）。

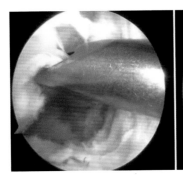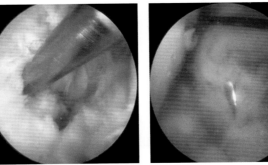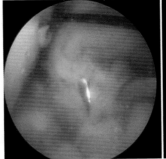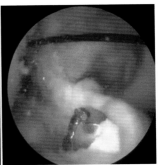

图 2-3-18 股骨止点镜下定位

图 2-3-19 镜下胫骨点定位及骨道制备

（4）**移植物的植入** 将牵引线和翻转线贯穿两隧道，从大腿外侧拉出牵引线，依次将微型钢板、聚乙烯带和肌腱近段拉入股骨隧道，当肌腱上的标记线达到股骨隧道内口时，肌腱已进入隧道，微型钢板刚好完全从股骨隧道外口时转线，将微型钢板纵向转为横向，回拉肌腱，架于股骨隧道外口，完成移植物股骨端翻转固定。在胫骨隧道内植入界面螺钉，至螺钉到达隧道内口，实现接近关节面的固定（图2-3-20~图2-3-21）。

（5）**术后影像与术后康复** 手术只能恢复ACL解剖结构（图2-3-22~图2-3-23），术后关节功能恢复仍需依赖良好、科学的康复训练。现推崇个体化康复，根据术后不同时间和功能恢复状态等做出选择。常用项目有早期的加压冷疗系统止痛和减少渗出、闭链运动恢复本体感觉和增加稳定性、可调式膝关节活动支具递进训练、神经肌肉电刺激防萎缩、注射透明质酸类药物消炎、保护软骨等，以及中后期的开链运动、等速运动、抗阻运动等方法针对性锻炼肌力。

专家点评

ACL损伤是临床常见病、多发病，通过询问病史、查体及MRI检查可以明确诊断。关节镜下ACL重建成为标准化治疗方式。术中需要仔细操作，避免骨道位点错误，移植物仔细固定，术后个体化康复。

术后常见的并发症有骨隧道扩大、移植物断裂、关节僵硬、肌肉萎缩、关节内囊肿、关节腔感染、隐神经髌下支损伤等。骨道扩大的诱因主要是机械

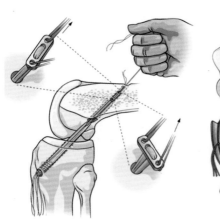
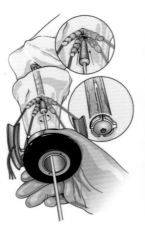

图2-3-20 胫骨侧固定示意图

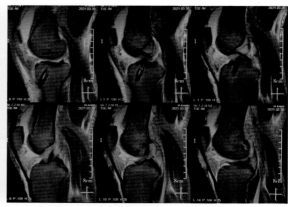

图2-3-21 胫骨侧固定

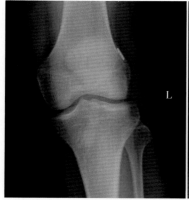

图2-3-22 术后X线片：骨道位置良好，固定位置良好

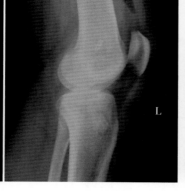

图2-3-23 术后MRI：骨道位置良好，固定位置良好

因素，包括因骨道内容物移动产生的"蹦极效应"和"雨刷效应"，这两种效应多见于全内技术的皮质悬吊固定。术后关节僵硬、肌肉萎缩则可归因于功能锻炼不足，一方面由于客观的供区疼痛，另一方面则是患者主观不重视或康复宣教不到位，可通过止痛、积极随访等降低发生率。

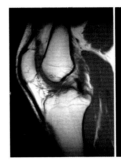
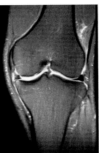
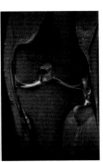

图 2-3-25　MRI 检查：内侧半月板层状撕裂，冠状位可见前交叉韧带股骨止点区信号不连续

病例 2　前交叉韧带单束重建（可调节袢）

王某，男性，29 岁，因"扭伤致左膝关节疼痛并不稳 5 个月，加重 4 天"为主诉入院。5 个月前患者在打羽毛球锻炼时不慎扭伤左膝关节，当即自觉膝关节肿胀并疼痛，在当地医院保守治疗（具体不详），近 5 个月来患者行走时一直出现左膝疼痛打闪、不稳感。4 天前患者行走再次出现膝关节扭伤，膝关节疼痛明显加重。上述症状逐渐加重，遂来我院就诊。既往史、个人史无特殊。

查体：左膝关节 Lachman 试验阳性，前抽屉试验阳性，后抽屉试验阴性。内侧关节间隙压痛，麦氏征阳性，膝关节内外翻应力试验（−），台阶征（+），胫骨后沉试验（−），拨号试验阴性。

辅助检查：MRI 可以明确 ACL 损伤信号，矢状位 ACL 局部信号不连续。内侧半月板层状撕裂，冠状位可见 ACL 股骨止点区信号不连续（图 2-3-24~图 2-3-25）。

诊断：左膝关节前交叉韧带损伤，左膝内侧半月板损伤。

治　疗

（1）手术治疗方案　ACL 重建（可调节袢）

并内侧半月板修整缝合术。

移植物的准备：患者全身麻醉后取仰卧位，上止血带，取自体半腱肌腱，编制，备用。与可调节锁扣带袢钛板相连（Arthrex，美国），置于预张平台上，测量移植物长度为 9cm 及直径为 8mm（图 2-3-26）。

骨道制备：采用标准前内、前外侧入路，清理关节腔滑膜，探查软骨及内外侧半月板情况，清理经前内侧入路插入导向器，通过髁间窝。将导向器尖部放在原 ACL 股骨附着点处。调整导向钻的方向，沿导向钻方向自前向后打入导针，穿透后方皮质而出，在关节镜监视下进行。采用与移植物相应直径的空心钻沿导针扩孔 3cm。用导针带导引线拉入股骨骨道（图 2-3-27）。

将胫骨定位器置于胫骨平台 ACL 解剖足迹处，导针定位后，同理由外向内制作隧道并留置牵引线。

移植物的引入、固定：采用前外侧入路观察，将股骨骨道及胫骨骨道内导引线同时经前内侧入路拉出，将提前编制好的韧带分别经牵引线拉入股骨骨道及胫骨骨道。依次收紧骨道两侧袢钢板线环使移植物存在一定张力，被动行膝关节屈伸活动及抽屉试验，插入股骨骨道导针，用挤压钉固定，保持

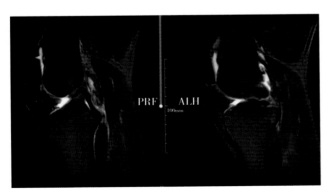

图 2-3-24　MRI 检查：MRI 可以明确 ACL 损伤信号，矢状位 ACL 局部信号不连续

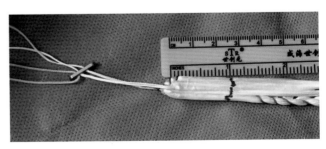

图 2-3-26　编制后移植物与可调袢钢板

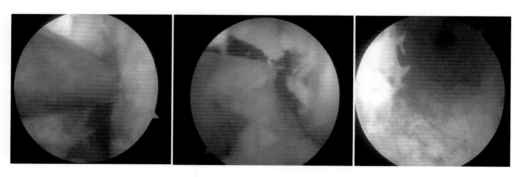

图 2-3-27　术中图：股骨骨道制备

PCL 紧张，行前抽屉试验，于前侧胫骨隧道外口拧入一枚金属界面螺钉（图 2-3-28）。

（2）**术后康复**　术后即刻给予支具固定，术后第 2 天开始进行踝泵、股四头肌等下肢肌肉锻炼，并在支具保护下部分负重。2 周内膝关节被动屈曲角度不超过 120°，术后 6 周屈曲至正常。术后 6 周去除支具，逐步恢复功能康复锻炼。

（3）**术后影像学评价**

MRI 术后 2d 复查：自体移植肌腱替代原始 ACL，走形良好，股骨隧道因可调节袢的作用，肌腱完全填充粗骨道，和固定袢相比较能够促进腱骨愈合效果。胫骨骨隧道内采用 Intrafix 联合界面螺钉的方式进行固定，增加移植肌腱四股和骨道壁的接触力，增加愈合面积（图 2-3-29）。

CT 复查：测量胫骨骨道及股骨骨道位置，采用类等长点定位股骨骨道，采用关节半月板、髁间嵴及残束定位胫骨骨隧道。在原始 ACL 胫骨位点区偏前内侧定位单束 ACL 胫骨位点（图 2-3-30）。

专家点评

可调节带袢钢板和固定袢钢板使用的区别要

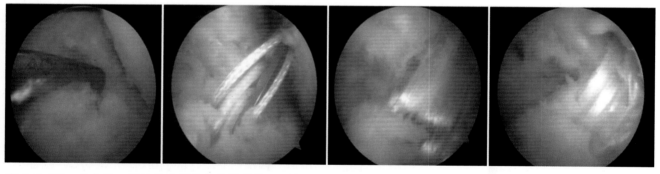

图 2-3-28　术中图：胫骨骨道制备与移植物拉入固定

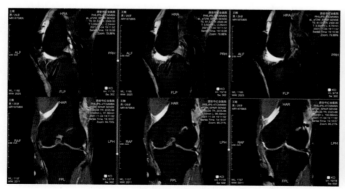

图 2-3-29　术后 MRI：移植物位置及骨道满意

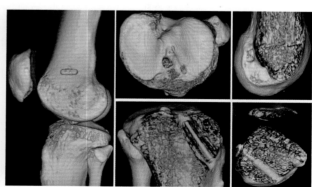

图 2-3-30　术后 CT 三维重建：骨道位置及内固定位置满意

点：近些年，袢钢板也由最初的不可调袢逐渐发展至可调节袢环，且在生物力学上验证符合临床要求。有研究表明，肌腱移植物会在隧道内滑动，形成"雨刷效应"和"蹦极效应"，使移植的肌腱局部受力不均匀，后期导致移植物松弛，从而导致重建失败。可调节袢增强肌腱移植物与骨隧道的良好匹配，降低了"雨刷"效应，且固定牢固。

病例3 前交叉韧带重建翻修术

陈某，女性，35岁，因"扭伤致左膝肿痛活动受限13年"入院。13年前患者体育锻炼时不慎扭伤左膝，休息后略缓解，未进行特殊治疗，患者行走偶有打软腿不适，7年前当地医院行MRI检查示：左膝ACL损伤，左膝半月板损伤，遂行"左膝关节镜检ACL重建、半月板修整术"具体不详。术后左膝一直存在打软腿不适，无法参加体育活动，1个月前患者再次不慎摔伤，MRI提示：左膝ACL重建术后再断裂，遂来我院就诊。既往史、个人史无特殊。

查体：左膝前可见不规则伤口瘢痕组织（图2-3-31）。左侧膝关节无明显肿胀，股四头肌轻度萎缩。Lachman试验阳性，反Lachman试验阴性，轴移试验阳性（++）（图2-3-32）。膝关节前抽屉试验阳性，后抽屉试验阴性。台阶征（-），胫骨后沉试验（-）。膝关节内翻应力试验（-），外翻应力试验（-）。Beighton评分9分（图2-3-33）。

辅助检查：膝关节三维CT重建可见初次膝关节ACL重建的股骨骨道位置偏前，胫骨骨道位置尚可（图2-3-34）。MRI可以明确重建的ACL完全撕裂，并可见内侧半月板损伤伴部分缺如（图2-3-35～图2-3-36）。

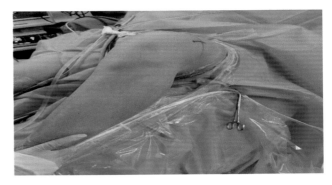

图2-3-31 膝关节外观：可见既往关节镜术后瘢痕

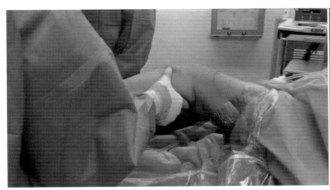
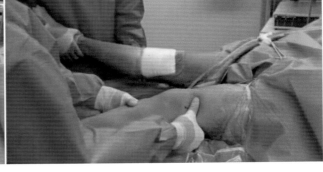

图2-3-32 膝关节轴移试验阳性（++），Lachman试验阳性

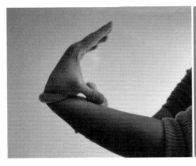
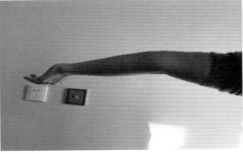
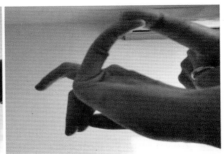

图2-3-33 患者多发韧带松弛，Beighton评分9分

诊断：左膝 ACL 重建术后再断裂，左膝内外侧半月板损伤，全身多发韧带松弛症。

治　疗

（1）手术治疗方案　左膝关节镜检、清理、ACL 重建（对侧鹅足取腱）、前外侧结构重建（髂胫束）术。

移植物的准备：患者全身麻醉后取仰卧位，上止血带，取右侧肢体自体半腱肌腱及股薄肌腱，编制，备用。

骨道制备：采用标准前外侧入路、高位前内侧入路及辅助前内侧入路，清理关节腔滑膜，探查软骨及内外侧半月板情况，内侧半月板陈旧性混合裂，给予修整次全切，以高位前内侧入路为观察入路，辅助前内侧入路为操作入路，显露前交叉韧带股骨止点（软骨缘前方 2mm 为标记）。以前内侧辅助入路插入导向器，通过髁间窝。将股骨导向器（6mm）尖部放在股骨外髁后方。调整导向器的方向，沿导向器方向打入长导针，穿透股骨外侧皮

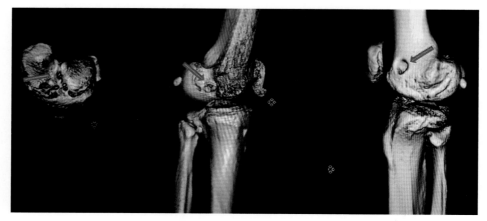

图 2-3-34　三维重建 CT：股骨骨道偏前，骨道扩大，胫骨骨道可

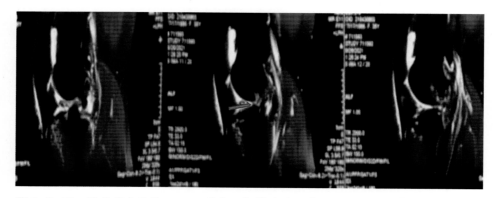

图 2-3-35　膝关节矢状位 MRI：前交叉韧带连续性消失，后交叉韧带连续性存在

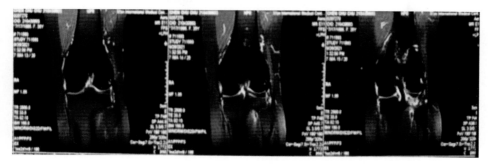

图 2-3-36　冠状位 MRI：内侧半月板撕裂，前交叉韧带连续性消失

质及皮肤而出，分别制备 8mm 股骨粗骨道及 4.5mm 细骨道至股骨外侧皮质，清理骨道内骨屑后通过导针置入牵引线（图 2-3-37）。

胫骨骨道制备：经前内侧入路插入 ACL 下止点导向器。将导向器尖部放在胫骨 ACL 下止点附着区。调整导向钻的方向（于胫骨结节下内侧与胫骨关节面呈 50°~55° 角）。沿导向钻方向打入导针。用直径 8mm 空心钻沿导针扩孔至穿透胫骨骨道。以抓线钳将股骨骨道内牵引线拉出（图 2-3-38）。

移植物的引入、固定：采用前外侧入路观察，将预张编织好的韧带通过 20mm 带袢钢板拉入股骨骨道及胫骨骨道。翻袢后，保持 ACL 紧张，用胫骨固定翼及挤压钉固定（图 2-3-39）。

前外侧复合体重建：采用膝关节外侧股骨外髁致 Gerdy 结节纵切口，切开皮肤、皮下组织，显露，分离出髂胫束中间约 0.5cm 宽腱性部分，将髂胫束近端离断后编织缝合，并由股骨外髁顶点近端后方约 0.5cm 处向内上打入导针，制备一 6mm 的骨道，将编织的髂胫束韧带穿入外侧副韧带深层后引入股骨骨道内，在膝关节屈曲 60° 位置拉紧韧带，

用界面螺钉固定韧带于股骨骨道内（图 2-3-40~ 图 2-3-42）。检查膝关节稳定性及屈伸活动，逐层缝合。

（2）术后康复 术后即刻给予膝关节可调支具固定，2 周内膝关节被动屈伸功能锻炼，术后 4 周内屈曲至 90°，术后 6 周屈曲至正常。术后第 2 天开始进行踝泵、股四头肌等下肢肌肉锻炼，并在支具保护下逐步负重。术后 6 周去除支具，逐步恢复功能康复锻炼（图 2-3-43）。

专家点评

（1）诊断要点及前外侧韧带概述 随着 ACL 手术的大量开展，ACL 翻修术式受到越来越多的关注，ACL 重建失败原因众多，应综合分析，并详细规划翻修手术术式，以降低 ACL 翻修术的再失败率。20 世纪 60~80 年代，在关节镜下 ACL 重建广泛应用以前，外科医生已经认识到前外侧关节外肌腱固定术（LET）可以有效帮助控制膝关节旋转。前外侧复合体（ALC）由髂胫束（ITB）的浅表和深层、前外侧韧带（ALL）及前外侧关节囊等结构组成。生物力学研究表明，ALC 作为 ACL 的二级稳定结构，可为膝关节提供有效的前侧旋转稳定性。ALL 重建

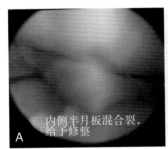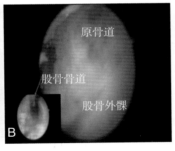

图 2-3-37 术中图。A. 内侧半月板撕裂。B. 股骨骨道

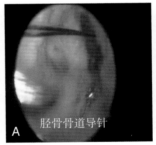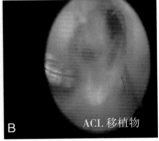

图 2-3-38 术中图。A. 胫骨骨道。B. ACL 固定后

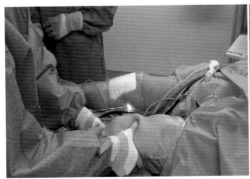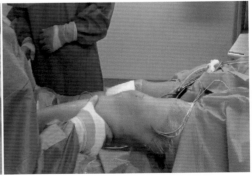

图 2-3-39 术中图：ACL 固定后查体，Lachman 阴性，轴移试验 1°

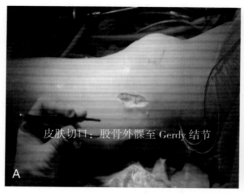

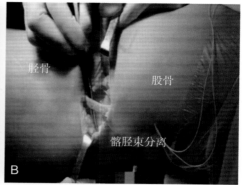

图 2-3-40　术中图。A. 外侧切口。B. 分离髂胫束

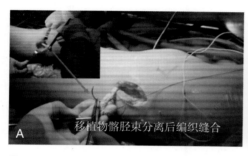

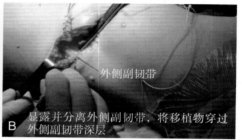

图 2-3-41　术中图。A. 髂胫束条编制。B. 髂胫束条穿过外侧副韧带

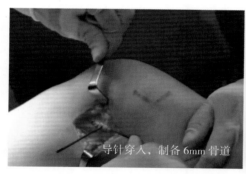

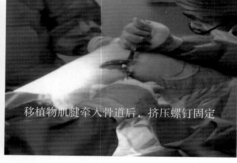

图 2-3-42　术中图：股骨骨道制备，拉入骨道挤压螺钉固定

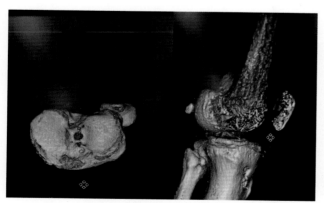

图 2-3-43　术后三维重建 CT 可见翻修重建的 ACL 股骨胫骨骨道及重建的 ACL 结构以及 ALL 股骨止点

适应证包括部分 ACL 翻修患者、精英运动员、ACL 重建术后仍残留有轴移试验阳性的患者。

（2）治疗要点　①ACL 翻修手术术前应仔细规划，避免重建骨道与初次手术骨道重叠，避免骨道干扰造成手术失败；②对于部分 ACL 翻修患者、精英运动员、多发韧带松弛症等 ACL 重建术后失效的高危人群，ALL 重建可有效改善 ACL 重建术后残留的不稳定，改善患者的生活及运动质量。

（3）建议　对于膝关节 ACL 损伤重建术后再断裂人群，应仔细分析失效原因，合理选择移植物，对于 ACL 重建术后残留轴移阳性的患者，应重视 ALL 作用，必要时行 ALL 加强重建。以降低 ACL 重建术后再次行翻修手术的风险。

视频 2-3-1　前交叉韧带翻修重建

病例 4　机器人辅助下前交叉韧带重建

宋某某，男性，27 岁，主因"扭伤致右膝部肿痛活动受限 1 天"入院。1 天前患者打球时不慎扭伤右膝部，伤后右膝肿痛活动受限，急诊入当地医院，MRI 检查提示右膝关节 ACL 损伤，遂来我院行进一步治疗。既往史、个人史无特殊。

查体：右侧膝关节明显肿胀。膝关节内外侧压痛阳性，过屈及过伸试验阳性，膝关节前抽屉试验阳性，Lachman 试验阳性。内外翻应力试验阴性。麦氏征及轴移试验因患者膝关节疼痛未查。

辅助检查：MRI 可以明确 ACL 股骨止点撕裂，冠状位可见股骨止点高信号，ACL 断裂，矢状位可见 ACL 倒伏，股骨外髁与胫骨外后平台可见对吻征（图 2-3-44）。

诊断：右膝关节前交叉韧带断裂。

治　疗

（1）手术治疗

移植物的准备：患者全身麻醉后取仰卧位，上止血带，取自体腘绳肌腱，分别编织，折叠 4 股备用。

机器人辅助下骨道制备：在股骨远端正前方打入导针，安装手术机器人 Tirobot（北京天智航医疗科技股份有限公司）的示踪器，采用术中 G 臂进行术中影像采集，并将其传输至机器人工作站，由系统进行配准计算（图 2-3-45）。通过光学跟踪系统监控机械臂的运动路径并确认是否出现偏差，如有偏差则由系统进行自动补偿，以保证导针置入位置的精确度。术者在操作系统上根据矢状位及冠状位确定韧带关节内骨道位置，并规划股骨骨道方向，在形成的三维图像上进一步验证股骨骨道位置及方向，确定无误后机器人按照规划好的手术路径移动机械臂至指定位置，术者在机械臂上安装导针套筒，股骨远端外侧切开皮肤，将套筒插入，抵达骨皮质，按照规划的路径打入 2.0 导针，当导针突破关节内皮质后停止。同样的方法在矢状位及冠状位确定韧带胫骨止点关节内骨道位置，规划胫骨骨道，在形成的三维图像上进一步验证骨道位置及方向，确定无误后由机器人按照规划好的手术路径移动机械臂至指定位置，术者在机械臂上安装导针套筒，胫骨结节内侧切开皮肤，将套筒插入，抵达骨皮质，按照规划的路径打入 2.0 导针，当导针突破关节内皮质后停止（图 2-3-46~ 图 2-3-47）。

骨道确认及移植物的固定：用膝关节镜（美国施乐辉或史赛克关节镜系统）取常规前内侧及前外侧入路，镜下检查半月板情况，同时确认机器人制备骨道的关节内内口情况，确认无误后沿导针制备移植物相应直径的骨道，穿入导引线，将肌腱拉入

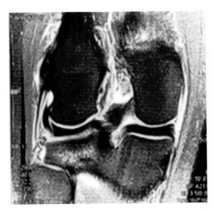

图 2-3-44　MRI：ACL 断裂，内外侧副韧带连续性良好

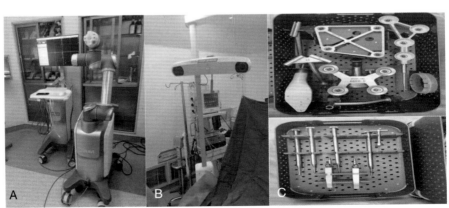

图 2-3-45　手术机器人 Tirobot（北京天智航医疗科技股份有限公司）。A. 数据分析系统。B. 手术机器人示踪导航系统。C. 手术机器人示踪器

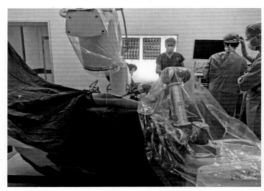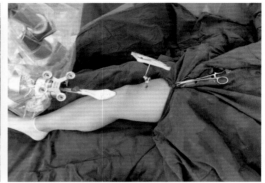

图 2-3-46　手术机器人 Tirobot 术前数据采集

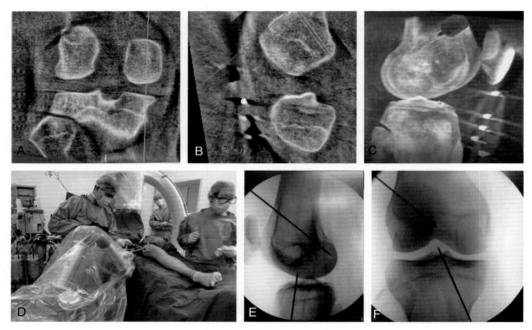

图 2-3-47　患者，女性，27 岁，机器人辅助下右膝 ACL 重建。A. 术中冠状位规划股骨骨道关节内出点及骨道方向。B. 术中矢状位规划股骨骨道关节内出点及骨道方向。C. 三维成像系统上验证骨道的准确性。D. 手术机器人手臂到位，置入导向器，打入导针。E. 术中正位片评估股骨及胫骨骨道情况。F. 术中侧位片评估股骨及胫骨骨道情况

骨道，重建韧带的股骨侧采用界面螺钉（美国施乐辉公司或美国强生公司）固定，胫骨侧采用挤压螺钉（Intrafix，美国强生公司）固定；固定角度取膝关节屈曲 40°，保持膝关节后抽屉下固定 ACL。检查膝关节稳定性及是否存在关节内撞击后，逐层缝合切口（图 2-3-48）。

（2）**术后康复**　术后即刻给予防后沉式支具固定，伸直位固定 2 周，2 周开始膝关节被动屈曲功能锻炼，术后 4 周屈曲至 90°，术后 6 周屈曲至正常。术后第 2 天开始进行踝泵、股四头

肌等下肢肌肉锻炼，并在支具保护下逐步负重。术后 6 周去除支具，逐步恢复功能康复锻炼（图 2-3-49）。

专家点评

（1）**诊断要点**　通过查体可以明确关节前向不稳，MRI 可以明确 ACL 损伤情况，注意是否合并关节内损伤，避免漏诊。

（2）**治疗要点**　机器人辅助 ACL 重建的操作要点：①示踪器的安装，一定要将其牢靠固定于股骨远端，建议固定深度在 4~5cm，以确保固定牢靠，

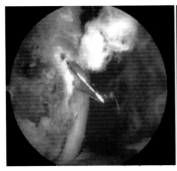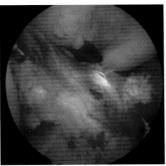

图 2-3-48　关节镜下确认股骨骨道位置及胫骨骨道位置

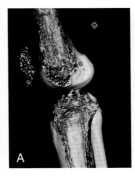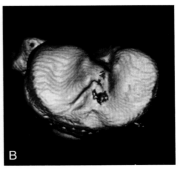

图 2-3-49　右膝前交叉韧带重建术后。A. 术后 CT 评估股骨骨道位置。B. 术后 CT 评估胫骨骨道位置

视频 2-3-2　机器人辅助前交叉韧带重建

避免因膝关节屈伸操作导致示踪器松动、移位等情况的发生，进而出现定位偏差的不良后果。②骨道的规划，通过矢状面及冠状面先选定骨道关节内出点，具体关节内出点的评估方法采用经典的百分比定位法。设置好之后再设置骨道的方向，然后在三维图像上进行验证，确保骨道的关节内出点及骨道方向达到理想状态。③骨道的制备，Tirobot 骨科手术机器人需要膝关节在伸直位操作，且骨道需要由外向内制备，在机器人手臂到位后，我们需要安放导向器，导向器一定要顶到骨皮质，以减少操作引起的误差。④关节镜下验证，关节镜下可以评估导针的位置，进行双验证，确保 ACL 重建的临床效果。需要注意的一点是，膝关节在体位变换过程中可能引起导针的弯曲，在制备骨道时一定小心避免出现导针断裂的情况。

（3）建议　机器人辅助技术成为新的发展趋势，机器人辅助 ACL 重建的优势及发展方向：①机器人完全可以制备出满足临床需要的骨道，完成 ACL 重建，关节镜下也验证了骨道的位置，证明该技术是可重复的。②机器人辅助 ACL 重建与关节镜下 ACL 重建两组术后 4 个月及末次随访关节评分及 KT-2000 结果没有明显差异，证明机器人辅助 ACL 重建切实可行。③机器人辅助 ACL 重建的一大优势是可以精准规划骨道的出点及方向，这一点对于骨骺未闭患者制备特殊骨道十分有益，随着机器人技术应用的推广，术中规划更为娴熟与准确，机器人辅助下 ACL 重建有可能取代关节镜下 ACL 重建。

病例 5

刘某某，男性，30 岁，因"扭伤致左膝不稳 1 年"入院。1 年前患者打球跳起落地时不慎扭伤左膝，休息后略缓解，未行特殊治疗。现患者行走偶有打软腿不适，1 个月来膝关节不稳症状加重，当地医院行 MRI 检查示：左膝 ACL 损伤，遂来我院诊治。既往史、个人史无特殊。

查体：左侧膝关节无明显肿胀，股四头肌轻度萎缩。Lachman 试验（＋），有止点，反 Lachman 试验阴性，轴移试验阳性（－）（图 2-3-50）。膝关节前抽屉试验（－），后抽屉试验阴性。台阶征（－），胫骨后沉试验（－）。膝关节内翻应力试验（－），外翻应力试验（－）。Beighton 评分 9 分。

辅助检查：MRI 可以明确重建的 ACL 损伤，股骨外髁与胫骨后外侧平台对吻征，水平位可见股骨止点尚有部分存留（图 2-3-51~图 2-3-52）。

诊断：左膝 ACL 部分损伤。

治疗

（1）手术治疗方案　左膝关节镜检清理联合 ACL 重建术（鹅足取腱，单束增强重建）。

移植物的准备：患者全身麻醉后取仰卧位，上止血带，取左侧肢体自体半腱肌腱及股薄肌腱，编制，备用（图 2-3-53）。

骨道制备：采用标准前外侧入路、高位前内侧入路及辅助前内侧入路，清理关节腔滑膜，探查

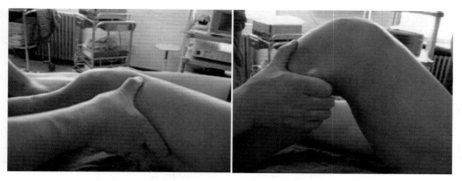

图 2-3-50 膝关节轴移试验阳性（－），Lachman 试验（＋）

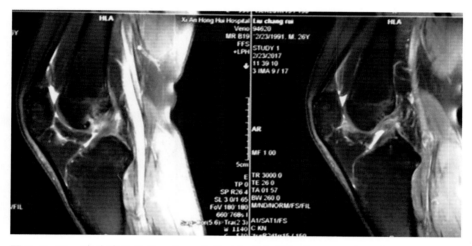

图 2-3-51 膝关节矢状位 MRI：前交叉韧带韧带损伤，可见高信号

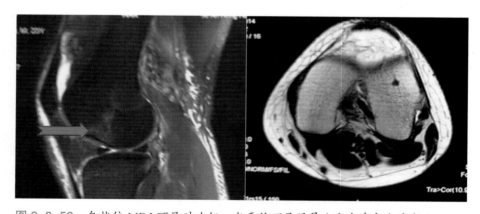

图 2-3-52 矢状位 MRI 可见对吻征，水平位可见股骨止点尚有部分存留

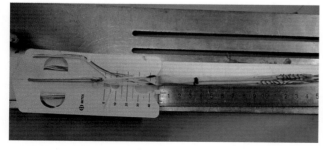

图 2-3-53 移植物的准备

软骨及内外侧半月板情况，探查 ACL 可见前内侧（AM）束股骨止点撕裂，后外侧（PL）束存在，张力可。以高位前内侧入路为观察入路，辅助前内侧入路为操作入路，显露 ACL AM 束股骨止点（软骨缘前方 2mm 为标记）。以前内侧辅助入路插入导向器，通过髁间窝。将股骨导向器（6mm）尖部放在股骨外髁后方。调整导向器的方向，沿导向器

方向打入长导针，穿透股骨外侧皮质及皮肤而出，分别制备8mm股骨粗骨道及4.5mm细骨道致股骨外侧皮质，逐步保护完好的PL束，清理骨道内骨屑后通过导针置入牵引线（图2-3-54~图2-3-56）。

胫骨骨道制备：经前内侧入路插入ACL下止点导向器。将导向器尖部放在胫骨ACL下止点AM束附着区。调整导向钻的方向（于胫骨结节下内侧与胫骨关节面呈50°~55°角）。沿导向钻方向打入导针。用直径8mm空心钻沿导针扩孔至穿透胫骨骨道。以抓线钳将股骨骨道内牵引线拉出（图2-3-57）。

移植物的引入、固定：采用前外侧入路观察，

将预张编织好的韧带通过20mm带襻钢板拉入股骨骨道及胫骨骨道。翻襻后，保持ACL紧张，用胫骨固定翼及挤压钉固定（图2-3-58）。

（2）术后康复 术后即刻给予膝关节可调支具固定，2周内膝关节被动屈伸功能锻炼，术后4周内屈曲至90°，术后6周屈曲至正常。术后第2天开始进行踝泵、股四头肌等下肢肌肉锻炼，并在支具保护下逐步负重。术后6周去除支具，逐步恢复功能康复锻炼（图2-3-59~图2-3-61）。

专家点评

（1）诊断要点 ACL部分损伤是临床中比较容易漏诊的一种情况，其对查体及MRI判读水平有较高的要求，同时与患者的要求及医患间的沟通密切相关。

（2）治疗要点 ACL分两个功能束，双束理念下保留健束增强重建具有其优势。一方面可以有效地保留原有韧带，有利于血供及本体感觉的恢复；另一方面，增强重建可以提供较好的力学稳定，达到关节稳定的作用。

操作要点：仔细辨认损伤的部位及程度是治

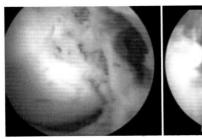
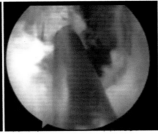

图2-3-54 镜下表现：PL束完整，在AM束股骨止点处置入导针

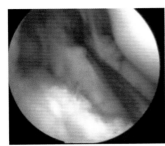
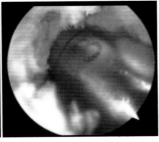

图2-3-55 镜下表现：PL束与AM束导针位置，制备8mm粗骨道

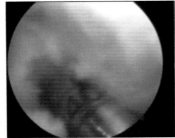
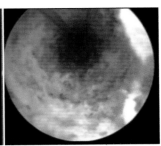

图2-3-56 镜下表现：制备4.5mm细骨道，镜下骨道情况

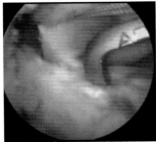
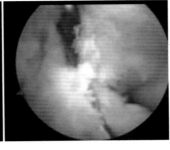

图2-3-57 镜下表现：制胫骨骨道定位，PL束与AM束导线位置

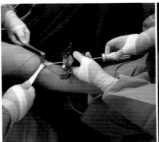
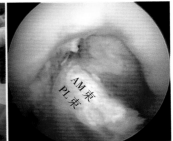

图2-3-58 屈曲40°后抽屉下固定ACL，保留的PL束与重建的AM束镜下表现

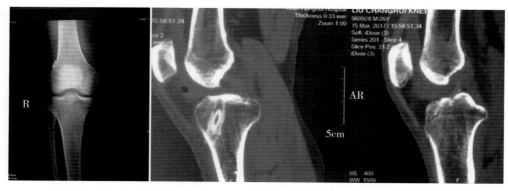

图 2-3-59　术后 X 线及 CT：骨道位置及固定位置良好

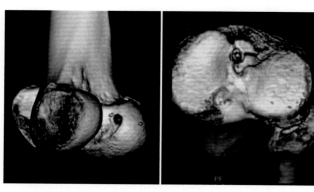

图 2-3-60　术后三维 CT：股骨及胫骨骨道位置

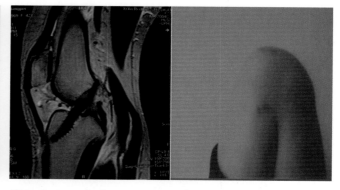

图 2-3-61　术后 MRI 可见重建 AM 束与保留的 PL 束位置良好，术后 1 个月屈曲功能良好

疗本类患者的第一要务。术中在清理滑膜的同时应注意保护腱性组织，很多患者韧带残端与后交叉伸直髁间窝粘连，要进行清理，与正常的韧带组织相区别；健束的保护是本类手术的关键点。尤其是在骨道的制备过程中，需要有效地保护残留的韧带。

（3）建议　对于膝关节 ACL 部分损伤人群，应仔细查体及阅读 MRI，充分与患者沟通，根据患者的运动要求及临床情况制订治疗方案，术中仔细操作，根据双束重建的理念进行单束增强重建，可以取得较为满意的效果。

视频 2-3-3　前交叉韧带部分损伤增强重建

病例 6

舟某，女性，49 岁，以"左膝疼痛活动受限 3 年"入院。3 年前无明显诱因逐渐出现左膝关节疼痛，予口服"双醋瑞因"，关节注射"玻璃酸钠注射液"后略缓解，症状持续存在，有打闪等不稳等症状，1 年来情况加重，膝关节变形，症状反复，为进一步诊治遂来我院，MRI 检查后示"左膝前交叉韧带撕裂，左膝内侧间室软骨退变"，门诊以"左膝关节骨性关节炎，左膝前交叉韧带损伤"诊断收入院。

查体：双膝关节无明显肿胀，左膝轻度内翻，膝关节内侧间隙压痛阳性，Lachman 试验阳性，抽屉试验阳性，台阶征阴性，麦氏征阴性，膝关节活动良好，足趾活动良好。

辅助检查：膝关节 X 线正位片可见左膝关节内侧间室变窄，边缘骨赘形成，侧位见周围骨赘形成，髌股关节无明显退变，双下肢力线可见左膝关节内翻畸形，内翻 6°（图 2-3-62）。膝关节 MRI 示左膝关节内侧软骨损伤，内侧半月板 2 度损伤，ACL 缺如，周围高信号影，股骨远端及胫骨近端骨水肿（图 2-3-63~图 2-3-66）。

诊断：左膝关节骨性关节炎，左膝 ACL 损伤。

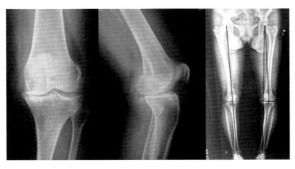

图 2-3-62　膝关节 X 线片：左膝关节内侧间室变窄，边缘骨赘形成，左膝关节内翻畸形，内翻7°

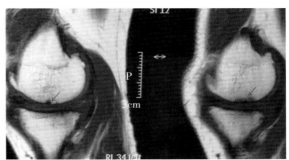

图 2-3-63　膝关节 MRI：左膝关节内侧软骨损伤

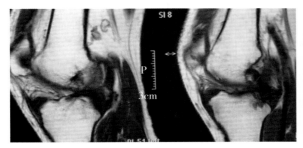

图 2-3-64　膝关节 MRI：左膝关节 ACL 损伤

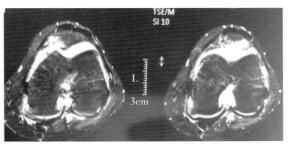

图 2-3-65　膝关节 MRI：左膝关节 ACL 损伤

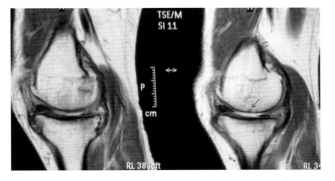

图 2-3-66　膝关节 MRI：左膝关节内侧半月板 2 度损伤

治　疗

（1）**手术治疗**　左膝关节单髁置换，ACL 重建术。

手术入路的建立：全身麻醉后仰卧位，上止血带，常规消毒铺巾单。取关节镜常规前内侧及前外侧入路，探查关节见：ACL 完全缺如，内侧间室股骨软骨完全磨损缺如呈 4 度损伤，胫骨软骨 3 度损伤，内侧半月板 2 度损伤，外侧半月板良好，髌股关节及外侧间室软骨良好（图 2-3-67~ 图 2-3-68）。本例患者为内侧间室骨性关节炎可考虑单髁重建。取膝关节髌骨内侧纵向切口。逐层切开皮肤、皮下组织，取同侧鹅足肌肌腱，编织备用，4

股直径 7mm。显露膝关节髁间窝，见 ACL 完全缺如，显露 ACL 股骨止点，直视下于 ACL 胫骨足印区用 6mm 定位器进行股骨骨道制备，穿入引线后备用。常规进行单髁置换，股骨侧截骨制备，胫骨侧截骨时注意保护 ACL 骨道，两侧截骨完成后，反复测试屈伸间隙，确保屈伸间隙良好，选择合适的股骨侧及胫骨侧假体。先拉入 ACL 移植物，屈膝 50° 后抽屉下固定 ACL，装入胫骨侧单髁假体，装入股骨侧假体及半月板垫片。屈伸测试关节松紧及稳定性。冲洗缝合伤口，加压包扎（图 2-3-69~ 图 2-3-71）。

（2）**术后康复**　术后当天进行踝泵、股四头肌等长收缩锻炼，第 2 天开始在支具保护下逐步负重行走，伤口换药后开始膝关节被动屈曲活动，术后 2 周拆线，术后 4 周达到屈曲 90°，术后 6 周屈曲到全角度，逐步恢复运动功能康复锻炼（图2-3-72）。

专家点评

通过患者症状、查体、X 线及 MRI 检查可以明确膝关节骨性关节炎的诊断。对于内翻小于 7°、单纯内侧间室退变、关节韧带良好、保守治疗不佳

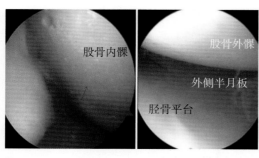
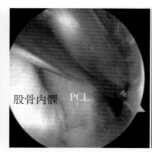
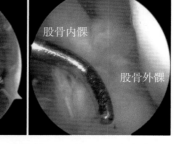

图 2-3-67　术中图：关节镜下可见内侧间室股骨软骨完全磨损缺如呈 4 度损伤，外侧半月板良好

图 2-3-68　术中图：关节镜下可见 ACL 完全缺如

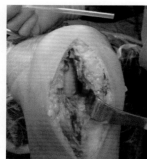
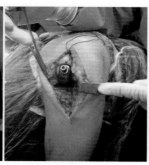
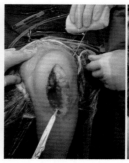
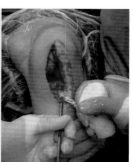

图 2-3-69　术中图：切开见内侧间室退变情况，试装股骨假体

图 2-3-70　术中图：完成股骨及胫骨单髁截骨后拉入 ACL 固定

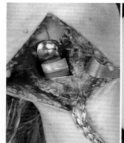
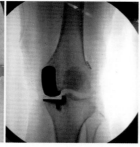
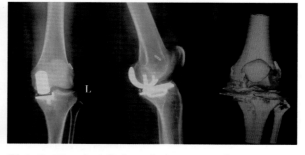

图 2-3-71　术中图：完成股骨及胫骨单髁假体安装，透视所见假体位置良好，ACL 重建良好

图 2-3-72　术后复查 X 线片及 CT：单髁假体位置良好，ACL 重建良好

的较为年轻的骨关节炎患者，单髁置换是临床中的重要选择。本例患者存在 ACL 陈旧损伤，如在重建 ACL 恢复关节稳定的前提下进行单髁置换，则可有效地保留关节骨质，相较于全膝关节置换，创伤更小，有利于患者康复。

病例 7　LARS 韧带前交叉韧带重建

　　杜某，男性，31 岁，体育学院在读学生，因"右膝关节不稳 8 个月，加重并活动受限 1 周"主诉入院。8 个月前患者在跑步训练过程中不慎扭伤右膝关节，当即自觉膝关节肿胀并疼痛，予以保

守治疗后患者自觉右膝关节疼痛打闪、不稳感。1 周前体训中再次受伤至膝关节伸直困难，遂来我院就诊。既往史、个人史无特殊。

　　查体：右膝关节 Lachman 试验阳性，前抽屉试验阳性，后抽屉试验阴性。内侧关节间隙压痛，麦氏征阳性，膝关节内外翻应力试验（－），台阶征（＋），胫骨后沉试验（－）。

　　辅助检查：MRI 可以明确 ACL 损伤信号，矢状位 ACL 股骨侧 ACL 局部信号不连续。内侧半月板桶柄状撕裂，嵌顿髁间窝（图 2-3-73）。

　　诊断：右膝关节 ACL 损伤，右膝内侧半月板撕裂。

治 疗

（1）LARS 韧带特点　LARS 人工韧带是
1985 年由法国医生 Laboureau 设计的一系列人工合
成韧带增强及重建设备。使用的材料是对苯二酸聚
乙烯酯，一种工业强化的聚酯纤维，在韧带替换中
拥有理想的特性。该设计模仿了正常的韧带纤维解
剖结构，关节内的纵行纤维可抗疲劳并允许内生纤
维重建。关节外的网纹状纤维提供了强度并可防止
拉长。LARS 韧带的关节内部分是由纵行纤维组成，
而非横行或交叉的纤维。这些纤维与它们制成的韧
带方向相同以模仿解剖学结构。LARS 前交叉韧带
采用左右膝分开设计，骨道内纤维的独特编织，使
得可塑性变形大大减小。关节内部分为纵向纤维，
螺旋平行状，与正常的韧带类似，生物力学设计避
免了膝关节活动时纤维间的剪切力（图 2-3-74）。

（2）LARS 专用的钛挤压螺钉　避免了对于
韧带的切割。LARS 钛固定螺钉是中空的，适合螺
钉导针穿过，其尖端呈圆锥形，可使骨道内固定更
为牢固；螺纹钝且深，固定牢固而且不易损伤韧带

（图 2-3-75）。

（3）ACL 重建手术过程中的等长重建　是指
ACL 重建后的移植物长度在膝关节屈伸过程中保持
最低变化（不超过 2~3mm），即张力保持最低变
化，能够达到移植物最小长度变化的股骨和胫骨隧
道内口定位点称为等长点。只有韧带安置在胫骨等
距点（I 点）和股骨等距点（I 点）时才能达到等
长。股骨等长点 I 点：位于后髁组成的 140° 弧形
的中心。也位于一条线的 60% 的位置 I。这条线平
行于 Blumensaat 线，且经过后髁最突出点。I 点到
pw 点（后壁）的距离为 6~13mm。目前，髁间窝外
壁后缘过顶点前 6~7mm 处（右膝 10 点半，左膝 1
点半）为公认的最佳股骨隧道定位点。但胫骨隧道
的定位尚有争议，目前认为股骨隧道内口最准确的
定位点应该是，膝关节完全伸直时，髁间窝顶线后
侧 4~5mm 或 PCL 前侧 6mm 处（图 2-3-76）。

（4）LARS 人工韧带重建 ACL 的手术步骤　常
规探查膝关节外侧间隙、髌上囊、内侧间隙、髁间
窝，检查 ACL 的松弛度，确诊为 ACL 损伤。目前

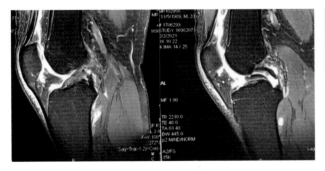

图 2-3-73　术前 MRI 检查：ACL 股骨侧 ACL 局部信
号不连续

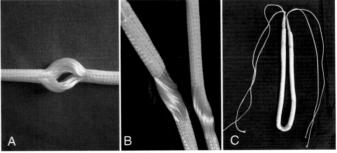

图 2-3-74　A. 双束螺旋设计的 ACL。B. LARS 人工 ACL：
左右膝关节分开设计，右膝韧带依生理构造设计成顺时针旋
转，左膝韧带依生理构造设计成逆时针旋转。C. LARS 韧带整
体观

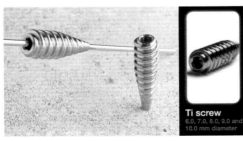

图 2-3-75　LARS 人工韧带专用钛合金挤压
螺钉

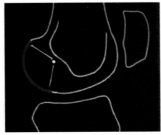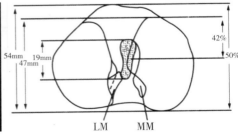

图 2-3-76　LARS 人工韧带等长重建股骨及胫骨位点示意图

认为胫骨隧道内口最准确的定位点应该是：膝关节完全伸直时，髁间窝顶线后侧 4~5mm 或 PCL 前方 6~7mm 处。如果使用 LARS 专用胫骨定位器，需经前内侧（AM）切口进入，顶端球部顶住 PCL，尖部放在胫骨髁间嵴上，即 ACL 胫骨的定位点。但我们多达数情况下还是使用常规胫骨定位导向器。

我们常用的股骨隧道定位方法是髁间窝外壁后缘过顶点前 6~10mm 处（左膝 1 点半，右膝 10 点半）为公认的最佳股骨隧道定位点，即 ACL 股骨等距点——I 点。选用直径 3mm、长 250mm 克氏针经定位器钉骨定位，在此过程中注意保持膝关节屈曲位，用血管钳固定克氏针胫骨出口端，防止克氏针滑脱，然后术者在关节镜的监视下，顺克氏针的方向缓慢建立股骨骨道，动作应轻柔，防止平头钻损伤关节腔内组织。作大腿外侧皮肤切口，用血管钳分离软组织至骨面；从该切口处将 LARS 专用套管由小到大逐一套在克氏针外，取走中间套管，仅留最外层套管和克氏针。使用该方法钝性分离组织直达骨面，可尽量减少操作引起的副损伤（图 2-3-77）。

在关节镜观察下，引导 LARS 人工韧带穿出，使人工韧带游离纤维部分处于关节腔内，两端各入骨道 1mm。适度外旋 LARS 人工韧带，调节游离纤维的旋转程度，以增加 LARS 人工韧带的黏弹性及延展性。沿螺钉导针插入由细到粗的专用套管，注意应充分分离软组织，使每个套管都接触骨面，以便后续操作的准确性；用直径 8mm 或 9mm、长 30mm 的 LARS 钛空心螺钉经螺钉导针固定韧带的股骨端（螺钉的直径可依据骨质情况

而定）。注意此时在骨皮质外留的螺钉及韧带不应过多，导致膝关节活动时骨皮质外异常摩擦感（图 2-3-78）。

在关节镜的监视下，缓慢屈伸膝关节，观察韧带在骨道内是否有移位，从而判断韧带是否已达到等长重建；并观察韧带在膝关节的屈伸过程中是否出现松动及是否撞击髁间窝等，从而判断 LARS 人工韧带在体内的功能发挥情况。最后割断骨隧道外残余人工韧带（胫骨端用刀片，股骨端用 LARS 韧带切割刀割断），冲洗后依次缝合切口（图 2-3-79）。

（5）术后康复 术后静脉常规使用抗生素 1d，麻醉消失后开始行直腿抬高训练，次日开始膝关节伸屈活动，行股四头肌等张收缩锻炼。膝关节屈曲度从 45° 开始，逐步增加，1 周左右完全恢复正常活动度。术后 3d 扶拐下地行走，3 周弃拐，1 个月时恢复正常活动，2 个月后开始体育训练（图 2-3-80）。

（6）术后影像学评价 术中 X 线片及 CT 影像学检查 LARS 韧带在关节内情况，挤压螺钉在骨道内固定效果，以及 LARS 韧带等长重建的位点精确性（图 2-3-81~ 图 2-3-82）。

专家点评

LARS 韧带重建的手术技术要点如下。

·LARS™ 纤维应尽可能靠近天然韧带残余部分的中心。这为韧带纤维的组织包裹和微分离提供了强有力的固定，并将纤维磨损导致材料长期磨损的可能性降至最低。

·避免将 LARS™ 韧带关节内"自由平行纤维"

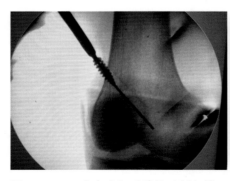

图 2-3-77 术中透视股骨挤压螺钉植入

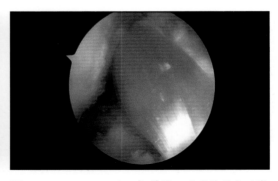

图 2-3-78 LARS 人工韧带植入后关节镜内观察

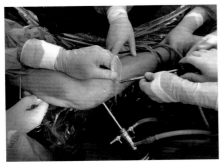 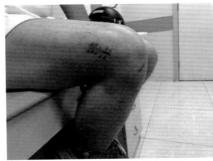 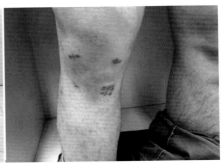

图 2-3-79 LARS 人工韧带胫骨侧挤 　图 2-3-80　术中功能康复情况及手术切口
压螺钉植入

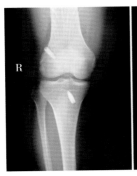 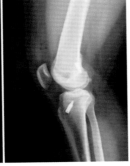 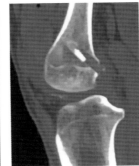 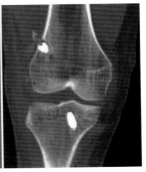

图 2-3-81　术后 X 线片　　　　　　图 2-3-82　术后影像学 X 线片及 CT 片

部分放置在隧道内或隧道边缘，因为这些纤维更容易因锋利的骨隧道边缘的磨损而受损。

· 应在隧道入口处可见 2mm 长的纤维，特别是在股骨侧。

· 定位 LARS™ 韧带时，必须避免关节内的任何碰撞和磨损。

· 在隧道钻孔过程中，尽可能将股骨和胫骨隧道在膝关节屈曲（45°~50°）的纵向平面上对齐。这使得合成纤维的最佳定位，使单个纤维在运动范围内的扭转和弯曲程度最小化。

（任　博，张　宪）

参考文献

[1] 张明宇，张宪，杨镇，等 . PRP 明胶海绵复合物在前交叉韧带重建术后腱骨愈合的作用 [J]. 中国矫形外科杂志，2017，25（8）:737-742.

[2] 张亮，张宪，张明宇，等 . 骨髓间充质干细胞在腱骨愈合领域研究进展 [J]. 中华实验外科杂志，2014，（11）:2647-2648.

[3] 张亮，张宪，刘阳，等 . 前交叉韧带部分损伤关节镜下保留健束的单束增强重建 [J]. 中国骨与关节损伤杂志，2013，28（S1）:25-26.

[4] 张明宇，张亮，郑江，等 . 前交叉韧带重建术后运动员等速肌力训练的研究 [J]. 实用骨科杂志，2016，22（12）:1080-1082.

第四节　膝关节后交叉韧带损伤

一、概　述

膝关节后交叉韧带（PCL）起自股骨内侧髁外侧面，向后外方走形，止于胫骨髁间嵴后部，

其平均长度约为 38mm。大量的生物力学实验已经证实，PCL 是限制胫骨后移的一级稳定结构。导致 PCL 损伤的原因有很多，最常见的受伤机制是屈膝位胫骨近段受到向后的直接暴力，如

车祸中胫骨顶在驾驶台的仪表板损伤和运动中的跪地伤。膝关节过伸伤也是常见的导致 PCL 损伤的原因，这种情况多见于膝关节脱位等高能量伤。

二、症状与体征

首先视诊观察整个肢体，特别注意是否存在皮肤改变、擦伤、瘀斑或陈旧性瘢痕。在急性病例中，需要排除活动性出血、皮肤损伤或开放性伤口。要特别注意观察胫骨的前方存在的瘀伤；这个位置的血肿常见于 PCL 损伤，其损伤经常是由于膝关节屈曲时，有一个来自前方的力撞击胫骨前方。PCL 损伤的常见症状，包括膝关节的疼痛、肿胀、活动受限以及膝关节不稳感。急性 PCL 损伤后，常常出现膝关节疼痛、肿胀和活动受限，后期膝关节急性症状消失后出现关节不稳感。PCL 临床查体的目的是发现胫骨相对于股骨的过度后移，包括膝关节有无明显过伸、后抽屉试验、反向 Lachman 试验、胫骨后沉试验和台阶征等。

1 后抽屉试验

后抽屉试验是诊断单纯 PCL 损伤最灵敏的检查。患者平卧位，屈膝 90°，胫骨保持中立位，双手拇指置于膝关节前方关节间隙水平，将胫骨推向后方，感受试验过程中股骨内髁与胫骨平台前内缘的位置变化（图 2-4-1）。根据胫骨后移程度将后抽屉试验分为 3 度：1 度为胫骨后移程度＜ 5mm，胫骨平台仍位于股骨髁前方；2 度为胫骨

后移 6~10mm，胫骨平台前缘可能与股骨内髁平齐；3 度为胫骨后移程度＞ 10mm，胫骨平台前缘后移到股骨内髁后方。

2 台阶征

患者仰卧位，屈膝 90° 位时，正常情况下胫骨平台前缘应位于股骨内髁前方 1cm 处，当胫骨明显后移，股骨内髁以及胫骨平台前缘的位置关系发生变化时，即为台阶征阳性（图 2-4-2）。

3 反向 Lachman 试验

患者仰卧位，屈膝 30°，一手固定股骨，另外一只手向胫骨施加后向的力量，感受胫骨相对于股骨后移的程度。对于急性 PCL 损伤，患者往往很难屈膝至 90°，所以无法进行标准的后抽屉试验检查，反向 Lachman 试验只需要屈膝至 30°，所以适用于急性损伤的检查。

4 胫骨后沉试验

患者仰卧位，屈膝 90°，鼓励患者尽可能放松，从侧面观察可见胫骨出现后沉现象，低于股骨髁前缘或低于健侧膝关节，即为胫骨后沉试验阳性（图 2-4-3）。

三、影像学检查

标准的膝关节应力 X 线片以及 MRI 有助于诊断。使用 Telos 装置拍摄膝关节应力像是辅助诊断 PCL 损伤的重要手段。在屈膝 90° 位，Telos 装置能够向胫骨定量地施加 150N 的后向推力，通过拍

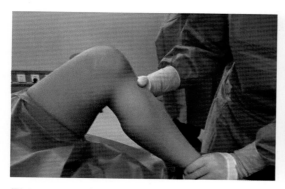

图 2-4-1　后抽屉试验

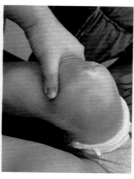

图 2-4-2　台阶征阳性

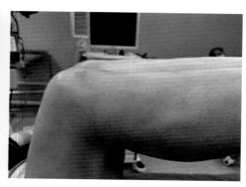

图 2-4-3　胫骨后沉试验阳性

摄膝关节纯侧位片，测量胫骨平台后缘相对于股骨后髁线向后移动的距离，评估膝关节后向不稳定的程度。

MRI 现已成为诊断膝关节韧带损伤的金标准，对于 PCL 损伤的诊断具有极高的灵敏度和特异性。

评估 PCL 的最佳平面为矢状面，PCL 损伤可以分为损伤、部分或完全撕裂、撕脱。损伤表现为韧带内水肿及出血。韧带部分撕裂在图像上可以表现出一个边缘部分的连续性中断，周围可能有圆形的出血区，完全撕裂表现为韧带的连续性丧失，并且在断端可能显示高信号。撕脱通常显示为胫骨撕脱并被 PCL 脱离骨折线处。任何 PCL 的信号增高都是异常的。PCL 损伤常见的直接征象（图 2-4-4）：①完全性损伤，PCL 纤维连续性中断、韧带变细或者韧带消失；②部分损伤，PCL 实质部高信号。间接征象：①胫骨前外侧和股骨髁前方骨挫伤；②反 Segond 骨折，即胫骨平台内侧缘撕脱骨折片。

四、治疗原则

PCL 损伤很少表现为完全中断，这一点与 ACL 损伤后的"全"或"无"的现象有很大的不同，往往需要根据胫骨平台的后移程度评估损伤的程度。目前较为一致的观点是：1 度损伤采取保守治疗，3 度损伤建议手术治疗，而对 2 度损伤的治疗尚存在争议。根据我们的经验，对于 2 度损伤的患者，建议先采取保守治疗，系统地增强肌肉力量锻炼等康复治疗后，如果仍存在膝关节失稳感等不适，再考虑手术治疗。

对于急性 PCL 损伤的患者，优先考虑保守治疗。大部分的 PCL 损伤机制为低能量损伤，最为常见的为跪地伤，损伤程度多为 2 度及以下，建议先行保守治疗。膝关节伸直位支具固定 4~6 周，小腿近端后侧加托，防止胫骨因重力作用后沉，根据复查情况决定后续治疗方案。陈旧性 PCL 损伤（伤后 3 个月以上）需根据膝关节胫骨后向移位程度、患者年龄、身体状况、活动及运动状态、意愿等综合评定来决定具体治疗方案。

五、手术处理

关节镜下 PCL 重建术是治疗 PCL 损伤的标准治疗方案。

移植物的选择：主要有自体肌腱、异体肌腱、人工肌腱。常用的自体肌腱包括腘绳肌肌腱、腓骨长肌肌腱、髌韧带中 1/3、股四头肌肌腱等；常用的异体肌腱包括跟腱、髌韧带中 1/3、胫前肌腱等；人工肌腱常用的为 LARS 韧带等（图 2-4-5）。

目前自体肌腱重建 PCL 是使用最为广泛的手术方式，我们中心绝大部分的普通患者，均使用这一方案进行交叉韧带的重建。对于膝关节多发韧带损伤、运动员交叉韧带损伤或其他特殊原因的患者，才考虑行异体肌腱或者人工肌腱的重建。

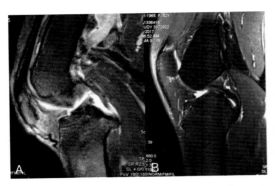

图 2-4-4　PCL 损伤的 MRI。A.PCL 完全性损伤。B.PCL 部分损伤

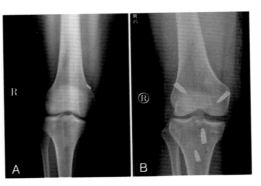

图 2-4-5　PCL 重建术后 X 线片。A.异体肌腱重建交叉韧带术后 X 线片。B.人工肌腱 LARS 韧带重建交叉韧带术后 X 线片

病例1

任某，女性，39岁，主因"摔伤致右膝关节疼痛、活动受限2个月"入院。2个月前患者在下楼梯时不慎摔倒致右膝关节跪地，当即出现膝关节疼痛、肿胀、活动受限，就诊于外院行MRI提示"右膝关节后交叉韧带损伤"，予以膝关节支具固定6周。现患者自诉走路时仍自觉膝关节疼痛不适，伴有膝关节不稳。

查体：右膝关节无明显肿胀，股四头肌轻度萎缩，浮髌试验（−），膝关节内外翻应力试验（−），Lachman试验（−），前抽屉试验（−），后抽屉试验（＋），台阶征（＋＋＋），麦氏征、摇摆征及轴移试验（−），关节主被动活动轻度受限，伸膝0°，屈膝130°（图2-4-6～图2-4-7）。

辅助检查：MRI可以明确韧带损伤情况，同时可以进一步评估关节内并发损伤情况（图2-4-8～图2-4-9）。

诊断：右膝关节后交叉韧带损伤。

治 疗

（1）手术治疗 右膝关节镜检、清理，后交叉韧带重建术。

手术入路的建立与后纵隔清理：建立常规前内、前外侧入路，探查整个膝关节，注意检查前后交叉韧带的完整性，以及有无关节内的合并伤。通常可以观察到松弛的ACL，这种情况通常是由于PCL损伤导致胫骨前移，从而引起ACL假性松弛。建立后内侧入路，监视下清理PCL胫骨后侧止点，适当松解后侧粘连的后关节囊（图2-4-10）。

取自体肌腱：我们首先选择取同侧股薄肌以及半腱肌肌腱，经测量后发现患者2条肌腱对折后长度14cm，直径约7mm，考虑患者较年轻，有一定的运动需求。直径7mm较细，术中决定再次取同侧腓骨长肌肌腱的一部分，合并于前面的肌腱，组成直径为8mm的移植物。将肌腱两端编制缝合后，备用（图2-4-11～图2-4-12）。

建立股骨骨道：于股骨内髁PCL股骨止点足印区中点向内上方打入导针，钻取直径为8mm的骨道长约3.5cm，近端钻取直径4.5mm骨道至股骨皮质外，总骨道长约4.0cm，并使用导针引入牵引线，备用（图2-4-13）。

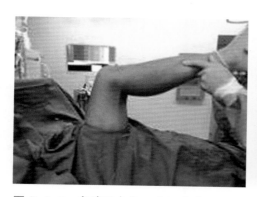

图2-4-6 麻醉下查体：后沉试验阳性

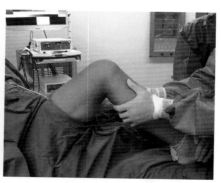

图2-4-7 麻醉下查体：台阶试验阳性

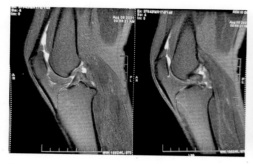

图2-4-8 MRI矢状位可见PCL中下段连续性消失，实质部信号明显增高

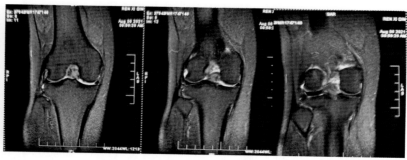

图2-4-9 MRI冠状位显示PCL中下段显影不全，中下段实质部高信号

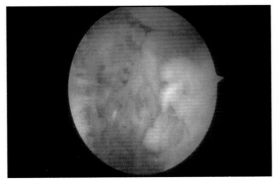
图 2-4-10　显露 PCL 胫骨止点

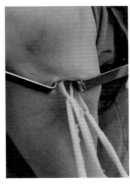
图 2-4-11　取同侧股薄肌及半腱肌

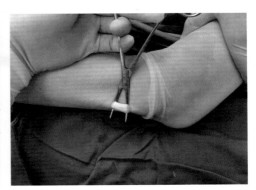
图 2-4-12　取同侧腓骨长肌肌腱的 1/3

建立胫骨骨道：使用 50° 胫骨骨道导向器，关节镜后侧入路监视下定位 PCL 胫骨后侧止点，大约位于胫骨平台下 1.5cm，略偏外处，监视下打入导针。使用后侧保护器限制导针以及钻头深度，保护膝关节后方的血管神经束，监视下钻取直径为 8mm 的胫骨骨道（图 2-4-14）。使用抓线钳，在骨道内引入牵引线，备用（图 2-4-15）。

肌腱的固定：使用预备的牵引线，将所编制的肌腱分别从股骨以及胫骨骨道内拉入。股骨骨道内留腱长 2.5cm，使用袢长 15mm 的施乐辉带袢钢板固定。从胫骨骨道口拉紧肌腱，于屈膝 90° 位做持续前抽屉试验，复位股骨以及胫骨对合关系，植入强生 Introfix 胫骨固定翼，使用一枚直径 8mm 界面螺钉进行固定。

探查清理关节腔：查膝关节前后抽屉试验阴性，再次进行关节镜探查，可见 PCL 位置以及走行方向良好，探钩检查重建的 PCL 张力良好，冲洗、清理关节腔（图 2-4-16～图 2-4-17）。

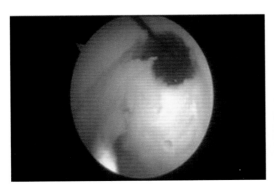
图 2-4-13　分段钻取股骨骨道

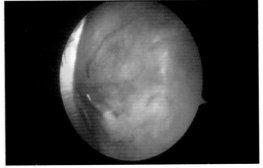
图 2-4-14　后内侧入路监视下建立胫骨骨道

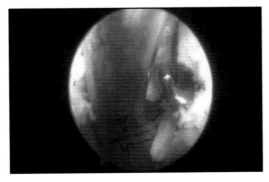
图 2-4-15　抓线钳导入胫骨骨道牵引线

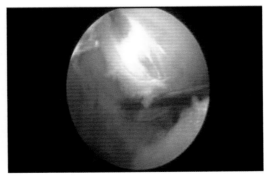
图 2-4-16　探钩检查重建的 PCL 张力

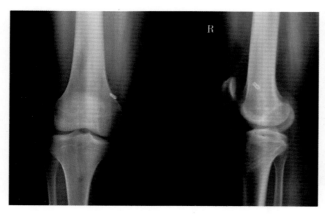

图 2-4-17 术后 X 线片

（2）术后康复要点 术后即刻给予防后沉式支具固定，棉花腿加压包扎 3 天。3 天后开始膝关节伸直以及屈膝功能锻炼，2 周内患肢完全伸直，3 天至 4 周内屈膝 90°，5~6 周屈膝 120°，7~8 周屈膝至全角度。加强股四头肌肌肉力量锻炼，6 个月后可慢跑，1 年后复查 MRI 评估韧带愈合情况后，逐步恢复对抗性运动。

专家点评

（1）诊断要点 仔细询问病史，往往患者存在直接对于胫骨向后的撞击力，通过查体可以明确关节是否存在后向不稳以及后向松弛程度，MRI 可以提供 PCL 损伤的信号，并明确是否存在合并性损伤，尤其注意是否合并后外侧结构的损伤，避免漏诊。

（2）治疗要点 膝关节后向松弛度超过 2 度，建议行关节镜下 PCL 重建。对于 2 度及以下损伤的患者，建议先系统增强肌肉力量锻炼等康复治疗，

如果仍存在膝关节失稳感等不适，再根据患者年龄、身体状况、活动及运动状态、意愿等综合评定。

胫骨端挤压固定移植物时，需前拉胫骨恢复 ACL 张力及膝关节骨性对位后方可固定 PCL 移植物恢复关节各个方向的稳定性。

（3）建议 膝关节后内侧入路的建立以及 PCL 胫骨止点的显露是整个手术显露清晰的关键，对于初学者具有一定的难度，要注意后方关节囊的保护，避免突破后关节囊，损伤关节囊外的血管神经束。

视频 2-4-1 后交叉韧带重建

病例 2

男性，32 岁。以"重物砸伤致左膝疼痛、活动受限 1 个月"之主诉入院。1 个月因重物砸伤，致左膝剧烈疼痛、活动受限。保守治疗 1 个月后未见明显好转。遂来我院诊治。门诊以"左膝后交叉韧带损伤，左膝内侧副韧带损伤"之诊断收入我科。

查体：左膝关节稍肿胀，股四头肌萎缩，浮髌征阴性，前抽屉试验阴性，后抽屉试验阳性（8mm），台阶征阳性（图 2-4-18）。内外侧副韧带应力试验阴性，麦氏征阴性，膝关节活动范围因疼痛受限 0°~120°，末梢血运及皮肤感觉正常。

辅助检查：MRI 提示 PCL 连续性消失，内侧副韧带走形区高信号（图 2-4-19）。

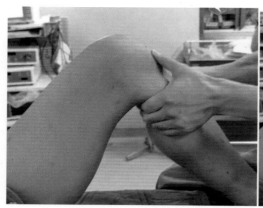
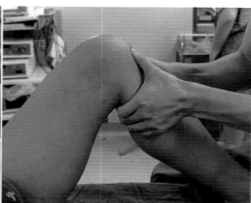

图 2-4-18 术前后抽屉试验阳性

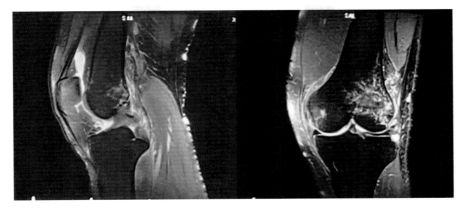

图 2-4-19　术前 MRI 提示 PCL 信号不连续，内侧副韧带高信号

诊断：左膝后交叉韧带损伤，左膝内侧副韧带损伤。

治　疗

（1）手术治疗　左膝关节镜检、清理，机器人辅助下 PCL 重建术。

手术入路的建立与后纵隔清理：建立常规前内、前外侧入路，探查整个膝关节，注意检查前后交叉韧带的完整性，以及有无关节内的合并伤。建立后内侧入路，监视下清理 PCL 胫骨后侧止点，适当松解后侧粘连的后关节囊。

取自体肌腱：选择取同侧股薄肌以及半腱肌肌腱，经测量后发现患者 2 条肌腱对折后长度

15cm，直径约 8mm，将肌腱两端编制缝合后，备用。

调试以及设置机器人辅助系统：根据患肢屈膝角度调节 C 臂位置，并设置参数，透视出标准的膝关节正侧位。此时注意协调患肢位置以及 C 臂位置，保留机器人机械臂位置，避免后续影响导针的打入（图 2-4-20）。

骨道的规划：在标准的正侧位图上设计股骨以及胫骨骨道的位置，并在机器人系统中进行数据录入（图 2-4-21）。

建立股骨以及胫骨骨道：骨道设计好后，机器人根据数据打入导针（图 2-4-22）。术中再次透

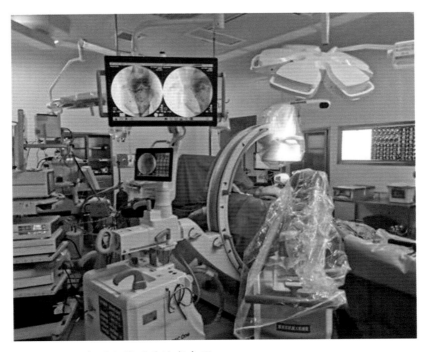

图 2-4-20　机器人辅助系统术中照

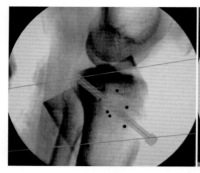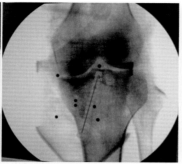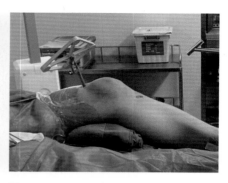

图 2-4-21 设计股骨隧道的位置：出口位于胫骨结节内侧 1.5cm，关节内口位于 PCL 下止点

图 2-4-22 股骨远端正前方打入导针，固定深度 4~5cm

视验证导针的位置（图 2-4-23）。同时行关节镜下探查，二次确定导针位置的准确性。在导针上安装导向器，然后分别在股骨以及胫骨侧建立骨道，其中股骨侧 4.5mm 总骨道长度 35mm，8mm 粗骨道长度 28mm（图 2-4-24）。

肌腱的固定：使用预备的牵引线，将所编制的肌腱分别从股骨以及胫骨骨道内拉入（图 2-4-25）。

股骨骨道内留腱长 20mm，使用袢长 15mm 的施乐辉带袢钢板固定。从胫骨骨道口拉紧肌腱，于屈膝 90° 位做持续前抽屉试验，复位股骨以及胫骨对合关系，植入强生 Introfix 胫骨固定翼，使用一枚直径 8mm 界面螺钉进行固定。

再次检查：查膝关节前、后抽屉试验阴性，再次进行关节镜探查，可见 PCL 位置以及走行方向

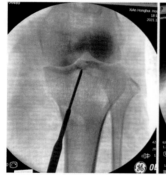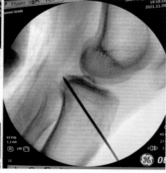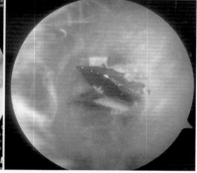

图 2-4-23 打入导针后即刻透视（正侧位），及镜下观察

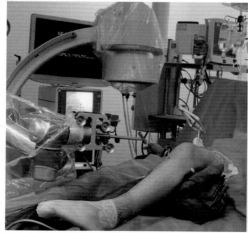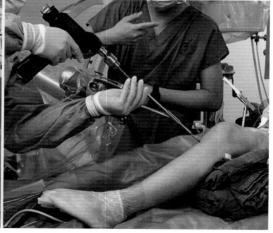

图 2-4-24 在机械臂上安装导向器，并按导向器方向打入导针

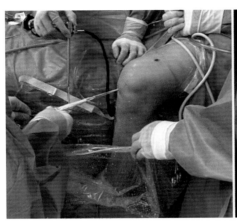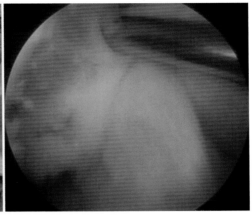

图 2-4-25 术中拉入自体腘绳肌肌腱重建 PCL

良好，探钩检查重建的 PCL 张力良好，冲洗、清理关节腔（图 2-4-26~ 图 2-4-27）。

（2）术后康复要点 术后即刻给予防后沉式支具固定，棉花腿加压包扎 3 天。3 天后开始膝关节伸直以及屈膝功能锻炼，2 周内患肢完全伸直，3 天至 4 周内屈膝 90°，5~6 周屈膝 120°，7~8 周屈膝至全角度。加强股四头肌肌肉力量锻炼，6 个月后慢跑，1 年后复查 MRI 评估韧带愈合情况后，逐步恢复对抗性运动。

专家点评

（1）机器人系统在交叉韧带重建手术中的优势 骨科手术机器人系统主要用于骨科的精准化微创手术，由机械臂主机、光电示踪系统、主控台车构成，使用流程大致分为三步，即"配准""规划"及"执行"。术者将示踪器（Tracker）与术区附近的骨紧密锚定之后，工程师需要对骨科手术机器人进行"配准"操作。将手术目标区域的 C/O 臂扫描数据传输至主控台的计算机导航系统之后，工程师即可协助术者设计钉道。工程师将规划好的钉道作为指令并通过主控台向机械臂发送，机械臂即可借助其末端的套筒将钉道于皮外精准地指示出来。术者即可借助空心套筒系统工具进行程序化的经皮或切开置钉操作。值得一提的是，机器人可以精准地在骨性通道内对螺钉的直径、长度等参数进行直观设计，精度可达 0.8mm。另外，导航系统可贯穿整个置钉过程的实时光电监控及示踪功能可保证所植入螺钉的实际路径与所设计的虚拟路径一致。

（2）术中注意点 ①示踪器的准确安装：一定要将其牢靠固定于股骨远端，建议固定深度在 4~5cm，以确保固定牢靠，避免因膝关节屈伸操作导致示踪器松动、移位等情况的发生，进而出现定位偏差的不良后果。②骨道的规划：通过矢状面及冠状面先选定骨道关节内出点，然后在三维图像上

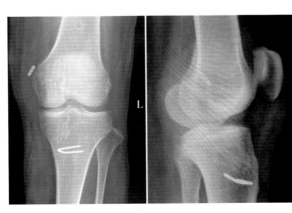

图 2-4-26 术后膝关节正侧位 X 线片

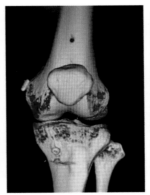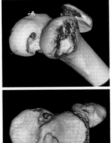

图 2-4-27 术后膝关节 CT 三维重建

进行验证。③机器人手臂到位后，需要安放导向器，导向器一定要顶到骨皮质，以减少操作引起的误差。④关节镜下验证：关节镜进行双重验证，确保重建的临床效果。⑤膝关节在体位变换过程中可能引起导针弯曲，在制备骨道时一定小心避免出现导针断裂的情况。

病例 3

袁某，男性，37岁，主因"车祸伤致左膝关节疼痛、不稳、关节交锁1年"入院。1年前患者开面包车时不慎与大卡车相撞，当即出现左下肢疼痛、肿胀、活动受限，在外院检查后诊断左下肢多发开放性骨折，遂行左下肢清创、植皮，髌骨、股骨、胫骨、踝关节骨折切开复位内固定术。现患者自诉走路时仍自觉膝关节疼痛、关节交锁，伴有膝关节不稳，走路易打闪。现行膝关节MRI检查提示"左膝关节后交叉韧带损伤"，

我科进一步检查后收治入院。

查体：左下肢可见多处陈旧性手术瘢痕，膝关节无明显肿胀，股四头肌明显萎缩，浮髌试验（－），磨髌试验（＋），膝关节内外翻应力试验（－），前抽屉试验可疑，Lachman试验（－），后抽屉试验（＋），台阶征（＋＋＋），麦氏征、摇摆征及轴移试验（－），关节主被动活动轻度受限，伸膝0°，屈膝100°，末梢血运以及感觉良好（图2-4-28）。

辅助检查：MRI示前后交叉韧带连续性消失（图2-4-29）。X线片示下肢多发骨折术后改变（图2-4-30~图2-4-31）。

诊断：左膝关节PCL损伤，左膝关节ACL损伤，左膝半月板损伤，左下肢多发骨折术后。

治 疗

结合术前影像学检查，考虑患者下肢骨折术后

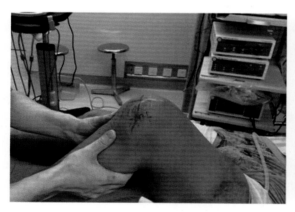

图 2-4-28 后抽屉试验阳性，台阶征阳性

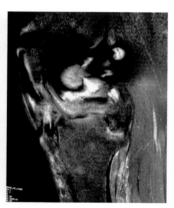

图 2-4-29 MRI 可见前后交叉韧带连续性消失

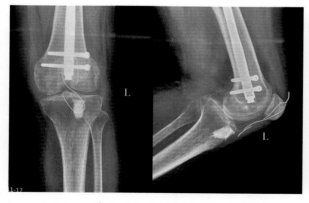

图 2-4-30 X线片示股骨倒打髓内钉、髌骨骨折、胫骨平台骨折术后

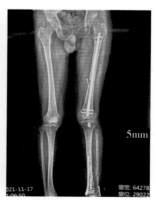

图 2-4-31 双下肢力线片

1年，股骨侧骨折愈合不良、骨不连，不具备内固定取出条件，患者目前明显关节不稳并伴有膝关节交锁症状，具有明确手术指征，遂决定行关节镜手术治疗。

（1）手术治疗 左膝关节镜检、清理，关节松解，后交叉韧带重建，半月板修整术。

手术入路的建立与后纵隔清理： 建立常规前内、前外侧入路，探查清理关节腔内瘢痕组织，松解膝关节至屈伸活动度0°~130°。探查髁间窝内可见原有股骨倒打髓内钉入口位于髁间窝顶部。建立后内侧入路，监视下清理PCL胫骨后侧止点，适当松解后侧粘连的后关节囊（图2-4-32）。

取自体肌腱： 取同侧股薄肌及半腱肌肌腱，肌腱对折后长度14cm，直径约8mm，将肌腱两端编制缝合后，备用。

建立股骨骨道： 于股骨内髁PCL股骨止点足印区中点向内上方打入导针，注意躲避股骨倒打髓内钉骨道入口，避免股骨骨道融合，同时术中透视避免导针与髓内钉横穿钉相交，保留股骨骨道位置，避免钻头打断原有螺钉。术中透视后钻取直径为8mm的骨道长约3.0cm，近端钻取直径4.5mm骨道至股骨皮质外，总骨道长约3.5cm，并使用导针引入牵引线，备用。

建立胫骨骨道： 使用胫骨骨道导向器，关节镜后侧入路监视下定位PCL胫骨后侧止点，常规建立直径为8mm的胫骨骨道。使用抓线钳，在骨道内引入牵引线，备用。

肌腱固定： 使用预备的牵引线，将所编制的肌腱分别从股骨及胫骨骨道内拉入（图2-4-33）。股骨骨道内留腱长2.0cm，使用祥长15mm的施乐辉带祥钢板固定。从胫骨骨道口拉紧肌腱，于屈膝90°位复位股骨以及胫骨对合关系，植入强生Introfix胫骨固定翼，使用一枚直径8mm界面螺钉进行固定。

探查清理关节腔： 查膝关节后抽屉试验阴性，再次进行关节镜探查，可见PCL位置以及走行方向良好，探钩检查重建的PCL张力良好，冲洗、清理关节腔（图2-4-34~图2-4-37）。

（2）术后康复要点 术后即刻给予防后沉式支具固定，棉花腿加压包扎3天。3天后开始膝关节伸直以及屈膝功能锻炼，2周内患肢完全伸直，3天至4周内屈膝90°，5~6周屈膝120°，7~8周屈膝至全角度。加强股四头肌肌肉力量锻炼，6个月后开始慢跑，1年后复查MRI评估韧带愈合情况后，逐步恢复对抗性运动。

专家点评

（1）治疗要点 由于患者经历过关节内手术，关节内瘢痕粘连严重，关节镜下视野不清，建立胫骨骨道前，需要花时间小心清理PCL止点处组织，避免损伤腘窝血管神经束。

建议术前进行CT检查，判断骨质内原有螺钉具体位置，提前设计骨道，保障手术进行顺利。如原有螺钉位置特殊，术中躲避困难，也可考虑内固定取出后，择期行韧带重建术。

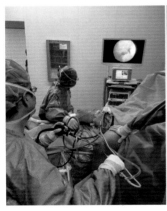
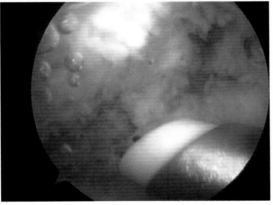

图2-4-32　后内侧入路清理PCL下止点

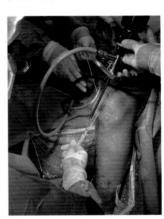

图2-4-33　将编织的肌腱牵拉入制备的骨道中

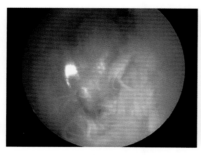 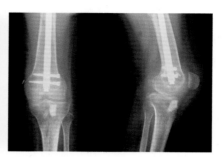

图 2-4-34　探钩检查重建的 PCL 张力　　图 2-4-35　术后 X 线片

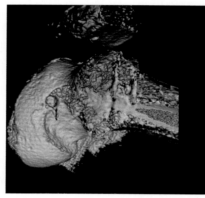 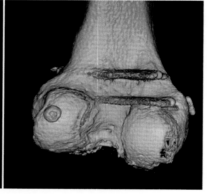

图 2-4-36　术后 CT 显示股骨骨道位置以及与原有螺钉位置关系

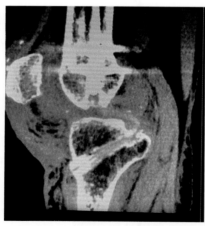 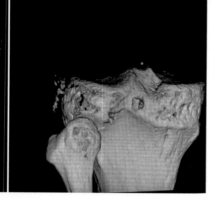

图 2-4-37　术后 CT 显示胫骨骨道位置

（2）建议　对于下肢多发创伤的患者，在治疗的选择中，治疗顺序建议为血管神经损伤、皮肤完整性、骨折、髌腱以及股四头肌肌腱、侧副韧带损伤、前后交叉韧带损伤。如要同期处理多种损伤，应该充分考虑手术时间，治疗效果以及兼顾后期康复的情况下进行。同时提示，合并膝关节多发韧带损伤的患者，多数患者存在膝关节脱位，这时即使因其他原因不能同期处理患者膝关节多发韧带损伤，一定也要复位患者膝关节对合关系，避免长时间膝关节脱位，造成后续关节无法复位，增加后续治疗难度。对于股骨远端骨折以及复杂胫骨平台骨折的患者，往往无法同时处理骨折及交叉韧带损伤，这时优先考虑行骨折复位内固定，待骨折愈合稳定后，择期行交叉韧带重建术。这就像是盖房子，只有打实地基，后续才能建出更稳固的房子。

另外，当患者出现多发韧带损伤，特别是合并前后交叉韧带损伤的时候，将膝关节完全正确复位是手术成功的重要节点。对于前后交叉韧带损伤，建议同期重建。随访发现，单根韧带重建，后期松弛率较高。同期重建前后交叉韧带的患者，建议术中同时将前后交叉韧带拉紧，反复屈伸活动膝关节，自动循迹匹配关节、对合关节，固定韧带后需要再次进行关节镜探查，屈伸膝关节，观察韧带的等长性，最后术中进行透视，观察关节对合关系。如果因各种原因，需要分期重建前后交叉韧带，那么术中固定韧带的时候，需要术者双手摸清股骨髁前侧及胫骨平台前缘，用于复位膝关节，同时助手进行韧带固定。

（葛兆刚，张　宪）

参考文献

[1] Hudgens JL, Gillette BP, Krych AJ, et al. Allograft versus autograft in posterior cruciate ligament reconstruction:an evidence-based systematic review[J]. J Knee Surg, 2013, 26（2）:109-115.

[2] 赵金忠，皇甫小桥，何耀华，等.三明治式后十字韧带重建的临床疗效[J].中华骨科杂志, 2008, 28（11）:881-886.

[3] 黄迅悟，常青，白一水，等.关节镜下应用深低温冷冻异体跟腱重建膝后交叉韧带[J].中国骨与关节损伤杂志, 2003, 18（2）:91-93.

[4] 郑小飞，黄华扬，张余，等.关节镜下自体、异体骨-髌腱-骨与半腱肌腱3种重建后交叉韧带方法的疗效比较[J].中国组织工程研究与临床康复, 2009, 13(20):3903-3906.

[5] McGuire DA, Wolchok JC, Jeffrey C, et al. Allografts for ligamentous reconstruction of the knee[J]. Tech Knee Surg, 2003, 2（3）:166-183.

第五节　膝关节侧副韧带损伤

一、膝关节内侧副韧带损伤

（一）概　述

膝关节内侧副韧带（MCL）起自股骨内上髁，向前下走形，越过关节线，止于胫骨近端内侧面。MCL分为浅、深两层。浅层形状呈三角形，分为前纵束和后斜束。深层起自股骨内上髁下缘，中部与内侧半月板相连，止于胫骨平台内侧缘。MCL是膝关节重要的静力性稳定因素，在膝关节屈伸过程中抵抗外翻外旋应力。最常见的受伤机制是膝关节外翻应力过大，也见于膝关节脱位等高能量损伤导致的膝关节多发韧带损伤。

（二）症状与体征

MCL损伤的常见症状，包括膝关节的疼痛、肿胀、活动受限以及膝关节不稳感。急性损伤后，常常出现膝关节疼痛、肿胀和活动受限，急性症状消失后出现关节不稳感，患者自诉"打软腿""走路打闪""使不上劲"等。

查体可见膝关节内侧局部肿胀，部分患者皮下瘀斑形成，MCL走形区域压痛阳性，膝关节侧方应力试验时患者疼痛明显，与健侧下肢对比有不同程度的韧带松弛感或者"开口感"。侧方应力试验（外翻试验）包括膝关节0°位和30°位，主要用于检查内侧副韧带不同走形纤维的张力，其中0°位侧方应力试验3度松弛常常见于内侧副韧带损伤合并前交叉韧带损伤。

（三）影像学检查

标准的膝关节应力X线片及MRI有助于诊断。使用Telos装置拍摄膝关节应力像是辅助诊断MCL损伤的重要手段。在膝关节伸直位，使用Telos装置向膝关节施加150N的外向推力，测量内侧关节间隙张开的程度，评估膝关节MCL的稳定性。根据韧带损伤的程度分为三度：Ⅰ度，MCL浅层纤维撕裂，应力位X线片显示膝关节内侧间隙增宽3~5mm，局部压痛但无关节不稳；Ⅱ度，MCL部分深层纤维撕裂，应力位X线片显示膝关节内侧间隙增宽 6~10mm，此时合并关节囊韧带部分破裂，轻到中度的关节不稳，但仍可找到牢靠的止点；Ⅲ度，MCL 完全撕裂，应力位 X 线片显示膝关节内侧间隙增宽 > 10mm，此时合并关节囊韧带完全破裂，并出现显著的关节不稳，不能找到牢靠的止点，外翻作用下膝关节内侧间隙"张口感"明显。

MRI 对于 MCL 损伤的诊断具有极高的灵敏度和特异性，MRI 可见浅层以及深层纤维束信号增高、周围软组织肿胀，部分患者可见股骨内上髁止点处撕脱骨折等（图 2-5-1~ 图 2-5-2）。

（四）治疗原则

对于急性 MCL 损伤的患者，绝大部分可以考虑保守治疗。目前较为一致的观点是：Ⅰ、Ⅱ度损伤以及部分Ⅲ度单纯 MCL 损伤患者可以考虑保守治疗，膝关节伸直位支具固定 4~6 周，后逐渐开始膝关节功能锻炼。对于Ⅲ度损伤的患者，如果 MRI

显示 MCL 全层以及关节囊破裂，应力试验 3 度开口感，建议手术治疗；Ⅲ度 MCL 损伤合并前、后交叉韧带损伤，股骨内上髁撕脱骨折并移位等情况的患者，建议同期手术处理。急性 MCL 损伤的手术时机选择，我们建议 2 周以内，超过 2 周后，撕裂的韧带断端瘢痕化明显，韧带强度下降，影响肌腱或者腱骨的愈合速度以及强度。另外，膝关节多发韧带损伤中合并有膝关节内侧结构"锁扣"损伤的患者，MRI 可见发现股骨内髁从内侧关节囊的破口中穿出，撕裂的内侧结构卡顿于髁间窝内，膝关节脱位难以复位，对于这类患者应急诊行切开复位，并修补膝关节内侧结构，否则容易出现股内侧肌以及内侧"锁扣"结构软组织的坏死。

陈旧性 MCL 损伤（伤后 3 个月以上）需根据膝关节侧方应力试验松弛程度来决定具体治疗方案。膝关节侧方应力试验松弛度超过 2 度的，建议行 MCL 重建术。对于 2 度以下损伤的患者，建议

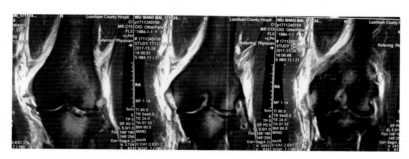

图 2-5-1　冠状位 MCL 损伤

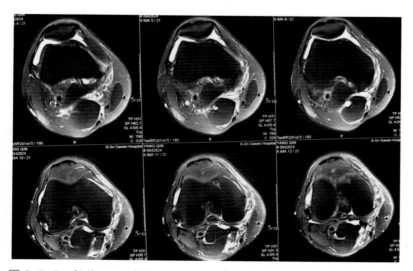

图 2-5-2　轴位 MCL 损伤

先增强肌肉力量锻炼等康复治疗，如果仍存在膝关节失稳感等不适，再根据患者年龄、身体状况、活动及运动状态、意愿等综合评定。

（五）手术处理

对于急性膝关节 MCL 损伤，根据 MCL 撕裂的部位选择不同的修补方式。对于胫骨以及股骨止点的撕裂，常常采用锚钉或穿骨缝线技术将关节囊重新缝合固定于原止点处。对于非止点附近的韧带实部断裂，考虑行韧带的端－端吻合后，加强缝合固定。

对于陈旧性膝关节 MCL 损伤，考虑行韧带重建术。MCL 的解剖重建移植物可以考虑自体肌腱、异体肌腱以及人工肌腱。

病例 1　内侧副韧带急性损伤

乔某某，女性，49 岁，主因"摔伤致左膝关节疼痛、活动受限 2 天"入院。2 天前患者走路时不慎摔伤左膝关节，当即出现膝关节疼痛、肿胀、活动受限，就诊于外院行 MRI 检查提示"左膝关节内侧副韧带损伤、前交叉韧带下止点撕脱骨折"，予以膝关节支具固定。现患者为求进一步诊治，遂来我院门诊就诊。

查体：左膝关节明显肿胀，浮髌试验（＋），膝关节内翻应力试验（－），外翻应力试验（＋＋＋），Lachman 试验止点软，前抽屉试验（－），后抽屉试验（－），麦氏征、摇摆征及轴移试验因疼痛未查，关节主被动活动明显受限。

辅助检查：MRI 可以明确韧带损伤情况，同时可以进一步评估关节内并发损伤情况（图2-5-3）。

诊断：左膝关节 MCL 损伤，左膝关节 ACL 下止点撕脱骨折。

治　疗

（1）手术治疗　只提及 MCL 部分。

手术入路以及显露：取患肢髋关节外展，屈髋约 45°，屈膝约 90°，自内收肌结节近端向鹅足方向开始做膝关节内侧斜行切口，至关节线处。在分离和牵开时不要损伤大隐静脉及隐神经，其位于切口后内侧的皮下组织内。另外，隐神经的缝匠肌支从缝匠肌和股薄肌之间穿出，需要加以确认和保护。切口下可见撕裂的 MCL 出血、瘀斑，沿纤维方向纵行切开 MCL 浅层及深层，充分显露 MCL 的撕裂口，可见 MCL 深层从股骨内上髁止点处撕脱，连同关节囊向远端移位（图 2-5-4）。

植入锚钉并修补撕裂的 MCL：清理深部组织的血肿，使用双股 7# 慕丝线予以临时缝合 MCL，助手予以持续牵张复位，术者做侧方应力试验，可见张力恢复尚可。于股骨内上髁稍近端处植入锚钉一枚，使用所带两根缝线其中之一，将 MCL 深层予以缝合固定于股骨止点处，再次行侧方应力试验，可见张力恢复良好。使用锚钉剩余的缝线，将 MCL 浅层再次加强缝合，恢复韧带的完整性以及张力，再次行侧方应力试验，可见张力恢复良好（图2-5-5）。

（2）术后康复要点　术后即刻给予伸直位支具固定，棉花腿加压包扎 3 天。术后患者患肢感觉恢复后即开始行肌肉等长收缩、支腿抬高、伸直等

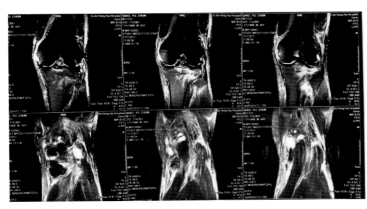

图 2-5-3　冠状位 MCL 股骨止点损伤

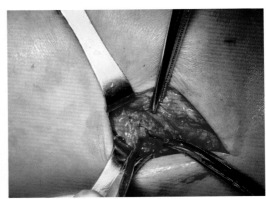

图 2-5-4　股骨内侧切口显露撕裂的 MCL

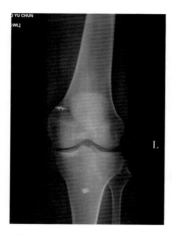

图 2-5-5　术后 X 线片

功能锻炼，2 周内患肢完全伸直，2 周后开始膝关节屈膝功能锻炼，3~4 周床边自然垂腿，5~6 周屈膝 90°，7~8 周屈膝 120°，9 周以后逐渐屈膝至全角度。加强股四头肌肌肉力量锻炼，半年后逐步恢复对抗性运动。

专家点评

（1）诊断要点　仔细询问病史，明确患者有无膝关节外翻损伤机制。检查患者 MCL 走形区域是否存在压痛。MRI 可以提供 MCL 损伤的信号，并明确是否存在合并性损伤。标准的膝关节应力 X 线片可以帮助评估膝关节 MCL 的稳定性以及损伤的程度。

（2）治疗要点　对于急性膝关节 MCL 损伤的患者，绝大部分可以考虑保守治疗，膝关节伸直位支具固定 4~6 周，后逐渐开始膝关节功能锻炼。对于Ⅲ度 MCL 损伤合并前、后交叉韧带损伤，股骨内上髁撕脱骨折并移位等情况的患者，建议同期手术修补 MCL。

陈旧性 MCL 损伤的患者，膝关节侧方应力试验松弛度超过 2 度的，建议行 MCL 重建术。

病例 2　膝关节脱位患者中内侧副韧带交锁

朱某某，男性，65 岁，主因"车祸致右膝关节疼痛、活动受限 2 天"入院。2 天前患者骑电动自行车被小汽车撞伤右膝关节，当即出现膝关节疼痛、肿胀、活动受限。就诊于外院行 X 线、MRI 检查提示"右膝关节脱位、右膝关节多发韧带损伤"，无法复位膝关节，建议转我院手术治疗。现患者为求进一步诊治，遂来我院急诊就诊。

查体：右膝关节明显肿胀，关节呈屈曲状态，伸直受限，膝关节前内侧皮肤凹陷，皮肤颜色紫红色，皮下瘀斑，局部压痛明显（图 2-5-6）。膝关节内外翻应力试验（＋），其他专科检查因疼痛未查，足部末梢血液循环、感觉以及运动良好。

辅助检查：X 线片示右膝关节脱位状态，骨性关节炎（图 2-5-7）。MRI 示膝关节半脱位状态，多发韧带损伤，关节呈退变样改变（图 2-5-8~ 图 2-5-10）。

诊断：右膝关节脱位，右膝多发韧带损伤，右膝骨性关节炎。

治疗

患者术前检查提示膝关节内侧结构"锁扣"样嵌顿于髁间窝内，膝关节难以手法复位，目前已外伤后 2 天，皮肤以及皮下组织颜色欠佳，考虑行急诊手术予以解锁，并修补膝关节内侧结构，

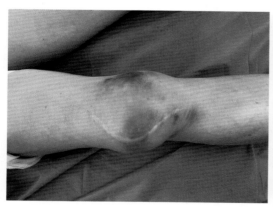

图 2-5-6　右膝关节脱位状态

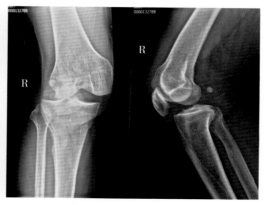

图 2-5-7　右膝关节脱位

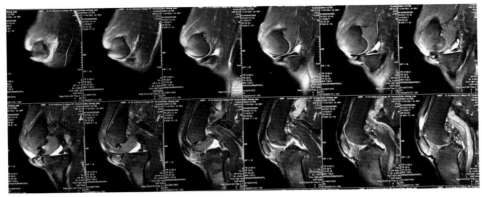

图 2-5-8　矢状位 MRI：膝关节前后韧带损伤，关节半脱位，髁间窝内软组织嵌顿

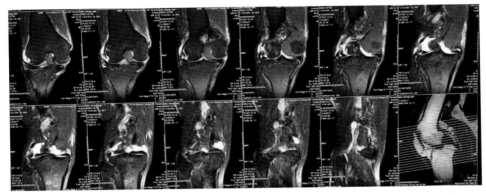

图 2-5-9　冠状位 MRI：膝关节前后韧带损伤，关节半脱位，髁间窝内软组织嵌顿

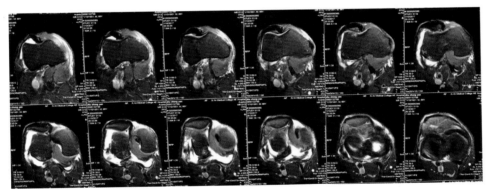

图 2-5-10　轴位膝关节髁间窝内软组织嵌顿

二期根据患者恢复情况处理膝关节内损伤的其他韧带。

（1）手术治疗（只提及 MCL 部分）

手术入路以及显露：取膝关节前内侧入路，显露内侧撕裂的关节囊以及 MCL，可见 MCL 撕裂，关节囊以及股内侧肌嵌顿于髁间窝内，纵行适当扩大"锁扣"的破口，予以撬拨复位（图 2-5-11）。如张力过大，无法撬拨复位，于股骨侧切断，复位后，后续再行修补。探查可见股内侧肌部分肌纤维血运欠佳，颜色改变，予以部分切除失活组织。

植入锚钉并修补撕裂的 MCL、后斜韧带以及后内侧关节囊：清理深部组织的血肿，使用双股 7# 慕丝线予以临时缝合 MCL、后斜韧带以及后内侧关节囊，助手予以持续牵张复位，术者做侧方应力试验，可见张力恢复尚可。于股骨内上髁稍近端处前后各植入锚钉一枚，使用所带缝线缝合 MCL、后斜韧带以及后内侧关节囊，恢复韧带的完整性以及张力，再次行侧方应力试验，可见张力恢复良好。最后修补缝合撕裂的股内侧肌（图 2-5-12~图 2-5-14）。

（2）术后康复要点　术后即刻给予伸直位支具固定，棉花腿加压包扎 3 天。术后患者患肢感觉恢复后即开始行肌肉等长收缩、支腿抬高、伸直等功能锻炼，2 周内患肢完全伸直，2 周后开始膝关节屈膝功能锻炼，3~4 周床边自然垂腿，5~6 周屈膝 90°，7~8 周屈膝 120°，9 周以后逐渐屈膝至全角度。加强股四头肌肌肉力量锻炼，半年后逐步恢复运动。

专家点评

（1）诊断要点　仔细询问病史并查体，检查患者有无膝关节脱位以及膝关节内侧皮肤凹陷征。X 线检查膝关节对合关系，MRI 可以提供关节内有无嵌顿的组织以及嵌顿的位置，并明确是否存在合并性损伤。

（2）治疗要点　对于这类患者应行急诊切开手术，显露穿出的股骨内髁，辨认清楚嵌顿的组织结构，纵行适当扩大"锁扣"的破口，予以撬拨复位。如张力过大，无法撬拨复位，于股骨侧切断，复位后，后续再行修补。将膝关节复位后，再检查损伤的部位，根据情况修补撕裂的关节囊、MCL、后斜韧带、鹅足肌腱以及股内侧肌等结构。

（3）建议　膝关节多发韧带损伤中合并有膝关节内侧结构"锁扣"损伤的患者，对于这类患者应行急诊切开复位，并修补膝关节内侧结构，否则容易出现股内侧肌以及内侧"锁扣"结构软组织的

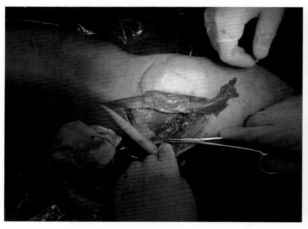

图 2-5-11　撬拨复位后显露撕裂的 MCL 以及内侧关节囊

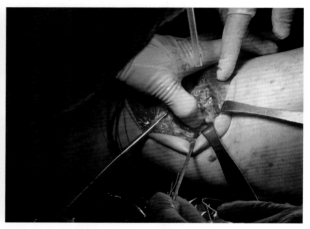

图 2-5-12　植入带线锚钉

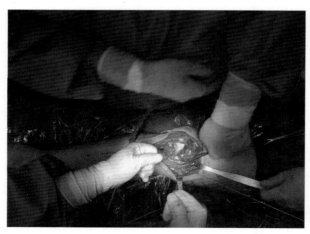

图 2-5-13　缝合修补 MCL、后斜韧带以及后内侧关节囊

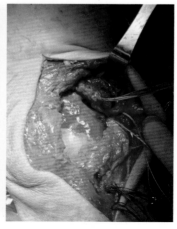

图 2-5-14　修补撕裂的股内侧肌

坏死。因部分患者存在不同程度的软组织缺血，容易出现缺血坏死可能，所以建议大部分患者一期进行关节外结构修补，二期根据恢复情况决定关节内韧带重建的时机。

病例3　MCL 陈旧性损伤，MCL 重建

杨某某，女性，52岁，主因"摔伤致左膝关节疼痛、活动受限1年"入院。1年前患者骑电动自行车时不慎摔伤左膝关节，当即出现膝关节疼痛、肿胀、活动受限，就诊于外院行 X 线检查提示骨质未见明显异常，于当地医院予以支具固定、消肿等对症支持治疗，效果不佳。现患者仍自诉膝关节不稳，为求进一步诊治，遂来我院门诊就诊。

查体：左股四头肌明显萎缩，膝关节内翻应力试验（－），外翻应力试验（＋）（图 2-5-15），Lachman 试验（＋），前抽屉试验（＋），轴移试验（＋），后抽屉试验（－），台阶征（－），拔号征（－），麦氏征及摇摆征（－），关节主被动活动轻度受限，伸膝 0°，屈膝 135°。

辅助检查：MRI 示 ACL 损伤、MCL 损伤（图 2-5-16）。

诊断：左膝陈旧性 MCL 损伤左膝 ACL 损伤。

治　疗

左膝关节镜检、清理，ACL 重建，MCL 重建术。

（1）手术治疗（只介绍 MCL 重建部分）

手术入路以及显露：关节镜下探查内侧间室可见通过征阳性（图 2-5-17），内侧间隙明显增大，内侧关节囊处可见撕裂的 MCL 瘢痕团块（图 2-5-18）。取膝关节内侧入路，将皮肤、皮下组织向后游离至腘窝内侧，显露股骨内上髁、后斜韧带、半膜肌腱以及鹅足区域（图 2-5-19）。术中进行外翻和旋转应力试验，确定松弛的部位为 MCL。取对侧膝关节半腱肌，予以编织缝合备用（图 2-5-20）。

制备股骨以及胫骨侧骨道：于股骨内上髁钻取 5mm 骨道至对侧皮质，预留一根牵引线备

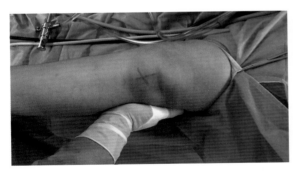

图 2-5-15　外翻应力试验阳性

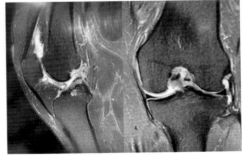

图 2-5-16　MRI：ACL 损伤以及 MCL 股骨止点损伤

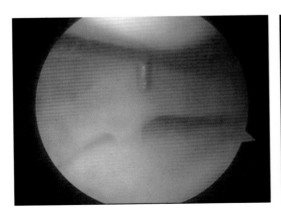

图 2-5-17　内侧间室通过征阳性

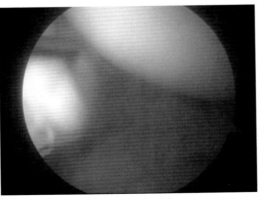

图 2-5-18　镜下探查可见 MCL 瘢痕化团块

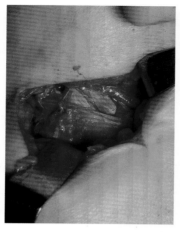
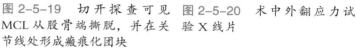

图 2-5-19　切开探查可见 MCL 从股骨端撕脱，并在关节线处形成瘢痕化团块　　图 2-5-20　术中外翻应力试验 X 线片

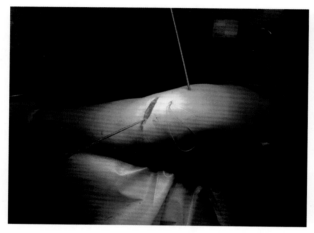
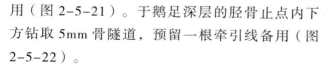

图 2-5-21　制备股骨及胫骨侧骨道

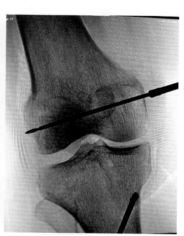

图 2-5-22　术中骨道定位

用（图 2-5-21）。于鹅足深层的胫骨止点内下方钻取 5mm 骨隧道，预留一根牵引线备用（图 2-5-22）。

固定重建的 MCL：将编织缝合的肌腱拉入胫骨骨隧道，将肌腱的两个头均拉入股骨骨道，拉紧后，全角度屈伸活动膝关节，以确定移植的肌腱是否等长放置，检查外翻试验的松紧度后，予以界面螺钉固定 MCL 股骨端（图 2-5-23）。固定韧带后，再次行侧方应力试验，可见张力恢复良好（图 2-5-24~图 2-5-26）。

（2）术后康复要点　术后即刻给予伸直位支具固定，棉花腿加压包扎 3 天。术后患者患肢感觉恢复后即开始行肌肉等长收缩、支腿抬高、伸直等功能锻炼，2 周内患肢完全伸直，2 周后

开始膝关节屈膝功能锻炼，3~4 周屈膝 90°，5~6 周屈膝 120°，7~8 周以后逐渐屈膝至全角度。加强股四头肌肌肉力量锻炼，半年后逐步恢复运动。

专家点评

（1）诊断要点　仔细询问病史，重点询问患者是否存在膝关节不稳、打软腿等情况。检查患者 MCL 的张力。标准的膝关节应力 X 线片可以帮助评估膝关节 MCL 的稳定性以及损伤程度。

（2）治疗要点　重建 MCL 为解剖性重建，需要确定膝关节的股骨以及胫骨侧止点。另外，术中固定重建的韧带之前，需行全角度的膝关节活动，以确定移植的肌腱是否等长放置，调整韧带的张力。MCL 过松容易导致手术失效，患者仍

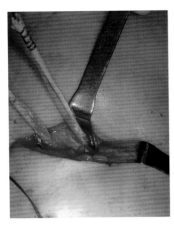 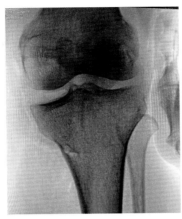 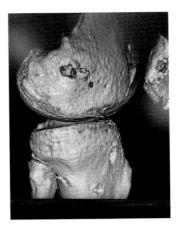

图 2-5-23　将编织的肌腱引入骨道中　　图 2-5-24　固定韧带后再次行应力位片检查韧带张力　　图 2-5-25　术后 CT 三维重建检查骨道位置

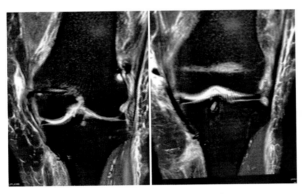

图 2-5-26　术后 MRI 检查重建的韧带

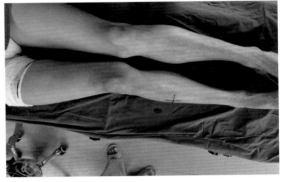

图 2-5-27　双下肢外观：右膝关节外翻畸形

存在膝关节不稳症状；MCL 过紧容易导致膝关节屈伸活动受限，并伴有膝关节间室压力过大，而出现疼痛症状。

（3）建议　患者存在慢性膝关节内侧不稳时，如采用自体肌腱重建时，我们不建议再取患侧腘绳肌肌腱。我们认为完整的内侧结构对膝关节内侧可起到一定的稳定作用，因此，应保留内侧腘绳肌的完整性。

病例 4　膝内翻合并 MCL 陈旧性损伤

　　王某某，男性，20 岁，主因"车祸伤致右膝功能受限 3 年"入院。3 年前患者发生车祸，伤及右膝，在当地医院就诊诊断为"右胫骨平台骨折"，予行切开复位内固定术，术后右膝关节逐步出现不稳，行走打闪，近来加重，为求进一步诊治，遂来我院门诊就诊。

　　查体：双下肢可见右膝关节外翻畸形，关节无明显肿胀，右侧股四头肌轻度萎缩（图 2-5-27）。膝关节内翻应力试验（－），0° 及 30° 外翻应力试验（＋＋＋），Lachman 试验（－），前抽屉试验（＋），轴移试验（＋），后抽屉试验（－），台阶征（－），拨号征（－），麦氏征及摇摆征（－），关节主被动活动轻度受限，伸膝 0°，屈膝 135°。

　　辅助检查：X 线片示双下肢力线位可见右膝关节外翻畸形，外翻角度 15°，外侧间室无明显退变，左下肢力线良好（图 2-5-28）。右膝关节 MRI 示右膝关节积液，MCL 损伤、迂曲，ACL、PCL、MCL 连续性良好，半月板未见明显异常（图 2-5-29~图 2-5-31）。

　　诊断：右膝外翻畸形，右膝陈旧性 MCL 损伤，右膝胫骨平台骨折术后骨愈合。

治　疗

（1）手术治疗　股骨髁上截骨矫形，MCL 重

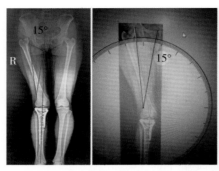

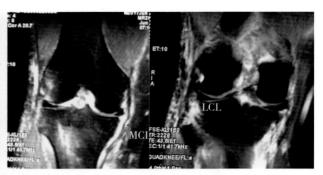

图 2-5-28 双下肢力线位 X 线片：右膝关节外翻畸形，外翻角度 15°，平台术后改变

图 2-5-29 右膝关节 MRI：右膝关节积液，MCL 损伤、迂曲，外侧副韧带连续性良好，半月板未见明显异常

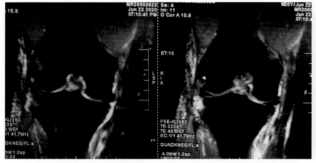

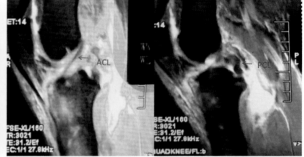

图 2-5-30 右膝关节 MRI：MCL 损伤、迂曲

图 2-5-31 右膝关节 MRI：右膝关 ACL、PCL 连续性良好

建，内固定取出术。

膝外翻矫形：常规消毒、铺巾，取右膝关节内侧纵向切口，显露股骨远端内侧，按术前规划性股骨髁上截骨矫正膝外翻，截骨位置选择髁上 7cm，截骨方向为斜行截骨，保证两个接骨面等长，截骨后，确定矫形角度，术中透视力线，钢板内固定，确保固定牢靠（图 2-5-32）。

MCL 重建：取对侧膝关节半腱肌，予以编织

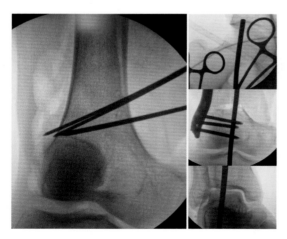

图 2-5-32 术中图：截骨规划，截骨后力线评估

缝合备用。于股骨内上髁 MCL 止点处由内向外上打入导针，钻取 6mm 骨道至对侧皮质，预留一根牵引线备用。于鹅足深层的 MCL 胫骨止点处由前内向后外侧打入导针，钻取 6mm 骨隧道，预留一根牵引线备用。将编织缝合的肌腱拉入胫骨骨隧道，两端对折后将肌腱的两个头均拉入股骨骨道，拉紧后，全角度屈伸活动膝关节，以确定移植的肌腱是否等长放置，检查外翻试验的松紧度后，予以界面螺钉固定 MCL 股骨端（图 2-5-33~ 图 2-5-36）。固定韧带后，再次行侧方应力试验，可见张力恢复良好（图 2-5-37）。

内固定取出：本处不做详细描述。

（2）术后康复要点 术后即刻给予伸直位支具固定，棉花腿加压包扎 3 天。术后患者患肢感觉恢复后即开始行肌肉等长收缩、支腿抬高、伸直等功能锻炼，2 周内患肢完全伸直，2 周后开始膝关节屈膝功能锻炼，4 周屈膝 90°，6 周屈膝 120°，8 周以后逐渐屈膝至全角度。术后 8 周逐步开始负重，半年后逐步恢复运动。

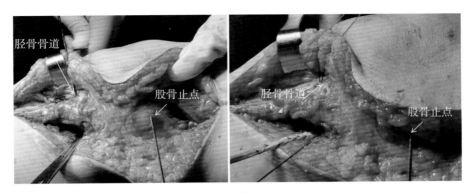

图 2-5-33　术中图：制备胫骨骨道及股骨骨道，拉入肌腱

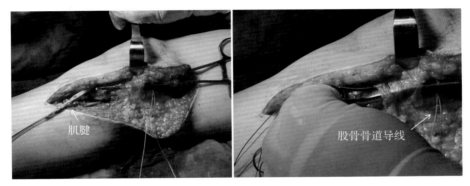

图 2-5-34　术中图：制备胫骨骨道及股骨骨道，拉入肌腱

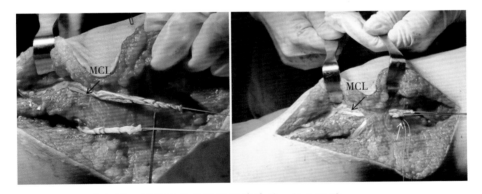

图 2-5-35　术中图：制备胫骨骨道及股骨骨道，拉入肌腱

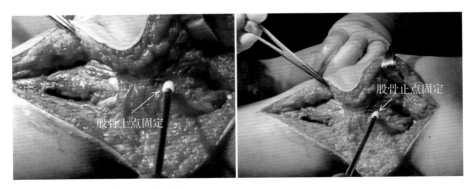

图 2-5-36　术中图：股骨侧固定

专家点评

（1）**诊断要点** 膝关节内侧陈旧性不稳通常继发于关节创伤修复之后，一方面 MCL 当时损伤愈合会有差异，尤其早期没有得到有效制动的患者，另一方面下肢力学环境的改变可继发引起 MCL 损伤。本例患者两个因素都有，对于处理需要受限矫正力线，否则重建 MCL 必然面临较高的失效风险。

（2）**治疗要点** 合理规划手术流程及术中规避骨道干扰需要术者进行详细的规划与细致操作。重建 MCL 术中需要注意张力的调节。同时术中可以保留原有的 MCL，有利于重建的愈合。

（3）**建议** 合并力线不良的陈旧性 MCL 损伤，矫正力线的第一要务，在力线矫正的基础在进行关节稳定性重建，才有可能取得较为理想的效果。

二、膝关节后外侧结构

（一）膝关节后外侧结构生物力学与解剖学

1 膝关节后外侧结构（posterolateral corner, PLC）解剖学

PLC 主要负责限制内翻成角，同时也有阻抗内翻旋转和胫骨外旋转的作用。在屈曲的早期阶段（0°~30°），膝关节后外侧结构作为二

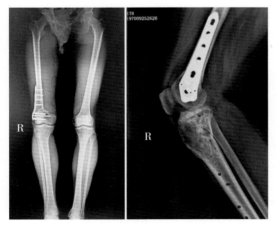

图 2-5-37 术后 X 线片：力线矫正满意，内固定位置满意，骨道位置良好

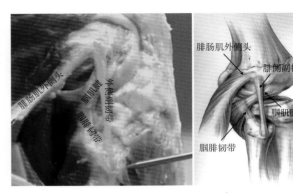

图 2-5-38 后外侧结构示意图及解剖表现

级稳定结构与交叉韧带一起，共同限制胫骨前后移。

PLC 结构分为三层：浅层由髂胫束、股二头肌组成。中层由髌骨外侧支持带、两个髌股韧带和髌骨半月板韧带组成。深层包括由外侧关节囊、外侧副韧带（LCL）、冠状动脉韧带（即半月胫外侧韧带）、弓状韧带、腘腓韧带（PFL）和豆腓侧韧带组成。

PLC 包括三种主要的稳结构，即 LCL、腘肌腱和 PFL。PLC 的肌腱和韧带的旋转作用很大程度上是由于它们的解剖关系和腓骨头止点非常接近（图 2-5-38）。

外侧韧带是限制膝关节内翻应力的主要静态结构，限制屈曲的早期阶段胫骨外旋。LCL 是一种囊外结构，股骨侧止点位于股骨外上髁近端 1.4mm，后端 3.1mm，紧邻腓肠肌肌腱外侧头股骨附着物前部；腓骨侧止点位于腓骨头的外侧，在腓骨茎突的前部和远端，与股二头肌止点共同形成连结结构。

腘肌肌腱复合体由腘肌腱、腘肌和 PFL 组成，是限制外旋的动态和静态结构，在膝关节高屈曲程度下起主要作用，同时是限制胫骨后移的二级稳定结构。腘肌–肌腱复合体斜行于胫骨后内侧，向外侧移行为腱性结构，其股骨止点位于股骨外侧髁关节软骨表面的后面，止点与 LCL 止点之间的平均距离为 18.5mm。腘腓韧带是 PLC 的恒定结构，起源于腘肌肌腹肌腱连接处，止于腓骨头后内侧，在膝关节屈伸活动中始终维持张力。

2 PLC 生物力学研究

PLC 的完整性对于避免膝关节的外侧间隙张开与内侧过载至关重要。由于股骨外侧髁与胫骨外侧髁平台缺乏整合，且外侧半月板具有较高的可移动性，膝关节外侧存在先天不稳定性。在正常膝关节中，胫骨后移主要由 PCL 控制，但 PLC 在膝关节屈曲早期起次要约束作用。与单纯 PCL 损伤相比，PLC 和 PCL 联合损伤时胫骨后移显著增加。LCL 是内翻应力的主要拮抗结构，PLC 损伤时，LCL 保持完整则不会发生内翻。合并腘肌复合体损伤的 LCL 损伤与孤立的 LCL 损伤相比，内翻间隙增大更为明显。PLC 的另一重要功能是控制膝关节外旋。生物力学研究研究表明，分别从后内向后外及后外向后内两个方向切断膝关节周围的稳定结构，PLC 中的腘肌复合体和腘腓韧带是控制外旋的主要结构。腘肌复合体被认为是抑制膝关节外旋最主要的因素，腓侧副韧带在膝关节屈曲早期承受了比腘肌复合体更高的外旋力矩。理解 PLC 复杂的解剖学结构和生物力学变化对 PLC 损伤的诊断和治疗至关重要。

（二）症状与体征

1 症状评估

准确评估 PLC 损伤非常重要，诊断和治疗 PLC 损伤不及时可导致膝关节不稳定以及其他韧带结构重建失败。PLC 损伤患者通常有机动车事故和运动损伤相关的急性创伤史，伸膝时作用于胫骨前内侧的暴力是最常见的损伤机制。急性损伤病例中关节线处的疼痛、瘀斑、肿胀，以及无法行走是主要症状。慢性损伤患者易出现关节不稳感和内甩步态，患者大多不能跑步，或上楼梯时出现打软腿症状。

2 体格检查

对膝关节应进行详细检查，以评估关节的活动范围和稳定性，并寻找可能的伴发损伤。用于评估膝关节后外侧不稳定性的特殊试验包括内翻应力试验、后外侧抽屉试验、拨号试验（胫骨外旋试验）。

内翻应力试验：应在膝关节伸直和屈膝 30° 位分别进行。检查者将手指放于关节线处，评估相对于对侧膝关节的关节线开口，根据开口程度分为：Ⅰ 度，开口为 0~5mm；Ⅱ 度，开口为 5~10mm；Ⅲ 度，开口大于 10mm。屈膝 30° 位检查存在内翻不稳而伸直位稳定，提示孤立性腓侧副韧带损伤；屈膝 30° 位和伸直位检查均存在不稳提示严重的 PLC 损伤，损伤包括腓侧副韧带、后外侧关节囊韧带、腘肌腱和髂胫束浅层等，可能伴有交叉韧带损伤。

后外侧抽屉试验：后外侧抽屉试验阳性为外侧胫骨平台相对于股骨外侧髁的外旋，这意味着 PLC 损伤。然而该试验假阴性率较高，合并 PCL 损伤的患者存在胫骨后沉，使后外侧抽屉试验可能变微弱，不易观察到外侧胫骨平台相对于股骨外髁的外旋。

拨号试验：当患者处于俯卧位时，采用膝关节屈曲 30° 和 90° 下进行胫骨外旋试验检查外旋角度变化。任何可见的左右两侧的差异都应被认为是有意义的。30° 的外旋增加提示 PLC 的损伤，在 90° 时外旋增加提示 PLC 伴随 PCL 受累（图 2-5-39）。

用测角仪测量运动范围。应特别注意膝关节过伸，因为任何单侧 > 10° 的过伸都表明后外侧结构和后囊的相关受累（图 2-5-40）。如果双膝有明显的过伸，需要考虑胫骨后倾角变小。

（三）辅助检查

1 常规 X 线检查

X 线检查可观察关节间隙异常及伴随的撕脱骨折。PLC 损伤在 X 线片上可表现为外侧关节间隙增宽，可伴有腓骨头骨折、Gerdy 结节撕脱骨折、胫骨平台外侧关节囊撕脱骨折（Segond 骨折）。Segond 骨折通常提示 ACL 损伤，但也常出现于 PLC 损伤患者中。内翻应力位 X 线片则提供了一种

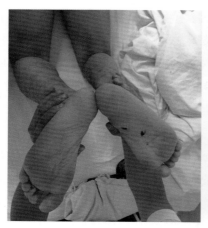 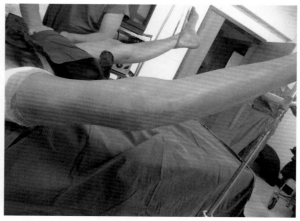

图 2-5-39　拨号征：双侧外旋比较　　图 2-5-40　膝关节过伸，需考虑后侧关节囊损伤

可重复测量膝关节间隙的方法，有助于客观记录损伤程度。慢性损伤患者还应拍摄负重位下肢全长正位 X 线片，用于重建前评估是否需要截骨以纠正内外翻畸形。使用 Telos 设备（Telos，德国）拍摄 90° 应力 X 线片，测量胫骨后部位移。胫骨后移差值 ≥ 12mm 应高度怀疑 PCL 损伤的同时合并后外侧不稳定。

2 MRI

MRI 检查是发现 PLC 损伤的有效方法（图 2-5-41），对髂胫束、股二头肌肌腱、腓侧副韧带和胭肌腱的显示率均在 80% 以上。MRI 对于胭肌腱及其股骨止点处的损伤可以较好显示，然而胭肌腹或肌腹－肌腱交界处损伤则显示困难，这也是造成 PLC 损伤漏诊的重要原因。而胭腓韧带在未受伤膝也不易很好地显示，故应用 MRI 检查评估 PLC 损伤时，其作用不如膝关节

其他韧带样结构。MRI 对于内侧韧带损伤的诊断具有极高的灵敏度和特异性，任何 MCL 的信号增高都是异常的。膝关节 MCL 损伤 MRI 可见浅层以及深层纤维束信号增高，或出现不同程度的撕裂，周围软组织肿胀，部分患者可见股骨内上髁止点处撕脱骨折等。

3 关节镜检查

诊断性关节镜检查并非强制性的，但对于不明确的损伤模式、多向不稳定或既往韧带手术后的病例可能有帮助。然而，在每次韧带重建前，都必须对受伤的膝关节进行彻底的关节镜评估（图 2-5-42）。应特别注意 4 字位下外侧间室的开口程度。在内翻应力下外侧间室开口超过 1cm 的情况下，通过征阳性。外侧半月板和胭肌腱的完整性需要用探针进行测试。同时需要在伸膝状态下进一步检查外侧开口情况。

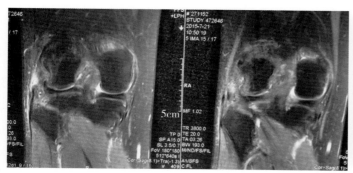

图 2-5-41　膝关节 MRI：外侧副韧带损伤，高信号

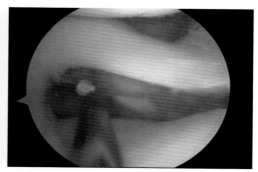

图 2-5-42　膝关节镜下表现：外侧间室间隙增大

（四）治疗

1 治疗原则

治疗PLC损伤的治疗原则取决于急性或慢性，以及有无伴发损伤。有学者创建了一个描述旋转不稳定性的分类系统，根据体格检查结果将PLC损伤分为3型：A型，主要为旋转不稳定（腘肌腱、腘腓韧带撕裂）；B型，旋转不稳定伴轻度内翻不稳（腘肌腱、腓侧副韧带、腘腓韧带的损伤，多见于孤立的后交叉韧带损伤）；C型，明显内翻不稳，外旋不稳定（PLC结构完全中断，多伴有交叉韧带损伤）。对于PLC损伤A型和部分B型患者，采用非手术治疗取得了良好的临床结果。而C型患者采用非手术治疗则可出现持续性不稳定和后期退行性关节炎改变。手术治疗一般用于孤立性或伴发性C型PLC损伤以及非手术治疗失败的患者。于损伤急性期修复或可避免力线不良者后续的截骨矫形。对于肌腱起止点的腓侧副韧带和腘腓韧带损伤患者可在2~3周内修复，3周后解剖结构不清，几乎难以再修复（图2-5-43）。

2 重建方式

目前主流的PLC重建方式是开放性手术建立隧道，可选用自体、异体PLC附近保留附着点的肌腱或其他肌腱，尚无公认的最优方法。常用的手术方式有：Larson等基于单个腓骨隧道肌腱悬吊法重建LCL和PFL；Arciero等在其基础上改为双股骨隧道，增加腓骨界面螺钉以在不同屈膝角度下固定两部分移植物；Laprade等基于胫骨和腓骨隧道

用两根移植物重建PLC三个主要结构（PFL跨上胫腓关节）；Yoon等结合腓骨悬吊法与胫骨隧道法重建PLC（PFL跨胫股关节）；Versaillaise等采用单根游离肌腱"Y"形成角重建PLC。

近年来有研究报道，相对于开放性手术，关节镜下PLC重建术有同样的成功率，并具有减小软组织损伤、解剖点定位精确、保护腓神经、可同时重建交叉韧带等优势（图2-5-44）。Frosch等报道了关节镜下腘肌腱重建法，建立6个入路，用钩型PLC重建定位器建立胫骨隧道，该方法尤其适用于A型PLC损伤。

3 并发症处理

（1）毗邻结构损伤　急性PLC损伤中，腓神经损伤发生率达26.2%，除完全断裂外均有恢复的可能性，故应及时检查并发的血管神经损伤，避免发生骨筋膜室综合征和神经失用，同时应检查是否合并胫骨平台后外侧骨折，避免力线变化导致PLC重建术后残余内翻不稳。

（2）力线不稳　对于慢性Ⅲ度PLC损伤，必须检查下肢站立位力线，并对内翻严重者进行矫正。目前多采用胫骨高位截骨矫形术和PLC重建分期手术治疗力线不稳，采用PLC重建分期手术时视一期手术后是否有残余不稳决定二期手术的必要性。研究发现，同期截骨联合PLC重建术可行且术后功能恢复良好，对于内翻严重、运动功能要求高的年轻患者可予以考虑。

（3）多发韧带损伤　PLC损伤多合并交叉韧带损伤，由于交叉韧带同样会表现为一定旋转稳定

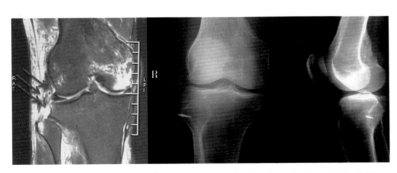

图2-5-43　膝关节PLC急性损伤：腓骨侧撕裂，修复后锚钉位置

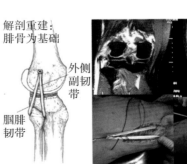

图2-5-44　膝关节PLC慢性损伤。重建示意图及术前术中表现

性改变，增加了 PLC 损伤的诊断难度，被忽略的后外侧不稳易导致重建的交叉韧带因应力过大而失效。因此，诊断交叉韧带损伤时应关注 PLC 状态。

病例 1

郭某某，男性，40 岁，因"扭伤致右膝肿痛活动受限 7 年"入院。7 年前患者骑车时不慎摔伤右膝关节，伤后右膝疼痛活动受限。当地医院诊断为右膝外侧副韧带损伤，给予手术治疗，具体不详，术后右膝活动受限一直未缓解，右膝打软及不稳感明显，患者近 6 个月来右膝不稳感加重，遂来我院就诊。MRI 检查提示：右膝外侧副制带损伤、右膝髂胫束及股二头肌损伤，右胫

骨平台陈旧性骨折。既往史、个人史无特殊。

查体：跛行步入病房，右膝外侧可见不规则瘢痕组织，长约 8cm，伤口愈合良好，股四头肌轻度萎缩（图 2-5-45），右膝外侧关节间隙压痛（+），内翻应力试验（+），外翻应力试验（-）。麦氏征（-），Lachman 试验（-），前抽屉试验（-），轴移试验（-）。膝关节反 Lachman 试验（-），后抽屉试验（-），台阶征（-）。

辅助检查：X 线片显示右膝胫骨平台外侧可见陈旧性撕脱骨折块（图 2-5-46）。MRI 可见外侧副制带腓骨止点处断裂，髂胫束胫骨止点及股二头肌腓骨头止点部分损伤（图 2-5-47~图 2-5-49）。

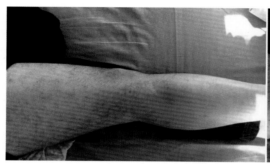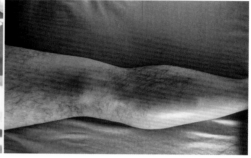

图 2-5-45　膝关节正侧位外观照，可见膝节外侧陈旧性手术瘢痕

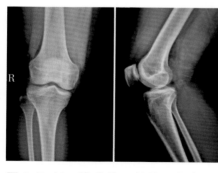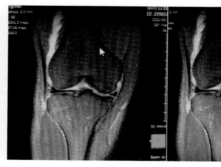

图 2-5-46　膝关节正侧位：右膝胫骨平台外侧可见陈旧性撕脱骨折块　　图 2-5-47　髂胫束止点损伤

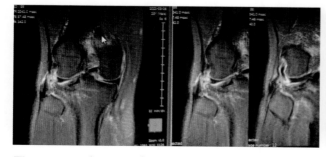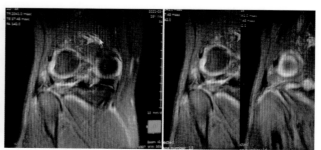

图 2-5-48　外侧副韧带损伤、迂曲短缩　　图 2-5-49　股二头肌腓骨止点部分损伤

诊断：右膝外侧副韧带损伤，右膝髂胫束损伤，右膝股二头肌损伤。

治　疗

（1）手术治疗方案　右膝外侧副韧带、髂胫束、股二头肌损伤修复缝合术。

手术准备：患者全身麻醉后取仰卧位，上止血带。

手术探查：首先取右膝外侧股骨外髁至腓骨头纵行手术切口，逐层分离显露，可见髂胫束自胫骨平台部分撕裂，外侧副韧带松弛，腓骨侧可见手术缝线残留，股二头肌肌腱部分撕脱，给予将髂胫束、外侧副韧带、股二头肌分别分离显露后，分别在胫骨平台 Gerdy 结节髂胫束止点、腓骨头外侧副韧带及股二头肌止点处植入 3 枚 Peek 锚钉，以锚定缝线分别将髂胫束、外侧副韧带、股二头肌编织缝合后固定于止点处，缝合完毕后，查膝关节内翻应力试验转阴性（图 2-5-50~ 图 2-5-55）。

（2）术后康复　术后即刻给予膝关节可调支具固定，2 周内膝关节被动屈伸功能锻炼，术后 4 周内屈曲至 90°，术后 6 周屈曲至正常。术后第 2 天开始行踝泵、股四头肌等下肢肌肉锻炼，6 周内在支具保护下患肢逐步负重。术后 6 周去除支具，逐步恢复功能康复锻炼。

专家点评

（1）诊断要点　根据患者症状体征及 MRI 检查可明确诊断，但外侧副韧带损伤需特别注意是否合并有后外侧结构（腘肌腱、腘腓韧带）损伤。

（2）治疗操作要点　①外侧副韧带损伤失效会严重影响膝关节外侧稳定性，影响患肢功能，术前需仔细查体及阅片，排除后外侧结构是否有损伤，术中需仔细探查。除外侧副韧带外需探查腘肌腱、髂胫束及股二头肌肌腱，如有损伤需连同外侧副韧带一并修复，如果无法修复缝合需行重建术。本病例无后外侧结构损伤，腘肌腱连续性良好，外侧副韧带分离后见其自腓骨止点撕脱，未见明显短缩，质量尚可，遂给予外侧副韧带修

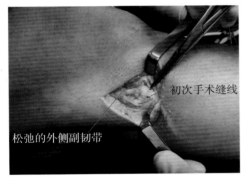

图 2-5-50　损伤松弛的外侧副韧带

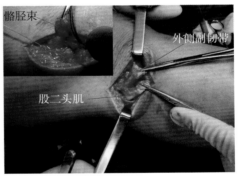

图 2-5-51　外侧副韧带、股二头肌及髂胫束损伤

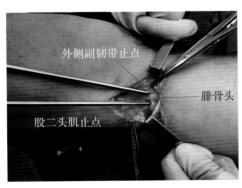

图 2-5-52　外侧副韧带及二头肌腱腓骨止点锚钉植入

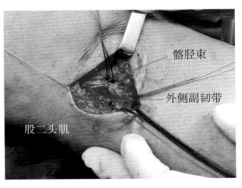

图 2-5-53　修复缝合股二头肌、外侧副韧带、髂胫束后

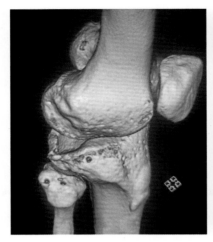

图 2-5-54 术后 CT 提示 3 枚锚钉植入位置良

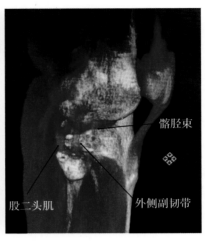

图 2-5-55 术后三维成像 CT 提示外侧副韧带、股二头肌、髂胫束修复良好

复缝合术，因髂胫束及股二头肌为部分损伤，给予损伤部分行加强缝合术。②术中应仔细分离，需清理显露外侧副韧带走行区域及腓骨头肌腱附着区域，尤其注意保护股二头肌深面的腓总神经。

（3）建议 单纯外侧韧带损伤临床相对少见，患者初次就诊时需详细询问病史，仔细查体及阅片，避免漏诊。如需手术治疗，单纯缝合无法满足强度需求，需植入锚钉行止点加强修复缝合，以期达到坚强的修复效果及满足早期功能锻炼的要求，从而最大限度恢复患膝功能，为患者带来最佳的治疗效果。

病例 2 PLC 陈旧性损伤

赵某某，男性，41 岁，以"外伤致左膝关节活动受限 6 个月"入院。6 个月前患者在外伤致左膝疼痛，活动受限，在当地医院就诊，诊断为"左膝关节脱位，左腘动脉损伤"，予行"手法复位、血管移植、外固定术"，术后下肢血运恢复良好，关节位置良好，逐步进行膝关节功能锻炼，膝关节不稳明显，为进一步治疗来我院就诊。既往史：无特殊。

查体：左膝关节无明显肿胀，关节主动活动良好，Lachman 试验阴性，台阶征阳性，外翻应力试验（－），膝关节内翻应力试验（＋），拔号征（＋），末梢血运良好（图 2-5-56～图 2-5-57）。

辅助检查：膝关节正侧位片 X 线片及 CT

血管造影（CTA），可见膝关节前脱位，未见明显骨质异常（图 2-5-58）。CTA 可见腘动脉损伤，腘动脉远端血流不畅，经腘动脉血管移植后 CTA 可见血管连续性恢复，远端血流良好，膝关节对位关系良好（图 2-5-59～图 2-5-60）。创伤后膝关节 MRI 显示，膝关节 PCL 连续性中断，外侧副韧带损伤、连续性中断，周围瘢痕形成，膝关节积液（图 2-5-61～图 2-5-62）。

诊断：左膝后外侧结构损伤，左膝关节 PCL 损伤，左膝腘动脉移植术后。

治 疗

（1）手术治疗 关节镜下 PCL 重建，PLC 重建麻醉后下肢上止血带，常规消毒、铺巾。建立常规前内、前外侧入路，探查整个膝关节，ACL 的连续性良好，PCL 松弛，外侧间室间隙明显增大，通过试验阳性（图 2-5-63）。建立后内侧入路，监视下清理 PCL 胫骨后侧止点，适当松解后侧粘连的后关节囊。常规进行 PCL 重建（图 2-5-64～图 2-5-65；具体步骤详见本章第四节）。

采用膝腓骨头外侧纵切口，切开皮肤、皮下组织，显露腓骨头，自腓骨头前外侧向腓骨头后侧制备一斜行 4.5mm 骨道，出口位于腓骨近端后侧，注意保护后方的腓总神经。在股骨外侧髁处做一 3cm 纵向切口，切开皮肤、纵行切开髂胫束，显露股骨外髁，由股骨外髁向内上打入导针，制备一直径为 6mm 的骨道，将移植物穿过腓骨头骨道后两游离

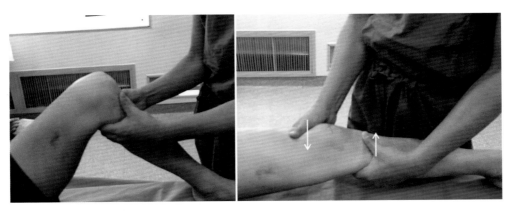

图 2-5-56　膝关节查体：Lachman 试验阴性，台阶征阳性

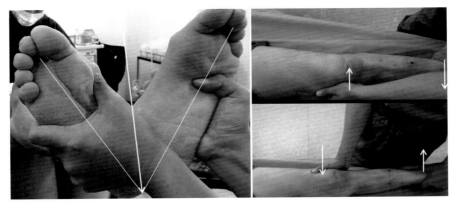

图 2-5-57　膝关节查体：膝关节内翻应力试验（＋），拔号征（＋）

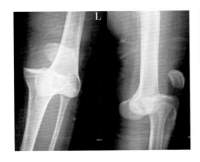

图 2-5-58　膝关节 X 线片：膝关节脱位

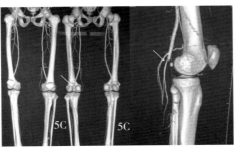

图 2-5-59　膝关节 CTA：左膝关节腘动脉损伤

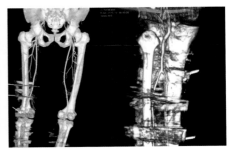

图 2-5-60　膝关节 CTA：左膝关节腘动脉损伤，血管移植后通畅性良好

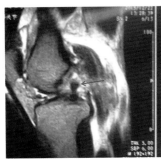

图 2-5-61　膝关节 MRI：PCL 连续性中断，ACL 损伤

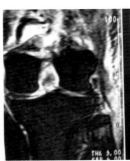
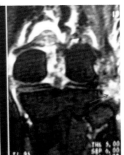

图 2-5-62　膝关节 MRI：外侧副韧带损伤，腘肌腱损伤，膝关节积液

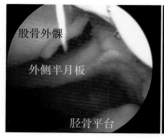
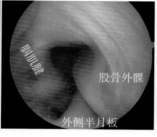
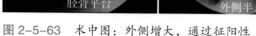
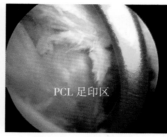
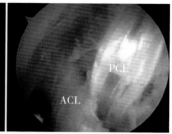

股骨外髁

外侧半月板

腘肌腱

股骨外髁

胫骨平台

外侧半月板

PCL 足印区

PCL

ACL

图 2-5-63　术中图：外侧增大，通过征阳性　　　图 2-5-64　术中图：PCL 胫骨止点，重建后的 PCL

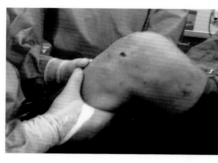
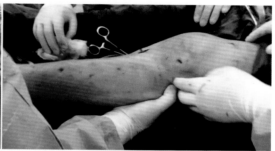

图 2-5-65　术中图：重建 PCL 后查体，台阶征阴性，内翻试验阳性

端经髂胫束深层拉入股骨外侧髁处骨道，在膝关节伸直位拉紧韧带，用界面螺钉固定韧带于股骨骨道内。检查膝关节稳定性及屈伸活动，逐层缝合切口（图 2-5-66~ 图 2-5-69）。

（2）术后康复　术后给予棉花腿加压包扎固定，术后抬高患肢，即刻开始行踝泵、股四头肌收缩锻炼，术后第 2 天开始膝关节被动屈曲功能锻炼，并逐步负重锻炼；术后 4 周屈曲至 90°，术

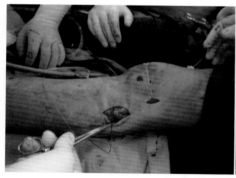
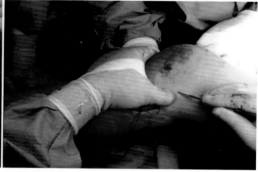

图 2-5-66　术中图：腓骨侧制备骨道，股骨侧制备切口

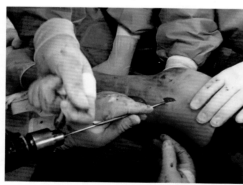
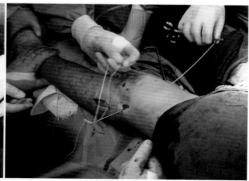

图 2-5-67　术中图：股骨骨道制备，导入牵引线

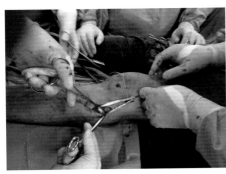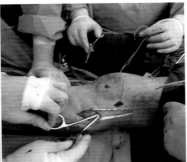

图 2-5-68　术中图：移植物穿过骨道，固定

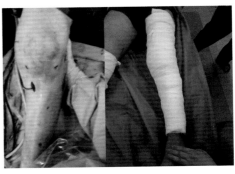

图 2-5-69　术中图：再次查体，内翻试验阴性，下肢棉花腿包扎

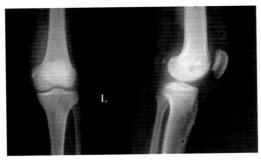

图 2-5-70　术后 X 线片：髌骨位置良好，内固定位置良好

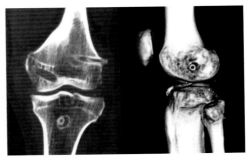

图 2-5-71　术后 MRI：髌腱连续性良好，骨道位置良好

后 8 周屈曲至正常，逐步恢复运动功能康复锻炼（图2-5-70~ 图 2-5-71）。

专家点评

PLC 损伤通常伴随关节脱位或关节多发韧带损伤，一定要注意血管神经情况，对于有血管神经损伤的患者需要紧急处理血管情况，在 PCL 损伤的同时一定要注意 PLC 损伤的处理，否则有很大的风险引起 PCL 重建失效。陈旧性 PLC 损伤，进行重建是恢复后外侧稳定性的首要选择，本例选择了自体腘绳肌肌腱进行重建，具有取材方便，重建效果可靠的优点，但对于多发韧带损伤，移植物取材受到限制，可根据情况选择异体肌腱或人工韧带。

（葛兆刚，杨　镇）

参考文献

[1] 张亮，梁求真，赵赞栋，等．关节镜下内侧副韧带锚钉缝合固定联合前后交叉韧带重建治 KD- Ⅲ M 型膝关节脱位的疗效 [J]. 中华创伤杂志，2021, 37（10）：881-887.

[2] Wijdicks CA, Griffith CJ, Johansen S, et al. Injuries to the medial collateral ligament and associated medial structures of the knee[J]. J Bone Joint Surg（Am），2010, 92（5）：1266-1280.

[3] 黄益奖，陈文良，张雷，等．缝合锚钉治疗急性膝关节内侧副韧带止点损伤的临床疗效 [J]. 中国骨伤，2014, 27（2），137-139.

[4] Stephens S，Politi J，Backes J，et al. Repair of medial collateral ligament injury during total knee arthoplasty[J]. Orthopedics，2012，35（2）：154-159.

[5] Chahla J, Kennedy NI, Cinque ME, et al. Posterolateral corner injuries of the knee at the National Football League combine:an imaging and outcomes analysis[J]. Arthroscopy, 2018, 34（3）：687-692.

[6] Sanders TL, Johnson NR, Pareek A, et al. Satisfactory knee function after single-stage posterolateral corner reconstruction in the multi-ligament injured/dislocated knee using the anatomic single-graft technique[J]. Knee Surg Sports Traumatol Arthrosc, 2018, 26（4）：1258-1265.

[7] Li Y, Hong L, Wang XS, et al. Midterm clinical outcome of combined posterior cruciate ligament reconstruction and posterolateral corner surgery using second-look arthroscopic "lateral gutter drive-through" test as an

adjunctive evaluation[J]. Orthop Surg, 2019, 11（3）：422-430.

[8] Kang KT, Koh YG, Son J, et al. Biomechanical influence of deficient posterolateral corner structures on knee joint kinematics: a computational study[J]. J Orthop Res, 2018, 36（13）：2202-2209.

[9] 朱涛, 肖斌, 白登彦, 等. 膝关节生理性后外侧旋转松弛对膝前交叉韧带重建术后效果的影响 [J]. 中国中医骨伤科杂志, 2018, 26（11）：17-20.

第六节　膝关节多发韧带损伤

一、功能及解剖

膝关节多发韧带损伤常伴有膝关节脱位。最常见的高能量损伤机制是机动车事故。损伤通常发生在小腿的前部接触仪表板，迫使胫骨向后部方向移动。高能事故也可能造成开放性骨折，并与其他危及生命的伤害并存，因此，应优先处理潜在的威胁生命的头部、胸部或腹部等的创伤。此外，一些低能量的损伤多与运动相关，包括蹦床、体操、足球、摔跤和跑步等。与单纯 ACL 损伤的非接触受伤机制不同，多发韧带损伤通常是由于接触或碰撞导致膝关节活动异常并伴有膝关节内翻或外翻力过大。在接触性运动中，运动员的体型和力量越大，所致多发韧带损伤的碰撞力也越大，损伤越重。

二、损伤后评估

急性期检查时可能会发现明显的畸形。遇到膝关节周围的擦挫伤、明显的捻发音、关节松弛，都应考虑到关节损伤的可能，尽管关节外表似乎正常。要认识到膝关节脱位或骨折脱位的可能，其重要性不在于能及时进行膝关节不稳定的治疗，而是在于能够尽早发现血管损伤和供血障碍（图 2-6-1）。因此，临床医生应根据当时的外伤史、畸形程度、膝关节不稳定程度等初步诊断可能出现的神经、血管损伤。必须检查双侧下肢的神经功能。对于多发性损伤的患者，除了神经功能的检查外，血管检查更为迫切，因为肢体缺血超过 8h 常导致截肢。膝关节脱位时，如果体格检查发现肢体苍白冰冷，意味着动脉损伤，需要立刻进行动脉造影。但是动脉搏动正常、有毛细血管充盈并不能排除血管损伤。血管栓塞可能在数小时或者数天内出现，因此需要反复检查。如果对肢体充盈有任何怀疑，都有指征进行血管造影。而神经损伤的总发生率也在 20%，因此，临床医生在接诊此类患者时一定要在最短的时间内全面评估病情。

膝关节脱位需要尽早进行复位，最好在急诊室就能够进行。复位后 X 线片检查确认复位情况，再次进行神经、血管检查。用长腿石膏或者伸膝位固定支具固定。在腓肠肌 - 比目鱼肌复合体部加一个衬垫有助于维持复位。在完成主要动脉或神经损伤的评估后，需要对韧带断裂、半月板撕裂或软骨损伤情况进行评估。膝关节的酒窝征常表示后外侧脱位，内侧结构（内侧副韧带及关节囊）关节内卡压（图 2-6-2），闭合复位很难成功，是急性切开复位的手术指征。

在急性损伤情况下，由于疼痛、血肿或相关损伤，准确评估韧带损伤的程度是困难的，但仍应尝试检查和记录是否存在严重松弛和不稳定，这表明多个韧带断裂。一旦疼痛和肿胀减轻，就可以进行更明确的检查。

三、影像学检查

膝关节正侧位片有助于了解膝关节脱位的方向、是否合并骨折，为手法复位提供依据（图 2-6-3~图 2-6-4）。如果复位后出现肢体苍白、毛细血管充盈减弱、肢体温度下降，应当考虑动脉造影以及 CTA（图 2-6-5）。如果肢体充盈良好，但是回流受阻，可能需要做静脉造影。在所有情况下，复位

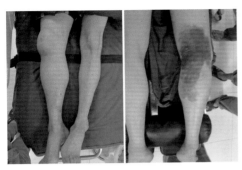
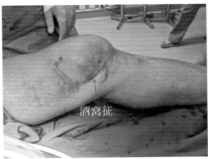
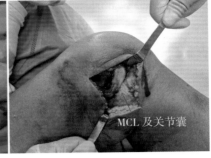

图 2-6-1　膝关节损伤后外观：膝关节肿胀，关节囊破裂出血形成后侧瘀斑

图 2-6-2　膝关节的酒窝征：膝关节内侧皮肤凹陷，术中见内侧结构卡压关节内

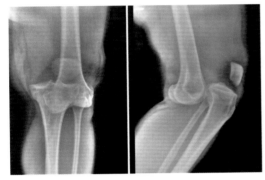
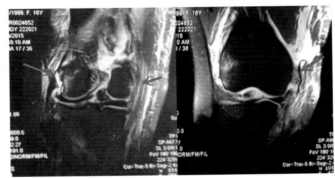

图 2-6-3　膝关节正侧位 X 线片：关节脱位

图 2-6-4　膝关节 MRI：内外侧副韧带损伤

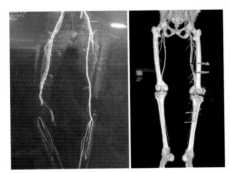
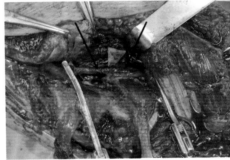
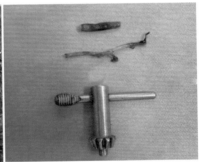

图 2-6-5　膝关节血管造影及 CTA 可见血管损伤

图 2-6-6　腘动脉损伤：腘动脉挫伤，血栓形成，大隐静脉移植

后也必须进行 X 线片检查。在对膝关节脱位的急性期处理完成后，应当在亚急性期做 MRI 检查，有助于确定哪些韧带受累，并确定损伤模式，尽管它不能确定胫骨与股骨的异常平移或旋转的程度（图 2-6-6）。此外，MRI 还可以评估软骨表面、半月板和其他软组织。

四、临床分型

临床上，已有许多关于膝关节脱位的分型。

基于胫骨与股骨相关的移位方向分型将膝关节脱位分为五类，即前脱位、后脱位、内侧脱位、外侧脱位和旋转脱位。膝关节前脱位最常见，其次是后脱位，目前应用较多的是改良 Schenck 膝关节脱位（KD）分型：其中 KD- Ⅰ 型为 ACL 或 PCL 损伤；KD- Ⅱ 型为前后交叉韧带同时损伤；KD- Ⅲ 型为前后交叉韧带损伤的同时合并内侧（KD- Ⅲ -M 型）或外侧（KD- Ⅲ -L 型）副韧带损伤；KD- Ⅳ 型前后交叉韧带损伤的同时合并内侧肌外侧副韧带的损伤；KD–Ⅴ型为多发韧带损伤同时合并关节周围骨折。掌握这些分型有助于该疾病的规范化治疗。

五、治 疗

（一）保守治疗

虽然之前有一些学者报道了非手术治疗的良好结果，但大多数学者建议通过手术稳定这些损伤。接受非手术治疗的患者功能预后较差，且膝关节持续不稳定。非手术治疗可能仅适用于对功能需求低及强烈拒绝手术治疗的患者。

（二）手术治疗

1 手术的绝对指征

包括开放性骨折、筋膜室综合征、血管损伤和不可复位的膝关节脱位。如果肢体缺血时间超过2.5h，即有指征进行小腿4个骨筋膜室切开减压。如果复位后不能够维持复位，就有指征进行外固定支架固定，或者进行早期的韧带重建，以稳定膝关节，并防止血管的再损伤。开放性脱位或者开放性骨折脱位需要立即进行手术清创。如果膝关节开放性脱位合并较大面积的软组织缺损，或者是开放性的骨折脱位，行支架外固定最为合理。在这种情况下，软组织伤口不宜过早闭合。

2 手术时机选择

要根据血管情况、膝关节复位后的稳定性、皮肤条件、全身情况、开放还是闭合性损伤、其他骨科损伤，以及侧副韧带或者关节囊韧带受损情况而定。手术干预的时间通常分为急性期（损伤后3周之内）或慢性期。尽管大多数学者建议在没有禁忌证的情况下进行急性手术干预，但延迟手术治疗也获得了良好的结果。临床医生还必须意识到关节镜下重建技术可能会由于关节囊破裂导致液体外溢到周围软组织，增加筋膜室综合征的风险。因此，1~2周的短时间延迟促进关节囊愈合可能是有益的。

一些情况下，ACL、PCL和PMC损伤可以先用支具固定4~6周，在PMC损伤愈合之后，再在关节镜下进行ACL和PCL的重建。其他一些损伤则可能需要修补或加强，因此需要根据患者不同的情况选择手术方法和时机。ACL、PCL和PLC损伤需要尽早进行治疗。对于这种损伤，适合在外伤后2~3周手术，这时候关节囊韧带初步愈合，允许进行关节镜手术，而后外侧受损结构仍然有直接修补的可能。对于开放性的膝关节多发韧带损伤或膝关节脱位，一般需要分期治疗。在彻底清创后，先将侧副韧带或关节囊韧带进行修补。交叉韧带的重建则在伤口愈合以后择期进行。上述手术时机的选择也要考虑患者个体情况。膝关节多发韧带损伤的患者常常是多系统创伤的复合伤患者。如果患者在任何一方面有特殊情况，需要及时调整手术时机。在这些特殊情况下，韧带重建手术可能不得不提前或者推迟进行。

3 移植物的选择

理想的移植物特点：需要有高强度，能够被可靠固定，容易通过骨隧道，取材容易，供区并发症小。这包括自体和异体材料以及人工韧带。对于膝关节多发韧带损伤，建议使用异体材料或对侧肢体的肌腱，以避免采用自体材料时对已经受损的膝关节的功能造成进一步的不利影响。自体肌腱来源包括自体半腱肌腱、股薄肌腱及腓骨长肌腱。

4 重建程序

对于每组韧带结构，其重建都包括隧道的建立和移植物的植入和固定。多组韧带修复重建时，为了避免骨隧道的干扰，使移植物承受合理的张力，需要遵循一定的次序。

骨隧道的建立次序为：①建立PLC重建的股骨隧道（切开手术）；②建立PMC加强的股骨隧道（切开手术）；③建立PCL重建的股骨和胫骨隧道（关节镜手术）；④建立ACL重建的股骨和胫骨隧道（关节镜手术）；⑤建立PLC重建或者加强的胫骨，腓骨隧道（切开手术）；⑥建立PMC加强的胫骨隧道（切开手术，或者利用交叉韧带重建时建立胫骨隧道的切口）。

移植物的植入次序为：①植入 PCL 移植物（关节镜手术）；②植入 ACL 移植物（关节镜手术）；③植入 PLC 移植物（开放手术）；④植入 PMC 移植物（开放手术）。

移植物的固定次序为：①屈膝 30° 内旋膝关节，固定 PLC；②屈膝 30°，旋转中立位，固定 PMC；③屈膝 30°~45° 中立位，固定 PCL；④屈膝 30°~45° 中立位，固定 ACL。

六、康 复

手术治疗后的康复应保护重建或修复的韧带，同时改善运动和力量。总体康复方案需要根据损伤程度、肌肉功能和患者的依从性综合制定。在术后 2 周内，佩戴长腿铰链支架，伸直位锁定，以保护修复的韧带。负重需根据患者是否合并骨折、关节韧带修复情况、全身情况等综合判断。单纯的韧带损伤修复或重建通常在术后 1~2 周逐步开始负重。术后即开始推髌活动以防止髌骨周围粘连。股四头肌等长运动立即开始，以防止股四头肌无力。鼓励早期的被动运动，到术后第 4~6 周，希望膝关节屈曲至 90°。逐步增加膝关节屈曲量，以保护 PCL 修复，目标是在术后第 8 周结束时屈曲 120°。在此期间，固定自行车也被用来提高力量和活动范围，并进行本体感觉练习。

腘绳肌腱练习会使 PCL 紧张，有加重 PCL 松弛的风险，因此，要在 12 周后开始此项训练。术后 4~6 个月，活动逐渐增加，并提供功能支具。当等速力量测试在对侧 90% 的范围内，且患者也必须没有疼痛、肿胀和明显的松弛，不允许不受限制的活动和运动。

术后僵硬和膝关节运动的丧失仍然是膝关节脱位后的两个重要问题。康复方案强调早期固定保护，并逐步恢复使用外部铰链支具的活动。早期的、激进性的活动范围的风险是稳定性减弱和修复或重建的韧带失效。事实上，临床医生必须通过频繁的检查来平衡这两个相互竞争的因素。根据膝关节的情况，可能需要调整该方案。

七、小 结

总之，由于该疾病少见且严重，是一个极具挑战的复杂临床问题。扎实的解剖学基础和对严重血管、神经损伤风险的早期识别是极为重要的。体格检查有助于快速确定损伤的程度和类型，并发现可能需要紧急干预的威胁肢体甚至生命的损伤。虽然大多数患者都接受了手术治疗，但采用何种手术方案且如何加速康复，必须综合考量多重因素。

病例 1　后交叉韧带重建（LARS 韧带）+PLC 重建（自体肌腱）

马某，女性，21 岁，因"车祸伤致右膝部肿痛活动受限 3 年"入院。3 年前患者因车祸致右膝关节被撞伤，当时即感右膝关节疼痛剧烈，活动受限，当地医院保守治疗（具体不详），近 3 年来患者行走时一直出现右膝疼痛打闪、不稳感，近 1 年来上述症状加重。遂来我院就诊（图 2-6-7）。既往史、个人史无特殊。

查体：右膝关节前抽屉试验阳性，后抽屉试验阳性。膝关节内翻应力试验（+++），外翻应力试验（－）。台阶征（++），胫骨后沉试验（++），拨号试验阳性（图 2-6-8~图 2-6-9）。

辅助检查：膝关节正侧位 X 线片，可见膝关节 PCL 下止点撕脱骨折，骨折移位，未累及平台（图 2-6-10）。MRI 可以明确 ACL 股骨止点撕裂，冠状位可见股骨止点高信号，ACL 断裂，矢状位可见 ACL 倒伏，股骨外髁与胫骨外后平台可见对吻征（图 2-6-11~图 2-6-12）。

诊断：右膝关节 PCL 陈旧性断裂，右膝后外侧复合体损伤。

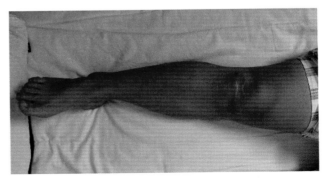

图 2-6-7　膝关节外观可见外伤后瘢痕

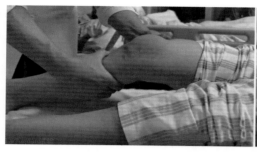
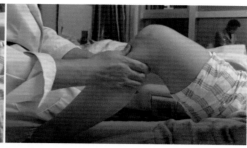

图 2-6-8　膝关节反 Lachman 试验阳性，台阶征阳性

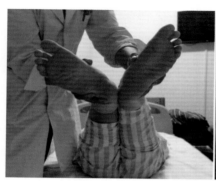
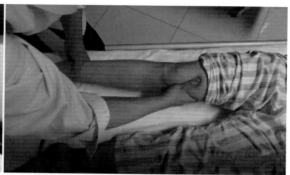

图 2-6-9　膝关节内翻试验阳性，拔号试验阳性

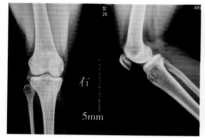
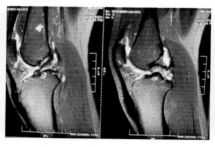
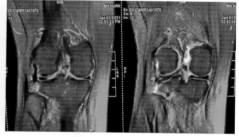

图 2-6-10　膝关节正侧位 X 线片可见外侧平台撕脱骨折，膝关节对位关系良好

图 2-6-11　膝关节冠状位 MRI：ACL 连续性良好，PCL 连续性中断

图 2-6-12　冠状位 MRI：PCL 断裂，二头肌腱连续性良好，外侧副韧带走形异常

治　疗

（1）手术治疗方案　PCL 重建（LARS 韧带）+PLC 重建（自体肌腱）。

移植物的准备：患者全身麻醉后取仰卧位，上止血带，取自体半腱肌腱，编制，备用。

骨道制备：采用标准前内、前外侧入路，清理关节腔滑膜，探查软骨及内外侧半月板情况，清理前后交叉韧带间滑膜，清理后纵隔，建立辅助后内侧入路，清理后纵隔，显露 PCL 胫骨止点。经前内入路插入导向器，通过髁间窝。将导向器尖部放在原 PCL 胫骨附着点处（关节线下 10~15mm）。调整导向钻的方向（于胫骨结节下内侧与胫骨关节面呈 50°~55° 角）。沿导向钻方向自前向后打入导针，穿透后方皮质而出，可以通过后内侧入路进行观察，在关节镜监视下进行，也可以在 C 臂机透视下进行，有助于导针的正确定位及防止导针过度传出损伤后方神经血管结构。采用与移植物相应直径的空心钻沿导针扩孔。用带有可吸收线作为导引线的胫骨环状定位器自前外侧入路通过髁间窝进入后侧间室，后内侧入路观察下用抓线钳经胫骨骨道抓出导引线。

股骨骨道制备：PCL 在股骨的解剖附着点位于

股骨内髁关节软骨缘后方约8mm。采用前内侧入路为观察入路，自前外侧入路插入股骨侧导向器。导针放在距股骨内髁关节面8mm处，在11点（左）或1点钟（右）位置。并向股骨内上髁方向打入，穿皮而出。用直径8mm空心钻沿导针扩孔至穿透股骨内上髁骨皮质。用导针带导引线拉入股骨骨道（图2-6-13）。

移植物的引入、固定：采用前外侧入路观察，将股骨骨道及胫骨骨道内导引线同时经前内侧入路拉出，将人工韧带分别经牵引线拉入股骨骨道及胫骨骨道。插入股骨骨道导针，用金属挤压钉固定，保持PCL紧张，行前抽屉试验，于前侧胫骨隧道外口拧入一枚金属界面螺钉（图2-6-14~图2-6-15）。

后外侧复合体重建：采用膝关节外侧纵切口，切开皮肤、皮下组织，显露腓骨头，自腓骨头前外向腓骨头后侧制备一斜行4.5mm骨道，出口位于腓骨近端后侧，注意保护后方的腓总神经，在股骨外侧髁处，纵行切开髂胫束，显露股骨外髁，由股骨外髁向内上打入导针，制备一直径6mm的骨道，将移植物穿过腓骨头骨道后两游离端经髂胫束深层拉入股骨外髁处骨道，在膝关节伸直位拉紧韧带，用界面螺钉固定韧带于股骨骨道内。检查膝关节稳定性及屈伸活动，逐层缝合切口（图2-6-16~图2-6-18）。

（2）术后康复 术后即刻给予防后沉式支具固定，伸直位固定2周，2周开始膝关节被动屈曲功能锻炼，术后4周屈曲至90°，术后6周屈曲至正常。术后第2天开始进行踝泵、股四头肌等下肢肌肉锻炼，并在支具保护下逐步负重。术后6周去除支具，逐步恢复功能康复锻炼（图2-6-19~图2-6-20）。

专家点评

（1）诊断要点 PCL常常合并后外侧结构损伤，如未及时诊断，容易漏诊。需仔细检查台阶征、

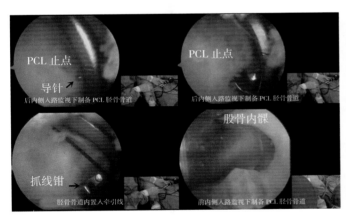

图2-6-13 术中图：PCL股骨骨道及胫骨骨道制备

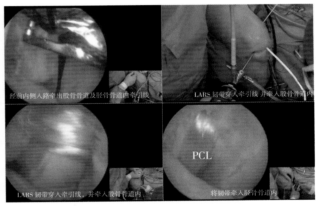

图2-6-14 术中图：过线拉入韧带

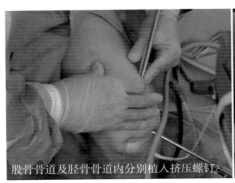
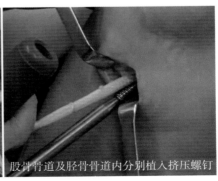

图2-6-15 术中图：PCL固定

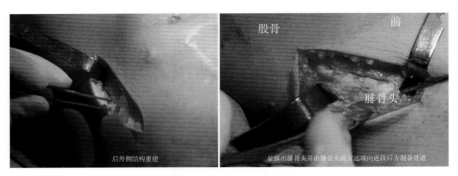

图 2-6-16 术中图：后外侧结构重建，显露外侧结构，腓骨侧制备骨道

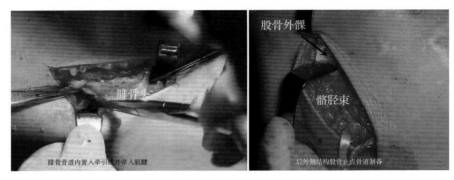

图 2-6-17 术中图：后外侧结构重建，腓骨侧骨道牵引线留置，显露股骨外髁

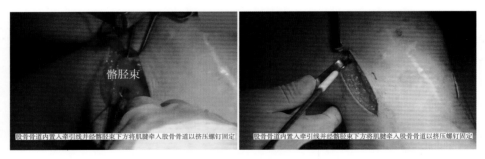

图 2-6-18 术中图：后外侧结构重建，髂胫束深层穿过韧带，固定

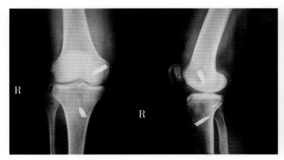

图 2-6-19 术后 X 线片：右膝 PCL 加后外侧复合体重建

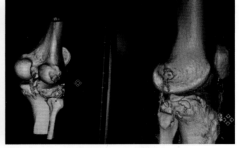

图 2-6-20 术后 CT 可见胫骨骨道及重建的 PLC 结构

拨号试验等指征，同时仔细阅读 MRI 可以获得相应的诊断。

（2）治疗操作要点 ①后纵隔的处理可以清晰显露 PCL 胫骨止点，后内侧入路建立可以在直视下制备胫骨骨道，确保导针及钻头全程在监视下，避免损伤后侧关节囊以及后方的血管神经束。②人工韧带质地坚韧，由胫骨拉入股骨通常因"杀手转弯（killer-turn）"的存在而拉入困难，因而我们采用了双向拉入的方法，可有效降低移植物拉入骨道的难度。③骨道的制备，在同时重建PCL和PLC时，要适当规划股骨骨道，避免骨道干扰造成手术失败。

（3）建议　对于膝关节多发韧带损伤，异体材料以及人工韧带是一种重要的选择，可以避免采用自体材料时对已经受损的膝关节的功能造成进一步不利影响。PCL因固定形成较长，采用自体肌腱重建患者通常因自体肌腱的蠕变而出现1度松弛，因而在PCL重建中人工韧带有一定的优势。

视频 2-6-1　后交叉韧带合并后外侧结构重建

病例2　多发韧带损伤

尚某某，女性，43岁，以"外伤致左膝关节术后活动受限2天"入院。2天前患者在外伤致左膝疼痛，活动受限，在当地医院就诊，诊断为"左膝关节脱位"，予复位支具固定转入我院就诊。既往史：无特殊。

查体：左膝关节轻度肿胀，浮髌试验（＋），关节主动活动受限，膝关节内外翻应力试验（＋），Lachman试验（＋），抽屉试验（＋），台阶征（＋），拨号征（－），末梢血运良好，下肢感觉正常（图2-6-21~图2-6-23）。

辅助检查：左膝关节正侧位片X线片及CT可见股骨外侧髁骨赘，髌腱下极撕脱骨片（图2-6-24~图2-6-27）。膝关节MRI显示膝关节ACL连续性中断，ACL倒伏，PCL下止点撕脱骨折，骨折移位，内侧副韧带上止点撕裂，外侧副韧带股骨止点撕裂，膝关节积液（图2-6-28~图2-6-29）。双下肢血管超声未见静脉血栓形成。

诊断：左膝关节多发韧带损伤（左膝关节ACL撕裂，左膝关节PCL下止点撕脱骨折，左膝内侧副韧带损伤，左膝后外侧复合体损伤）。

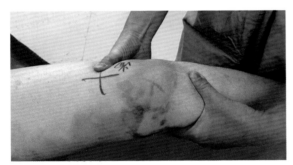

图 2-6-21　膝关节查体：Lachman 试验（＋）

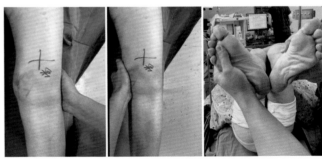

图 2-6-22　膝关节查体：内外翻应力试验（＋），拨号征（－）

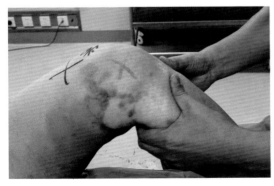

图 2-6-23　膝关节查体：抽屉试验（＋），台阶征（＋）

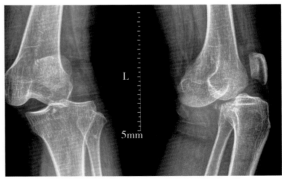

图 2-6-24　膝关节正侧位片：膝关节脱位

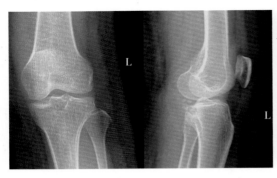
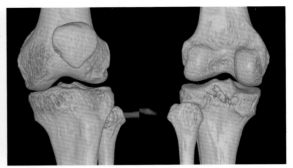

图 2-6-25　膝关节正侧位片：膝关节脱位复位后

图 2-6-26　膝关节 CT：膝关节脱位复位后 PCL 下止点撕脱骨折

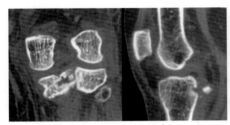
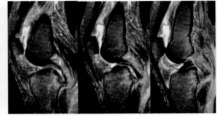
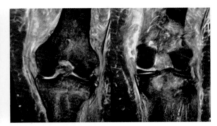

图 2-6-27　膝关节 CT：膝关节脱位复位后 PCL 下止点撕脱骨折

图 2-6-28　膝关节 MRI：ACL 连续性中断，ACL 倒伏，PCL 下止点撕脱骨折，骨折移位

图 2-6-29　膝关节 MRI：内侧副韧带上止点撕裂，外侧副韧带股骨止点撕裂，膝关节积液

治疗

（1）手术治疗　关节镜下 ACL 重建，PCL 止点骨折复位固定，内外侧副韧带损伤修复术。

麻醉后下肢上止血带，常规消毒、铺巾。建立常规前内、前外侧入路，探查整个膝关节，检查有无关节内的合并伤。见 ACL 股骨止点撕裂，PCL 松弛，腘肌腱股骨止点部分损伤（图 2-6-30~图 2-6-31）。清理后纵隔。建立后内侧入路，将交换棒从后内侧入路放入，进入内后间室，通过后纵隔到达外后间室。将关节镜从后内侧导入，直视下建立后外侧入路。显露骨折床内下及外下缘，用 PCL 重建胫骨定位器经前后交叉韧带之间放入后侧间室，出口定位于骨折床内下缘，由前向后制备 2.4mm 骨道，无须扩骨道至 4.5mm，可直接用硬外针穿 PDS 线穿过制备的 2.4mm 骨道备用。同理制备出口于骨折床外下缘的 2.4mm 骨道，穿入带有 PDS 线的硬外针备用。用抓线钳或者 4.5mm 空心钻将两根高强缝线一头通过 PCL 与股骨内髁之间由前向后送至后间室，用骨折床外下方硬外针上的 PDS 线将高强线引入骨折床外侧骨道；将高强线另一头通过前后交叉之间由前向后送至后间室，用骨折床内下方硬外针上的 PDS 线将高强线引入骨折床内侧骨道；完成高强线对 PCL 及骨块的环扎（图 2-6-32~图 2-6-34）。

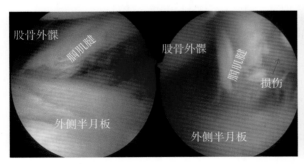
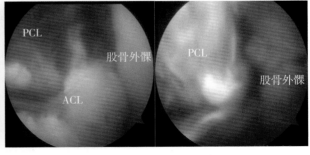

图 2-6-30　术中图：腘肌腱股骨止点部分损伤

图 2-6-31　术中图：ACL 断裂，PCL 松弛

详细步骤及注意事项见本章第十节。

常规进行 ACL 重建（图 2-6-35~ 图 2-6-36，详见本章第三节）。取膝关节外侧纵向切口，逐层切开皮肤、皮下组织，显露外侧副韧带，见外侧副韧带股骨止点撕裂，腘肌腱股骨止点处部分损伤，于股骨外髁处植入一枚 4.5mm PEEK 锚钉，用锚钉锋线对损伤的腘肌腱进行缝合，用另外一根锋线对外侧副韧带编制缝合，膝关节伸直中立位拉紧缝线，打结固定（图 2-6-37~ 图 2-6-38）。

取膝关节内侧纵向切口，逐层切开皮肤、皮下组织，显露内侧副韧带，见内侧副韧带股骨止点撕裂，于股骨内髁处植入一枚 4.5mm PEEK 锚钉，用锚钉缝线对损伤的内侧副韧带进行缝合，膝关节伸直中立位拉紧缝线，打结固定（图 2-6-39）。

膝关节屈曲 40°，膝关节中立位拉紧 PCL 下止点固定缝线，用外排钉固定于胫骨前方。膝关节中立位拉紧 ACL，用 Intrafix 及界面螺钉固定。检查膝关节稳定性及活动度良好，冲洗缝合伤口。

（2）**术后康复** 术后给予棉花腿加压包扎固定，术后抬高患肢，即刻开始进行踝泵、股四头肌收缩锻炼，术后第 1 周开始膝关节被动屈曲功能锻炼，并逐步负重锻炼；术后 4 周屈曲至 90°，术后 8 周屈曲至正常，逐步恢复运动功能康复锻炼（图 2-6-40）。

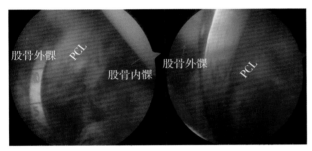

图 2-6-32 术中图：PCL 止点内外侧骨道建立

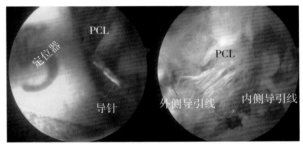

图 2-6-33 术中图：PCL 止点内外侧骨道建立

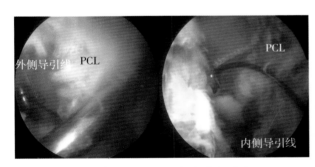

图 2-6-34 术中图：PCL 止点内外侧过线

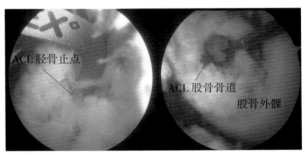

图 2-6-35 术中图：ACL 重建骨道建立

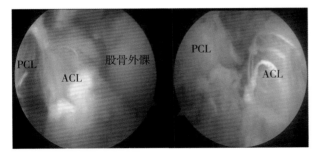

图 2-6-36 术中图：ACL 重建后镜下表现

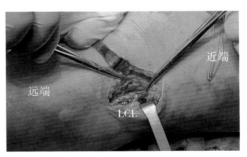

图 2-6-37 术中图：外侧副韧带损伤

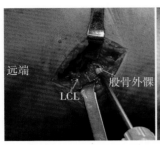
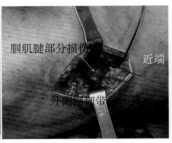
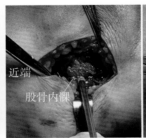
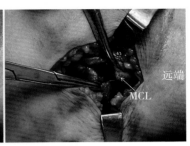

图 2-6-38　术中图：外侧副韧带损伤，腘肌腱部分损伤修复　图 2-6-39　术中图：内侧副韧带损伤修复

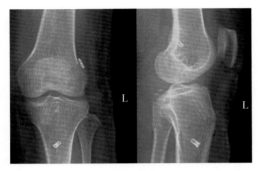

图 2-6-40　术后 X 线片：膝关节复位良好，内固定位置良好

专家点评

（1）**诊断要点**　膝关节多发韧带损伤的诊断并不困难，我们需要注意合并伤的诊断与处理，特别注意是否合并血管神经损伤，注意预防深静脉血栓。

（2）**治疗要点**　对于膝关节韧带损伤可以根据患者整体情况、膝关节损伤情况、患者要求、医院以及医务人员的经验等多方因素综合考量后选择一期或分期治疗。本例患者采用了一期处理前后交叉韧带及内外侧副韧带损伤，考虑患者较为年轻、没有合并伤、手术操作时间可以在一个止血带内完成，跟患者及家属充分沟通后选择一期手术，术后康复指导至关重要，因为较大的创伤如果康复不到位很可能引起关节功能受限。

视频 2-6-2　多发韧带损伤一期处理

病例 3　PCL+PLC 新鲜伤

王某某，男性，31 岁，以"车祸伤致左膝关节疼痛 1 周"入院。1 周前患者因车祸致左膝关节被撞伤，当时即感膝关节疼痛剧烈，活动受

限，在当地医院进行支具固定、消肿等对症治疗，为进一步诊治遂来我院就诊。既往史、个人史无特殊。

查体：左膝关节前抽屉试验阳性，后抽屉试验阳性。膝关节内翻应力试验（+++），外翻应力试验（-）。Lachman 试验（+），台阶征（+++），胫骨后沉试验（+++），拨号试验阳性。活动度——伸 0°至屈 140°（图 2-6-41）。

辅助检查：膝关节 X 线片可见膝关节前脱位，复位后可见关节对位关系良好（图 2-6-42）。MRI 可以明确 ACL 股骨止点撕裂，PCL 体部撕裂，冠状位可见内侧副韧带股骨止点撕裂，外侧副韧带及腘肌腱自股骨止点撕脱（图 2-6-43~图 2-6-45）。CT 检查明确骨折情况（图 2-6-46）。

诊断：左膝关节多发韧带损伤（左膝外侧副韧带撕脱骨折，左膝腘肌腱损伤，左膝后十字韧带断裂）。

治　疗

（1）**手术治疗方案**　关节镜下重建前后交叉韧带（自体肌腱），外侧副韧带撕脱骨折切开、复位、内固定，腘肌腱固定术。

关节镜下探查及 PCL 重建：患者全身麻醉后取仰卧位，上止血带，常规消毒铺巾单。建立常规前内、前外侧入路，清理关节腔滑膜，探查见 ACL 良好，PCL 体部撕裂；外侧腘肌腱撕裂，通过试验阳性（图 2-6-47~图 2-6-48）。常规取自体腘绳肌肌腱备用，关节镜下重建 PCL（详细步骤及操作见本章第四节）。

外侧副韧带及腘肌腱修复：采用膝关节外侧纵切口，切开皮肤、皮下组织，显露髂胫束，腓骨头，屈膝 90°。在髂胫束前方开口，显露股骨外髁，可

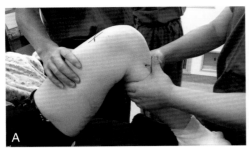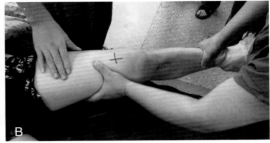

图 2-6-41　膝关节查体。A.膝关节内翻试验（＋）。B.胫骨后沉试验（＋＋）

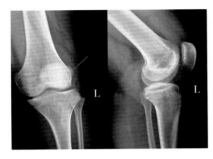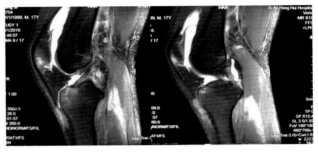

图 2-6-42　膝关节正侧位 X 线片可见膝关节外侧副韧带上止点撕脱骨折

图 2-6-43　膝关节矢状位 MRI：ACL 连续性良好，PCL 连续性中断

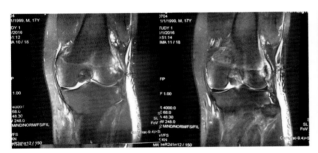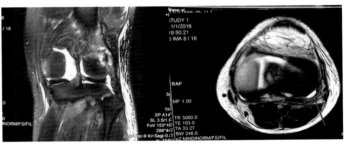

图 2-6-44　膝关节冠状位 MRI：ACL 连续性良好，外侧副韧带上止点撕脱骨折

图 2-6-45　膝关节冠状位及水平位 MRI：胭肌腱裂孔区空虚，胭肌腱撕裂

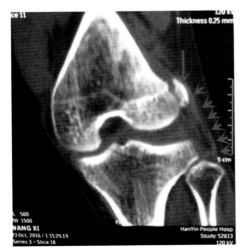

图 2-6-46　膝关节 CT 片：外侧副韧带上止点撕脱骨折

见股骨外髁处外侧副韧带股骨止点撕脱骨折，骨折移位，胭肌腱股骨止点连续，腱腹交接处撕裂，将胭肌腱用 2# 肌腱编织线编织备用。在外侧胫骨平台后方平台下缘 2cm 处用定位器导向下由前向后制备 4.5mm 骨道，将编织好的胭肌腱拉入骨道，先不固定。复位外侧副韧带撕脱骨折，膝关节中立位用空心螺钉固定外侧副韧带。膝关节屈曲 60° 前抽屉下用界面螺钉固定 PCL，用外排钉固定胭肌腱编织线于胫骨前方（图 2-6-49~ 图 2-6-53）。

（2）术后评估及康复　术后即刻给予防后沉式支具固定，伸直位固定 2 周，2 周开始膝关节被动屈曲功能锻炼，术后 4 周屈曲至 90°，术后 6

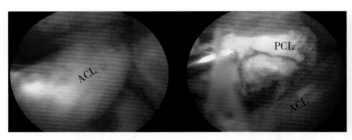
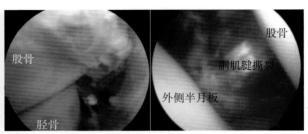

图 2-6-47　关节镜检查检查：ACL 连续性良好、PCL 撕裂　　图 2-6-48　关节镜检查检查：腘肌腱撕裂，腘肌腱裂孔区空虚

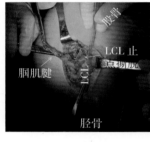
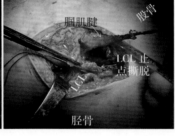
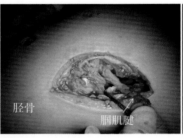
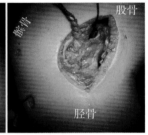

图 2-6-49　外侧结构修复：LCL 股骨止点撕脱，腘肌腱腱腹交界处撕裂，将腘肌腱编织备用　　图 2-6-50　外侧结构修复：在外侧胫骨平台后方平台下缘 2cm 处用定位器导向下由前向后制备 4.5mm 骨道，将腘肌腱拉入骨道

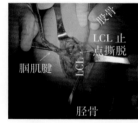
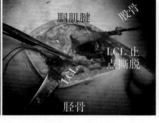
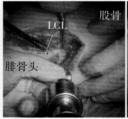
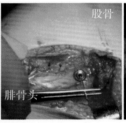
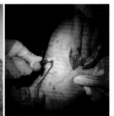

图 2-6-51　外侧结构修复：拉紧腘肌腱，复位 LCL，打入空心螺钉导针　　图 2-6-52　外侧结构修复：空心螺钉固定 LCL 止点骨折，拉紧 PCL，挤压螺钉固定 PCL

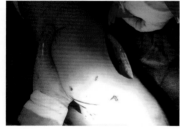
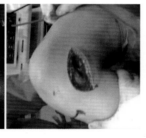

图 2-6-53　外侧结构修复：检查膝关节内翻试验阴性，后抽屉试验阴性

周屈曲至正常。术后第 2 天开始进行踝泵、股四头肌等下肢肌肉锻炼，并在支具保护下逐步负重。术后 6 周去除支具，逐步恢复功能康复锻炼（图2-6-54~ 图 2-6-55）。

专家点评

（1）诊断要点　在膝关节多发韧带损伤中，PCL 常常合并有后外侧结构的损伤，临床上需要高度重视，如果忽略了后外侧结构而单纯处理 PCL 往往会引起 PCL 失效。同样忽略 PCL 而只处理后外侧结构后期势必引起关节不稳，功能不理想。我们需要有全局观，避免漏诊及误诊的出现，尤其是创伤科医生通常擅长骨折处理而往往忽略了关节内韧带的情况。

（2）治疗要点　本例患者腘肌腱腱腹交接处撕裂，相对较为少见，只能将作为动力稳定装置的腘肌腱进行胫骨侧固定，将其转变成静力稳定装置。

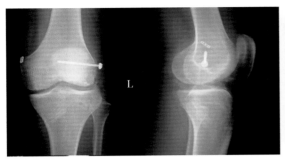
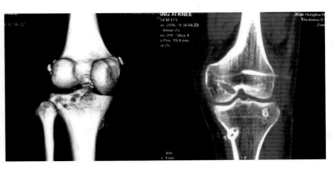

图 2-6-54　术后复查 X 线片：PCL 固定良好，外侧结构复位满意

图 2-6-55　术后复查 CT 片：PCL 骨道及腘肌腱骨道位置固定良好

术中注意保护后方的重要结构，操作中需要准确的解剖及韧带止点的定位，修复内外侧结构注意张力的维持，外侧副韧带在膝关节伸直位轻度外翻应力下固定。

（3）建议　膝关节后外侧结构需要仔细查体，完善术前 X 线、CT、MRI 检查，明确膝关节损伤情况，避免漏诊，术中仔细操作，术后积极康复无疑对患者是最有利的选择。

病例 4　多发韧带分期治疗

曹某某，女性，40 岁，以"车祸伤致左膝部肿痛活动受限 2 周"入院。2 周前患者因车祸致左膝关节被撞伤，当时即感膝关节疼痛剧烈，活动受限，当地医院复位后支具固定，消肿对症治疗，为进一步诊治遂来我院就诊。既往史、个人史无特殊。

查体：左膝关节前抽屉试验阳性，后抽屉试验阳性。膝关节内翻应力试验（+++），外翻应力试验（−）。Lachman 试验（+++），台阶征（++），胫骨后沉试验（++），拨号试验阳性（图 2-6-56~图 2-6-57）。

辅助检查：膝关节 X 线片可见膝关节前脱位，复位后可见关节对位关系良好（图 2-6-58~图 2-6-59）。MRI 可以明确 ACL 股骨止点撕裂，PCL 体部撕裂，冠状位可见内侧副韧带股骨止点撕裂，外侧副韧带及腘肌腱自股骨止点撕脱（图 2-6-60~图 2-6-61）。CTA 检查及

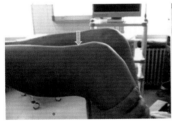
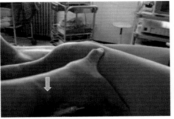

图 2-6-56　膝关节查体：胫骨后沉试验（++），Lachman 试验（+++）

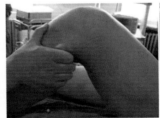
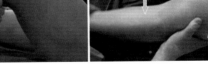

图 2-6-57　膝关节内翻试验阳性

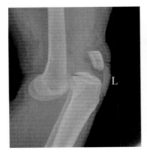
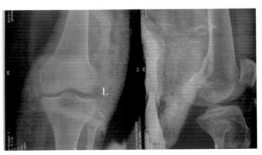

图 2-6-58　膝关节外伤后 X 线片

图 2-6-59　膝关节正侧位 X 线片可见膝关节对位关系良好

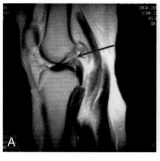
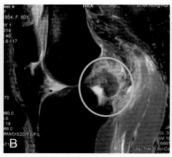

图 2-6-60　膝关节冠状位 MRI。A. ACL 连续性良好。B. PCL 连续性中断

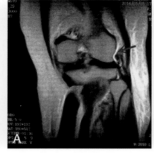
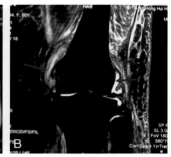

图 2-6-61　冠状位 MRI。A. 内侧副韧带股骨止点撕裂。B. 外侧副韧带及腘肌腱自股骨止点撕脱

下肢超声检查提示明确无动脉损伤，无下肢静脉血栓等情况。

诊断：左膝关节多发韧带损伤（KD-Ⅳ型）。

治疗

（1）手术治疗方案　一期修复内外侧结构，二期关节镜下重建前后交叉韧带（自体肌腱）。

一期内外侧结构修复：患者全身麻醉后取仰卧位，上止血带，常规消毒铺巾单。建立常规前内、前外侧入路，清理关节腔滑膜，探查见 ACL 自股骨止点撕裂，PCL 体部撕裂；内侧副韧带股骨止点处淤血，撕裂，外侧副韧带及腘肌腱股骨止点撕裂（图 2-6-62）。

取膝关节外侧纵向切口，在分离和牵开时不要损伤大隐静脉以及隐神经，其位于切口的后内侧部的皮下组织内。切口下可见撕裂的内侧副韧带出血、瘀斑，沿纤维方向纵行切开内侧副韧带浅层及深层，充分显露内侧副韧带的撕裂口，可见内侧副韧带深层从股骨内上髁止点处撕脱，连同关节囊向远端移位。清理深部组织的血肿，于股骨内上髁稍近端处植入锚钉 2 枚，一枚位于股骨内上髁，一枚位于内上髁偏后，用股骨内上髁锚钉缝线将内侧副韧

带深层编织后予以缝合固定于股骨止点处，用后方锚钉缝线缝合后内侧关节囊及后斜韧带部分，再次行侧方应力试验，可见张力恢复良好。使用锚钉剩余的缝线，将内侧副韧带浅层再次加强缝合，恢复韧带的完整性以及张力，再次行侧方应力试验，可见张力恢复良好（图 2-6-63）。

采用膝关节外侧纵切口，切开皮肤、皮下组织，显露髂胫束，腓骨头，屈膝 90° 在髂胫束前方开口，显露股骨外髁，可见股骨外髁处空虚，外侧副韧带连同腘肌腱一起自止点撕脱，仔细分离外侧副韧带及腘肌腱，将两者分别编制备用（图 2-6-64），在股骨外髁处由外向内打入导针，制备 7mm 直径骨道，用 4.5mm 空心钻钻透对侧皮质，骨道内过导线，将编织好的外侧副韧带及腘肌腱由髂胫深层拉入骨道，膝关节中立位拉紧外侧副韧带及腘肌腱，用 7mm 直径挤压钉固定。检查膝关节稳定性及屈伸活动，逐层缝合切口（图 2-6-65~图 2-6-66）。

二期 ACL+PCL 重建：一期手术康复锻炼，膝关节屈伸活动正常，3 个月后行二期关节内交叉韧带重建。麻醉下查体可见膝关节屈曲正常，内外翻试验阴性，Lachman 试验（+++），台阶征（+++）

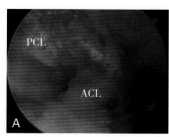
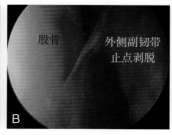

图 2-6-62　关节镜检查检查。A. ACL、PCL 撕裂。B. 内侧副韧带股骨止点撕裂，外侧副韧带及腘肌腱自股骨止点撕脱

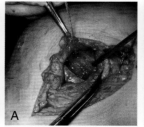
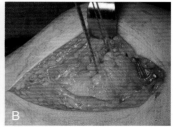

图 2-6-63　内侧结构修复。A. 股骨内侧切口显露撕裂的内侧副韧带。B. 锚钉缝线修复内侧结构后

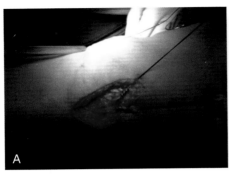
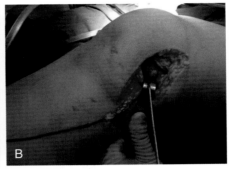

图 2-6-64　外侧结构修复。A. 外侧副韧带、腘肌腱一起自止点撕脱。B. 将两者分别编制备用

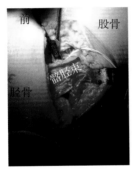

图 2-6-65　外侧结构修复：将编织好的外侧副韧带及腘肌腱由髂胫深层拉入骨道

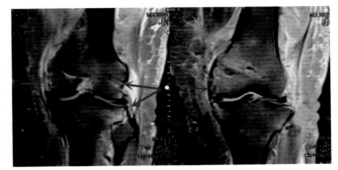

图 2-6-66　术后复查 MRI：内外侧结构修复良好

（图 2-6-67～图 2-6-69）。具体骨道制备方法同本章第三节所述 ACL 骨道制备及第四节所述 PCL 骨道制备，术中需要注意导引线的管理，避免导引线缠绕以及导引线位置错误。PCL 移植物可经前内入路股骨与胫骨侧分别拉入，这样可有效减少"杀手转弯"带来的拉入移植物困难，但对肌腱的编织要求更高。固定采用屈膝 60° 中立位固定 PCL，然后在后抽屉下固定 ACL（图 2-6-70）。

（2）术后评估及康复　术后即刻给予防后沉式支具固定，伸直位固定 2 周，2 周开始膝关节被动屈曲功能锻炼，术后 4 周屈曲至 90°，术后 6 周屈曲至正常。术后第 2 天开始进行踝泵、股四头肌等下肢肌肉锻炼，并在支具保护下逐步负重。术后 6 周去除支具，逐步恢复功能康复锻炼（图 2-6-71～图 2-6-72）。

专家点评

（1）诊断要点　膝关节多发韧带损伤是较严重的膝关节损伤，其中膝关节脱位是其中一种表现，这种患者我们一定要注意其血管神经情况的评估，注意血栓的防治，早期及时复位，准确评估至关重要。需仔细进行膝关节查体、仔细阅读 MRI 可以获得相应的诊断。

（2）治疗要点　对于膝关节韧带损伤可以根据患者整体情况、膝关节损伤情况、患者要求、医院以及医务人员的经验等多方因素综合考量后选择一期或分期治疗。

操作中需要准确的解剖及韧带止点的定位，修复内外侧结构注意张力的维持，内侧副韧带通常在屈膝 30° 轻度内翻下固定，外侧副韧带在膝关节伸直位轻度外翻应力下固定。骨道的制备过程中，要适当规划股骨骨道，避免骨道干扰造成手术失败。

（3）建议　对于膝关节多发韧带损伤，手术时机的选择非常重要，尤其是早期从事关节镜的医生，一期处理 4 组韧带可能会需要较长的时间，无

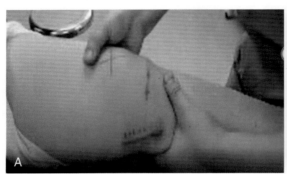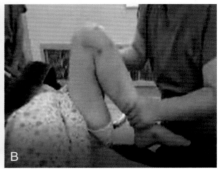

图 2-6-67　二期手术前查体。A. 膝关节活动度正常。B. Lachman 试验（＋＋＋）

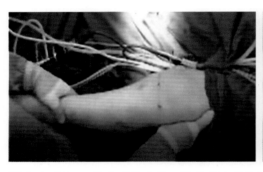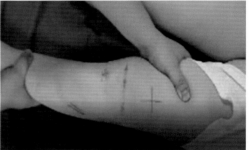

图 2-6-68　二期手术前查体：膝关节内外翻试验阴性

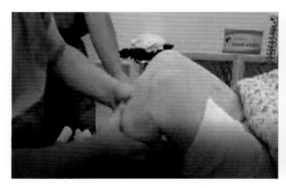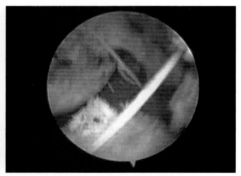

图 2-6-69　二期手术前查体：膝关节台阶征（＋＋＋）　　图 2-6-70　关节镜下前后交叉韧带导引线分布

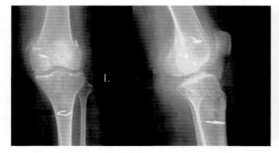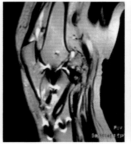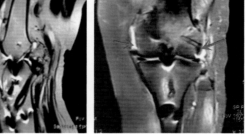

图 2-6-71　术后 X 线片可见前后交叉韧带重建后改变　　图 2-6-72　术后 MRI 可见前后交叉韧带重建后改变以及一期修复的内外侧结构

疑会增加患者感染、组织坏死等风险，这种情况下分期手术不失为一种更好的选择。

（赵赞栋，张　亮）

参考文献

[1] 张亮，梁求真，赵赞栋，等. 关节镜下内侧副韧带锚钉缝合固定联合前后交叉韧带重建治疗 KD–ⅢM 型膝关节脱位的疗效 [J]. 中华创伤杂志，2021, 37（10）：881–887.

[2] Skendzel JG, Sekiya JK, Wojtys EM. Diagnosis and management of the multiligament–injured knee. J Orthop Sports Phys Ther, 2012, 42（3）:234–42.

[3] Goebel CP, Domes C. Classifications in Brief: The Schenck Classification of Knee Dislocations. Clin Orthop Relat Res, 2020, 478（6）:1368–1372.

第七节　髌骨脱位

一、髌骨脱位相关基础

（一）髌骨脱位与髌骨轨迹

髌骨脱位即髌骨和滑车之间的动态关系不平衡导致髌骨的运动异常，通常是继发于潜在的解剖结构异常。髌骨脱位主要发生于儿童及青少年，在儿童所有膝关节损伤中占比为 2%~3%。初次脱位如未得到有效的治疗，可以逐步出现轨迹异常，进展为复发性髌骨脱位甚至习惯性髌骨脱位。

1 髌骨脱位的代偿与失代偿

髌骨运动的稳定性主要取决于四个方面：膝关节的几何形状（髌骨形状和滑车发育情况）、作用于髌骨的肌肉运动、下肢的力线以及周围软组织施加的被动约束力。在四个因素的共同作用下维持髌骨在屈伸活动中的轨迹。髌骨脱位本质上是身体功能失代偿的表现，维持髌骨轨迹稳定因素在与骨性、软组织等脱位因素相互作用的过程就是一个代偿与失代偿平衡过程。髌骨周围骨性结构发育情况、内侧软组织稳定结构、股四头肌内侧头力量等会影响代偿能力的大小，而股骨内旋、胫骨外旋、膝外翻、外侧支持带挛缩等均会增加髌骨脱位风险。评估髌骨代偿与失代偿的重要一点就是髌骨轨迹，髌骨轨迹正常可以认为髌骨周围力量尚处于代偿阶段，如果髌骨轨迹出现异常，比如"J"形征阳性甚至髌骨在膝关节每次屈伸活动中均脱位，表示髌骨周围力量处于失代偿阶段。

2 髌骨轨迹及评估

在上述因素的影响下就会出现髌骨稳定性及髌骨轨迹的改变。既往研究认为髌骨脱位可以等同于髌股关节不稳定，由此衍生出的手术方法大多围绕如何使脱位的髌骨复位。但近期有研究报道，在髌股关节不稳定的患者中，有相当一部分除有髌骨脱位病史外，还同时合并髌骨运动轨迹异常。

髌骨轨迹的动态评估是在整个膝关节活动范围内及股四头肌收缩时进行的。"J"形征是一种查体评估方法，用于评估髌骨轨迹不良。由于髌骨轨迹不良指的是髌骨位置异常，发生在膝关节的整个运动范围内，因此静态的影像学研究，往往很难在单个图像上完全确定其特征。动态运动学计算机断层扫描（DKCT）是一种新的技术，允许动态评估髌股关节在膝关节中的活动特征。这种成像方式可充分评估髌股解剖结构在运动学层面的异常。DKCT 用于评估膝关节主动伸直时髌骨位置，并根据髌骨外移百分比测量量化轨迹不良的模式。

正常的髌骨外移程度应小于 75%。髌骨位于中立位测量结果应为 50%，而 150% 则提示髌骨不在滑车沟内（图 2-7-1）。DKCT 显示髌骨不稳定患者的几种髌骨轨迹的不良模式，其中大于两个象限的外侧平移与髌骨不稳定症状相关（图 2-7-2）。在髌骨关节不稳定的评估中，推荐采用这种客观量化分级的轨迹追踪模式指导髌骨轨迹仿生重建。

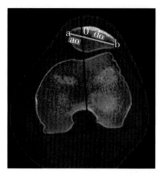

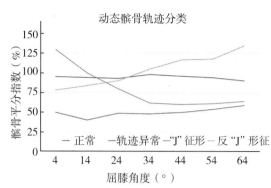

动态髌骨轨迹分类

图 2-7-1　髌骨平分指数　　图 2-7-2　动态髌骨轨迹分类
（BOI）的测量，×100%

（二）髌骨脱位的体格检查

临床检查并不应该局限于膝关节，而是把患者作为一个整体进行评估，每个病例都需要评估整个下肢甚至全身情况，全面寻找力学环境不良的因素。很多髌股关节不稳定的患者都存在一些发育异常或者易患因素，我们需要根据患者的病史，进行系统的临床查体，个体化分析髌骨脱位的诱因，同时评估其严重程度。发现严重程度高的病因是治疗成功的关键。

1 站立位检查

· "髌骨内视"（squinting patellae）是指当患者双足平行站立时，由于代偿性股骨内旋导致两侧髌骨斜向对侧（图 2-7-3）。

· 胫骨结节外偏（图 2-7-3）。

· 膝内翻 / 膝外翻（图 2-7-4）。

· 侧方观察患者是否存在腰椎前凸、膝过伸或伸直受限（图 2-7-5）。

2 坐位检查

患者坐在检查床边，双小腿悬垂，除了观察膝关节异常的骨性突起、肿胀、肌肉萎缩等，重点为髌骨运动轨迹，正常情况下，髌骨在伸膝位置时处于髌股关节外上方。随着屈膝角度的不断加大，髌骨逐渐向远端和内侧移动，在屈膝 30°~40° 位置时髌骨进入股骨滑车。一旦进入滑车，髌骨和滑车即形成契合，直到完全屈膝。正常膝关节在伸膝和屈膝过程中，髌骨几乎是直向地在近端和远端间移动，仅在接近伸直的终末期轻度向外侧滑移。常见的髌骨异常运动轨迹有以下几种。

（1）"J"形征（J-sign）　在膝关节主动伸直过程中髌骨运动存在异常，例如进入股骨滑车延迟，或者髌骨存在异动，包括伸膝过程中髌骨脱离滑车沟时向外侧滑动或屈膝过程中进入滑车沟时向内侧滑动，都被认为是 J 形征阳性，即髌骨相对于股骨滑车的运动轨迹呈反向的"J"形。"J"形征意味着髌骨稳定结构失代偿的表现。

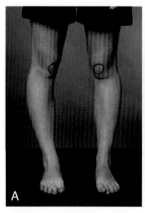
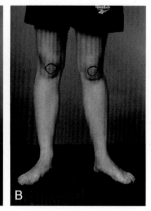

图 2-7-3　A.髌骨内视。B.胫骨结节外偏

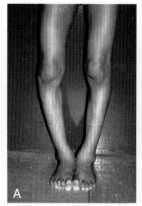
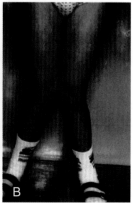

图 2-7-4　A.膝内翻；B.膝外翻

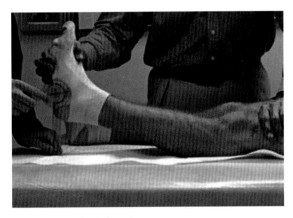

图 2-7-5　膝关节过伸

检查方法：患者坐位，从屈膝90°到完全伸膝，反复屈伸膝关节。检查者从前方观察髌骨运动轨迹，如果髌骨出现突然向外侧跳动或明显向外侧滑动，即为"J"形征阳性（图 2-7-6）。

（2）屈膝时向外侧脱位（反"J"形征）　髌骨终末轨迹异常的表现（图 2-7-7）。

（3）全程髌骨脱位　髌骨在屈伸活动过程中始终处于脱位状态，是习惯性髌骨脱位的表现，表示有明确的外侧结构挛缩以及伸膝装置的挛缩（图 2-7-8）。

3 仰卧位检查

（1）髌骨外（内）推试验　髌骨外推试验用于评估髌骨向外侧的活动度，同样可以向内侧推动髌骨，检查髌骨向内侧移动的程度。将髌骨宽度分为 4 等份，记录髌骨外移的程度。正常情况下髌骨向外侧移动不应超过 2/4。如果髌骨外移 3/4 表明内侧限制结构薄弱或缺失，如果髌骨外移 4/4 意味着髌骨向外侧脱位。如果髌骨内移只有 1/4，则说明髌骨外侧结构过紧（髌骨倾斜试验常常无法达到水平位），而内移 3/4 或更多表明髌骨活动度过大，髌骨外侧的软组织稳定结构松弛（图 2-7-9）。

（2）外推恐惧试验　在外推髌骨时，如果患者表现出明显的不适和恐惧感，主动收缩股四头肌对抗髌骨半脱位，并且试图屈膝，牵拉髌骨复位，则为髌骨外推恐惧试验阳性（图 2-7-10）。

（3）髌骨倾斜试验　患者仰卧位，膝关节伸直，股四头肌放松。检查者拇指和其余 4 指分别放在髌骨的外缘和内缘，感觉髌骨内外缘的高度，通过对比髌骨内、外侧边缘的高度来判断髌骨的倾斜程度。如果内侧边缘比外侧缘高，则髌骨为外倾；

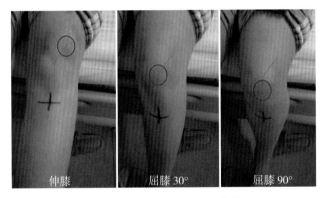

图 2-7-6　"J"形征阳性，初始轨迹异常

伸膝　　屈膝 30°　　屈膝 90°

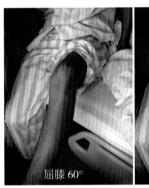
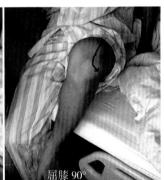

图 2-7-7　终末轨迹异常（反"J"形征）

屈膝 60°　　屈膝 90°

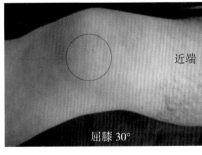
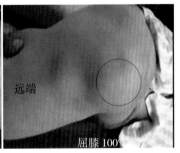

近端　远端

屈膝 30°　　屈膝 100°

图 2-7-8　全程轨迹异常即习惯性髌骨脱位

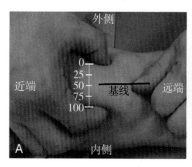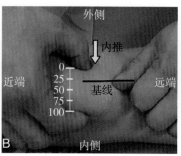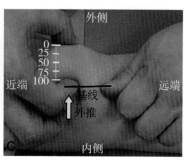

图 2-7-9　A.髌骨中立位。B.外侧紧松弛度小于 1 象限。C.内侧松弛度超过 2 象限

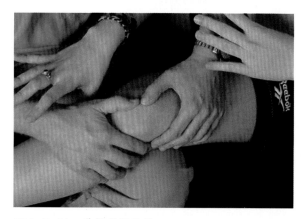

图 2-7-10　外推恐惧试验

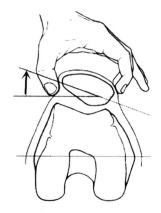

图 2-7-11　髌骨倾斜试验

反之，则为髌骨内倾。如不能使髌骨外侧关节面提升至水平面或稍高于水平面，表明髌骨外侧支持带过度紧张（图 2-7-11）。

（4）Q 角　股四头肌机械轴延长线与髌腱在髌骨中心点处的夹角。临床上 Q 角是指髂前上棘到髌骨中心和胫骨结节到髌骨中心两条连线的夹角，正常值男性为 10°，女性为 15°（图 2-7-12）。

4　俯卧位检查

（1）股骨前倾角　可以通过检查髋关节的内旋、外旋来评估。如果髋关节内旋角度超过外旋角度 30° 以上，提示股骨前倾角过大，需要进一步测量。髋关节内旋，当大粗隆最突出时，测量小腿与铅垂线的夹角，即为股骨前倾角（图 2-7-13）。

（2）胫骨外旋　屈膝 90°，测量双踝平面与股骨纵轴的夹角，即为胫骨外旋的角度（图 2-7-14）。

5　关节松弛症的检查

多发关节松弛症（generalized laxity）和膝关节局部松弛症（localized joint laxity）是髌股关节不稳

定的常见易患因素之一。Beighton 诊断标准：满分 9 分，成年人 ≥ 4 分、儿童 ≥ 6 分即可诊断多发关节松弛症（图 2-7-15）。

（三）髌骨脱位的影像学检查

1　X 线检查

（1）X 线正位片　通常拍摄伸直位的膝关节正位片。对髌骨不稳定，膝关节正位片可见髌骨偏离正常的位置，向外侧脱位。有时可在侧隐窝发现游离体（图 2-7-16），提示在髌骨脱位的过程中，髌骨与股骨外髁撞击造成骨软骨骨折。

（2）膝关节侧位片　膝关节侧位片对髌骨不稳定的诊断和评估非常重要，我们需要膝关节纯侧位片评估股骨滑车发育不良和髌骨高度。膝关节纯侧位片通常在屈膝 15°~20° 拍摄。侧位片可以评估滑车发育情况及髌骨高度，常用的评估髌骨高度的方法包括 Caton-Deschamps 指数、Insall 指数（图 2-7-17）。

（3）膝关节轴位片　膝关节轴位片能够反映

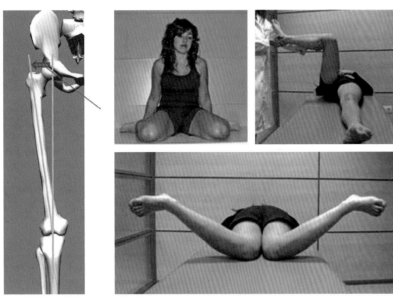

图 2-7-12　Q 角的定义和临床测量方法　　图 2-7-13　股骨前倾角的测量

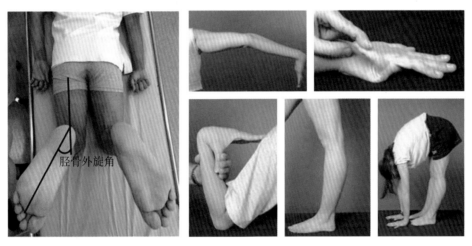

图 2-7-14　胫骨外旋的测量　　图 2-7-15　Beighton 诊断标准

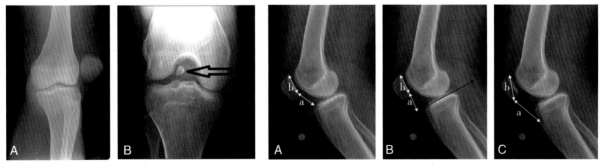

图 2-7-16　膝关节正位片。A. 髌骨外侧脱位。B. 膝关节游离体　　图 2-7-17　髌骨高度的测量和评估方法。A. Caton 指数。B. Blackbume 和 Peel 指数。C. Insall-Salvati 指数

股骨滑车在入口区域是否存在异常，同时能够评估髌骨与股骨滑车在滑车入口位置的对合关系。在拍摄膝关节轴位片时，屈膝角度不能过大，要控制在屈膝30°~45°。

股骨滑车沟角：股骨滑车沟角由两条线构成，分别连接股骨滑车最低点与滑车内外侧关节面的最高点（图2-7-18）。股骨滑车沟角用来评估股骨滑车沟的形态，滑车沟角越大，意味着股骨滑车越低平。在轴位测量股骨滑车沟角的平均值为158°，男性与女性相同。

适合角：在髌骨轴位片上作股骨滑车沟角（BAC）的角平分线（AD），作为基准线，第2条线连接股骨滑车最低点（A）与髌骨关节面的最低点（O），AO与AD的夹角（OAD）就是适合角（图2-7-19）。如果髌骨帽的最低点在基准线AD的外侧，适合角就为正值；如果髌骨帽的最低点在基准线的内侧，适合角就为负值。一般认为适合角的平均值为−6°（标准差为11°）。

（4）髌骨形态 在髌骨轴位像上，髌骨的形态变化很大，Wiberg将髌骨形态分为三种类型（图2-7-20）。Wiberg Ⅰ型：髌骨内外侧关节面均为凹面，且内外侧关节面宽度基本一致。Wiberg Ⅱ型：髌骨内侧关节面小，为平坦或轻度凹陷的形状，外侧关节面宽大，轮廓为凹面。Wiberg Ⅲ型：髌骨内侧关节面非常短小，而且内侧关节面的方向与外侧关节面几乎垂直。

对于复发性髌骨脱位，髌骨的形态多为Wiberg Ⅱ型；如果患者为严重的滑车发育不良，髌骨形态表现为Wiberg Ⅲ型。

2 CT 检查

CT扫描对分析髌股关节非常重要，能够完美地显示髌骨和股骨的形态，并进行多个参数的测量。CT能够在膝关节伸直位成像，能够更准确地显示髌骨外倾或者髌骨半脱位。为了进行测量，扫描范围需要包括髋关节到踝关节双下肢所有区域。

（1）胫骨结节－股骨滑车间距（TT-TG） 目前通常在膝关节伸直位进行CT扫描测量TT-TG。第一个扫描平面通过股骨滑车近端（图2-7-21A），第二个扫描平面通过胫骨结节近端（图2-7-21B），将两个扫描平面叠加（图2-7-21C），标记股骨后髁的连线作为参考线，股骨滑车最低点和胫骨结节中点，分别投影在参考线上，测量这两点间的距离，即为TT-TG。

目前把TT-TG > 20mm作为进行胫骨结节内移截骨的阈值。通过胫骨结节内移截骨，若想将

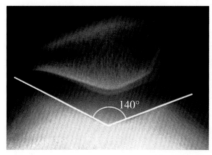

图2-7-18 股骨滑车沟角的测量方法　图2-7-19 适合角的测量方法

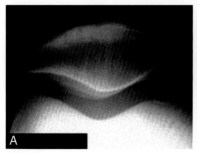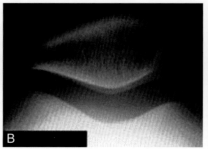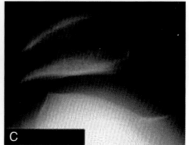

图2-7-20 髌骨形态的Wiberg分型。A. Ⅰ型。B. Ⅱ型。C. Ⅲ型

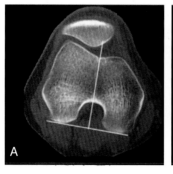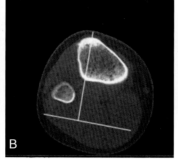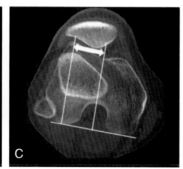

图 2-7-21　TT-TG 的测量方法

TT-TG 值控制在 10~15mm 范围。

（2）髌骨倾斜　髌骨倾斜的测量指标为髌骨倾斜角。在股四头肌放松状态，90% 的复发性髌骨脱位的患者髌骨倾斜角 > 20°，而正常人群中髌骨倾斜角 > 20° 的概率仅为 3%。第一个扫描平面通过股骨滑车近端（图 2-7-22A），第二个扫描平面通过髌骨的最大横径（图 2-7-22B），将两个扫描平面叠加，标记股骨后髁的连线作为参考线，绘制通过髌骨横轴的直线，测量两条直线的夹角，即为髌骨倾斜角。

（3）股骨前倾评估　股骨前倾角（图 2-7-23），股骨前倾角的正常值为 10.8°（±8.7°），对于复发性髌骨脱位的患者，平均值为 15.6°（±9°）。由于两组数据都有变化较大的数值，因此，并没有得出统计学阈值。第一个扫描平面通过股骨头颈部，第二个扫描平面通过股骨滑车近端，将两个扫描平面叠加，标记股骨后髁的连线作为参考线。绘制通过股骨头和股骨颈中心的连线，测量两条直线的夹角即为股骨前倾角。

（4）胫骨外旋　胫骨外旋角（图 2-7-24），复发性髌骨脱位患者中，胫骨外旋角平均值为 33°，而正常人群的胫骨外旋角平均值为 35°。两组数据较为分散，且没有显著性差异。第一个扫描平面位于胫骨关节面下方，第二个扫描平面通过踝关节，将两个扫描平面重叠。绘制胫骨平台后缘的切线作为参考线，内外踝连线与参考线的夹角即为胫骨外旋角。

（5）三维 CT　三维 CT 重建能够更加直观地全面显示膝关节的骨性结构，提示髌骨与股骨滑车的对位关系，确定是否存在股骨滑车发育不良、是否存在胫骨结节过度外偏等异常征象。但是，三维重建只能提供主观感觉，并不能够提供客观的测量数据（图 2-7-25）。

3　MRI

MRI 被认为是第一次或复发性髌骨脱位后的标准检查，检测与髌骨脱位相关的损伤以及可能导致慢性髌骨不稳的髌股关节形态异常。

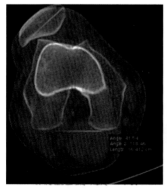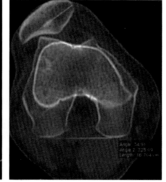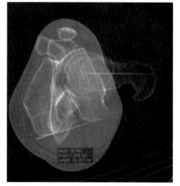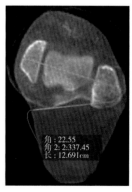

图 2-7-22　髌骨倾斜角的测量方法

图 2-7-23　股骨前倾角的测量方法

图 2-7-24　胫骨外旋的测量方法

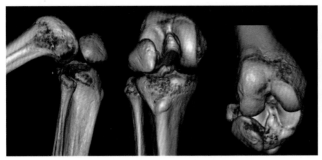

图2-7-25　三维CT重建显示股骨滑车发育不良，同时显示了髌骨与股骨滑车的关系

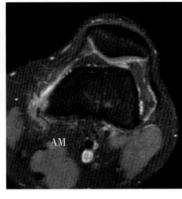

图2-7-26　MPFL髌骨附着处撕脱。MPFL股骨附着处撕脱，水肿主要位于大收肌腱（AM）前方

急性髌骨脱位后82%~100%的MRI检查可见内侧支持带和MPFL（内侧髌股韧带）损伤（图2-7-26）。内侧约束结构的损伤情况对于治疗计划的制订至关重要。最近的研究结果表明股骨端损伤预示着髌股关节慢性不稳定。2/3病例髌骨内侧稳定结构损伤为部分损伤，1/3为完全断裂。

有超过2/3的髌骨和股骨外侧髁骨及软骨缺损（图2-7-27）患者会出现髌骨内侧的软骨或骨软骨病变。长期改变显示早期骨性关节炎征象和内侧髌韧带骨化的迹象在大多数患者。完全分离的骨碎片可以表现为关节游离体，这是手术的指征。

股骨外髁前外侧和髌骨下极内侧的骨挫伤是近期有髌骨脱位患者最常出现的。高达70%的髌骨脱位可见髌骨下极内侧骨软骨损伤。受伤原因是脱位或复位时的剪切力嵌顿所致。MPFL损伤是演变为慢性不稳定的危险因素，髌骨及股骨的软骨损伤是个别急性损伤患者的手术指征（图2-7-28）。

（四）髌骨脱位的分类

1 传统分类方法

（1）创伤性髌骨脱位　创伤性髌骨脱位发生通常在有脱位风险的膝关节，多为外伤后膝关节轻微屈曲时受胫骨外旋应力导致髌骨向外侧移位，偶因内侧髌骨直接受损伤所致。创伤性髌骨脱位通常是创伤因素打破了髌骨周围力学稳定，出现了一过性失代偿情况。

（2）复发性髌骨脱位　曾发生2次或2次以上的髌骨脱位和自然复位，可由一次或多次创伤性脱位后关节支持组织愈合不良而引起。复发性髌骨脱位处于失代偿的边缘或者已进入失代偿阶段，这类患者需要积极外科干预，以期达到稳定髌骨，恢复功能的目的。

（3）习惯性髌骨脱位　是指髌骨随膝关节屈曲时逐渐外移而发生脱位，在膝关节伸直后又能自然复位，在膝关节每个屈曲伸直周期都出现脱位，不受自主控制。习惯性髌骨脱位是髌骨稳定系统失代偿的典型表现。失代偿表现为外侧支持带、髂胫束和股外侧肌挛缩，伸膝装置挛缩，从而引起髌骨轨迹异常。最主要的病理因素是股骨扭转、股骨外侧髁发育不良、膝外翻、韧带松弛、TT-TG增大等。

2 按照轨迹分类

（1）轨迹正常的髌骨脱位（1型）　轨迹正

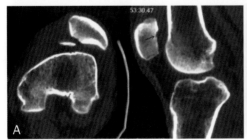

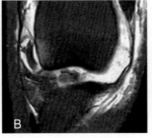

图2-7-27　骨软骨损伤。A.髌骨软骨损伤（箭头）。B.冠状图像显示股骨外侧髁侧面游离骨软骨碎片（箭头），股骨外侧髁骨挫伤（箭头）。

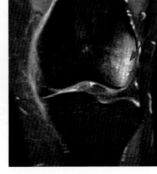

图2-7-28　髌骨脱位后显示典型的外侧髁骨挫伤（箭头）。MPFL和内侧支持带（箭头）区域也存在水肿

常代表髌骨周围力量处于代偿阶段，对于此类髌骨脱位的治疗以增强代偿能力为主。常见的增强代偿能力的手术有内侧结构修复与紧缩、髌骨软骨修复、内侧髌股韧带重建等。轨迹正常的髌骨脱位包括创伤性髌骨脱位（1A 型）及轨迹正常的复发性髌骨脱位（1B 型）。

（2）轨迹异常的髌骨脱位（2 型） 轨迹异常代表髌骨周围力量处于失代偿阶段，对于此类髌骨脱位的治疗以解除失代偿、矫正畸形为基础，同时需要复合增强代偿能力的术式。轨迹异常的髌骨脱位分为初始轨迹异常（"J"形征）（2A 型），终末轨迹异常（反"J"形征）（2B 型）以及全程轨迹异常（习惯性髌骨脱位，2C 型）。

（五）危险因素评估

髌骨脱位的解剖因素纷繁复杂，主要来源于冠状面、矢状面与水平面。冠状面畸形包括 TT-TG 增加、膝外翻等；矢状面畸形包括高位髌骨、膝关节过伸等；水平面畸形包括滑车发育不良、髌骨倾斜、髌骨形态异常、MPFL 发育不良、股骨前倾角增加、胫骨外旋。通常认为重要影响因素为滑车发育不良、高位髌骨、TT-TG 增加、髌骨倾斜等。

影响髌骨脱位的解剖因素分为两类：一类以增加脱位风险为主，包括滑车发育不良、股骨前倾角增加、胫骨外旋、TT-TG 增加、膝外翻等；另一类以降低髌骨脱位的代偿能力为主，包括高位髌骨、膝关节过伸、韧带松弛、内侧支持带损伤及 MPFL 发育不良等。

（六）髌骨脱位的仿生治疗——结构仿生与轨迹仿生

髌骨脱位的仿生治疗除了使脱位的髌骨复位稳定外，还要分析髌骨轨迹异常的类型及相关解剖异常并予以纠正，达到恢复髌骨轨迹的目的，最终实现恢复运动能力的终极目标。这就需要我们根据不同患者的髌骨脱位类型进行相应仿生治疗。

（1）结构仿生 通过外科手段最大限度修复髌骨脱位引起的结构损伤（骨软骨骨折、韧带损伤）以及增强髌骨稳定结构（内侧髌股韧带解剖重建），达到恢复髌骨稳定并增强代偿能力的目的。主要应用于轨迹正常的（1 型）髌骨脱位患者。

（2）轨迹仿生 通过外科手段解除挛缩（外侧结构，伸膝装置），纠正髌骨轨迹异常的解剖因素（冠状面、矢状面、水平面），重建内侧稳定结构（内侧髌股韧带解剖重建），以达到恢复髌骨轨迹的目的。主要应用于轨迹异常的（2 型）髌骨脱位患者。

二、1A 型髌骨脱位（创伤性髌骨脱位）

（一）概　述

1A 型髌骨脱位即创伤性髌骨脱位，是一种常见的膝关节损伤，通常发生在年轻人和体力劳动的人群中，并且与高复发率的髌骨脱位不稳定症状以及最终的髌股骨关节炎有关。原发性髌骨脱位患者可能涉及各种不同的解剖异常。

创伤性髌骨脱位是一种创伤性事件，其特征是髌骨和股骨滑车之间的关节关系完全丧失。它几乎只向外侧脱位。创伤事件通常是间接的（93% 的病例）并发生在运动实践中，这是由于膝关节屈曲运动伴有外翻应力和膝关节产生的附加扭转力所致。然而，脱位也可能是由切向力引起的直接创伤的次要原因，切向力产生侧向脱位。如果伴有骨软骨损伤及骨折，关节液中会出现脂肪滴。在 80% 的患者中，脱位会自行复位；在剩下的 20% 的患者中，膝盖通常保持在弯曲位置，并且由于髌骨的外侧脱位而变形。可以确定主要和次要的解剖易感因素。94%~100% 的患者可检测到髌股内侧韧带部分或完全撕裂，骨软骨损伤更常见于髌骨（70%）而非股骨（40%）关节面，并且可导致 1/3 的患者出现关节内游离体。

（二）临床检查

根据患者的外伤史和主诉比较容易诊断髌骨脱位。多数患者会自诉在受伤时有"髌骨错位感"。伤后髌骨脱位多数可自行复位，极少数患者就诊时髌骨仍存在脱位。

临床检查可以发现膝关节内侧支持带区域压痛，有时可以观察到膝关节内侧血肿。髌骨可能位于外倾、外偏位，髌骨外推恐惧试验阳性。

急性期膝关节明显肿胀，穿刺抽取关节积血可有效缓解疼痛。

初发的急性髌骨脱位可造成骨软骨骨折等并发症。受伤时，膝关节发生屈曲、扭转或外翻活动。儿童的非创伤性脱位和成年人的创伤性脱位有时不易诊断，因为急性期关节明显肿胀，临床检查能够得到的信息较少。因此，需要借助影像学检查进一步明确病情。

（三）影像学检查

MRI、CT、X线平片在髌骨脱位首次发作的诊断中各有优缺点。没有一项被推荐作为唯一影像学检查具有的灵敏度和特异性。X线为常规检查，可见的骨软骨骨折似乎暗示软骨损伤。MRI在急性髌骨外侧脱位中，可以识别内侧支持带MPFL、股内侧肌和髌骨或股骨软骨损伤。CT扫描可用于确认骨折和评估导致患者脱位的骨性风险因素。

（四）治疗方案的选择

髌骨脱位治疗的主要目的在于恢复其解剖结构，达到恢复髌骨周围结构相对平衡，避免进入失代偿状态。

对于没有内侧结构撕裂及骨软骨骨折的1A型髌骨脱位（创伤性髌骨脱位）可以选择保守治疗。患者在接受短期的关节制动之后就可以开始正规的功能康复锻炼。目前，制动时间也无统一标准，0~6周者均有报道，也无统一的临床康复方案。其宗旨是恢复膝关节活动度和股四头肌肌力，重新建立膝关节软组织稳定结构。要鼓励患者在能忍受疼痛的情况下尽早开始膝关节活动度锻炼，同时注意锻炼股四头肌力量。伤后4~6周膝关节活动度应当能够接近正常，患者可以开始负重行走，此时要开始进一步的伸膝力量练习、本体感觉训练以及核心力量训练。伤后3个月患者可以恢复到正常的日常活动。要注意避免慢性肌肉失用性萎缩和肌力不平衡。

对于明确内侧结构撕裂及骨软骨骨折的1A型髌骨脱位（创伤性髌骨脱位）可以选择手术治疗，以恢复增强髌骨的抗脱位代偿能力，降低失代偿的风险。对于骨软骨骨折通过复位固定恢复髌骨及股骨形态，恢复髌股关节稳定及匹配度，MPFL损伤修复可以恢复髌骨周围力量的均衡，从而最大限度恢复髌骨周围解剖结构；对于不可修复的韧带损伤可以进行韧带解剖重建，达到增强髌骨稳定的代偿能力，实现仿生替代。

（1）骨软骨损伤的仿生治疗　骨软骨损伤是创伤性髌骨脱位的手术指征之一。常见部位为髌骨外侧关节面、股骨外侧滑车。骨软骨骨折一方面会引起髌股关节匹配度下降，增加髌股关节应力，另一方面会降低髌骨脱位代偿能力，增加再次脱位的风险。因此骨软骨损伤修复成为必然选择。

对于急性损伤，通常可以复位内固定（图2-7-29~图2-7-30）。内固定材料由早期的丝线、钢丝、逐步过渡到双向加压金属螺钉，但其二次手术以及与软骨较大的生物差别性等缺点一直困扰着临床应用。近年来可吸收棒应用于临床，有效解决了这一问题，中期研究结果显示其具有较好的临床效果。

（2）MPFL损伤的仿生治疗　创伤性髌骨脱位时损伤的结构主要是MPFL，经MRI检查可以发现MPFL损伤部位即损伤程度，可根据损伤部位分为股骨侧撕脱、实质部损伤、髌骨侧撕脱或混合型。准确判断MPFL损伤部位，有助于判断采用修复手术还是重建手术。治疗的重点在于恢复MPFL的解剖结构即生理功能，即达到仿生修复。

MPFL髌骨或者股骨止点损伤可以通过止点修复手术进行治疗。当MPFL髌骨侧撕裂时可以

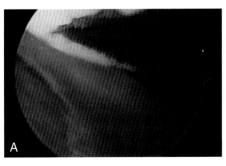
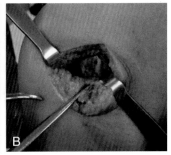

图 2-7-29　股骨外髁骨软骨损伤。A. 镜下表现。B. 复位软骨棒固定后表现

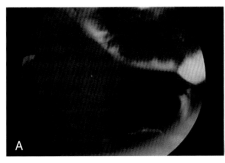
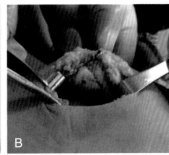
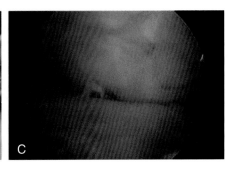

图 2-7-30　髌骨骨软骨损伤。A. 镜下表现。B. 复位软骨棒固定后。C. 髌股关节匹配情况

在 MPFL 髌骨解剖点处植入两枚锚钉，将损伤的 MPFL 紧缩缝合于止点处，达到仿生修复的目的，同时可以将内侧支持带连同 MPFL 一起适当紧缩缝合，以增强对髌骨不稳的代偿能力。同理，对于 MPFL 股骨止点撕裂，可以于股骨内上髁与大收肌结节之间植入锚钉，对韧带进行紧缩缝合固定。

病例 1　创伤性髌骨脱位（1A 型股骨外髁骨软骨骨折切复内固定，内侧髌股韧带缝合术）

马某，女性，24 岁，因"外伤致左膝疼痛、活动受限 3 天"入院。3 天前患者在摔伤后逐步出现膝关节运动能力下降，容易摔倒，近来加重，遂来我院就诊。既往史、个人史无特殊。

查体：双下肢无力线异常，左膝关节肿胀，浮髌试验（＋），前后抽屉试验阴性，恐惧试验（＋），膝关节活动范围不受限，末梢血运及皮肤感觉正常。

辅助检查：膝关节正侧位 X 线片可见膝节游离骨片，滑车发育尚可，无高位髌骨（图 2-7-31）。通过 CT 平扫评估三维重建：滑车发育呈 A 型，髌骨倾斜角 7°，髌骨内缘 MPFL 损伤表现，TT-TG 值 15.4mm，股骨外侧软骨缺损，游离骨软骨块位于髁间窝（图 2-7-32～图 2-7-34）。MRI 评估提示髌骨内缘 MPFL 撕裂表现（图 2-7-35），股骨外侧软骨缺损（图 2-7-36）。

诊断：右膝髌股关节紊乱 1A 型（创伤性髌骨脱位）。

治　疗

（1）手术治疗方案　MPFL 止点修复＋股骨外髁骨软骨损伤复位内固定。

股骨外髁骨软骨损伤复位内固定：关节镜检查，常规建立前内、前外侧入路，清理、探查髌股关节见髌骨内侧缘出血（图 2-7-37），MPFL 止点撕裂，髁间窝可见游离体，为撕脱的骨软骨片（图 2-7-38），大小约 15mm×15mm，探查髌骨软骨完整，股骨外侧负重区可见一 15mm×15mm 软骨缺损区（图 2-7-39），取出游离体，适当清理关节内滑膜及积血。

紧贴髌骨外缘做膝关节前外侧纵向切口，切开皮肤，皮下组织，切开外侧关节囊，屈曲膝关节 60°，显露股骨外髁骨软骨缺损区，见缺损区约

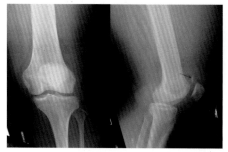

图 2-7-31　膝关节 X 线片：髌骨位置可，关节可见骨软骨骨折片

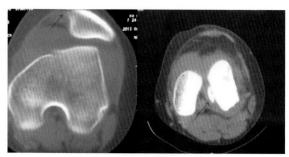

图 2-7-32　膝关节 CT：髌骨倾斜角 7°，髌骨内缘 MPFL 损伤表现，游离骨软骨块位于髁间窝

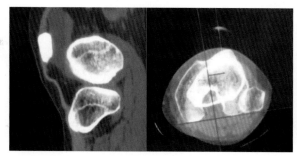

图 2-7-33　CT 评估：股骨外侧软骨缺损，TT-TG 值 15.4mm

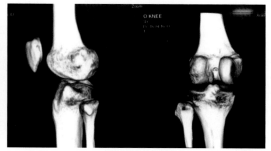

图 2-7-34　膝关节 CT：股骨外侧软骨缺损，游离骨软骨块位于髁间窝

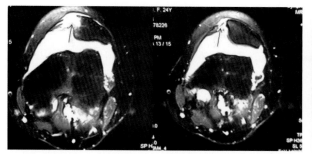

图 2-7-35　MRI 评估：髌骨内缘 MPFL 撕裂表现

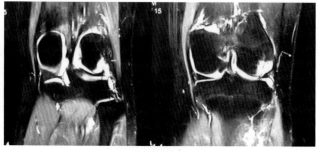

图 2-7-36　MRI 评估：股骨外侧软骨缺损

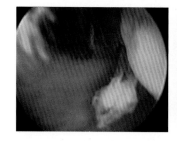

图 2-7-37　镜下表现：髌骨内缘损伤

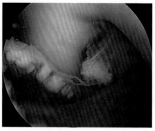

图 2-7-38　镜下表现：髁间窝内的游离骨软骨块

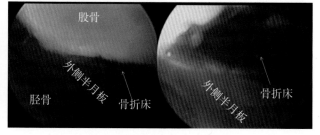

图 2-7-39　镜下表现：股骨外侧软骨缺损

15mm×15mm，清理骨折床，将骨软骨复位后用可吸收软骨棒固定（图 2-7-40）。注意固定方向不要完全平行，以免降低固定强度，软骨棒不应外露于软骨表面，也要避免过度陷入软骨内，而引起固定失效。屈伸活动检查软骨固定稳定性。

MPFL 止点修复：髌骨内缘做一个纵向切口，切开皮肤皮下组织，显露髌骨内缘，见 MPFL 髌骨止点撕脱，予髌骨中上 1/3 打入两枚锚钉，将内侧

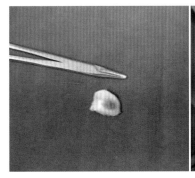
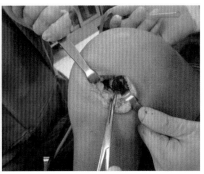

图 2-7-40　股骨外侧软骨缺损复位内固定

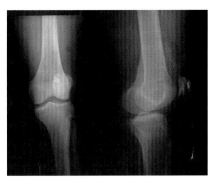

图 2-7-41　术后 X 线片：MPFL 修复良好，骨软骨骨折复位固定良好

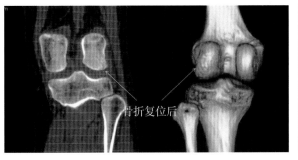

图 2-7-42　术后 CT：股骨外髁骨软骨骨折复位固定良好

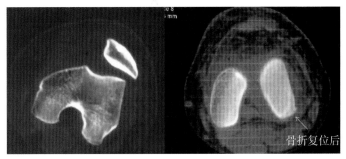

图 2-7-43　术后 CT：髌股关节匹配良好，股骨外髁骨软骨骨折复位固定良好

关节囊连同 MPFL 一起紧缩缝合于髌骨内缘，屈伸活动见髌骨轨迹良好，髌骨外推活动度小于 2 个象限。对于有不稳倾向的患者也可以进行 MPFL 重建（具体方法如前所述），同时进行内侧结构的紧缩缝合，这样内侧结构的稳定性得到加强，可有效减少髌骨脱位复发的情况。

（2）术后影像及康复　术后复查 X 线片及 CT、评估骨软骨骨折复位固定、锚钉位置以及髌股关节匹配情况（图 2-7-41~ 图 2-7-43）。术后给予膝可调支具固定，伸直位固定 2 周，术后第 2 天开始进行踝泵、股四头肌等下肢肌肉锻炼。2 周开始膝关节被动屈曲功能锻炼，术后 4 周屈曲至 90°，并在支具保护下逐步负重，术后 6 周膝关节屈曲至正常，逐步去除支具，逐步恢复功能康复锻炼。

专家点评

（1）诊断要点　创伤性髌骨脱位是髌股关节紊乱的一个重要组成部分，通常这类患者虽然有一定的解剖异常因素在，但创伤通常占更大比重，患者髌骨轨迹一般是正常的。我们需要仔细询问病史，

通过查体及 CT、MRI 检查结果等做出准确的诊断，在评估患者解剖异常的同时明确创伤引起的继发损伤情况。继发损伤主要包括两方面：MPFL 损伤和骨软骨损伤。明确这两点为我们治疗方案的制定指明方向。MPFL 损伤位于髌骨侧，可以考虑止点修复或 MPFL 重建同时进行止点修复，主要需要根据患者解剖情况来决定。骨软骨损伤通常需要复位固定，以恢复其解剖结构，恢复关节的功能。

（2）建议　创伤性髌骨脱位通常可以保守治疗，但对于有明确 MPFL 损伤、膝关节骨软骨损伤的患者建议早期进行手术干预，一方面处理损伤，最重要的是解决患者的潜在再脱位损伤的风险。因此现在越来越多地对这类患者进行早期干预。

病例 2　创伤性髌骨脱位（1A 型骨软骨骨折复位内固定，MPFL 重建）

赵某某，女性，16 岁，因"扭伤致右膝关节疼痛 1 天"入院。1 天前外伤后出现右膝关节疼痛，肿胀，在当地医院就诊，诊断为"右膝关节髌骨脱位"，予消肿对症治疗，为进一步诊治

遂来我院，门诊以"右膝创伤性髌骨脱位"收入。既往史、个人史无特殊。

查体：右膝关节肿胀，股四头肌无萎缩，浮髌征阳性，前后抽屉阴性，髌骨倾斜试验阴性，髌骨内缘压痛阳性，髌骨活动轨迹正常，膝关节活动范围不受限，末梢血运及皮肤感觉正常。

辅助检查：膝关节正侧位X线片，可见膝关节骨质无明显异常，滑车发育尚可，髌骨骨软骨骨折，髁间窝可见游离骨片，Insall指数1.0，双下肢力线良好（图2-7-44）。通过CT平扫评估三维重建：滑车发育呈A型，髌骨倾斜角7°，TT-TG值13mm，髌骨骨软骨骨折（图2-7-45）。通过MRI评估膝关节韧带情况，可见髌骨骨软骨骨折，内侧髌股韧带髌骨侧撕裂（图2-7-46）。

诊断：右膝创伤性髌骨脱位。

治 疗

（1）手术治疗方案（骨软骨骨折复位内固定，MPFL重建）

骨软骨骨折复位内固定：常规建立前内及前外侧入路，关节镜检查，评估髌股关节情况。取髌骨内侧纵向切口约5cm，逐层切开皮肤，皮下组织，见髌骨内缘MPFL止点撕裂，予纵行切开髌骨内侧支持带，显露髌骨软骨面，见髌骨软骨骨折，清理骨床。软骨骨折块于髁间窝（图2-7-47），予取出软骨块，见大小为18mm×23mm（图2-7-48），复位后用可吸收软骨棒固定（图2-7-49），固定深度为15mm，方向注意交叉，保持棒尾部略低于软骨表面，活动关节见软骨固定良好（图2-7-50）。

MPFL重建：重建方法采用髌骨侧双锚钉，股

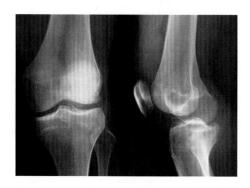

图2-7-44 术前X右膝关节正侧位 髌骨骨软骨骨折，髁间窝可见游离骨片

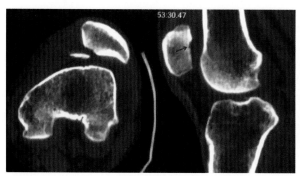

图2-7-45 CT评估：滑车发育及髌股匹配情况，髌骨骨软骨骨折

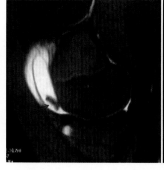

图2-7-46 MRI评估：髌骨骨软骨骨折，内侧髌股韧带髌骨侧撕裂

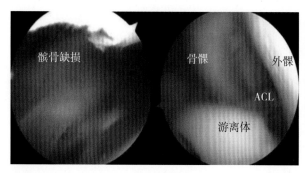

图2-7-47 术中图：镜下见髌骨软骨骨折，髁间窝见游离软骨片

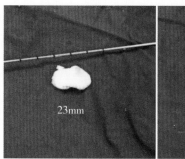

图2-7-48 术中图：骨软骨片大小

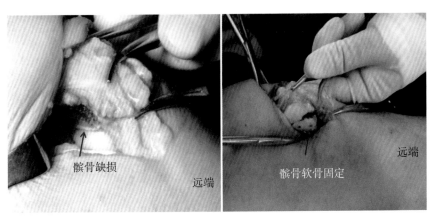

图 2-7-49　术中图：显露髌骨软骨骨折床，复位固定

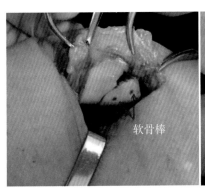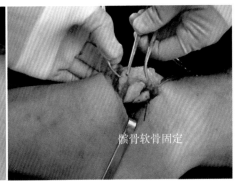

图 2-7-50　术中图：固定后效果

骨侧挤压螺钉固定，具体方法详见复发性髌骨脱位一节描述，注意内侧损伤结构的修复及内侧支持带的紧缩缝合，这样可以有效增加髌骨不稳的代偿能力（图 2-7-51）。

（2）术后影像及康复　术后复查 MRI 评估骨块位置（图 2-7-52）以及髌股关节匹配情况（图 2-7-53）。术后给予膝可调支具固定，伸直位固定 2 周，术后第 2 天开始进行踝泵、股四头肌等下肢肌肉锻炼，并在支具保护下逐步负重。2 周开始膝关节被动屈曲功能锻炼，术后 4 周屈曲至 90°，

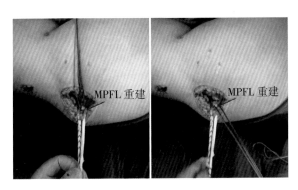

图 2-7-51　术中图：MPFL 重建

术后 6 周屈曲至正常。术后 6 周去除支具，逐步恢复功能康复锻炼。

专家点评

创伤性髌骨脱位通常发生在有脱位风险的膝关节，多为外伤后膝关节轻微屈曲时受胫骨外旋应力导致髌骨向外侧移位，偶因内侧髌骨直接受损伤所致。创伤性髌骨脱位通常是创伤因素打破了髌骨周围力学稳定，出现了一过性失代偿情况。

骨软骨损伤是创伤性髌骨脱位的手术指征之一。常见部位为髌骨外侧关节面、股骨外侧滑车。骨软骨骨折一方面会引起髌股关节匹配度下降，增加髌股关节应力，另一方面会降低髌骨脱位代偿能力，增加再次脱位的风险。因此骨软骨损伤修复成为必然选择。

对于急性损伤，通常可以复位内固定。内固定材料由早期的丝线、钢丝，逐步过渡到双向加压金属螺钉，但其二次手术以及与软骨有较大的生物差别等缺点一直困扰着临床应用，近年来可吸收棒应

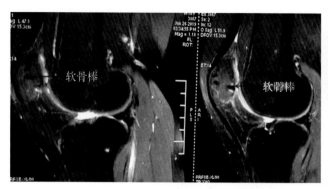

图 2-7-52　术后 MRI：软骨固定良好

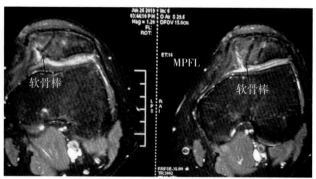

图 2-7-53　术后 MRI：软骨固定良好，韧带位置良好

用临床，有效解决了这一问题，中期研究结果也显示其具有较好的临床效果。

创伤性髌骨脱位时损伤的结构主要是 MPFL，经 MRI 检查可以发现 MPFL 损伤部位及损伤程度，可根据损伤部位分为股骨侧撕脱、实质部损伤、髌骨侧撕脱或混合型。准确判断 MPFL 损伤部位，有助于判断采用修复手术还是重建手术。本例采用了 MPFL 重建的基础上紧缩缝合了内侧结构，有效增强了髌骨不稳的代偿能力，可以有效降低脱位复发的风险。

三、1B 型髌骨脱位（轨迹正常的复发性髌骨脱位）

（一）概　述

轨迹正常的复发性髌骨脱位患者可能在数年间只有两三次脱位，其间髌股关节稳定的患者表现为经常性脱位，甚至常发生于行走、爬楼梯、跳舞等幅度不大的活动或者运动中。在脱位发作间期，也有膝关节的不稳定感和不适。

（二）临床表现

复发性髌骨脱位常发生于青少年。男女性发病率之比大约为 5∶1。复发性髌骨脱位的发作高峰在青春期，反映了该年龄阶段肢体长度、对线及运动水平的变化。

体格检查包括下肢的力线、股骨及胫骨旋转、髌骨位置、膝关节周围结构的损伤情况、髌骨内外侧稳定情况、髌骨倾斜、Q 角及结节滑车沟角

的测量等在体检时要注意检查是否有游离体。这些游离体常常是软骨性质，在普通 X 线片上不能被发现。有时在髌上囊或者内、外侧沟能够摸到游离体。

（三）影像学表现

影像学检查能够准确地评估髌股关节的情况，其中包括标准的正位、侧位、髌骨轴线位 X 线片、CT 检查及 MRI 检查。通过屈膝 20° 侧位片测量 Insall 指数评估有无高位及低位髌骨，通过 CT 断层重叠技术测量 TT-TG 及髌骨倾斜角，通过侧位片及 CT 评估股骨滑车发育情况。利用影像学表现有利于制定正确的手术方案。

（四）治　疗

复发性髌骨脱位的病程演变多种多样，有着繁多的治疗选择，但是复发性髌骨脱位的长期预后并不理想。积极干预的目的在于减少髌股关节紊乱所造成的影响，并不能重塑完美的髌股关节。

轨迹正常的复发性髌骨脱位处于髌骨不稳的代偿期，治疗的要点是增强髌骨不稳的代偿能力。MPFL 是位于髌骨内侧缘与腓肠肌内侧头之间的软组织结构，起于股骨内侧髁，呈沙漏状排列，并呈扇形分布止于髌骨内侧缘，在伸膝至屈膝 30° 范围内是限制髌骨外移的主要结构，可提供 50%~60% 的内向约束力。MPFL 重建可以有效地提高髌骨不稳的代偿能力，因此 MPFL 重建成为此类患者的首要选择（图 2-7-54）。为了最大限度地恢复解剖结构，通常采用扇形重建，以期达到解剖重建的目

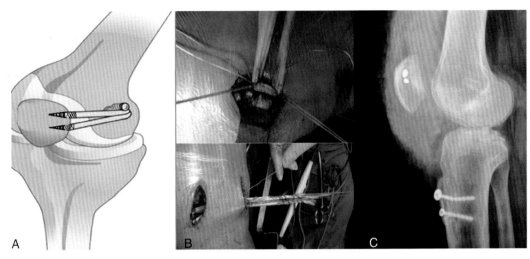

图 2-7-54　MPFL 重建。A. 韧带重建示意图。B. 髌骨侧及股骨侧韧带重建。C. 术后 X 线评估重建位点良好

的。采用双束韧带重建 MPFL 治疗复发性髌骨脱位，术后膝关节功能优良率为 95%。

当然对于 1B 型髌骨脱位，我们需要评估冠状面、水平面及矢状面的解剖异常。高位髌骨（Insall 指数＞ 1.2）需要考虑胫骨结节远侧移位术；髌骨倾斜（髌骨倾斜角大于 20°）需行外侧支持带松解或延长术；TT-TG 增大需要进行胫骨结节内移或前内移位术；滑车发育不良类型不同处理方式也不尽相同，B、D 型滑车发育不良可考虑滑车成形术。同时需根据内侧结构的损伤情况进行内侧髌股韧带重建或内侧支持带紧缩。此外还要考虑到下肢力线、股骨内旋角度和胫骨外旋角度。探寻引起患者髌骨不稳的主要因素，必要时进行矫正。

患者 14 岁，以"扭伤致右膝关节肿痛、打闪 3 个月"为主诉前来就诊。伤后当地医院给予支具固定保守治疗 6 周，此后感膝关节屈曲下蹲时有髌骨错动感，走路易打闪，为正规治疗来我院就诊，门诊以"右膝复发性髌骨脱位"收入。既往史、个人史无特殊。

查体：右膝关节无肿胀，股四头肌轻度萎缩，浮髌征阴性，前后抽屉阴性，髌骨倾斜试验阳性，髌骨外推 2 个象限，髌骨活动轨迹正常（图

2-7-55），膝关节主动被动活动范围正常，双下肢血运及感觉正常。

辅助检查：X 线片见膝关节骨质无明显异常，滑车发育尚可，无骨软骨骨折，Insall 指数 1.1，Caton 指数 1.1，髌骨倾斜，双下肢力线良好（图 2-7-56）。MRI 显示内侧支持带松弛失效（图 2-7-57）。CT 平扫评估提示滑车发育呈 A 型，TT-TG 值 18.8mm。股骨前倾角 35.5°，胫骨外旋角 27.6°，髌骨倾斜角 23°（图 2-7-58）。

诊断：右膝复发性髌骨脱位。

治　疗

（1）手术治疗方案　右膝关节镜检，外侧支持带松解，内侧髌股韧带重建术。

关节镜探查：采用标准前内侧和前外侧入路，探查滑车外侧及髌骨内侧关节面软骨 2 度损伤，股骨滑车低平，运动状态下髌骨轨迹外偏，半月板及前后交叉韧带无特殊异常，未见游离体

外侧支持带松解：采用关节镜等离子设备松解髌股外侧支持带及髂胫束（图 2-7-59），松解过程中应注意避免皮肤灼伤及止血，屈伸膝关节观察髌骨轨迹（图 2-7-60）。

MPFL 重建：预备 25cm 左右长度移植物，首选半腱肌，根据患者身材对移植物的需求也可选用股薄肌。为了减少移植物供区部位疼痛和并发症风险，也可选用同种异体肌腱。制作移植物时将末

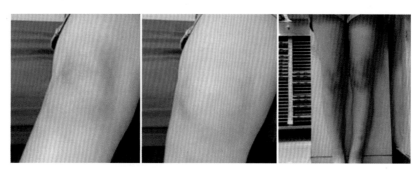

图 2-7-55 膝关节查体

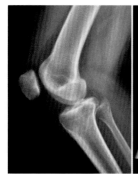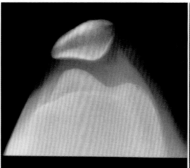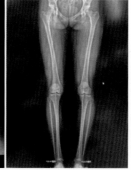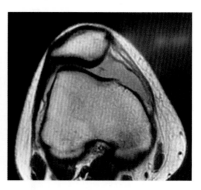

图 2-7-56 术前 X 线片　　　　　　　　　　　　　　　　　图 2-7-57 术前 MRI

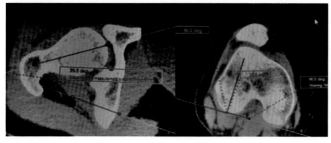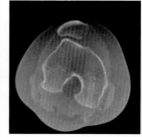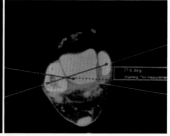

图 2-7-58 滑车发育呈 A 型，TT-TG 值 18.8mm，股骨前倾角 35.5°，胫骨外旋角 27.6°，髌骨倾斜角 23°

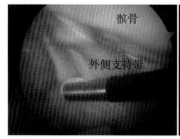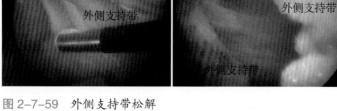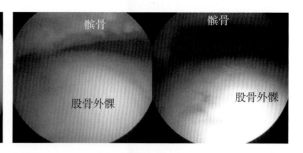

图 2-7-59 外侧支持带松解　　　　　　　　　　图 2-7-60 观察髌骨轨迹

端编织为鼠尾状，以确保容易穿入股骨隧道。移植物编织线末端打不同数量的绳结以便区分（图 2-7-61）。

手术切口准备：距离髌骨内侧缘 1cm，股内侧肌下方，髌骨近端 2/3 处行 3~4cm 纵向切口，深度至内侧支持带，只切开第一和第二（Warren 和

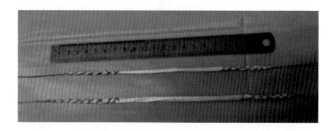

图 2-7-61 移植物准备

Marshall）层筋膜，留下完整的第三层（滑膜关节囊）（图 2-7-62）。

触诊股骨内上髁、内收肌结节为解剖标记，在 MPFL 股骨止点行 2~3cm 纵向切口。在第二层和第三层之间，髌骨和股骨切口之间推移创建出软组织隧道。利用弯钳在软组织通道内预留牵引线（图 2-7-63）。

髌骨端的制备：将筋膜层第一层和第二层从髌骨近端 2/3 处切开显露髌骨的内侧缘。保留第三层（滑膜关节囊）完整。用咬骨钳或磨钻在髌骨内侧边缘的近 2/3 处制作一个长 2~3cm、宽 5mm、深 3~5mm 的骨槽（根据移植物的粗细程度适当调整，图 2-7-64）。髌骨内侧骨槽内植入 2 枚带线缝合锚钉，位置以髌骨为表盘，右膝 9 点与 11 点钟位置，左膝 1 点与 3 点钟位置，方向朝向髌骨中心，可利用透视精确定位。保证锚钉在髌骨松质骨部分内部，没有穿透髌骨关节面或髌骨表面皮质。将锚钉全部拧入骨质（图 2-7-65）。

透视下股骨骨道的准备：膝关节屈曲 60°~70° 四字位，C 臂透视膝关节纯侧位。在内上髁和内收肌结节之间打入导针，导针外套入 6mm 空心钻头。MPFL 股骨止点位于股骨后皮质线（线 1）前方，

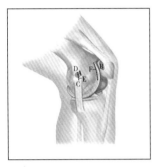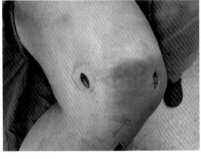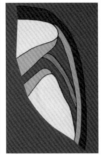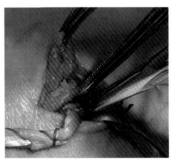

图 2-7-62　手术切口准备

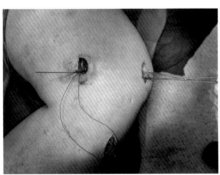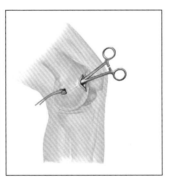

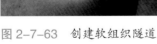

图 2-7-63　创建软组织隧道

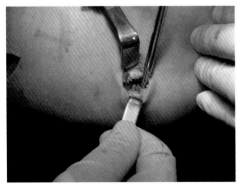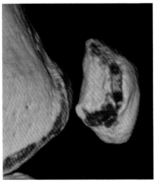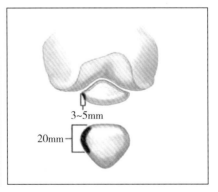

图 2-7-64　制作髌骨骨槽

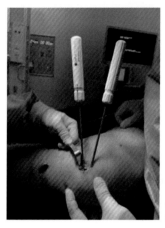
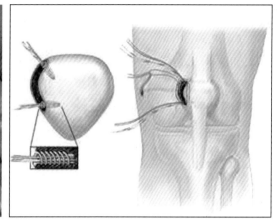

图 2-7-65　植入髌骨端锚钉

内侧髁和股骨后皮质交叉点的垂直线（线2）与Blumensaat线和股骨后皮质延长线交叉点的垂线（线3）之间（图2-7-66）。导针穿过股骨髁，方向向近段倾斜，以避免进入髁间窝，从外侧股骨干与外侧髁交汇处穿出（图2-7-67）。根据移植物粗细使用5~7mm钻头制作股骨隧道，将导针留在原位，利用带孔导针将牵引线留入骨隧道。

移植物固定：将移植物中间部分置于髌骨槽内。保证两端移植物长度相等，利用锚钉线使用滑结技术将移植物深埋于骨槽内。如果在制备过程中关节囊破裂，使用一根锚钉缝线进行缝合（图2-7-68）。利用软组织通道内牵引线将移植物尾端带入通道内并从股骨侧切口带出，利用股骨隧道内带孔导针将编织线及移植物尾端带入股骨隧

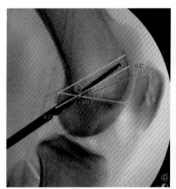
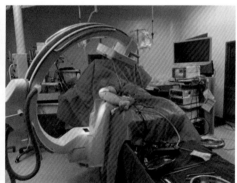
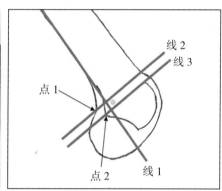

图 2-7-66　C臂辅助制作股骨隧道

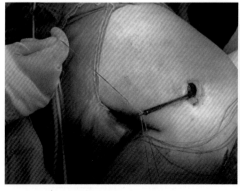
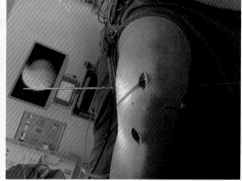
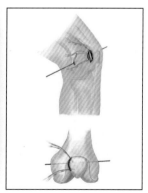

图 2-7-67　股骨隧道方向及留置牵引线

道（图2-7-69）。

在股骨外侧全力拉紧移植物至髌骨内侧脱位后，在没有张力的情况下反复屈伸膝关节恢复髌股关节自由轨迹，以确保膝关节全活动范围无阻碍，重建MPFL不能过度张紧，镜下监视髌股关节屈伸匹配度。髌股关节压力正常（图2-7-70）。匹配度完美后由股骨内侧骨髓道挤入与骨髓道同号界面螺钉将移植物尾端固定于股骨隧道内（图2-7-71）。冲洗伤口，闭合切口，将第一层和第二层缝覆盖移植物缝合。

（2）**术后影像**　术后CT可见MPFL重建及髌股关节关系良好（图2-7-72）。

（3）**术后康复**　术后4周内佩戴支具保持关节位于伸直位。术后2周后开始部分负重，4周完全负重。术后5d开始屈膝练习，术后2周时屈膝110°，其后逐渐加大屈膝角度，2个月达正常全角度。术后4个月开始恢复慢跑，术后半年可以恢复正常体育活动。

专家点评

髌骨外侧支持带松解术的适应证，是否行外侧

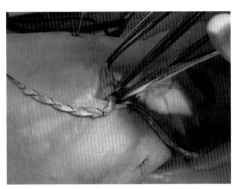
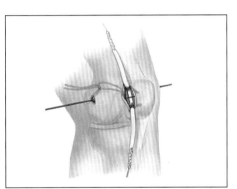

图2-7-68　缝合固定肌腱移植物

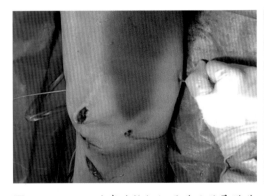
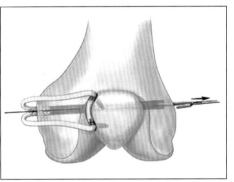

图2-7-69　肌腱穿过软组织通道及股骨隧道

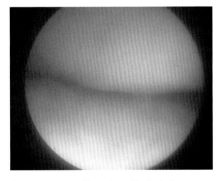
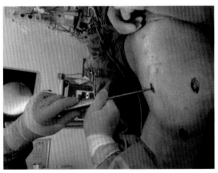
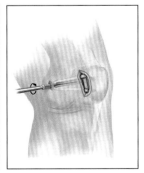

图2-7-70　镜下验证髌股关系　　图2-7-71　固定移植物股骨端

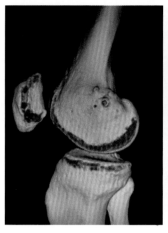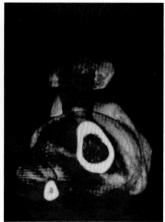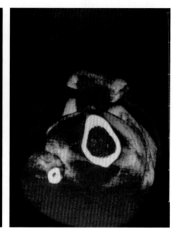

图 2-7-72　术后 CT 验证

支持带松解以及松解的效果在复发性髌骨脱位治疗中存在争论。目前大多数学者不主张通过单纯外侧松解来治疗髌骨脱位，而是联合其他手术共同治疗复发性髌骨脱位患者。我们认为，外侧支持带的松解需要有确切的外侧支持带过紧的证据，如查体结合镜下评估髌骨内移的程度以及股骨和髌骨的对合关系时出现髌骨内移小于 1/4 髌骨宽度、髌骨倾斜试验阳性，这时则需要行外侧支持带松解。同时对于发生髌骨脱位的多发韧带松弛症患者限制髌骨外移作用差，往往不伴随外侧支持带过紧，对于这样的病例如松解外侧支持带，可能会造成医源性内侧脱位。

病例 4

王某，男性，15 岁，因"右膝关节不稳 2 年"主诉入院。2 年前患者自觉膝关节跳动，有打软腿现象，长期未予治疗，近来症状明显加重。遂来我院就诊。既往史：无特殊。

查体：右膝关节无肿胀，股四头肌轻度萎缩，浮髌征阴性，前后抽屉阴性，髌骨外推 2 个象限，髌骨活动轨迹正常、右膝外翻畸形，膝关节活动度 0°~145°，末梢血运及皮肤感觉正常（图 2-7-73）。

辅助检查：膝关节正侧位 X 线片，可见膝关节骨质无明显异常，滑车发育尚可，无骨软骨骨折，Insall 指数 1.0，Caton 指数 1.1，双下肢力线可见右膝关节外翻 13°（图 2-7-74）。通过 CT 平扫评估三维重建：滑车发育呈 A 型，髌骨倾斜角 7°，TT-TG 值 16mm，股骨前倾角 23°（图 2-7-75）。

诊断：右膝关节髌股关节紊乱（复发性髌骨脱位 1B 型）。

治疗

（1）手术治疗方案　股骨远端内侧闭合截骨内固定。

术前 3D 打印截骨方案的制定：采用 3D 打印技术，术前打印出下肢模型，在模型上精确测量股骨外翻角度，预估截骨部位及截骨厚度，术前预截骨 1.5cm，矫正外翻 7°（图 2-7-76）。

股骨远端内侧闭合截骨内固定：取股骨远端内侧纵向切口 10cm，逐层切开皮肤，皮下组织，沿股四头肌内侧头后方进入，将股四头肌内侧头向前牵拉，显露股骨远端，用骨剥分离股骨远端后侧骨膜，由股骨内上髁上 4cm 由内向外下打入两枚克氏针，交点位于股骨外侧皮质，C 臂透视评估截骨角度及位置，以及骨骺的情况，骨剥保护后方血管神经，用摆锯截骨，留有外侧皮质合页，胫骨施加内翻应力，完成截骨，透视下评估力线，力线矫正满意，用股骨内髁钢板固定，注意进行跨骨骺固定，避免损伤骨骺。本例患者未损伤髌骨内侧结构，未进行内侧髌股韧带重建。

（2）术后影像学评价　术后复查 X 线评估力线矫正情况及内固定与骨骺之间的关系（图 2-7-77）。术后第 2 天开始进行踝泵、股四头肌等下肢肌肉锻炼，并给予膝可调支具固定，伸直位固定 2 周，2 周开始膝关节被动屈曲功能锻炼，术后 4 周

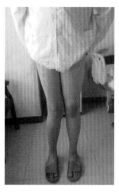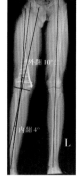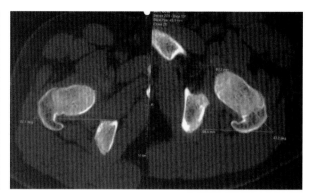

图 2-7-73 双下肢外观：右膝关节外翻畸形，无髌骨内视　图 2-7-74 X 线片：右膝关节外翻 13°　图 2-7-75 CT 评估：股骨前倾角 23°

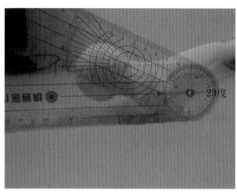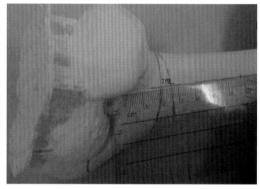

图 2-7-76 3D 打印术前评估及预截骨

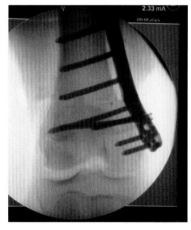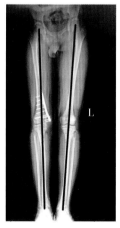

图 2-7-77 3D 打印术前评估及预截骨

屈曲至 90°，术后 4 周逐步负重，术后 6 周屈曲至正常。术后 6 周去除支具，逐步恢复功能康复锻炼。

专家点评

（1）诊断要点　髌股关节紊乱的解剖异常主要来源于冠状面、水平面及矢状面，其中冠状面主要影响因素就是膝外翻，其对髌骨的轨迹及稳定性造成的影响较大。本例患者髌骨轨迹正常，复发性髌骨脱位，通过矫正膝外翻可以明确改善髌骨的力学环境从而达到稳定髌骨的效果。对于这类患者 MPFL 重建并非必需。

（2）治疗操作要点　膝关节外翻的截骨矫形，可以选择内侧闭合截骨和外侧撑开截骨两种方式，对于骨骺未闭合的患者尤其要注意的一点就是截骨位置以及内固定对骨骺的影响，术前一定规划好截骨方案，术中透视确定方案执行准确，同时确保内固定不会损伤骨骺。骨折愈合后及早去除内固定，本例患者术后 6 个月进行了内固定去除术，随访 2 年，双下肢长度无明显差别，下肢力线良好，无内外翻畸形。

（3）建议　1B 型髌股关节紊乱通常通过软组织矫形可以解决问题，但我们需要评估引起髌股关节紊乱的主要问题是什么，根据具体问题进行相应矫正，尤其是冠状面的力线异常会严重影响髌骨的稳定，对于这类患者，矫正力线成为首要问题。

四、2A 型髌骨脱位（初始轨迹异常的髌骨脱位）

（一）轨迹异常髌骨脱位概述

轨迹异常的髌骨脱位主要有三类，即初始轨迹异常髌骨脱位（J形征）、终末轨迹异常（反J形征）及全程轨迹异常（习惯性髌骨脱位）。轨迹异常就是髌骨不稳失代偿的结果，表现为外侧结构挛缩、伸膝装置挛缩。主要因素来源于冠状面、矢状面及水平面解剖异常。

（二）2A 型髌骨脱位治疗策略

我们提倡恢复髌骨轨迹即轨迹仿生治疗，首先需要解除挛缩，纠正解剖异常，为恢复髌骨轨迹创造条件，同时增加髌骨不稳的代偿能力。这就需要临床医生根据患者的个体情况充分松解、延长挛缩组织，找到髌骨不稳的主要影响因素并针对性纠正，才能达到恢复轨迹及增强代偿能力的目的。

在对初始轨迹异常（J形征）髌骨脱位患者的仿生治疗中，由于这类患者通常为伴J形征复发性髌骨脱位，J形征出现意味着髌骨不稳开始进入失代偿期阶段，外侧结构通常会有轻度挛缩，但伸膝装置没有挛缩，这类患者通常有较为严重的解剖异常，需要我们在解除挛缩的基础上找到关键的解剖异常并进行矫正，同时辅以增强髌骨不稳代偿能力的 MPFL 重建。

1 外侧支持带松解

髌骨倾斜角大于15°通常需要外侧支持带松解，松解范围包括外侧支持带和股四头肌肌腱的髌骨附着点。松解可以在镜下完成，以达到最小创伤（图 2-7-78）。

2 冠状面畸形

（1）膝外翻矫正　膝外翻畸形的发生率较小，但其对髌骨轨迹的影响较大。通常需要分析畸形的来源，如果外翻角度＞10°，需要进行矫正。根据"畸形最显著"原则选择截骨部位和截骨方式将外翻矫正到正常，恢复正常解剖力线（图 2-7-79~图 2-7-80）。

（2）TT-TG 值矫正　将股骨滑车近端层面与胫骨结节近端层面进行叠加，标记股骨后髁连线作为参考线，标记股骨滑车最低点和胫骨结节中点，分别投影在参考线上，两线之间的距离即为 TT-TG 值，TT-TG 值＞20mm 通常需要进行胫骨结节内移以矫正 TT-TG（图 2-7-81）。正常 TT-TG 值通常小于 10mm，因此矫正的目标为 5~10mm。

3 水平面畸形

（1）股骨前倾角度矫正　股骨前倾角增大引起髌股关节相对旋转，严重者出现髌骨内视，是影响髌骨稳定的一个重要因素。目前对于前倾角矫正的手术指征没有明确的共识。一般认为大于23°的前倾角应考虑截骨矫正（图 2-7-82~图 2-7-84）。

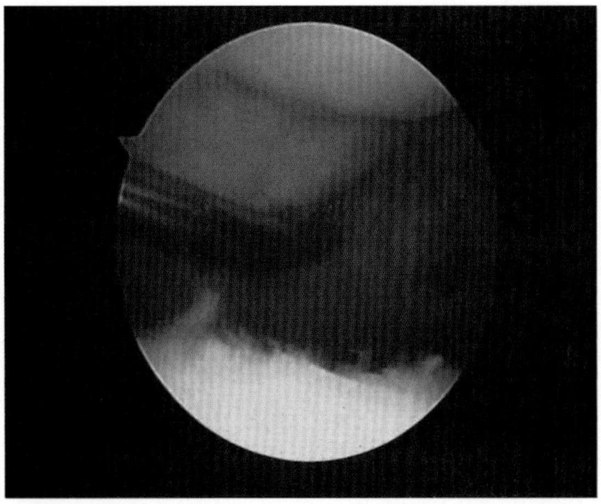

图 2-7-78　镜下外侧支持带松解

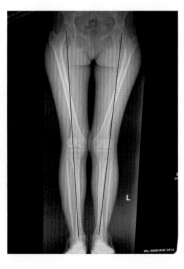

图 2-7-79　双下肢力线，左膝外翻

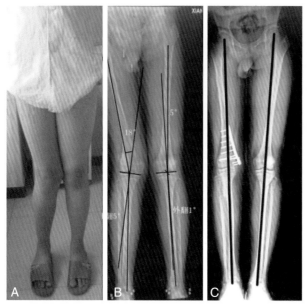

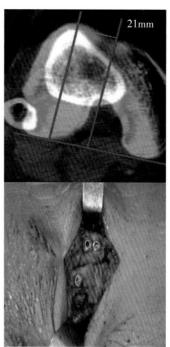

图 2-7-80 膝外翻矫正。A. 膝外翻外观。B. 下肢力线评估。C. 术后力线评估

图 2-7-81 胫骨结节移位矫正 TT-TG

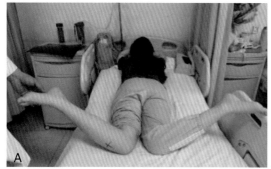

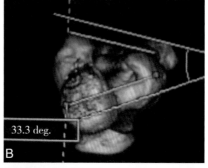

图 2-7-82 股骨前倾角度评估。A. 查体评估。B. CT评估

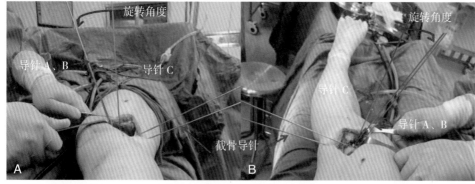

图 2-7-83 股骨远端截骨术中旋转角度的评估。A. 远侧观。B. 近侧观

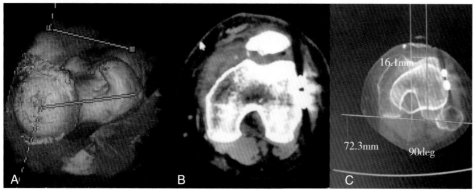

图 2-7-84 股骨远端截骨术后评估。A. 前倾角矫正。B. 髌股关节匹配。C. TT-TG评估

155

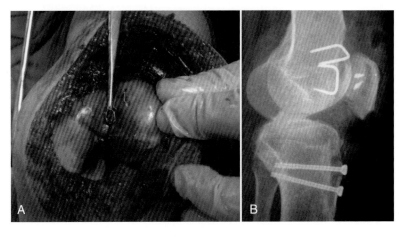

图 2-7-85　滑车成形。A.滑车成形术中重塑滑车。B.术后评估

（2）滑车发育不良　在存在严重滑车发育不良（B型、D型）的情况下，需要进行滑车成形，通常加深滑车成形能够最大限度解剖重建滑车（图2-7-85），以达到恢复髌股关节稳定的目的。

病例5

患者，女性，36岁。以"右膝关节疼痛、不稳半年"之主诉入院。半年前患者行走时出现髌骨向外脱出，自行复位。未予重视，后期间再次发生1次以上脱位，为求进一步诊治，来我院治疗。

术前影像学检查：双下肢力线良好，股骨颈前倾角（左23.7°/右32.7°），TT-TG（左22.1mm/右22.9mm）。右膝MRI提示髌骨滑车发育异常，股骨外侧髁负重区骨软骨损伤（图2-7-86）。

查体：左膝关节稍肿胀，股四头肌轻度萎缩，浮髌征阴性，前后抽屉阴性，髌骨外推2个象限（图2-7-87A），髌骨活动轨迹异常、J征阳性（图2-7-87B），膝关节活动范围不受限，末梢血运及皮肤感觉正常。

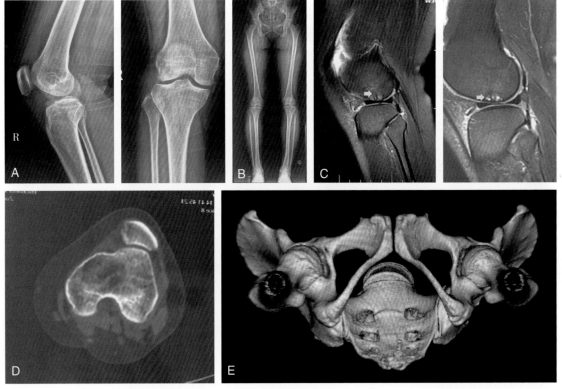

图 2-7-86　A.术前右膝关节正侧位X线片。B.术前双下肢正位X线片。C.术前膝关节MRI提示股骨外侧髁负重区骨软骨损伤。D.术前膝关节CT提示股骨滑车发育异常。E.术前髋关节CT三维重建

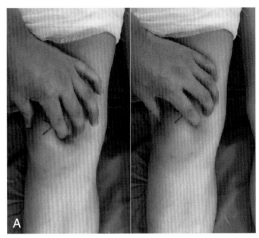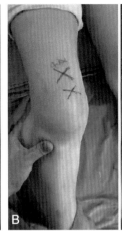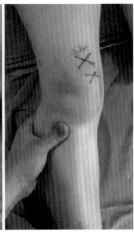

图 2-7-87 A. 术前查体髌骨外推 2 个象限。B. 术前查体 J 征阳性（髌骨相对于股骨滑车的运动轨迹呈 J 形）

诊断：右膝复发性髌骨脱位，右膝关节游离体，右股骨外侧髁骨软骨损伤（ICRS 分级 Ⅳ 度）。

治 疗

（1）**治疗方案** 入院后完善相关检查，未见明确的手术禁忌证，于全麻下行右膝关镜检清理、游离体取出、髌股内侧韧带重建、髌骨外侧支持带松解、股骨外侧髁马赛克自体软骨移植术（图 2-7-88）。

（2）**术后复查** 术后影像学复查结果参见（图 2-7-89）。

总 结

髌骨脱位的患者约有 23% 合并骨软骨的损伤，如果治疗不当可导致髌股关节磨损致创伤性髌股关节炎。在合并软骨损伤的患者中，约 76% 损伤位于髌骨软骨，24% 位于股骨外侧髁。因此，髌骨脱位的患者如果查体合并有股骨外侧髁压痛，一定要及时复查 MRI，评估骨软骨有无损伤及程度、部位。根据病情可采用软骨棒复位固定、微骨折、马赛克自体软骨移植、自体软骨细胞移植等方法治疗软骨损伤。髌骨脱位常规可采用内侧髌股韧带重建联合外侧支持带松解等手术重塑髌股关系。其中，马赛克自体软骨移植术是通过将一个或多个圆柱形自体骨软骨移植物从膝关节的低负重区转移到有缺陷的部位的手术。一般适用于损伤范围相对较小的

ICRS 分级 Ⅳ 度的骨软骨损伤。

病例 6　复发性髌骨脱位（股骨远端截骨联合 MPFL 重建）

马某，女性，27 岁，主诉：右膝关节反复打闪 12 年。12 年前外伤后出现右膝关节疼痛、肿胀，在当地医院就诊，诊断为"软组织损伤"，予消肿对症治疗，右膝不久后逐步出现打软腿症状，容易摔倒，蹲起困难，近日为进一步诊治遂来我院，门诊以"右膝关节复发性髌骨脱位"收入院。既往史、个人史无特殊。

查体：右膝关节无肿胀，股四头肌轻度萎缩，浮髌征阴性，前后抽屉阴性，髌骨倾斜试验阴性，髌骨外推 3 个象限（图 2-7-90），髌骨活动轨迹正常（图 2-7-91），膝关节活动范围不受限，末梢血运及皮肤感觉正常。

辅助检查：膝关节正侧位 X 线片显示膝关节骨质无明显异常，无骨软骨骨折，左下肢力线良好，右下肢外翻畸形；EOS 测量外翻角 11°，畸形主要来源于股骨，Insall 指数 1.0，Caton 指数 1.1（图 2-7-92）。股骨前倾角 18°。通过 CT 平扫评估三维重建：滑车发育呈 A 型，髌骨倾斜角 7°，TT-TG 值 15mm，股骨前倾角 20°（图 2-7-93）。

诊断：右膝关节复发性髌骨脱位。

治 疗

（1）**手术治疗方案** 股骨远端内翻截骨联合 MPFL 重建。

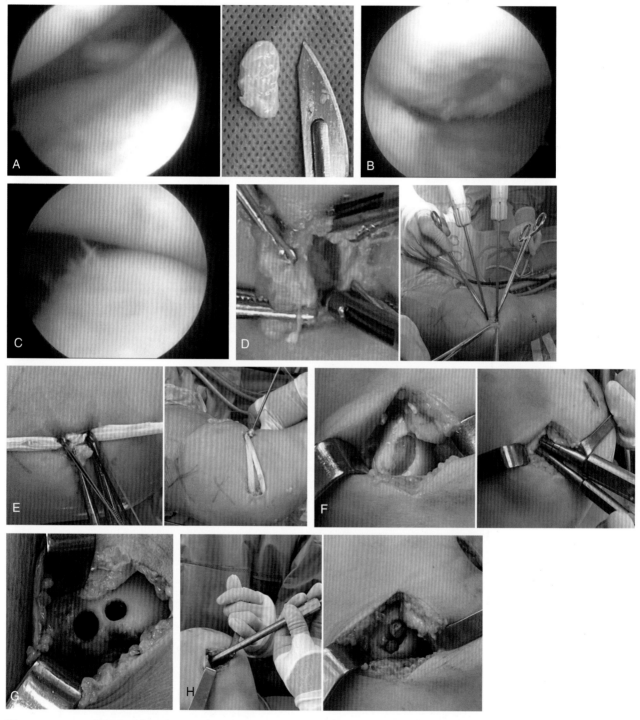

图 2-7-88　A. 外侧半月板后根下方藏匿的游离体。B. 股骨外侧髁负重区骨软骨损伤（ICRS 分级Ⅳ度）。C. 镜下观察髌骨轨迹（屈膝 60°）。D. 髌骨内侧缘开槽后于髌骨中点及中上 1/3 处用 3.5mm 克氏针开口后拧入 2 枚 PEEK 锚钉。E. 取同侧半腱肌，并将其打结固定至髌骨内侧缘，股骨侧常规于收肌结节处打骨道，并用 6mm 挤压螺钉固定，以重建内侧髌股韧带。F. 松解髌骨外侧支持带后暴露股骨外侧髁负重区，可见骨软骨损伤的外观并测量、处理骨软骨移植受区。G. 股骨外侧髁骨软骨移植供区的处理（供区取出骨柱后外观）。H. 骨软骨马赛克移植（受区植入骨柱后外观）

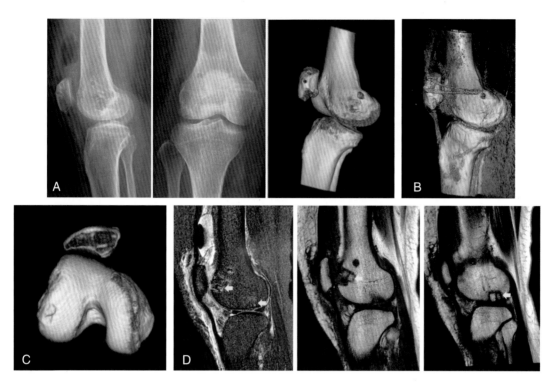

图 2-7-89　A.术后 X 线片及 CT 提示髌骨位置良好,可见锚钉及挤压螺钉入口。B.术后 CT 三维重建示重建的髌股内侧韧带。C.术后 CT 三维重建示髌骨位置良好,可见股骨髁骨软骨移植区。D.术后 MRI 示股骨髁骨软骨移植供区及受区

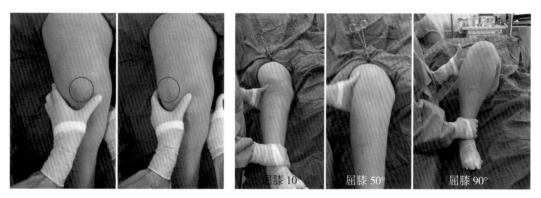

图 2-7-90　髌骨外推 3 个象限　　　图 2-7-91　膝关节轨迹:髌骨轨迹正常

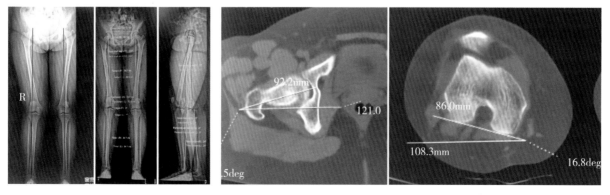

图 2-7-92　X 线及 EOS:右下肢外翻畸形,Insall 指数 1.0　　图 2-7-93　下肢 CT:股骨前倾角 20°,滑车发育呈 A 型

股骨远端截骨内固定：取股骨远端外侧纵向切口 10cm（图 2-7-94~ 图 2-7-95），逐层切开皮肤、皮下组织，沿股四头肌外侧头后方进入，将股四头肌外侧头向前牵拉，显露股骨远端，将髌骨外侧支持带松解，切开外侧关节囊，评估股骨滑车为 A 型，显露股骨髁上截骨区，用骨膜剥离器分离股骨远端后侧骨膜，由股骨内上髁上 4cm 由外向内打入两枚平行克氏针规划截骨面，将截骨面垂直于股骨轴线。在截骨面远端由前向后垂直打入导针 A，在截骨面近端由前向后垂直打入导针 B，确保导针 A、B 位于股骨轴线上。在导针 B 外侧与导针 B 呈 15° 角（需要矫正的角度）打入导针 C（图 2-7-96）。C 臂透视评估截骨角度及位置，用骨膜剥离器保护后方血管神经，用摆锯截骨。将股骨远端向外旋转，将导针 A 旋转至与导针 C 位于同一轴线，确认截骨效果，股骨外侧用锁定钢板固定。C 臂透视评估截骨位置与内固定及力线情况（图 2-7-97~ 图 2-7-99）。

MPFL 重建：重建方法采用髌骨侧双锚钉，股骨侧大收肌止点悬吊固定。显露髌骨内缘，于髌骨内侧中上 1/3 开一骨槽，开口后植入 4.5mm 锚钉 2 枚（图 2-7-100），将编织好的肌腱用锚

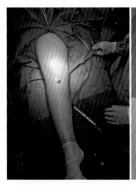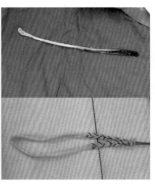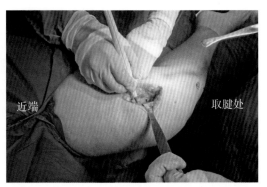

图 2-7-94　术中图：半腱肌取腱及准备

图 2-7-95　术中图：内侧切口

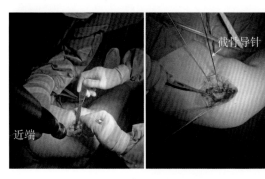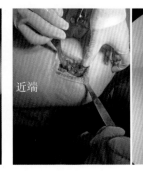

图 2-7-96　术中图：导针置入及截骨区准备

图 2-7-97　术中图：钢板位置及截骨位置评估

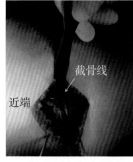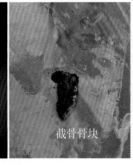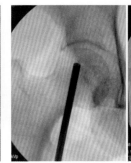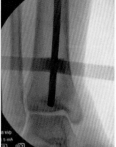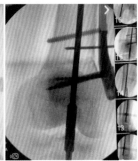

图 2-7-98　术中图：截骨位置及截骨片

图 2-7-99　术中图：截骨后力线评估

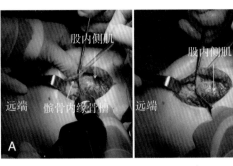
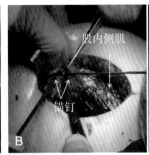
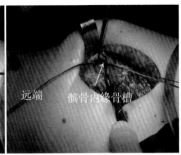

图 2-7-100　A. MPFL 重建髌骨内侧骨道准备及锚钉植入。B. MPFL 重建髌骨内侧骨道准备及锚钉植入

钉缝合固定，用锚钉缝线将髌骨内侧支持带紧缩缝合，覆盖包裹植入的肌腱，形成骨槽的封闭。显露大收肌止点，将重建的肌腱穿过大收肌止点后（图 2-7-101），屈曲 60°，将肌腱与大收肌止点缝合固定（图 2-7-102）。

（2）术后影像及康复　术后复查 X 线及 CT 评估骨块位置（图 2-7-103）以及髌股关节匹配情况（图 2-7-104）。术后给予膝可调支具固定，伸直位固定 2 周，术后第 2 天开始行踝泵、股四头肌等下肢肌肉锻炼，并在支具保护下逐步负重。术后

2 周开始膝关节被动屈曲功能锻炼，术后 4 周屈曲至 90°，术后 6 周屈曲至正常。术后 6 周去除支具，逐步恢复功能康复锻炼。

专家点评

复发性髌骨脱位是髌股关节紊乱的一个非常常见的类型，轨迹正常的复发性髌骨脱位是髌骨稳定结构逐步向失代偿期转变的表现，本例患者的重要解剖异常主要为力线不良即膝外翻。因此手术的重点是膝外翻矫形及 MPFL 重建以增强髌骨稳定的代偿能力。

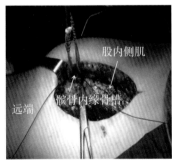
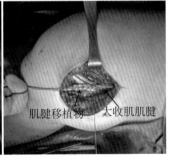

图 2-7-101　术中图：MPFL 重建大收肌止点固定

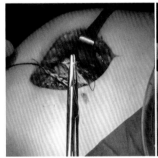
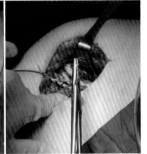

图 2-7-102　术中图：MPFL 重建大收肌止点固定

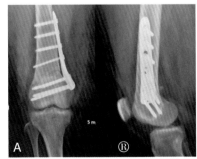
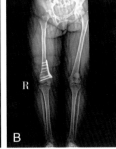
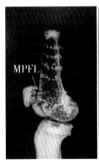
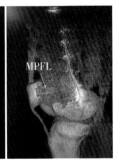

图 2-7-103　A. 截骨术后膝关节 X 线片示截骨矫形后改变。B. 术后 X 线片示力线矫形良好

图 2-7-104　术后 CT：可见 MPFL 重建及胫骨结节位置良好

病例7 髌股关节紊乱1B型

何某某，女性，25岁，因"左膝关节不稳6年"主诉入院。6年前无明显诱因出现左膝关节打软、易跌倒、髌骨错位感，一直未正规治疗，近6个月来上述症状加重。自觉步态异常。遂来我院就诊。既往史：无特殊。

查体：左膝关节无肿胀，股四头肌轻度萎缩，肌力4级，浮髌征阴性，前后抽屉试验阴性，髌骨外推试验（++++），髌骨内视（图2-7-105），髌骨活动轨迹J形征（++）（图2-7-106），膝关节无内外翻畸形，膝关节活动度0°~145°，股骨前倾角增大（图2-7-107），Beighton评分3分（图2-7-108），末梢血运及皮肤感觉正常。

辅助检查：膝关节正侧位X线片，可见膝关节骨质无明显异常，滑车发育尚可，无骨软骨骨折，Insall指数1.0，Caton指数1.1，双下肢力线良好（图2-7-109）。通过CT平扫评估三维重建：滑车发育呈A型，髌骨倾斜角7°，TT-TG值14.6mm，股骨前倾角33°（图2-7-110）。

诊断：右膝关节髌股关节紊乱（复发性髌骨脱位1B1）。

治 疗

（1）手术治疗方案 股骨远端旋转截骨内固定，MPFL重建。

股骨远端旋转截骨内固定：取股骨远端内侧纵向切口10cm，逐层切开皮肤、皮下组织，沿股四头肌内侧头后方进入，将股四头肌内侧头向前牵拉，显露股骨远端（图2-7-111），用骨膜剥离器分离股骨远端后侧骨膜（图2-7-112），由股骨内上髁上4cm由内向外下打入两枚克氏针，交点位于股骨外侧皮质（图2-7-113），C臂透视评估截骨角度及位置（图2-7-114），骨膜剥离器保护后方血管神经，用摆锯截骨，留有外侧皮质合页，胫骨施加内翻应力，完成截骨（图2-7-115），透视下评估力线，力线矫正满意，用股骨内髁钢板固定（图2-7-116）。

MPFL重建：取半腱肌肌腱，具体操作见前文所述。MPFL重建采用髌骨侧双锚钉（图2-7-117），股骨侧挤压螺钉方法，详细步骤见前文所述。评估髌骨轨迹。

（2）术后影像学评价 术后复查X线及CT评估矫正情况及内固定情况（图2-7-118~图2-7-

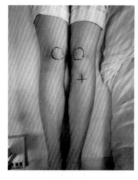
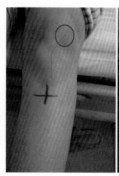
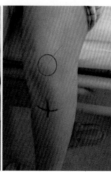
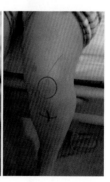

图2-7-105 双下肢外观：髌骨内视　图2-7-106 双下肢外观：髌骨轨迹J形征（+）

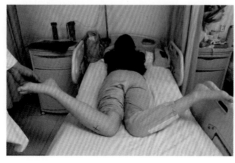
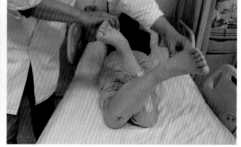

图2-7-107 双下肢股骨前倾角评估

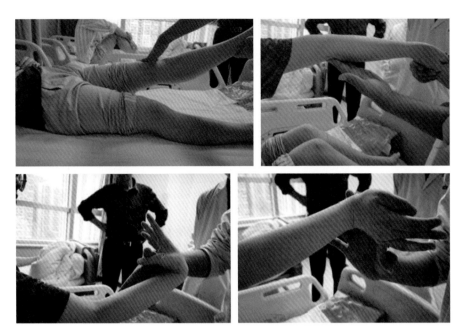

图 2-7-108　Beighton 评分 3 分

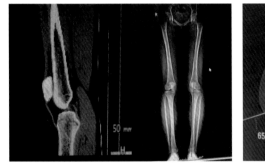

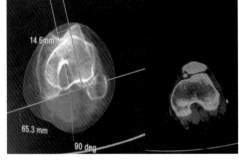

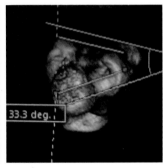

图 2-7-109　X 线片：右膝关节力正常　　图 2-7-110　CT 评估：股骨前倾角 33°，TT-TG 值 14.6mm

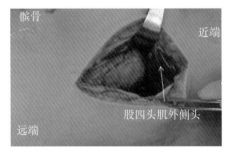

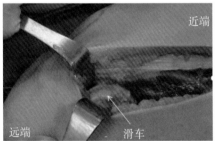

图 2-7-111　术中图：显露滑车及截骨区

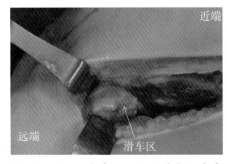

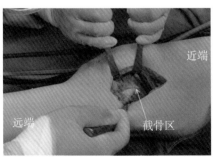

图 2-7-112　术中图：显露滑车及截骨区

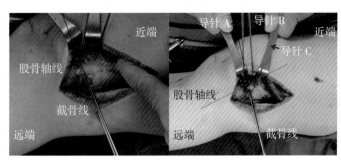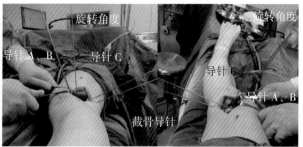

图 2-7-113 术中图：规划截骨平面，打入导针 A、B、C，确保导针 A、B 位于股骨轴线上。在导针 B 外侧与导针 B 呈 15° 角（需要矫正的角度）打入导针 C

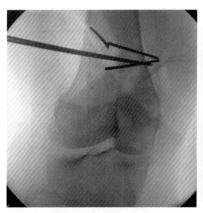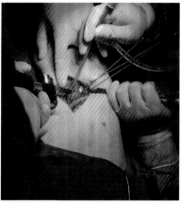

图 2-7-114 术中图：C 臂下评估截骨位置，摆锯截骨

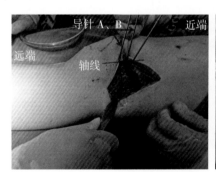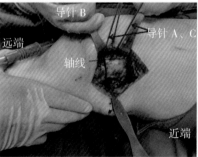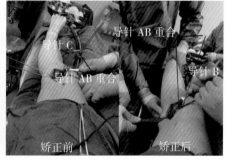

图 2-7-115 术中图：截骨后远端外旋，确保导针 A 与导针 C 位于同一轴线

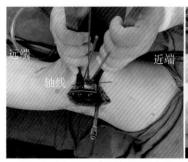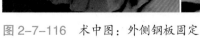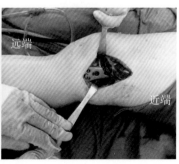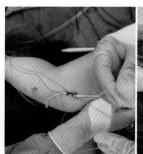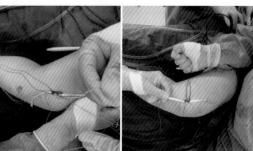

图 2-7-116 术中图：外侧钢板固定　　　　图 2-7-117 术中图：MPFL 重建

119）。术后第2天开始进行踝泵、股四头肌等下肢肌肉锻炼（图2-7-120），并给予膝可调支具固定，伸直位固定2周，2周后开始膝关节被动屈曲功能锻炼，术后4周屈曲至90°，术后4周逐步负重，术后6周屈曲至正常。术后6周去除支具，逐步恢复功能康复锻炼。

专家点评

（1）**诊断要点** 髌股关节紊乱的解剖异常主要来源于冠状面、水平面及矢状面，其中水平面异常最为常见，但是以股骨前倾角增大为主的患者并不多见。本例患者畸形主要来自股骨前倾角过大，目前对于前倾角需要矫正的指征没有定论，该例患者我们尝试将其矫正到15°，避免过度矫正，临床随访效果满意。

（2）**治疗操作要点** 股骨旋转截骨，重要的是旋转矫正精确、术前规划好、术中精准执行，可以达到预期的效果。股骨矫正后可以代偿性矫正一部分TT-TG，因而需要综合考量患者的情况。

（3）**建议** 1B型髌股关节紊乱通常通过软组织矫形可以解决问题，但是我们需要评估引起髌股关节紊乱的主要问题是什么，根据具体问题进行相应矫正，探寻主要矛盾才是关键点。

五、终末轨迹异常（反"J"形征）髌骨脱位

反"J"形征的出现意味着髌骨不稳进入失代偿期后，外侧结构通轻度挛缩，进而开始出现了伸膝装置挛缩，从而在屈曲过程终末段由于伸膝装置短缩出现髌骨脱位。轨迹仿生的要点是外侧结构的彻底松解及根据情况延长伸膝装置，同时处理解剖异常。

（1）**外侧结构松解** 外侧结构的松解不同于"J"形征患者的外侧松解，需要外侧结构彻底松解，松解范围包括外侧支持带、股四头肌髌骨外缘止点（图2-7-121）。

（2）**相应解剖异常的矫正及MPFL重建** 此步骤同初始轨迹异常（"J"形征）髌骨脱位。

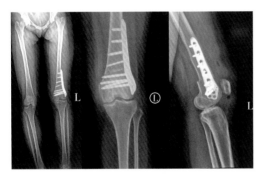

图 2-7-118 术后X线片。双下肢力线，膝关节正侧位片可见截骨矫形良好

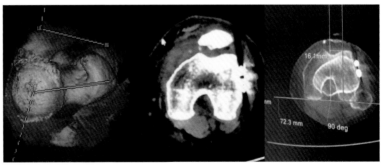

图 2-7-119 术后CT片。股骨前倾角13°，髌股关节匹配良好，TT-TG值16.1mm

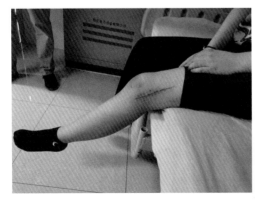

图 2-7-120 术后膝关节伤口外观

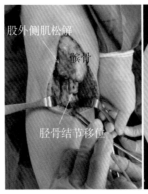
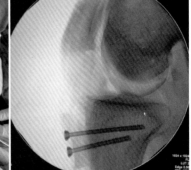

股外侧肌松解
髌骨
胫骨结节移位

图 2-7-121 胫骨结节上移

病例8 习惯性髌骨脱位（外侧软组织广泛松解联合 MPTL 重建并胫骨结节内移）

秦某，男性，26 岁，因"左膝关节疼痛 5 年"入院。5 年前患者自觉左膝关节跳动，随后逐渐感觉膝关节疼痛，长期未予治疗。再之后出现下蹲后站立困难，遂来我院就诊。既往史、个人史无特殊。

查体：左膝关节无肿胀，股四头肌轻度萎缩，浮髌征阴性，前后抽屉试验阴性，髌骨外推 1 个象限，髌骨活动轨迹异常、反"J"形征（＋），膝关节活动范围不受限，末梢血运及皮肤感觉正常（图 2-7-122）。

辅助检查：膝关节正侧位 X 线片，可见膝关节骨质无明显异常，滑车发育尚可，无骨软骨骨折，Insall 指数 1.0，Caton 指数 1.1，双下肢力线良好（图 2-7-123）。CT 平扫评估三维重建，TT-TG 值 16mm（图 2-7-124），滑车发育呈 A 型，髌骨倾斜角 7°（图 2-7-125）。

诊断：左膝关节习惯性髌骨脱位。

治 疗

（1）手术治疗方案 外侧软组织广泛松解联合 MPTL 重建并胫骨结节内移。

外侧软组织广泛松解：外侧松解是习惯性髌骨脱位的必要步骤，涉及髂胫束、外侧支持带、股外侧肌腱，具体方法同前所述。

MPTL 重建＋胫骨结节内移：胫骨结节使用电刀做截骨骨床标记，将胫骨结节分成内侧 1/3 和外侧 2/3 两个部分（图 2-7-126），将髌腱也分成内侧 1/3 和外侧 2/3 两个部分，沿标记线使用小摆锯及骨刀进行截骨，确保骨块的大小及厚度，通常厚度取 1.5cm 左右，将胫骨结节截骨块翘起，将骨块 A 向内侧移位至骨块 B 的位置，完成胫骨结节内移（图 2-7-127），用空心螺钉固定，本例患者内移 8mm；将骨块 B 向内移至胫骨平台内侧下方 4cm 处，新鲜化后用空心螺钉固定，完成 MPTL 的

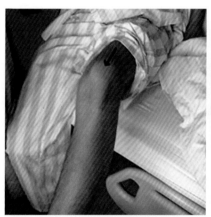
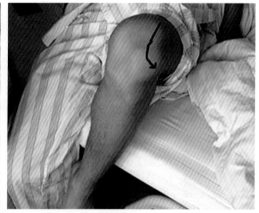

图 2-7-122 屈膝 60° 髌骨在轨，屈膝 90° 后髌骨外侧脱位，反"J"形征

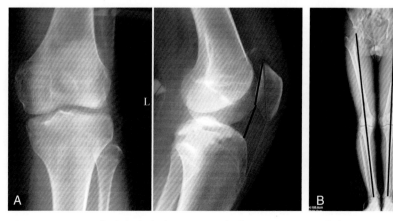

图 2-7-123 A. 术前左膝关节正侧位 X 线片。B. 双下肢力线良好

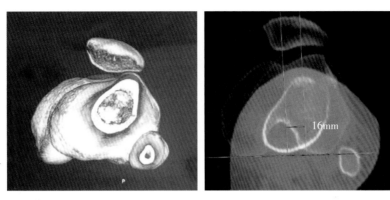

图 2-7-124 CT 评估：滑车发育及髌股匹配情况，TT-TG 值 16mm

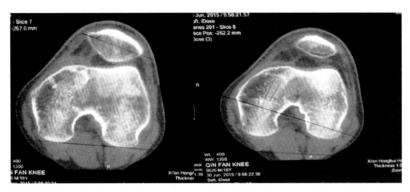

图 2-7-125 CT 评估：滑车发育呈 A 型，髌骨倾斜角 7°

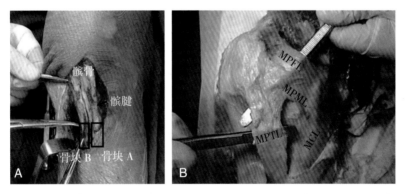

图 2-7-126 术中图及解剖图：A. 可见髌腱划分及胫骨结节截骨的方案。B. 可见解剖图示 MPFL 位置

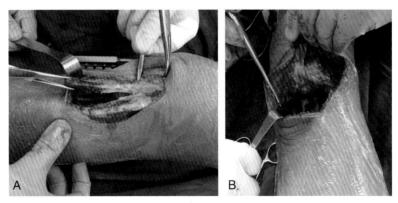

图 2-7-127 MPTL 术中图：A. 可见内侧 1/3 骨块连同内侧 1/3 髌腱作为 MPTL 移植物。B. 可见 MPTL 胫骨止点骨床的制备

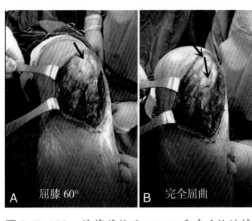
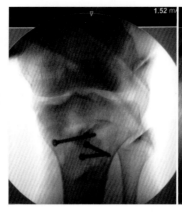
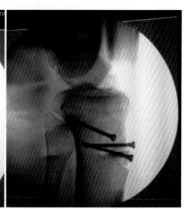

图 2-7-128　结节移位及 MPTL 重建后轨迹情况：A. 可见屈膝 60° 髌骨情况。B. 可见膝关节完全屈曲时髌骨的轨迹

图 2-7-129　术后 X 线：可见 MPTL 重建的骨块位置及胫骨结节内移位置良好

重建（图 2-7-128）。再次检查髌骨轨迹：全范围屈伸活动，可见髌骨无再次脱位，反 "J" 征消失，可见髌骨在屈膝 120° 时已无脱位表现。

（2）**术后影像及康复**　术后复查 X 线片（图 2-7-129）与 CT 片（图 2-7-130）评估骨块位置以及髌股关节匹配情况。术后给予膝可调支具固定，伸直位固定 2 周，术后第 2 天开始进行踝泵、股四头肌等下肢肌肉锻炼，并在支具保护下逐步负重。2 周后开始膝关节被动屈曲功能锻炼，术后 4 周屈曲至 90°，术后 6 周屈曲至正常。术后 6 周去除支具，逐步恢复功能康复锻炼。

专家点评

（1）**诊断要点**　习惯性髌骨脱位是髌骨轨迹不良一个非常重要的组成部分，其重要解剖异常主要有外侧结构挛缩及伸膝装置短缩，本例患者主要存在屈膝 90° 髌骨外脱，是一种较为少见的习惯性髌骨脱位。除了外侧结构挛缩外，内侧髌胫韧带（MPTL）失效也是其中一个原因，髌胫韧带不同于内侧髌股韧带（MPFL），前者连同髌骨半月板韧带一起在屈膝 60° 后起到限制髌骨外移的作用，后者则是在屈膝 30° 内起到限制髌骨外移的作用。因此本例患者采用的方案是外侧结构松解，胫骨结节内移同时进行内侧 1/3 髌腱重建 MPTL。

（2）**治疗操作要点**　外侧松解的范围：外侧支持带，一直松解到股外侧肌腱腹交接处；MPTL 重建的方式有很多种，本例采用的是内侧 1/3 髌腱，其髌骨侧无须固定，同时胫骨侧可以达到骨性愈合，愈合强度及时间更有优势；胫骨结节内移的范围，通常矫正 TT-TG 到 0~10mm，本例患者内移 8mm 后 TT-TG 值至 8mm，通过内移骨块 A 至骨块 B 位置达到良好的移位。

（3）**建议**　髌骨轨迹异常是一个复杂的运动过程，需要仔细评估冠状面、矢状面以及水平面的畸形，充分跟患者沟通，制定治疗方案，精确执行

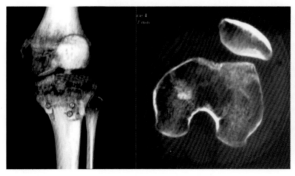
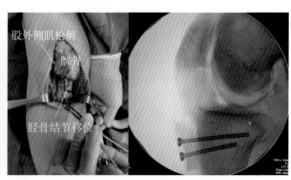

图 2-7-130　术后 CT：可见 MPTL 重建的骨块位置及胫骨结节内移位置良好，髌股关节匹配良好

图 2-7-131　胫骨结节上移

术前计划与良好的术后康复至关重要。

六、全程轨迹异常髌骨脱位（习惯性髌骨脱位）

全程轨迹异常是髌骨在各解剖异常作用下髌骨不稳严重失代偿的表现，髌骨稳定结构完全失效，同时外侧结构挛缩严重，同时引起了伸膝装置严重短缩。因此，此类患者治疗的首要问题是解除已经形成的挛缩（伸膝装置及外侧结构），恢复髌骨复位的可能，在此基础上逐步矫正髌骨不稳的解剖异常（TT-TG、滑车发育、旋转畸形等），同时辅以增加髌骨不稳代偿能力的方式（MPFL 重建）。

（1）**伸膝装置延长**　因伸膝装置挛缩严重程度不同，术中需要边进行伸膝装置延长，边评估髌骨轨迹。最常用的延长方式是胫骨结节上移（图2-7-131）。

（2）**外侧结构松解**　外侧结构的松解范围较前两个类型更为广泛，包括外侧支持带，股四头肌髌骨外缘止点，甚至需要松解股外侧肌腱性部分（图2-7-132）。

（3）**相应解剖异常的矫正及 MPFL 重建**　此步骤同复发性髌骨脱位。

病例 9　习惯性髌骨脱位（外侧软组织广泛松解＋MPFL 重建＋胫骨结节内上移）

秦某某，男性，26 岁，因"右膝关节反复打闪 10 年"入院。10 年前外伤后出现右膝关节疼痛，肿胀，在当地医院诊断为"软组织损伤"，予消肿对症治疗，之后逐步出现右膝打软腿症状，容易摔倒，蹲起困难，近日为进一步诊治遂来我院，门诊以"右膝关节习惯性髌骨脱位"收入。既往史、个人史无特殊。

查体：右膝关节无肿胀，股四头肌轻度萎缩，浮髌征阴性，前后抽屉阴性，髌骨倾斜试验阳性，髌骨外推 1 个象限，髌骨活动轨迹异常、呈反"C"形（图 2-7-133），膝关节活动范围不受限，末梢血运及皮肤感觉正常。

辅助检查：膝关节正侧位 X 线片可见膝关节骨质无明显异常，滑车发育尚可，无骨软骨骨折，Insall 指数 0.9，Caton 指数 0.9，双下肢力线良好（图 2-7-134）。通过 CT 平扫评估三维重建：滑车发育呈 A 型，髌骨倾斜角 63°，TT-TG 值 25mm，股骨前倾角 13°，胫骨外旋角 24°（图 2-7-135）。

诊断：右膝关节习惯性髌骨脱位。

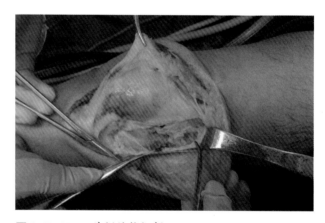

图 2-7-132　外侧结构松解

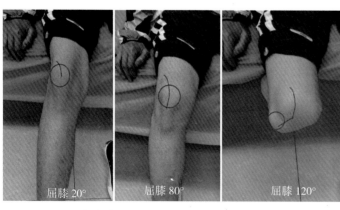

图 2-7-133　膝关节轨迹：屈膝 30° 入轨，屈膝 70° 后再次脱位，轨迹呈反 C 形

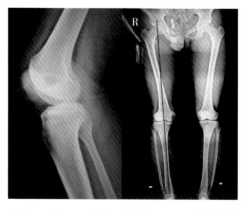

图 2-7-134　术前 X 线片：双下肢力线良好，滑车发育尚可

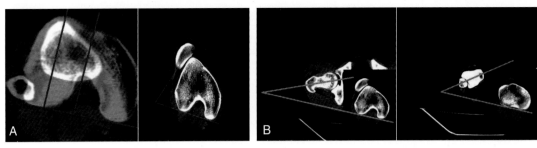

图 2-7-135　A.左膝 CT 评估：滑车发育及髌股匹配情况，TT-TG 值 27mm，髌骨倾斜角 63°。B.CT 评估：股骨前倾角 13°，胫骨外旋角 24°

治　疗

（1）手术治疗方案　外侧软组织广泛松解联合 MPFL 重建并胫骨结节内上移位。

外侧软组织广泛松解：外侧松解是习惯性髌骨脱位的必要步骤（图 2-7-136），涉及髂胫束、外侧支持带、股外侧肌腱，具体方法同前所述。

胫骨结节内上移：胫骨结节使用电刀做截骨骨床标记，将胫骨结节标记，标记处内上移位位置，沿标记线使用小摆锯及骨刀分别进行截骨，确保骨块的大小及厚度，通常厚度取 1.5cm 左右，将胫骨结节截骨块翘起，将两骨块交换位置完成胫骨结节

的内上移位，内侧移位 10mm，上移 10mm，克氏针临时固定，屈伸膝关节，检查髌骨轨迹，如屈膝 90°后仍脱位，需行股外侧肌松解，再次确认全角度髌骨轨迹（图 2-7-137～图 2-7-141）。

MPFL 重建：重建方法采用髌骨侧双锚钉，股骨侧挤压螺钉固定，具体方法详见复发性髌骨脱位章节描述，再次确认全角度髌骨轨迹（图 2-7-142～图 2-7-143）。

（2）术后影像及康复　术后复查 X 线片及 CT 评估髌股关节匹配情况以及骨块位置（图 2-7-144～图 2-7-146）。术后给予膝可调支具固定，伸

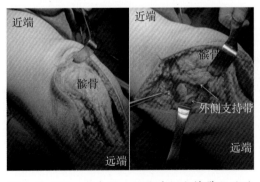

图 2-7-136　术中图：显露外侧支持带及髌腱走形，外侧支持带延长松解

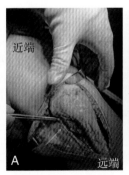
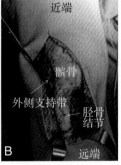

图 2-7-137　术中图：A.外侧支持带松解后。B.可见胫骨结节位置及规划内外移位位置

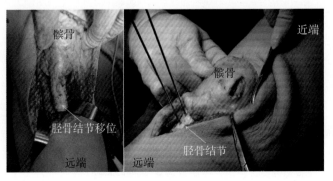

图 2-7-138　术中图：胫骨结节位置，克氏针临时固定

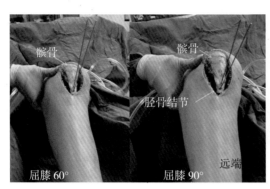
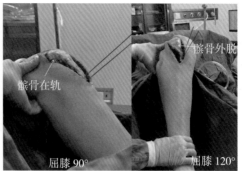

图 2-7-139 　术中图：全角度评估髌骨轨迹，髌骨在屈膝 90° 后再度脱位

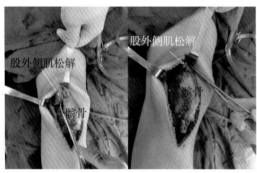
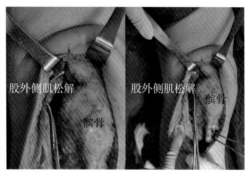

图 2-7-140 　术中图：股外侧肌松解

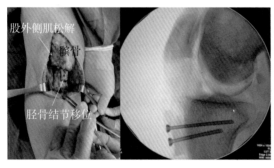
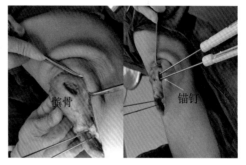

图 2-7-141 　术中图：调整胫骨结节上移高度，
透视评估髌骨位置

图 2-7-142 　术中图：MPFL 重建

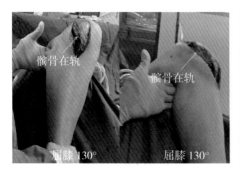
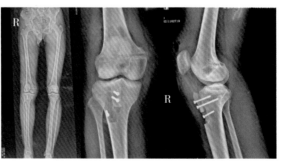

图 2-7-143 　术中图：全角度评估髌骨
轨迹，髌骨轨迹良好

图 2-7-144 　术后 X 线片：可见 MPFL 重建及胫骨
结节移位骨块位置良好

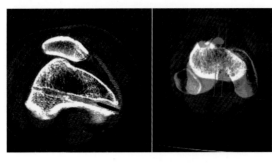
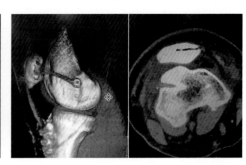

图 2-7-145 术后 CT：可见 MPFL 重建及胫骨结节位置良好，TT-TG 值为 8mm

图 2-7-146 术后 CT：可见 MPFL 重建及胫骨结节位置良好

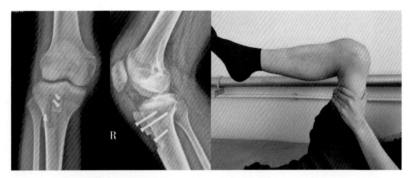

图 2-7-147 术后 1 个月：膝关节 X 线可见骨块位置良好，膝关节屈曲 90°

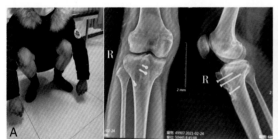
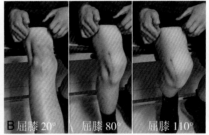
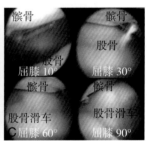

图 2-7-148 A. 术后 1 年膝关节 X 线片可见骨块愈合良好，膝关节功能良好，膝关节屈曲可见髌骨轨迹良好。B. 术后 1 年取内固定关节镜检轨迹。C. 膝关节屈曲可见髌骨轨迹良好

直位固定 2 周，术后第 2 天开始进行踝泵、股四头肌等下肢肌肉锻炼，并在支具保护下逐步负重。2 周后开始膝关节被动屈曲功能锻炼，术后 4 周屈曲至 90°（图 2-7-147），术后 6 周屈曲至正常，去除支具，逐步恢复功能康复锻炼（图 2-7-148）。

专家点评

习惯性髌骨脱位是髌骨轨迹不良的一个非常重要组成部分，其重要解剖异常主要有外侧结构挛缩以及伸膝装置短缩，因此手术的重点是外侧结构松解及胫骨结节内上移位。需要仔细评估髌骨轨迹的矫正情况，尤其是屈曲超过 90° 时髌骨的轨迹情况。外侧松解的范围包括外侧支持带以及股外侧肌腱的一部分。

病例 10 髌股关节紊乱 2D 型

罗某某，男性，24 岁，因"左膝关节失稳 10 年"主诉入院。10 年前患者自觉膝关节不适，走路过程中时有摔倒，有打软现象，运动能力降低，长期未予以治疗，近来症状明显加重。遂来我院就诊。既往史：无特殊，没有髋关节发育不良病史。

查体：左膝关节无肿胀，股四头肌轻度萎缩，髌骨全程外侧脱位（图 2-7-149），浮髌征阴性，前后抽屉试验阴性，髌骨外推 3 个象限，髌骨倾斜试验（++），恐惧试验（+），膝关节无内外翻畸形，Q 角 15°，膝关节活动度 0°~145°，

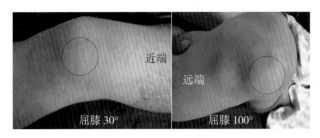

图 2-7-149　左膝屈膝过程，髌骨全程外脱位

末梢血运及皮肤感觉正常。

辅助检查：膝关节正侧位 X 线片，可见膝关节骨质无明显异常，滑车发育尚可，无骨软骨骨折，Insall 指数 0.9，髌骨倾斜角 42°，TT-TG 值 24.4mm，股骨滑车 D 型，交叉征（＋），双下肢力线良好（图 2-7-150）。通过 CT 平扫三维重建评估：TT-TG 值 24mm（图 2-7-151），股骨前倾角 31°。MRI 评估：滑车发育呈 D 型，髌骨倾斜角 23°（图 2-7-152）。

诊断：右膝关节髌股关节紊乱（习惯性髌骨脱位 2D 型）。

治　疗

（1）手术治疗方案　外侧支持带松解，胫骨结节移位，滑车成型，MPFL 重建术。

外侧支持带松解：外侧松解是习惯性髌骨脱位的必要步骤，涉及髂胫束、外侧支持带、股外侧肌腱，具体方法同前所述，必要时需要对股四头肌外侧头行部分松解（图 2-7-153）。

股骨滑车成型：显露股骨滑车，见患者股骨滑车呈 D 型，外髁增高，有骨性凸起，与规划滑车沟，用薄骨道软骨下截骨，截骨范围为股骨外髁、滑车近端、股骨内髁，向远端至滑车远端，用磨钻进行滑车下骨床成形为 V 形，进行滑车软骨截骨，下压，完成滑车成形，用门形钉固定（图 2-7-154）。

股骨胫骨结节移位：胫骨结节使用电刀做截骨骨床标记，沿标记线使用骨刀进行截骨，将胫骨结节截骨块翘起，向内侧移位同时向近端移位。根据 TT-TG 测量截骨计算需要内移的距离，本例患者术前 24mm，我们向内侧移位 10mm，向近端移位 8mm，使用克氏针临时固定，屈伸活动膝关节检查髌骨轨迹，使用 4.5mm 直径皮质骨螺钉将胫骨结节骨块固定牢靠（图 2-7-155）。

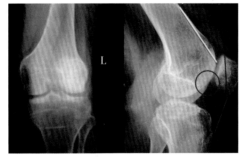

图 2-7-150　X 线片：左膝关节 Insall 指数 0.9，交叉征（＋）

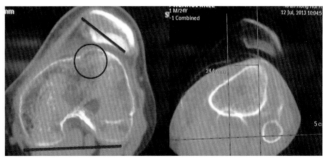

图 2-7-151　CT 评估：滑车发育呈 D 型，髌骨倾斜角 23°，TT-TG 值 24mm

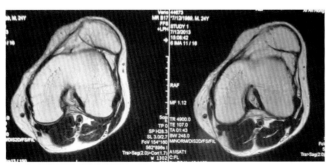

图 2-7-152　MRI 评估：滑车发育呈 D 型，髌骨倾斜角 23°

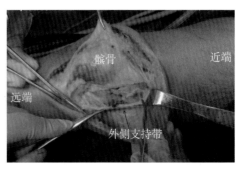

图 2-7-153　术中图：股骨外侧切口，彻底松解外侧结构

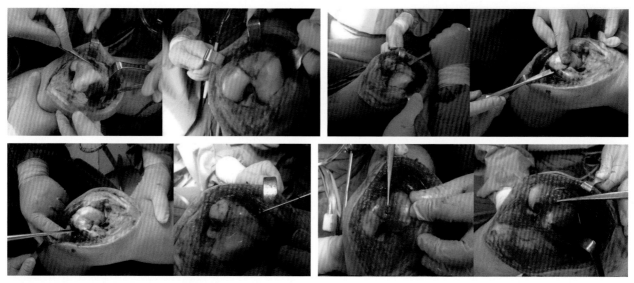

图 2-7-154 术中图：股骨滑车成形

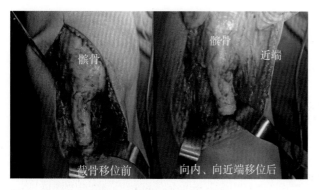

图 2-7-155 胫骨结节移位

MPFL 重建：取半腱肌肌腱，具体操作见前文所述。MPFL 重建采用髌骨侧双锚钉，股骨侧挤压螺钉方法，详细步骤见前文所述。评估膝关节全范围内髌骨轨迹（图 2-7-156）。

（2）术后影像学评价 术后复查 X 线片及 CT 评估滑车成形、胫骨结节移位及内固定情况（图 2-7-157~ 图 2-7-158）。术后第 2 天开始进行踝泵、股四头肌等下肢肌肉锻炼，并给予膝可调支具固定，伸直位固定 2 周，2 周后开始膝关节被动屈曲

功能锻炼，并逐步负重，术后 4 周屈曲至 90°，术后 6 周屈曲至正常。术后 6 周去除支具，逐步恢复功能康复锻炼。术后 2 个月逐步慢跑，术后 6 个月恢复运动功能。随访术后 1 年患者功能、影像学检查及镜下髌股关节关系（图 2-7-159~ 图 2-7-161）。

专家点评

（1）诊断要点 髌骨全程在轨迹外的情况临床中比较常见，是髌股关节紊乱较为严重的一种类型。这类患者诊断并不困难，困难在于这类患者治疗方式的选择。对于无症状及运动要求不高的患者，通常保守治疗仍然是一种选择。对于运动要求较高的患者手术成为解决问题的唯一途径，这就需要我们仔细评估患者的解剖异常。通常伸膝装置短缩及外侧结构挛缩是矫正的基础，在此基础上需要根据个体情况进行相应矫正。

（2）治疗操作要点 滑车成形是解决滑车问题、改善髌股关节匹配的有效手段，手术操作需要精细控制软骨的厚度，软骨下骨通常不要保留过多，

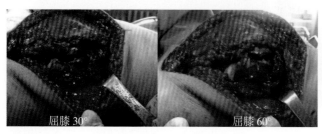

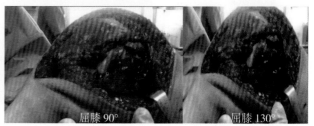

图 2-7-156 全范围屈伸活动评估髌骨轨迹

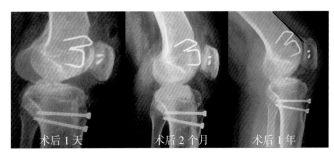

图 2-7-157 术后 X 线片：滑车成形后交叉征阴性，凸起征阴性

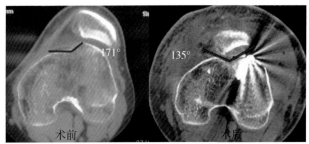

图 2-7-158 术后 CT：滑车成形后滑车沟角由术前 171° 减少到术后 135°

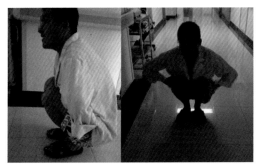

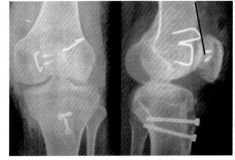

图 2-7-159 术后 1 年：患者屈伸功能良好，骨愈合良好

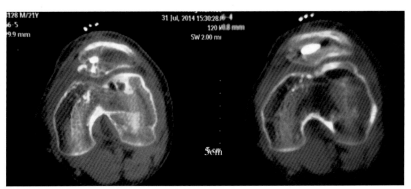

图 2-7-160 术后 1 年 CT：滑车成形后愈合良好，髌股关节匹配良好

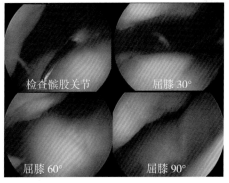

图 2-7-161 术后 1 年镜下取内固定：滑车软骨愈合良好，屈伸髌股关节匹配良好

以免造成软骨成形困难。用磨钻进行软骨下骨床的 V 形成形，对软骨进行截骨后有利于滑车成形。软骨固定可以采用门型钉也可采用锚钉等方式，确保成形后软骨有效贴合骨床就可。术后出血会相对较多，注意引流，避免感染。

（3）建议 2D 型髌股关节紊乱通常外侧彻底松解以及伸膝装置延长是基础，联合其他矫正手段临床疗效较为满意，滑车成形也是一种重要的手段，尤其对于 D 型滑车的患者，我们需要根据具体问题进行相应矫正。

病例 11 习惯性髌骨脱位（外侧软组织广泛松解联合 MPFL 重建并髌腱转位）

王某，男性，12 岁，因"右下肢活动能力下降 6 年"入院。6 年前患者在摔伤后逐步出现膝关节运动能力下降，容易摔倒，近来加重，遂来我院就诊。既往史、个人史无特殊。

查体：双下肢无力线异常，右膝关节髌骨轨迹异常，屈曲全范围均位于滑车外侧（图 2-7-162），浮髌征阴性，前后抽屉试验阴性，恐惧试验阳性，力线正常，膝关节活动范围不受限，末梢血运及皮肤感觉正常。

辅助检查：膝关节正侧位 X 线片，可见膝节骨质无明显异常，滑车发育尚可，无骨软骨骨折，髌骨伸直位、屈膝 30°、屈膝 120° 髌骨均在轨道外（图 2-7-163）。CT 平扫三维重建评估滑车发育呈 A 型，髌骨倾斜角 7°，TT-TG 值 16mm（图 2-7-164）。

诊断：右膝髌股关节紊乱 2D 型（习惯性髌骨脱位）。

治 疗

（1）手术治疗方案　外侧软组织广泛松解 + MPFL 重建 + 髌腱内移。

外侧软组织广泛松解：外侧松解是习惯性髌骨脱位的必要步骤，涉及髂胫束、外侧支持带、股外侧肌腱，具体方法同前所述，本例患者外侧挛缩严重，因此进行了股四头肌外侧头的部分松解（图 2-7-165）。

髌腱转位：彻底松解外侧支持带及股四头肌外侧头后，屈曲膝关节评估髌骨轨迹仍不能改善（图 2-7-166）。显露髌腱，在髌腱中间进行纵行切开，将外侧 1/2 髌腱胫骨止点游离，尽量多带些骨膜组织。在胫骨结节内侧受区切开骨膜，处理受区骨床，新鲜化后近端及远端分别植入锚钉，将外侧 1/2 髌

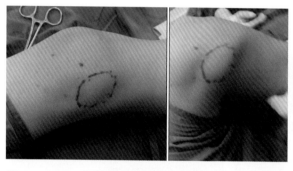

图 2-7-162　右膝关节髌骨轨迹异常：屈曲全范围均位于滑车外侧

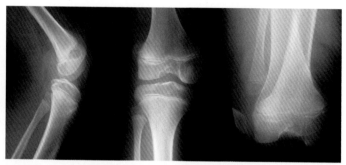

图 2-7-163　膝关节 X 线片：屈膝 90° 髌骨脱位，膝关节正位侧位片可见骨骺未闭合，髌骨外侧脱位

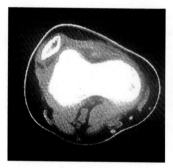

图 2-7-164　CT 评估：滑车发育及髌股匹配

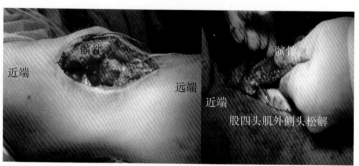

图 2-7-165　外侧松解：松解外侧支持带，解离股四头肌外侧头

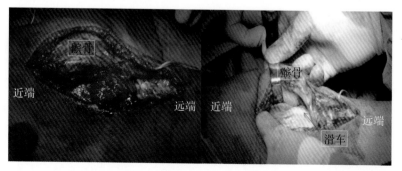

图 2-7-166　外侧松解：松解外侧支持带，显露股骨滑车，评估轨迹及滑车情况

腱内移至受区，用锚钉的缝线将髌腱编织缝合，打结固定，将骨膜原位缝合加固。完成髌腱的内侧转位（图2-7-167）。

MPFL重建：MPFL重建的操作同前所述，髌骨侧开槽后用两枚锚钉将半腱肌进行编织固定，股骨侧采用大收肌结节处固定于大收肌肌腱上（图2-7-168）。再次检查髌骨轨迹，全范围屈伸活动，可见髌骨无再次脱位（图2-7-169）。

（2）术后影像及康复　术后复查X线及CT评估锚钉位置以及髌股关节匹配情况（图2-7-170）。术后给予膝可调支具固定，伸直位固定2周，术后第2天开始进行踝泵、股四头肌等下肢肌肉锻炼，并在支具保护下逐步负重。2周开始膝关节被动屈曲功能锻炼，术后4周屈曲至90°，术后6周屈曲至正常。术后6周去除支具，逐步恢复功能康复锻炼（图2-7-171）。

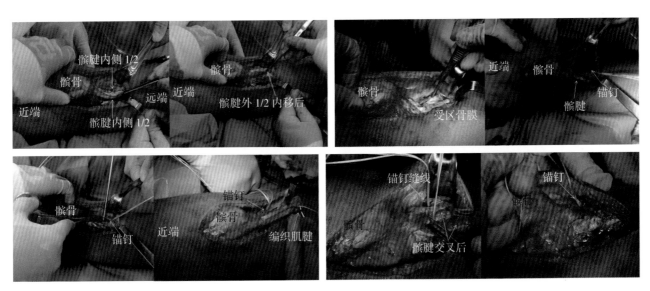

图2-7-167　髌腱内侧转位

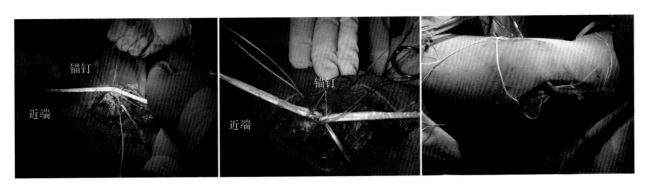

图2-7-168　MPFL重建

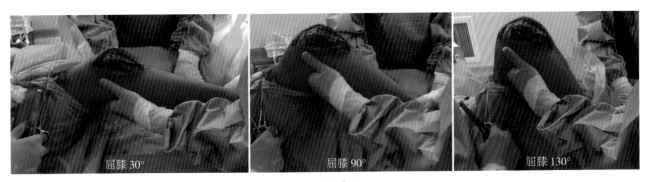

图2-7-169　髌骨轨迹检查：髌骨在屈膝0°~130°时无脱位表现

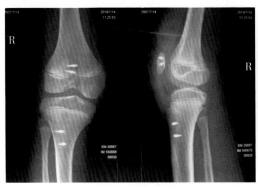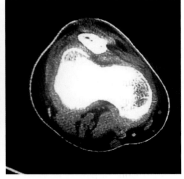

图 2-7-170　术后 X 线片和 CT 可见 MPFL 韧带及髌股关节匹配良好

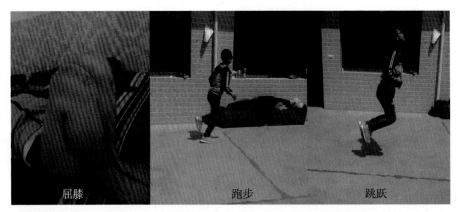

屈膝　　　　　　　跑步　　　　　　　跳跃

图 2-7-171　术后 1 年：患者膝关节屈伸功能良好，运动能力恢复

专家点评

（1）**诊断要点**　屈膝全程脱位是髌骨轨迹不良的一个非常重要组成部分，属于传统的习惯性髌骨脱位，其重要解剖异常主要有外侧结构挛缩及伸膝装置短缩，诊断并不困难。本例患者 12 岁，骨骺未闭合且处在生长高峰，不适合进行骨性矫正，因此本例患者采用的方案是外侧结构松解联合 MPFL 重建，同时进行髌腱转位。

（2）**治疗操作要点**　外侧松解的范围：外侧支持带，一直松解到股外侧肌腱腹交接处，同时进行股四头肌外侧头松解；MPFL 重建的方式有很多种，本例为了不影响骨骺的发育采用的是大收肌止点悬吊技术；髌腱的转位操作，需要仔细避免局部解离过多，注意受区骨膜的应用，除了有利于转位肌腱的愈合外也可以提供一定的稳定性。髌腱内侧相当于胫骨结节内移，临床疗效确切。

（3）**建议**　髌骨轨迹异常是一个复杂的运动过程，需要详细评估冠状面、矢状面及水平面的畸形，

充分与患者沟通，制定治疗方案，精确执行术前计划与良好的术后康复至关重要。对于骨骺未闭合的患者建议与患者家属沟通，选择合适的介入时机。

（田　斌，张　亮，郑　江）

参考文献

[1] 王啸，王培召，韩旭，等. 关节镜下内侧髌股韧带重建联合半胫骨结节内移术治疗复发性髌骨脱位 [J]. 中国修复重建外科杂志，2020，34（7）：836-842.

[2] 张亮，郑江，张宪，等. 髌股韧带联合髌胫韧带重建治疗复发性髌骨脱位中期疗效 [J]. 实用骨科杂志，2018，24（7）：650-653.

[3] 昌震，郑江，张亮，等. 复位固定联合韧带修复治疗伴内侧髌股韧带及骨软骨损伤的创伤性髌骨脱位 [J]. 骨科，2018，5（9）：188-192.

[4] 刘阳，郑江，张明宇，等. 半腱肌肌腱移植双束解剖重建治疗复发性髌骨脱位 [J]. 中华骨科杂志，2012，（2）：111-115.

[5] 张亮，张宪，郑江，等. 复发性髌骨脱位矫形术后效果欠佳原因分析 [J]. 宁夏医学杂志，2017，39（1）：71-73.

[6] 张亮，郑江，张明宇，等. 伴有骨软骨损伤的创伤性

髌骨脱位的中期疗效观察 [J]. 实用骨科杂志，2018，24（12）:1135-1137.

[7] Ren Bo, Zhang Xian, Zhang Liang, et al. Isolated trochleoplasty for recurrent patellar dislocation has lower outcome and higher residual instability compared with combined MPFL and trochleoplasty: a systematic review [J]. Arch Orthop Trauma Surg, 2019, 139: 1617-1624.

[8] Hurley ET, Colasanti CA, McAllister D, et al. Management of Patellar Instability: A Network Meta-analysis of Randomized Control Trials[J]. Am J Sports Med, 2021, undefined: 3635465211020000.

[9] Ling DI, Brady JM, et al. Development of a Multivariable Model Based on Individual Risk Factors for Recurrent Lateral Patellar Dislocation[J]. J Bone Joint Surg Am, 2021, 103: 586-592.

[10] Zhang ZJ, Song G, Li Y, et al. Medial Patellofemoral Ligament Reconstruction With or Without Derotational Distal Femoral Osteotomy in Treating Recurrent Patellar Dislocation With Increased Femoral Anteversion: A Retrospective Comparative Study[J]. Am J Sports Med, 2021, 49:200-206.

[11] Carstensen SE, Feeley SM, Burrus MT, et al. Sulcus Deepening Trochleoplasty and Medial Patellofemoral Ligament Reconstruction for Patellofemoral Instability: A 2-Year Study[J]. Arthroscopy, 2020, 36: 2237-2245.

[12] Xu Z, Zhang H, Chen J, et al. Femoral Anteversion Is Related to Tibial Tubercle-Trochlear Groove Distance in Patients with Patellar Dislocation[J]. Arthroscopy, 2020, 36: 1114-1120.

[13] Huntington LS, Webster KE, Devitt BM, et al. Factors Associated With an Increased Risk of Recurrence After a First-Time Patellar Dislocation: A Systematic Review and Meta-analysis[J]. Am J Sports Med, 2020, 48: 2552-2562.

[14] Imhoff AB, Bartsch E, Becher C, et al. The lack of retropatellar resurfacing at index surgery is significantly associated with failure in patients following patellofemoral inlay arthroplasty: a multi-center study of more than 260 patients[J]. Knee Surg Sports Traumatol Arthrosc, 2021, undefined: undefined.

[15] Villa JC, Paoli AR, Nelson-Williams HW, et al. Onlay Patellofemoral Arthroplasty in Patients With Isolated Patellofemoral Arthritis: A Systematic Review[J]. J Arthroplasty, 2021, 36: 2642-2649.

第八节　膝关节骨软骨损伤

一、膝关节骨软骨损伤的治疗基础

1 骨软骨的解剖结构

根据关节软骨表面到软骨下骨的纤维走向、细胞形态与密度、糖胺聚糖、水以及胶原含量等生物学差异与其相应的力学梯度差异，可将关节骨软骨大致分为5层，即浅表层、中间层（过渡层）、深层、钙化层、软骨下骨层。前3层总称为透明软骨层，透明软骨层与钙化层交界处有一潮线结构，将相对较软的关节软骨组织与相对坚硬的钙化软骨连接在一起，两层之间交界处形成的结构称之为潮线。钙化软骨层下方为软骨下骨以及更深层的松质骨层面。胶原纤维的排列由最浅表的平行于关节表面，到中间层的随机取向，再到深层区域的垂直排列；细胞的体积也随着区域的加深而逐渐增大；各层区域的机械强度也随着深度的加深而逐渐增加（图2-8-1）。

2 骨软骨损伤的病因及临床表现

关节软骨可被看作一个整体的解剖结构，具有吸收外力、减少对关节软骨的撞击、减少软骨间摩擦的作用，并且有助于关节软骨的新陈代谢和营养支持。膝关节软骨损伤在病理上按照发生区域可分为表层、底层退变两种不同方式。急性软骨损伤多发生于35岁以下的人群，为屈膝时受外力直接撞

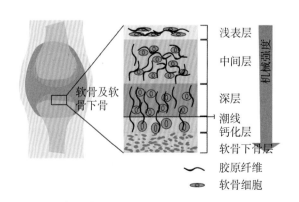

图 2-8-1　骨软骨的解剖示意图

击或旋转力剪切作用所致。慢性软骨退变型损伤常发生于中老年患者，底层退变常发生于经常运动的青年患者。软骨损伤多由于持久、反复的单一运动、慢性磨损，关节面频繁的相互撞击、旋转或剪切力，导致软骨细胞死亡、蛋白多糖缺失，软骨局部凹陷、碎块分离或碎块移位。

膝关节软骨损伤，除急性创伤外多数患者无明确受伤史，部分患者有膝关节骨性关节炎家族史、大运动量训练史及膝关节高负荷承重史。临床症状缺乏特异性，个别患者软骨破裂时膝关节内有突然的撕裂感，剧烈疼痛，不能主动伸直。休息后症状可逐渐缓解，但患膝仍感软弱无力。合并髌股关节软骨损伤时，早期可出现膝关节酸困不适，髌骨后疼痛，在活动或半蹲位时加重，以后发展为持续性或进行性酸痛，在上下楼梯，尤其是下楼或下坡时酸痛明显，经常有膝盖发软，无力支撑的表现。例如，骨软骨骨折块游离于关节囊内，可伴有关节交锁症状，严重影响膝关节功能。晚期引起骨性关节炎，导致膝关节疼痛和功能障碍。

3 骨软骨损伤的分类及分级

膝关节软骨损伤按生物力学机制分为急性损伤和慢性损伤。按部位分为软骨骨折和骨软骨骨折。

关节镜下根据软骨关节面完整性、软骨损伤程度采用 Outerbridge 分级。0 级：正常关节软骨；Ⅰ级：软骨软化，表面可见轻度的水泡样结构，无裂隙样溃疡；Ⅱ级：软骨变薄，软骨轻、中度纤维化或浅表裂隙样溃疡，通常表现为纵向"鲨鱼腮"样改变；Ⅲ级：软骨重度纤维化，软骨部分剥脱，呈"蟹肉样"改变，无软骨下骨暴露；Ⅳ级：早期骨性关节炎，软骨全层缺失、软骨下骨暴露。

4 骨软骨损伤的影像学表现

MRI 信号可以反映关节软骨组织结构和生物化学特征，对关节软骨损伤早期改变、深层软骨改变、软骨下骨改变敏感，是诊断膝关节软骨损伤首选的无创性检查方法（图 2-8-2）。

国际软骨修复与关节保护协会（ICRS）软骨

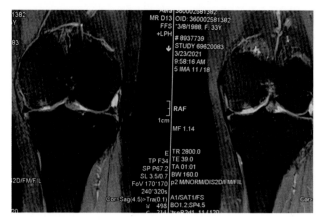

图 2-8-2 左膝股骨内髁软骨损伤 MRI

损伤 MRI 分级标准：0 度，正常，软骨表面光滑，内部信号均匀；Ⅰ度，软骨结构完整，表面光滑，仅表现为软骨信号异常或表面不平，无明确软骨缺损；Ⅱ度，软骨表面出现缺损，缺损深度小于或等于软骨厚度 50%；Ⅲ度，软骨缺损，深度大于软骨厚度 50%，但未达软骨下骨；Ⅳ度，软骨全层缺损，软骨下骨质裸露。

二、骨软骨损伤的仿生治疗

骨软骨损伤的仿生治疗，正是针对软骨修复的细胞学、支架结构以及功能，采用仿生技术及材料，通过外科技术对骨软骨损伤进行治疗，达到恢复软骨结构及生理功能的目的。其主要分为细胞仿生、结构仿生、功能仿生几个方面。

1 骨软骨损伤的细胞仿生治疗

无论是损伤周围的自体软骨细胞爬行修复还是血液及骨髓干细胞进入损伤区域进行纤维修复，都是自体细胞修复的重要途径，细胞仿生正式采用各种外科途径促进自身细胞向相应方向转化，达到修复软骨损伤的目的。主要有三大类：干细胞单独或联合其他因子的局部注射、内源性干细胞刺激技术以及软骨细胞的无支架应用（图 2-8-3）。

（1）干细胞单独或联合其他因子的局部注射 当前，用于治疗骨关节炎及其造成的关节软骨损伤最常见的方法是无支架方法，即以生理盐水作为载体，向关节腔注射干细胞。研究表明，关节内注射的干细胞多为自体间充质干细胞（MSC），能有效促

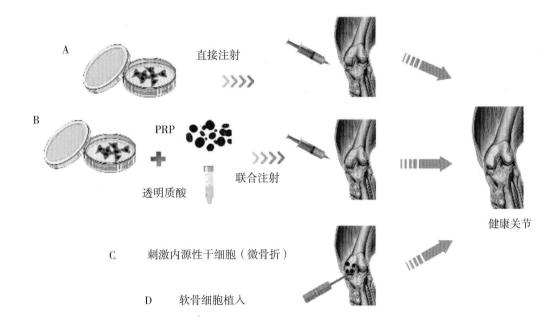

A

直接注射

B

PRP

透明质酸

联合注射

健康关节

C 刺激内源性干细胞（微骨折）

D 软骨细胞植入

图 2-8-3 关节软骨损伤的细胞仿生治疗

进软骨缺损再生，且在一定浓度范围内，修复效果与细胞浓度呈正相关。

除了直接注射 MSC，也可将富血小板血浆（PRP）和关节润滑剂透明质酸（HA）作为载体，联合 MSC 进行关节腔内注射。研究表明，联合注射法使得 MSC 的增殖和软骨分化能力均有提升，通过 MRI 等手段检测也进一步证实了更佳的软骨再生情况。PRP 含有丰富的生长因子，可促进 MSC 向软骨分化，部分 HA 在软骨和滑膜表面聚集，一方面重新恢复已破坏的生理屏障，防止软骨基质进一步丢失，一方面附着在关节软骨表面，降低被代谢的速率，为 MSC 提供保护。

（2）内源性干细胞刺激技术（微骨折技术） 内源性干细胞刺激技术是通过开放软骨下骨，从而在软骨缺损和下方的骨髓之间形成通道，是用于治疗膝关节软骨缺损最常用的技术，内源性干细胞刺激技术的操作原理是在软骨下骨进行多点均匀垂直钻孔，形成粗糙表面，易于血肿黏附、填充缺损。骨髓中渗透出的潜在干细胞分化为纤维软骨细胞，进而修复软骨缺损。目前，临床与研究普遍认为，通过这些通道将多能性骨髓 MSC 释放募集到缺损部位以修复关节软骨（图 2-8-4）。

（3）软骨细胞的无支架应用 自体软骨细胞

移植技术（ACI）自应用临床以来仍不断发展。ACI 是一种组织再生技术，一般的 ACI 程序包括患者自身的软骨细胞体外分离培养，并将其重新植入软骨缺损。手术需首先获取软骨细胞体外培养，其次植入透明样软骨细胞或类基质（非真正的软骨组织），回植软骨缺损区。ACI 修复软骨损伤具有更好生物学特性和疗效，组织学表明早期形成纤维软骨组织，最终可分化成熟透明样软骨组织。体外诱导分化可获得 75% 的新生透明样软骨细胞。近年来 ACI 已成为大面积软骨缺损（＞2.5cm）全层软骨缺损的标准治疗方法。无支架细胞片工程得到了越来越多的重视，其中 3D MSC 片用于创建可移植入的透明蛋白样软骨组织，已成功显示出软骨分化能力（图 2-8-5）。

2 骨软骨损伤的结构仿生治疗

骨软骨损伤是以恢复软骨结构及功能为目标，因此最大限度的恢复软骨的结构成为骨软骨损伤治疗的重点，以此为主要导向的结构仿生治疗应运而生，其主要包括：骨软骨骨折的解剖修复、骨软骨缺损的自体软骨移植、组织工程支架仿生修复。

（1）骨软骨骨折的解剖修复 对于急性骨软骨损伤，可以考虑解剖复位固定，固定方式可以双

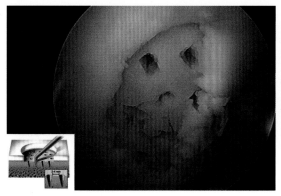
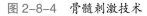

图 2-8-4　骨髓刺激技术

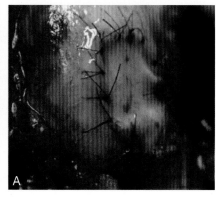
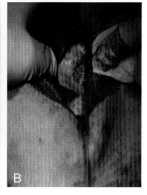

图 2-8-5　自体软骨细胞移植技术：A. 软骨细胞无支架材料进行骨膜覆盖。B. 软骨细胞无支架材料进行生物蛋白胶覆盖软骨缺损

向加压螺钉、骨棒及可吸收软骨棒。急性期骨软骨损伤复位固定具有较好的愈合能力，其修复后可以恢复软骨的解剖结构，同时愈合后的软骨为透明软骨，最大限度恢复了关节软骨的功能，是理想的骨软骨损伤修复方式（图 2-8-6）。

（2）骨软骨缺损的自体软骨移植（马赛克软骨移植技术）　自体骨软骨移植是采用环钻在膝关节非负重供区（股骨滑车内、外侧嵴、髁间窝、股骨髁外侧沟），钻取一定数量和大小的骨软骨栓 1 期植入修复骨软骨缺损。其优点是自体骨软骨移植可一次完成操作，通过精确测量后植入自体成熟、有活性的透明软骨，重建负重区关节面的完整性，不发生免疫排斥反应，愈合速度快，无须依靠实验室和相关细胞技术，特别适合 14cm² 全层软骨损伤（图 2-8-7）。

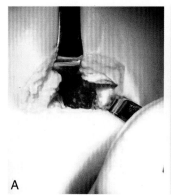
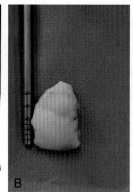
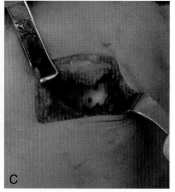

图 2-8-6　骨软骨损伤复位固定。A. 股骨髁软骨损伤。B. 骨软骨骨折块。C. 复位固定后恢复软骨解剖形态及功能

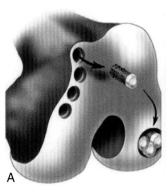
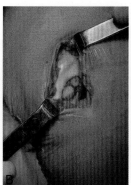
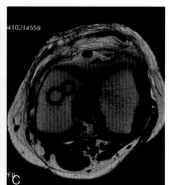

图 2-8-7　自体骨软骨移植术。A. 马赛克软骨移植示意图。B. 马赛克软骨移植后。C. 术后 MRI 表现

（3）**组织工程支架仿生修复** 20世纪至今发展的组织工程技术已经成为各领域修复与再生的前沿技术。良好的组织工程支架是可以仿生天然组织的细胞外基质（ECM）功能特性，可以促进细胞的封装，并支持细胞增殖。为此，生物材料应该由在结构和功能上与天然关节软骨相似，并且由生物学上相容的材料组成。通过组织功能构建仿生材料替代原有的损伤骨软骨，促进修复是非常有前景的治疗手段。"基于组织工程的仿生治疗"主要包括梯度结构仿生、材料仿生两个方面（图2-8-8）。

梯度结构仿生：天然关节软骨的细胞和细胞外基质成分具有非常特异的区域分布，软骨多层结构关节软骨的生物力学性质随深度变化，不同层的力学性质和承载功能均不相同。强韧性的浅表层主要承受冲击和磨损，其余各层主要吸收震荡并将载荷传递到软骨下骨。从仿生学的角度看，单一的结构和材料不能适应复杂载荷环境，多层结构可以优化关节软骨整体的生物力学性质。天然软骨胶原结构的不同区域软骨细胞数量及功能有较大区别，来自不同区域的软骨细胞在基因表达和基质产生方面反应不同的结果也支持了这一点。就骨软骨损伤中的软骨修复而言，尝试重建模仿特定层的特定区域软骨细胞数量及质量，以重建天然软骨的多区域地形引起了极大的兴趣。经过长时间的进化和自然选择，许多生物系统都存在梯度，例如骨骼和植物茎。梯度结构是指材料本身或附着在材料表面的某些元素的化学或物理性质沿一个或多个给定方向逐渐变化。因此，分层或梯度定制的水凝胶可以允许构造具有带状特性人工梯度结构为生物材料设计提供灵感和指导。

根据关节软骨缺损程度的不同，梯度制造的层次也不尽相同，损伤的程度越大，所需要的层次也越复杂。目前的梯度制造策略根据需要修复内容的不同可分为两类：①为了仿生关节软骨层的带状结构，使得再生的软骨具有不同的结构层次；②为了理想地修复骨软骨损伤，特别是软骨下骨的再生，实现软骨和软骨下骨的分区修复（图2-8-9）。

梯度仿生可以是化学的或物理的，试图仿生模

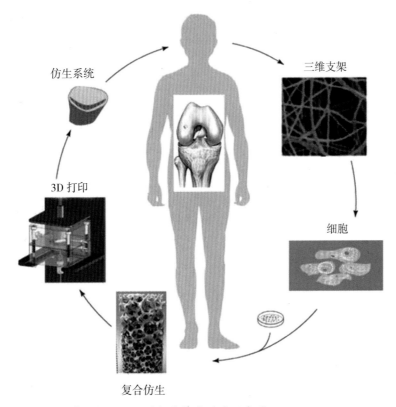

图 2-8-8 基于组织工程的仿生替代治疗示意图

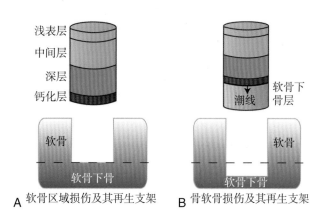

浅表层
中间层
深层
钙化层

潮线

软骨下骨层

软骨

软骨

软骨下骨

软骨下骨

A 软骨区域损伤及其再生支架　　B 骨软骨损伤及其再生支架

图 2-8-9　梯度仿生支架示意图

拟细胞外基质胶原含量梯度递进的物理结构和机械特性，这对于细胞形状、迁移和形态发生至关重要。最近的大多数软骨组织工程支架材料的研究均集中在仿生梯度支架的设计上，旨在通过仿生梯度模型，各种生物分子和衍生结合肽与三维网络结合，以仿生天然软骨梯度，用以增强软骨修复过程中介导细胞行为至关重要的生化和生物物理信号，从而明显促进难以自愈的软骨再生（图 2-8-10）。

骨软骨一体化仿生支架依据层次结构与成分的不同，可以分为单相支架、双相支架、三相或多相支架，支架每层均由不同性能的材料或结构类型组成。生物仿生灵感需要识别、理解和量化自然设计原理及其在合成材料中的复制，同时考虑到内在特性。软骨修复材料需要强韧的耐磨表层，以及承受 / 传递载荷的下

层，并保证下层与基底材料（骨组织）的良好连接。软骨下骨材料层的性能（比如弹性模量）复合，获得具有层次性过渡特性。但仿生设计需要工程师（设计和材料）和科学家（生物化学、生物学、生理学、解剖学和分子生物学）的多学科团队来开发具有复杂、分层结构的材料。目前支架体系仿生设计和组装原则均可以通过"三明治、热狗或肉夹馍"等分层设计获得灵感（图 2-8-11）。

材料仿生：天然关节软骨细胞外基质主要由 Ⅱ型胶原、蛋白多糖、水分及其他少量物质组成。胶原是一种纤维蛋白，保持软骨的构造和形态并且同时承受张力的主体；蛋白多糖产生膨胀性压力，提供软骨的韧性和弹性并且是承受压力的主体；水分用作充盈组织，承受部分载荷并产生润滑。仿生天然关节软骨细胞外基质的支架体系更有利于软骨细胞的识别、黏附和功能维持。现有的天然材料如胶原、糖氨聚糖、透明质酸、藻酸盐、壳聚糖、纤维蛋白胶、琼脂糖等，均具有部分天然细胞外基质的成分。胶原类组织修复材料在临床上已有广泛应用，并且尤以蚕丝蛋白胶原蛋白制备的三维支架在骨软骨应用中尤为凸显。以蚕丝胶原蛋白制备的水凝胶、3D 打印支架已经在骨软骨修复基础研究中取得优异的效果。另外，以猪皮胶原脱细胞基质作为支架来源的三维仿生支架同样也在软骨、骨软骨修复中

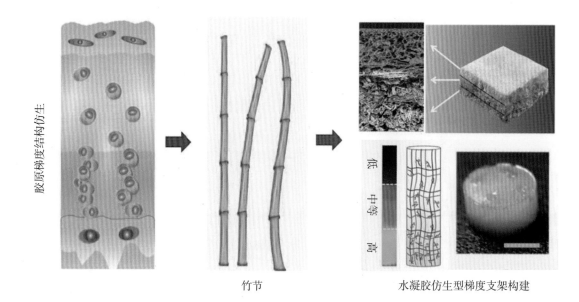

胶原梯度结构仿生

竹节

低
中等
高

水凝胶仿生型梯度支架构建

图 2-8-10　胶原梯度结构仿生

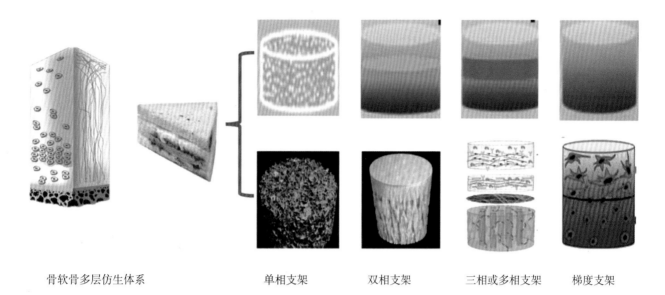

骨软骨多层仿生体系　　　　单相支架　　　　双相支架　　　　三相或多相支架　　　梯度支架

图 2-8-11　骨软骨多层结构仿生

表现出良好的生物相容性（图 2-8-12）。

　　仿生设计改变从未停止。在海边生活的人几乎都不会注意到岩石上覆盖着贻贝等生物。但是，有多少人考虑过贻贝如何在受到风暴海浪袭击的情况下仍能粘在岩石上。贻贝黏附的关键是它们的腺体中有一种罕见的含儿茶酚氨基酸 -3,4- 二羟基苯丙氨酸（l-DOPA），可以促使它们牢固地粘在岩石、船体或任何其他与之接触的表面上。扇贝的仿生设计理念促使许多研究小组尝试使用基于儿茶酚的化学方法开发新的黏合剂，一个关键的驱动因素是需要开发能够在其他水凝胶经常失效的水环境中成功发挥作用的黏合剂。一种这样的新型黏合剂是聚（邻苯二酚）苯乙烯，由美国普渡大学开发的，其强度大约是贻贝生产的天然黏合剂的 17 倍。这对于仿

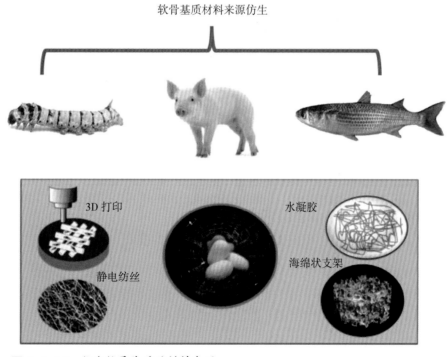

图 2-8-12　仿生软骨基质的材料来源

生产品来说是不寻常的，因为通常合成版本的天然材料和化合物几乎从未达到与开发它们的天然系统一样好的性能。一个受贻贝仿生启发的解决方案是将多巴胺连接到水凝胶骨架上。这种材料能够立即湿粘在组织表面上，而且其力学强度也可以通过铁离子和京尼平增强。临床骨软骨损伤组织工程的瓶颈问题还集中在临床转换方面。设想如果将贻贝仿生融入水凝胶支架体系中，其黏附特性能够在关节镜的水环境下继续发挥良好的黏附特性，从而将带来骨软骨修复治疗的新革命（图 2-8-13）。

3 骨软骨损伤的功能仿生治疗

（1）承受 / 传递载荷　关节软骨可以承受一倍至几倍的人体重量，有时还承受一定的负压。关节软骨在承载的同时将载荷传递到软骨下方的骨和骨干。首先需要考虑人工软骨的整体强度、耐久性以及应力分布，保证其承载能力，以及与基底材料进行良好的结合。

（2）耐磨　天然软骨提供了优异的摩擦学性能，极低的摩擦系数减少了能量的消耗；微磨损量是保持软骨功能的关键。进行材料表面耐磨性处理，改善软骨材料自身磨损特性；根据润滑状态与摩擦磨损的关系，提高人工软骨的耐磨性能，使得人工软骨具有长使用寿命，从而使人工关节 / 软骨置换术能够突破当前的使用年限限制，应用于更宽年龄段的患者。

Yang 等利用电辅助 3D 打印技术制造了具有 Bouligand 结构的对齐多壁碳纳米管复合材料，其设计灵感来源于龙虾钳子的组织结构及弹性模量，钳子是龙虾解剖结构中最坚硬的部位并且呈现弯曲的外观形态。组织学发现其扭曲的胶合板结构框架表现出极大的力学强度及抗冲击性。因此在 3D 打印组织工程材料中仿生其结构形态，从而使其复合材料具有优异的机械性能，提高抗撕裂性。以此仿生设计的 3D 打印半月板组织工程支架有望替代受伤或患病的骨软骨或半月板组织结构（图 2-8-14）。

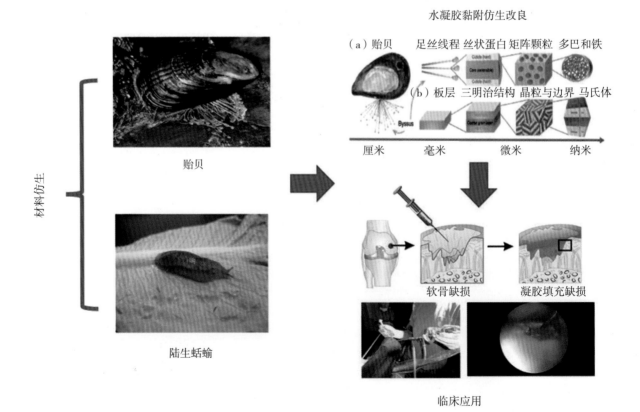

图 2-8-13　黏附方式的材料仿生

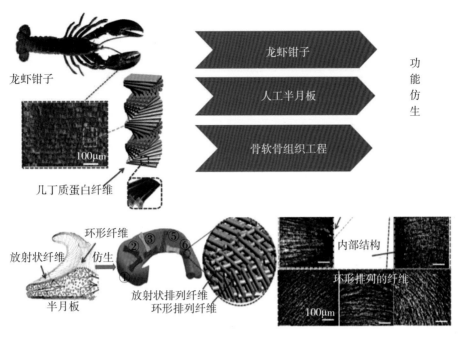

图 2-8-14　功能仿生及应用

（3）软垫轴承　关节软骨是被覆于骨端的一个软垫保护层，吸收震荡，缓冲压力，保护软骨下骨质。在材料强度允许的范围内，人工软骨应比基底材料具有更小的弹性模量和更大的形变能力，并且人工软骨的设计厚度需要根据实际使用环境达到软垫保护的效果。Bigsby 等曾提出"软垫轴承"设计，并且希望将其扩展为具有液膜润滑和零磨损的复合软垫轴承。

（4）软骨损伤仿生替代　软骨的退行性病变是分阶段的，仍有相当比例的患者为终末期的骨性关节炎，关节内部软骨广泛破坏。针对这部分患者，上述替代治疗方法似乎很难在短期纠正软骨损伤，因此人工关节的设立理念实际上也是仿生替代治疗软骨损伤的重要方法。现有的包括全膝关节置换、单髁膝关节置换等技术，可为终末期骨软骨损伤的患者提供可靠的治疗，且远期预后良好。

骨软骨损伤的治疗仍然处于探索阶段，神奇的大自然赋予了我们大量的灵感，以促进具有优良特性的生物材料。然而，更多具有新颖成分、结构和有趣特征的仿生物体仍未被探索。寻找原始结构，从而进一步加快工程生物材料的进展将是有意义的。相信细胞仿生治疗、结构仿生以及功能仿生均能通过利用新的制备技术与方法，发现或合成新的

支架材料，同时结合多学科、多领域进行医工合作，综合利用材料学、生物结构学、生物力学最终解决骨软骨缺损这一临床科学难题。

病例 1　股骨内髁软骨损伤（细胞仿生治疗微骨折）

王某，男性，27 岁，因"扭伤致左膝关节疼痛 1 年"入院。1 年前患者在扭伤后逐步出现左膝关节不适，运动后加重，遂来我院就诊。既往史及个人史无特殊。

查体：双下肢无力线异常，左膝关节髌骨轨迹无异常，浮髌征阴性，前后抽屉试验阴性，恐惧试验（－），抽屉试验阴性，麦氏征阴性，力线正常，膝关节活动范围不受限，末梢血运及皮肤感觉正常。

辅助检查：膝关节正侧位 X 线片，可见膝节骨质无明显异常。MRI 提示左膝关节外髁骨软骨损伤（图 2-8-15～图 2-8-16）。

诊断：左膝关节股骨外髁软骨损伤。

治　疗

（1）手术治疗方案　关节镜下清理，微骨折术。常规建立膝关节前内及前外侧入路，探查关节内结构，见股骨外髁软骨损伤，呈 3 度（图 2-8-17），予清理松动的软骨，见软骨损伤范围为 5mm×7mm 大小，使用微骨折器械，进行微骨折技术操作，见

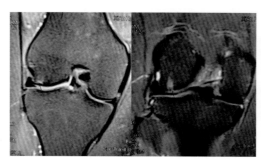

图 2-8-15　MRI 评估：冠状面可见股骨外髁软骨损伤

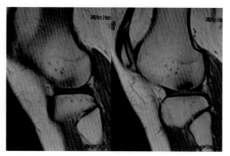

图 2-8-16　MRI 评估：矢状面可见股骨外髁软骨损伤，软骨下骨损伤信号

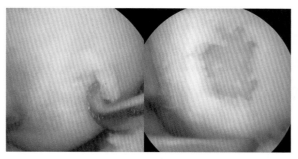

图 2-8-17　术中图：股骨外髁软骨损伤

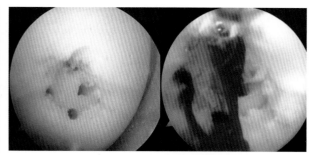

图 2-8-18　术中图：股骨外髁软骨损伤微骨折术后

软骨下骨骨髓渗出良好（图 2-8-18）。

（2）术后影像及康复　术后给予膝可调支具固定，伸直位固定 2 周，术后第 2 天开始进行踝泵、股四头肌等下肢肌肉锻炼。2 周后开始膝关节被动屈曲功能锻炼，术后 4 周屈曲至 90°，术后 6 周屈曲至正常。术后 4 周逐步开始负重，术后 6 周去除支具，逐步恢复功能康复锻炼。

专家点评

骨软骨损伤是临床常见病，对于范围较小的患者微骨折是一个较好的选择，术中需要注意骨折孔的间距，一般为 5mm 左右，避免过近引起大面积软骨下骨缺损，以及骨孔间距过大影响骨髓间充质干细胞爬行替代效果。

病例 2　股骨内髁软骨损伤（结构仿生治疗——马赛克软骨移植技术）

翟某某，女性，36 岁，主因"右膝关节疼痛不适 3 个月"入院。3 个月前患者无明显诱因出现右膝关节疼痛不适，无明显膝关节肿胀，活动后加重，休息后无明显缓解，就诊于外院行MRI 检查提示：右侧股骨远端软骨损伤。予以口服药物、关节腔注射玻璃酸钠、关节腔臭氧治疗等保守治疗，效果不佳。为求进一步治疗，就诊于我院门诊。

查体：右膝关节无明显肿胀，股四头肌轻度萎缩，浮髌试验（－），膝关节内外翻应力试验（－），Lachman 试验（－），前抽屉试验（－），后抽屉试验（－），麦氏征及轴移试验（－），内侧摇摆征阳性，关节主动被动活动无明显受限，伸膝 0°，屈膝 140°。

辅助检查：MRI 提示股骨内髁软骨损伤，软骨下可见水肿，未见明显囊变（图 2-8-19~图 2-8-20）。

诊断：右膝股骨内髁软骨损伤。

治　疗

（1）手术治疗　骨软骨移植手术治疗。

探查以及显露：取膝关节前内侧入路，显露股骨内髁负重区，探查可见骨软骨损伤，测量面积大小约 2cm×1cm。术中使用骨软骨移植器械测量后，设计取 2 枚骨柱，直径均为 8.5mm。供骨区域为股骨滑车内侧缘（图 2-8-21）。

取受区骨柱：使用软骨移植器械于股骨内髁软骨损伤区域取 2 枚直径为 8.5mm 骨柱，深度为15mm（图 2-8-22）。

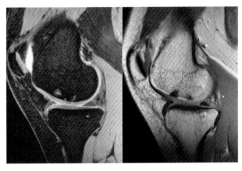 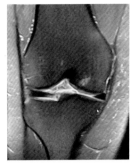

图 2-8-19 MRI 矢状位可见股骨内髁软骨损伤以及软骨下骨缺血性改变

图 2-8-20 MRI 冠状位显示股骨内髁软骨损伤以及软骨下骨缺血性改变

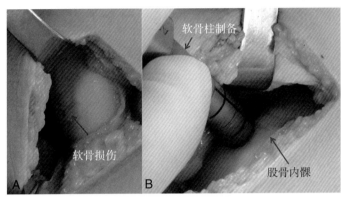 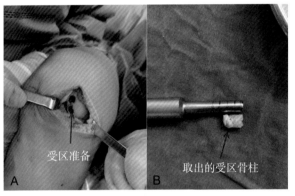

图 2-8-21 术中图：A. 探查及显露股骨内髁软骨损伤区域。B. 设计骨柱数量、位置及直径

图 2-8-22 术中图：A. 取受区 2 枚 8.5mm 骨柱。B. 取受区骨柱长度 15mm

取供区骨柱：于股骨滑车内侧缘相对平整区取 2 枚 8.5mm 骨柱，作为移植软骨来源。取出的骨柱在 PRP 内浸泡备用（图 2-8-23）。

植入骨柱：使用软骨移植器械将供区以及受区的骨柱交换，并分别植入。

注射 PRP：使用注射器，在骨柱的供区以及受区均注射预先制备的 PRP，并将多余的 PRP 注入关节腔内，促进骨软骨愈合（图 2-8-24）。术后 X 线片可见骨柱位置良好（图 2-8-25）。术后 3 个月冠状位 MRI 可见软骨面平整，矢状位可见软骨下骨愈合（图 2-8-26）。

（2）**术后康复要点** 术后棉花腿加压包扎 3d。3d 后开始膝关节伸直以及屈膝功能锻炼，2 周内患肢完全伸直，3d 至 4 周内屈膝 90°，56 周内屈膝 120°，78 周后屈膝至全角度。6 周后逐渐负重，加强股四头肌肌肉力量锻炼，6 个月后慢跑，逐渐恢复正常的体育运动。

专家点评

（1）**诊断要点** 体格检查时往往患者存在固定的疼痛部位，可以进一步明确软骨损伤的部位。MRI 检查是诊断软骨损伤的金标准。

（2）**治疗要点** 对于膝关节软骨损伤，首先予以保守治疗。常用的保守治疗方法包括：口服非甾体抗炎镇痛药、氨基葡萄糖以及一些改善微循环的中成药，关节腔注射玻璃酸钠，中频、超短波以及冲击波等理疗。当保守治疗无效的，复查 MRI 检查，根据患者软骨损伤部位、面积及程度，选择适宜的手术方案。

（3）**建议** 骨软骨移植手术一定要严格控制手术适应证，避免术后效果不佳。另外，对于诊断骨软骨损伤，MRI 检查中的 T2 MAP 软骨成像具有更好的显示效果，有条件的医院建议影像科开展此项业务，对于临床医生的诊断具有较大的帮助。

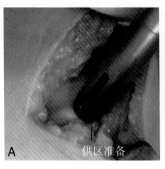
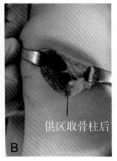

图2-8-23 术中图：A.股骨滑车内侧面取供区骨柱。B.股骨滑车内侧缘取骨后状态

图2-8-24 术中图：A.供区及受区软骨柱情况。B.股骨内髁移植软骨后状态。C.制备富血小板血浆

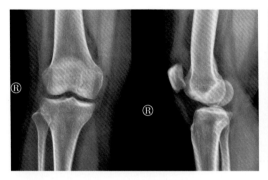
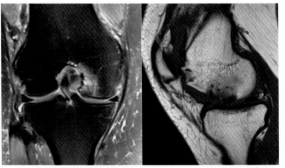

图2-8-25 术后X线片可见骨柱位置良好

图2-8-26 术后3个月冠状位MRI可见软骨面平整，矢状位可见软骨下骨愈合

病例3 股骨外髁软骨损伤的细胞仿生治疗

龙某某，女性，37岁，因"右膝关节不适2年"入院。2年前患者在扭伤后逐步出现右膝关节不适，运动后加重，遂来我院就诊。既往史、个人史无特殊。

查体：双下肢无力线异常，右膝关节髌骨轨迹异常，浮髌征阴性，前后抽屉试验阴性，恐惧试验（-），抽屉试验阴性，麦氏征阴性，力线正常，膝关节活动范围不受限，末梢血运及皮肤感觉正常。

辅助检查：膝关节正侧位X线片，可见右膝关节股骨外髁后方软骨损伤，软骨下骨轻度破坏（图2-8-27）。MRI评估提示右膝关节外髁骨软骨损伤，损伤范围20mm×20mm，软骨下骨水肿信号（图2-8-28～图2-8-31）。

诊断：右膝关节股骨外髁软骨损伤。

治 疗

（1）手术治疗方案 关节镜下清理，切开行基质诱导的软骨细胞移植（MACI）软骨修复术。

常规建立膝关节前内及前外侧入路，探查关节内结构，见股骨外髁软骨损伤，呈4°，予清理松动的软骨，见软骨损伤范围为20mm×20mm大小。

取膝关节前外侧入路，纵行切开5cm切口，逐层切开，显露股骨外髁，屈曲70°，显露软骨缺损区（图2-8-32），清理，测量股骨软骨缺损范围为20mm×20mm大小（图2-8-33）。采用无细胞支架产品，根据软骨缺损范围，采用裁剪工具制备适合缺损区的移植物（图2-8-34），用纱布轻压移植物，吸收多余的水分，用生物蛋白胶喷洒软骨缺损区后植入软骨修复材料（图2-8-35），

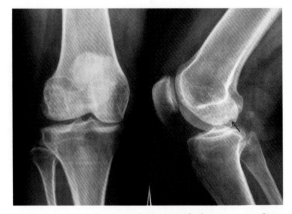

图2-8-27 右膝节X线片：股骨外髁后方软骨损伤

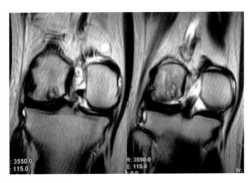

图 2-8-28　MRI 评估：右膝关节外髁骨软骨损伤，软骨下骨水肿信号

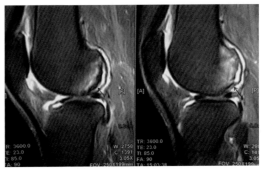

图 2-8-29　MRI 评估：右膝关节外髁骨软骨损伤，软骨下骨水肿信号

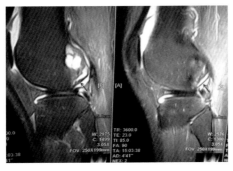

图 2-8-30　MRI 评估：右膝关节外髁骨软骨损伤，软骨下骨水肿

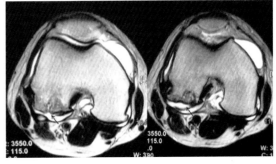

图 2-8-31　MRI 评估：右膝关节外髁骨软骨损伤，软骨下骨水肿

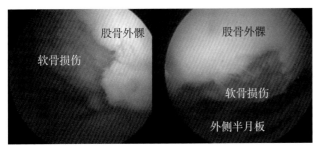

图 2-8-32　术中图：股骨外髁软骨损伤

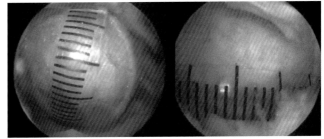

图 2-8-33　术中图：测量股骨软骨缺损范围为 20mm×20mm 大小

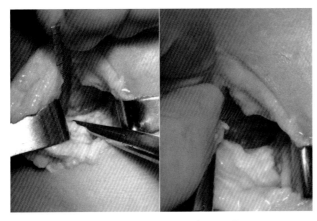

图 2-8-34　术中图：切开测量软骨损伤范围

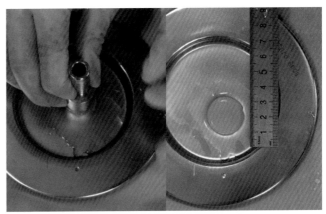

图 2-8-35　术中图：移植物准备

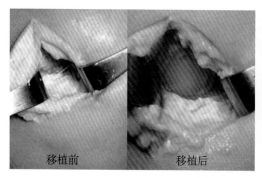

图 2-8-36　术中图：软骨损伤后软骨移植前后比较

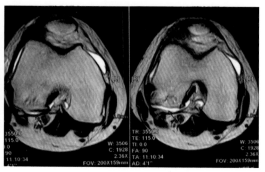

图 2-8-37　术后 3 个月复查 MRI：软骨修复良好

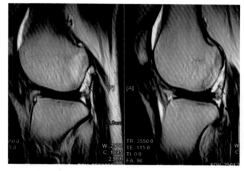

图 2-8-38　术后 3 个月复查 MRI：软骨修复良好

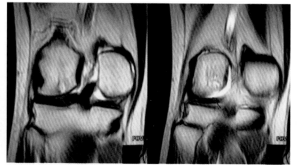

图 2-8-39　术后 3 个月复查 MRI：软骨修复良好

轻压 3min，固定牢靠后屈伸膝关节，检查移植软骨稳定性。伤口缝合后，加压包扎（图 2-8-36）。

（2）术后影像及康复　术后给予膝可调支具固定，伸直位固定 2 周，术后第 2 天开始进行踝泵、股四头肌等下肢肌肉锻炼。2 周开始膝关节被动屈曲功能锻炼，术后 4 周屈曲至 90°，术后 6 周屈曲至正常。术后 4 周逐步开始负重，术后 6 周去除支具，逐步恢复功能康复锻炼。术后 3 个月复查 MRI 软骨修复良好（图 2-8-37 图 2-8-39）。

专家点评

对于骨软骨损伤面积范围超过 4cm² 的患者而言，自体软骨细胞移植是一个较好的选择，目前主要有自体软骨细胞膜片技术及无细胞支架技术两种。本例患者采用了无细胞支架材料，其优点是无须取自体软骨细胞体外培养，一期手术完成软骨缺损的修复。

术中需要注意软骨缺损范围的评估，根据软骨缺损范围对移植物进行剪裁，制备匹配的移植物，避免移植物过大或过小。过大或过小的移植物容易脱落，从而影响手术效果。术中一定要用纱布吸收掉多余的水分，避免移植物突出软骨表面，同时黏附完毕后，一定要检查其牢固程度，术中发现松动应及时补救。术后 4 周避免负重，为软骨修复提供良好的环境。

（任　博，张明宇）

参考文献

[1] 昌震，郑江，张明宇，等. 复位固定联合韧带修复治疗伴内侧髌股韧带及骨软骨损伤的创伤性髌骨脱位 [J]. 骨科，2018，9（3）：188-192.

[2] 张亮，郑江，张明宇，等. 伴有骨软骨损伤的创伤性髌骨脱位的中期疗效观察[J]. 实用骨科杂志，2018，24（12）：1135-1137.

[3] 康嘉宇，吕建伟，赵志虎，等. 骨软骨组织工程分层支架的研究进展[J]. 中华骨科杂志，2019，39（22）：1413-1420.

[4] Zhang M, Zhen J, Zhang X, et al. Effect of Autologous Platelet-Rich Plasma and Gelatin Sponge for Tendon-to-Bone Healing After Rabbit Anterior Cruciate Ligament

Reconstruction[J]. Arthroscopy, 2019, 35(5): 1486–1497. doi:10.1016/j.arthro.2018.11.014

[5] Harrell CR, Markovic BS, Fellabaum C, et al. Mesenchymal stem cell–based therapy of osteoarthritis: current knowledge and future perspectives[J]. Biomed Pharmacother, 2019, 109: 2318–2326.

[6] Kim TK, Sharma B, Williams CG, et al. Experimental Model for Cartilage Tissue Engineering to Regenerate the Zonal Organization of Articular Cartilage [J]. Osteoarthritis and Cartilage, 2003, 11（9）: 653–64.

[7] Sharma B, Elisseeff JH. Engineering structurally

organized cartilage and bone tissues[J]. Ann Biomed Eng, 2004, 32（1）: 148–59.

[8] Seidi A, Ramalingam M, Elloumi I, et al. Gradient biomaterials for soft–to–hard interface tissue engineering [J]. Acta Biomater, 2011, 7（4）: 1441–51.

[9] Studart AR. Towards high–performance bioinspired composites[J]. Adv Mater, 2012, 24（37）: 5024–44.

[10] Pek YS, Spector M, Yannas IV, et al. Degradation of a collagen–chondroitin–6–sulfate matrix by collagenase and by chondroitinase[J]. Biomaterials, 2004, 25（3）: 473–82.

第九节　膝关节炎性疾病

一、退行性膝关节病

1 概　述

膝关节骨性关节炎（KOA）是一种由多种因素导致的疾病，发病机制目前尚不明确，临床症状亦不尽相同；主要表现为膝关节疼痛肿胀、活动受限等，膝关节周围骨赘形成，软骨破坏及不同程度的关节间隙变窄等。随着全球老龄化人口的增多，KOA 发病率逐年上升。多数学者及专家对 KOA 的治疗进行了研究。多数学者认为 KOA 的发生与性别、年龄、居住环境、工作习惯、膝关节外伤史及骨性关节炎家族史等相关。

2 症状与体征

骨性关节炎的主要临床表现：发病缓慢，部位局限，活动多则加重，休息即可缓解；晨僵时间不超过半小时；受累关节以疼痛和压痛为主，偶尔伴发关节周围组织肿胀，或一过性滑膜炎；活动时关节有摩擦音，严重者可发生关节畸形。

3 影像学检查

X 线检查是临床上常用的诊断方法，其中双下肢全长力线片能够评估患者的下肢畸形情况，是选择治疗方法不可或缺的依据。膝关节负重位平片可看到患者膝关节间隙和骨质变化情况，但

膝关节炎早期病理变化不明显，X 线检查难度较大，而且对软组织的损伤的灵敏度差。X 线检查常表现为非对称性关节间隙变窄，关节边缘有骨质增生或骨赘形成，部分可见骨质疏松等。MRI 检查的优点是组织对比度好，分辨率高，能够显示出关节结构，并且还有利于对 KOA 软骨损伤程度进行评估。有研究认为，MRI 检查的空间分辨率较好，通过不同扫描序列的信号表现能够为骨质改变、软骨损伤、游离体、滑膜及韧带改变、半月板改变等 KOA 严重程度的判断提供客观依据。MRI 检查可表现为关节软骨面粗糙，软骨出现变薄，严重者膝关节软骨出现碎裂或完全消失，暴露出软骨下骨，关节腔内可见不同程度的关节积液。

4 临床表现与诊断标准

临床主要表现为膝关节疼痛、僵硬、行走障碍、肿胀、畸形及关节弹响等。KOA 的诊断标准为：①近 1 个月内反复膝关节疼痛；② X 线片（站立或负重位）示关节间隙变窄、软骨下骨硬化和（或）囊性变、关节缘骨赘形成；③关节液（至少 2 次）清亮、黏稠，WBC < 2000/mL；④年龄 ≥ 40 岁；⑤晨僵 ≤ 30min；⑥活动时有骨摩擦音 / 感。符合：① + ②或① + ③ + ⑤ + ⑥或① + ④ + ⑤ + ⑥者可诊断 KOA。

5 治疗原则

KOA 发病早期可通过口服、外用药物及关节腔注射玻璃酸钠等方法来缓解症状。关节腔内注射玻璃酸钠和富血小板血浆（PRP）可明显减缓关节软骨退变速度，减轻患者的疼痛，改善关节活动度，提高关节运动功能和患者生活质量。在关节腔内注射药物时要把药物注射到关节腔内部，让药物充分发挥作用，同时要严格遵守无菌操作，避免造成关节腔内感染。对于关节的保养则需要适量运动，患者保持合适的体重，适当的运动，避免受凉、受潮、劳累和过度活动，在剧烈活动前要充分做好热身准备，此外关节周围肌肉锻炼也能在疾病早期缓解并改善患者症状，减缓疾病的发展速度。目前对 KOA 的治疗研究及报道很多，但是没有确切的治愈办法。很多保守治疗方法对 KOA 都起到一定的治疗作用，但远期效果很差，特别对于中重度 KOA 的治疗效果不明显。而在外科手术中对 KOA 的治疗可取得很好的远期疗效。

6 手术处理

由于 KOA 的轻重程度不同，患者的自身情况（年龄、性别、体重、病变部位及程度）不同，以及术者的经验不同，所采取的外科手术方式的治疗也不同，根据患者的具体情况综合分析做出针对性的治疗。

对于很多 KOA 患者中合并半月板损伤或游离体存在的患者，如果其症状并非以 KOA 为主，可考虑采用关节镜技术清理关节修整半月板或取出游离体（图 2-9-1~ 图 2-9-4），后续辅助保守治疗及理疗。

如果存在内侧间室受累的年轻患者，有膝关节内翻畸形，其外侧间室软骨良好，平时从事体力劳动患者，可以考虑腓骨高位截骨治疗 KOA（图 2-9-5）。此方法具有创伤小、手术时间短、手术费用少且术后康复快的优点（图 2-9-6）。

二、膝关节化脓性关节炎

1 概　述

膝关节化脓性关节炎是指化脓性细菌侵袭关节而引起的感染。金黄色葡萄球菌是主要的病原菌，感染途径大多为血源性传播，少数为直接感染及蔓延感染。本病好发于儿童、年老体弱和慢性关节疾病患者，男性居多，男女之比（2~3）：1，最常发生在膝关节

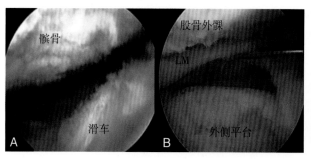

图 2-9-1　关节镜下 KOA 表现。A.髌股关节软骨退变。B. 外侧间室软骨退变。LM= 外侧半月板

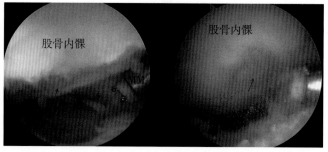

图 2-9-2　关节镜下 KOA 表现：内侧间室软骨退变。MM= 内侧半月板

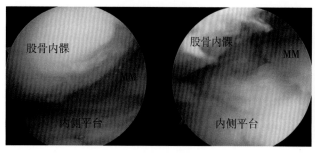

图 2-9-3　关节镜下 KOA 表现：内侧间室（MM）软骨退变

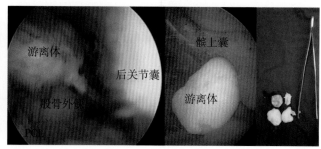

图 2-9-4　关节镜下 KOA 表现：膝关节游离体

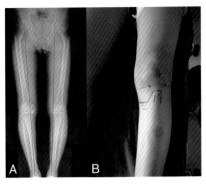

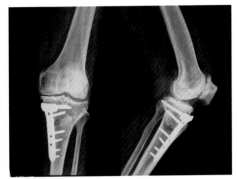

图 2-9-5 下肢力线异常的 KOA。A. 双下肢力线。B. 关节镜及胫骨近端截骨切口

图 2-9-6 胫骨近端截骨术后

和髋关节以单发关节为主。本病可分为急性期及慢性期，以急性期居多，急性期起病急常伴有高热、膝关节红肿热痛等症状。若急性期治疗不当可转为慢性期，迁延难愈，最终导致关节功能丧失，因此早治疗是确保治疗效果及维持关节功能的关键。

2 症状与体征

全身表现可见起病急骤，有寒战、高热、头痛等急性危重症状，体温 39℃~40℃，甚至更高，严重者可出现谵妄或昏迷，小儿可有惊厥，局部症状主要表现为关节肿痛、功能障碍、关节及周围皮肤变红，关节液的特点是量大，黄色或白色、浑浊，炎症程度越严重，渗出量越大且呈脓样。

3 辅助检查

实验室检查可见白细胞增高，血培养有致病菌，红细胞沉降率增快，X 线片及 CT 检查显示早期均无骨及软骨的改变，可见关节肿胀、积液，关节间隙增宽或关节附近骨质脱钙有轻微的骨质疏松表现，严重者发生脱位。关节软骨遭到破坏时关节间隙狭窄，软骨下骨破坏使骨面毛糙，关节间隙进一步狭窄或消失，严重者出现关节挛缩或骨性强直。

4 治疗原则

（1）全身治疗　早期足量全身性使用抗生素，经验性用药应选择广谱抗生素。葡萄球菌是最常见的致病菌，其次为链球菌，选用对病菌敏感的抗生素。全身支持疗法的应用是为了达到改善患者的全身情况的目的，增强机体对化脓性关节炎的抵抗力具体包括：①充足的休息和睡眠，必要时配合镇静、止痛药物；②合理的营养摄入；③对于高热患者宜采用降温治疗；④补充足够的液体、纠正脱水，密切观察电解质平衡，避免酸中毒；⑤发现有贫血和低蛋白血症情况时应及时予以输血补充蛋白及维生素等对症支持治疗以提高机体抵抗力。

（2）局部治疗　患肢制动。在应用大量抗菌药物的同时应将患肢用石膏托或皮牵引固定制动，使肢体保持功能位，关节得以充分休息。一是可防止感染扩散，有利于炎症的消散并减轻对关节软骨面的压力及软骨的破坏；二是可防止关节畸形病理性脱位及晚期非功能性强直。但也有学者认为关节功能的恢复，最重要的还是进行早期活动。

（3）关节镜治疗　随着现代科技的发展，关节镜技术越来越成熟，近年来采用关节镜技术治疗化脓性关节炎取得了比较理想的疗效。相比于传统的治疗方法，关节镜技术越来越受重视。利用此法治疗化脓性膝关节炎与以往的其他治疗方法比较，可彻底清除关节腔内的脓苔、滑膜和炎性纤维组织，还可清除关节后方的坏死组织及增生滑膜，比切开手术更为彻底（图 2-9-7）。在关节镜直视下反复冲洗，待冲洗彻底后准确放置引流管，以便术后运用大量抗生素液冲洗关节腔，达到迅速有效地控制关节炎性反应的目的。利用关节镜保证术后关节冲洗和引流的充分，有助于关节早期功能锻炼，减小关节功能障碍发生的概率。相比于开放手术治疗，

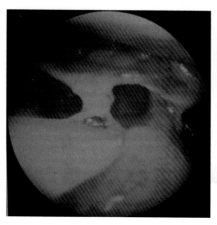

图 2-9-7 化脓性关节炎镜下表现

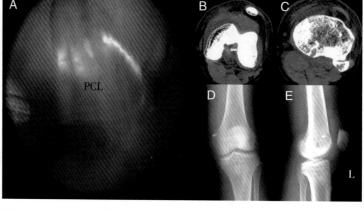

图 2-9-8 初次重建术中的镜下观及术后影像学检查结果

此法具有比其他外科手术效果好、并发症低和关节能早期活动的优点。

病例 1

患者以"左膝关节术后 3 周，发热伴活动受限 2 周"之主诉入院。3 周前因后交叉韧带损伤行"左膝关节镜检清理、鹅足取腱、后交叉韧带重建术"，术后病情稳定出院（图 2-9-8）。于术后 1 周行功能锻炼后出现左膝关节疼痛不适、活动受限，伴发热，最高体温 39.6℃，期间于当地医院行二代头孢类抗生素静滴，未见明显好转，遂再次入我院治疗。

生命体征：体温 38.5℃，呼吸 24 次/分，心率 110 次/分，血压 120/85mmHg。

查体：左膝关节稍肿胀，局部皮肤温度高，股四头肌萎缩，浮髌征阳性，前后抽屉试验阴性，内外侧副韧带应力试验阴性，麦氏征阴性，摇摆试验阴性，过屈试验阴性，膝关节主动、被动活动因疼痛受限，膝关节活动范围 0°~90°，末梢血运及皮肤感觉正常。

辅助检查：C 反应蛋白 55mg/dL，红细胞沉降率 60mm/h，血白细胞 10.59×10^9/L，中性粒细胞百分比 85.21%。

治 疗

入院后行左膝关节穿刺及培养，结果回报示：耐甲氧西林金黄色葡萄球菌（MARS），金黄色葡萄球菌头孢西丁筛选（+），青霉素（耐药），苯唑西林（耐药），头孢洛林（敏感），庆大霉素（敏感），左氧氟沙星（敏感），莫西沙星（敏感），诱导型克林霉素耐药（－），红霉素（耐药），克林霉素（耐药），利奈唑胺（敏感），达托霉素（敏感），替考拉宁（敏感），万古霉素（敏感），替加环素（敏感），利福平（敏感），复方新诺明（敏感）。给予万古霉素 1g 静脉滴注，每日 2 次。静脉滴注万古霉素 4d 后行"左膝关节镜检清理术"。术中探查见大量的假膜样渗出，骨软骨损伤，可见出血点及软骨破坏（图 2-9-9）。

术毕放置出水管 2 根，进水管 1 根。术后立即给予庆大霉素盐水持续冲洗（24U/3000mL），术后第 3 天再通畅引流管（图 2-9-10A）。术后第 5 天停止冲洗，继续引流 2d，拔出引流管的同时留取标本培养，结果提示阴性。术后再次出现发热，体温最高 38.5℃，给予万古霉素联合磷霉素治疗 11d，总共抗生素疗程 26d。期间动态复查 C 反应蛋白、红细胞沉降率、血白细胞等实验室相关指标（图 2-9-10B）。术后再次发热，完善左膝 MRI 提示炎性渗出（图 2-9-11）。

C 反应蛋白降低至接近正常后出院，继续口服利福平及左氧氟沙星胶囊 2 周，未见症状反复，膝关节伸直功能良好，屈曲功能稍受限，术后 4 个月膝关节活动范围 0°~100°（图 2-9-12），康复情况良好。

专家点评

膝关节交叉韧带重建术后感染是较为罕见的疾病，一旦发生，后果较为严重。目前尚未见达成共识的诊治方案。我们对于疑似感染患者的经验及

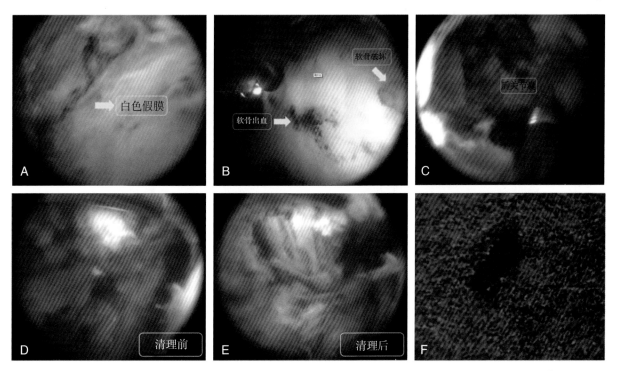

图 2-9-9　术中镜下观察：A. 白色假膜样渗出物。B. 股骨外侧髁软骨破坏、出血。C. 前后交叉韧带间进入后关节囊观察。D~E. 清创前后髁间窝镜下观。F. 术后病理结果提示大量炎性细胞浸润伴死骨形成

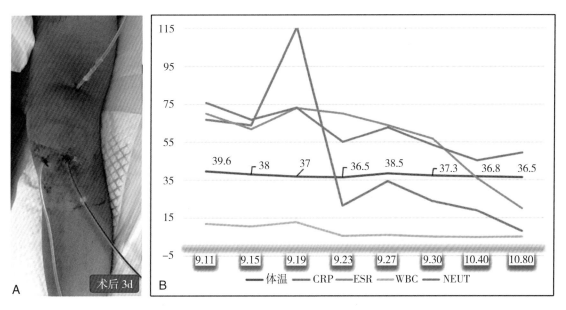

图 2-9-10　术后处理：A. 庆大霉素盐水持续灌洗。B. 动态复查相关指标及其下降趋势。CRP=C 反应蛋白；ESR= 红细胞沉降率；WBC= 血白细胞水平；NEUT= 中性粒细胞百分比

处理流程见下图（图 2-9-13）。穿刺培养，有明确感染时进行早期关节镜清理；对于疑似感染的患者，即使没有明确的培养阳性，同样建议早期积极处理，避免感染侵袭韧带组织。术前建议评估 MRI，明确骨道是否有明确的侵袭，如骨道没有大量水肿侵袭，术中应仔细评估韧带情况，可以考虑保留移植物，笔者对韧带术后感染例患者采用关节镜下彻底清理，保留了移植物，最后取得了较好的临床效果，没有一例去除移植物。

感染控制后的关节功能受限是最常见的并发症，早期活动会在一定程度上加重膝关节滑膜刺激、出血，不利于感染控制，但长时间关节不活动

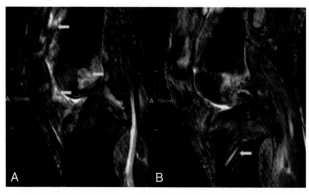

图 2-9-11 左膝 MRI。A. 渗出物（黄色箭头）。B. 胫骨隧道未见明显渗出（黄色箭头）

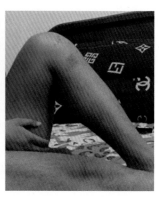

图 2-9-12 关节镜清理术后 4 个月膝关节屈曲角度

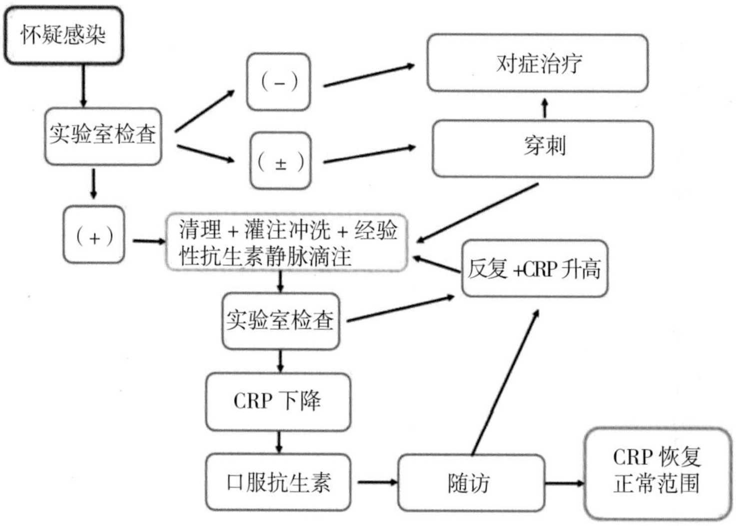

图 2-9-13 怀疑感染诊疗流程图

会引起关节功能受限。这是一个矛盾的过程，因此我们采用术后 1 周灌注冲洗，同时进行踝泵、股四头肌等肌肉力量锻炼，术后 1 周拔出引流后，开始进行膝关节被动屈曲锻炼，术后 4 周屈曲到 90°，术后 6 周屈曲到正常角度，临床效果较为理想。

病例 2

雷某某，男性，64 岁，主因"左膝肿痛、活动受限 1 年"入院。1 年前患者无明显诱因出现左膝关节疼痛，呈持续性，疼痛逐步加重，3 个月前在当地行小针刀治疗，10 次后出现左膝关节肿胀，无交锁症状，休息后无好转。保守治疗 1 个月，自觉效果不明显，近来发作频繁并加重，为进一步治疗来我院就诊，门诊以"左膝化脓性关节炎"收入我科。

查体：左下肢肌肉萎缩，左膝关节肿胀，浮髌试验（＋），关节主动活动受限，活动度 30° ～90°（图 2-9-14），膝关节内外翻应力试验（－），Lachman 试验（＋），抽屉试验（＋），台阶征（－），后沉试验（－），内侧关节间隙压痛阳性，摇摆征阳性。

辅助检查：MRI 提示左膝关节骨性关节炎，

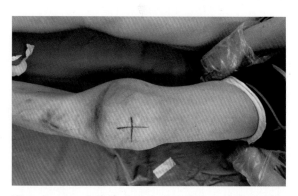

图 2-9-14 左膝外观可见明显肿胀，关节活动受限，不能伸直

前交叉韧带损伤，内外侧半月板撕裂，骨质增生，髌骨软化症，股骨内外侧髁、股骨髁间窝、胫骨内外侧平台关节面下缺血性改变并周围骨髓水肿，关节腔积液，滑膜增殖（图2-9-15～图2-9-17）。CT提示左肺及右肺上、下叶纤维条索灶，右肺下叶前基底段钙化灶。实验室检查——C反应蛋白75.13mg/dL，红细胞沉降率99mm/h，血常规WBC 4.48×10⁹/L，中性粒细胞百分比66.70%。

诊断：左膝关节化脓性关节炎，左膝前十字韧带损伤，左膝半月板损伤。

治疗

（1）**手术治疗** 术中采用全身麻醉＋近端神经阻滞，患者仰卧位，不驱血，气囊止血带下手术。除了取膝前内外侧入路，我们还可根据手术需要取髌骨外上、内上侧入路以及后内及后外侧入路。在注水前，可以采集关节液做细菌培养。术中见到典型感染表现可以采集脓苔、纤维素渗出及病变滑膜组织送病理检查。然后用刨刀对剩余脓苔、纤维素渗出及病变滑膜组织进行清理（图2-9-18）。

关节镜术中应注意彻底清除脓苔、纤维素渗出、病变的滑膜组织，患者感染可能累及非常广泛，因此术中应按照一定的顺序逐步清理以免有所遗漏，我们通常按照髌上囊—髌股关节—内侧间室—髁间窝—外侧间室—后侧间室的顺序进行清理。脓苔、纤维素渗出、病变的滑膜组织处理不彻底，往往是术后复发的重要因素。对于后侧间室的感染，可以增加后内或后外侧入路。在清理完毕后，为了减少术后复发风险，我们还应用大量盐水冲洗关节腔，将脓苔、纤维素渗出、病变的滑膜组织碎屑冲出。手术结束前，应用离子刀对滑膜切除部分进行止血，同时在术后包扎时应采用局部加压包扎，以防术后关节腔血肿。

（2）**术后处理** 术后患者严格卧床，禁止负重，在细菌培养结果报告出来之前，采用广谱抗生素治疗。待细菌培养报告出来后再按照药敏试验结果针对性给予足量敏感抗生素治疗（图2-9-19）。本病例我们术后给予万古霉素静脉滴注，同时监测血常规、红细胞沉降率、C反应蛋白等指标变化并监测患者体温。

术后持续给予敏感抗生素治疗，待红细胞沉降率及C反应蛋白均正常，局部无红肿热痛等感染复

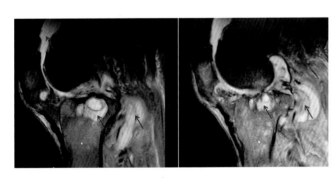

图2-9-15 矢状位MRI：可见膝关节内大量高信号影像，髁间窝处未见到前交叉韧带完整影像

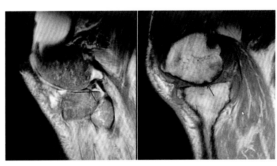

图2-9-16 矢状位MRI：可见膝关节退行性改变，同时可见到半月板撕裂信号

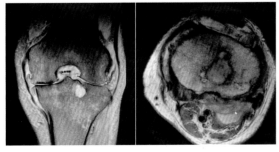

图2-9-17 冠状位和水平位MRI：可见膝关节退行性改变及骨破坏影像

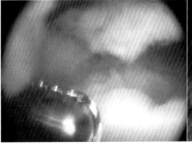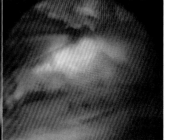

图2-9-18 关节镜术中见大量白色纤维素渗出及红色的炎性增生滑膜，炎性滑膜已在韧带及半月板周围增殖

性　别：男　　科室：运动医学科膝踝病区　　床号：02　　接收时间：2021-12-13　17:05
年　龄：65岁　　诊断：　　费别：异地医保　　备　注：多重耐药菌

检验结果：金黄色葡萄球菌；

药敏结果　金黄色葡萄球菌　　耐药机制：MRSA

序	抗生素	MIC	药敏结果	序	抗生素	MIC	药敏结果
1	头孢西丁筛选	Pos	+	11	达托霉素	0.25	敏感
2	青霉素	>=0.5	耐药	12	替考拉宁	8	敏感
3	苯唑西林	>=4	耐药	13	万古霉素	2	敏感
4	庆大霉素	>=16	耐药	14	替加环素	<=0.12	敏感
5	左氧氟沙星	1	敏感	15	利福平	<=0.5	敏感
6	莫西沙星	<=0.25	敏感	16	复方新诺明	>=320	耐药
7	诱导型克林霉素耐药	Neg	-				
8	红霉素	>=8	耐药				
9	克林霉素	>=4	耐药				
10	利奈唑胺	2	敏感				

专家评语：该菌是耐甲氧西林的葡萄球菌（MRS），对青霉素、复合青霉素类、头孢菌素类及亚胺硫霉素都耐药。治疗常用万古霉素与利福平或磷霉素合用，必要时氨基糖苷类与磷霉素联合应用。

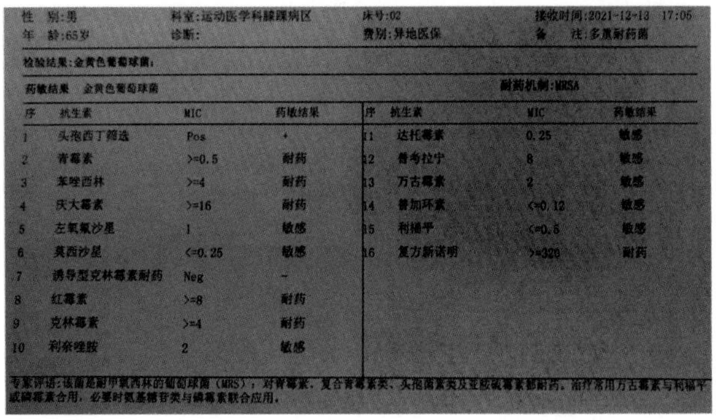

图 2-9-19　术后细菌培养证实为多重耐药金黄色葡萄球菌感染

发表现，应继续给予抗生素口服加强两周巩固疗效。

专家点评

膝关节感染需要根据药敏试验结果进行针对性的抗感染治疗，检测红细胞沉降率及 C 反应蛋白，局部有无红肿热痛等感染复发的表现，应继续给予口服抗生素并加强两周巩固疗效。同时需要注意膝关节功能康复锻炼，避免关节强直等并发症。

视频 2-9-1　膝关节感染

三、痛风性关节炎

1 概　述

痛风是体内嘌呤代谢紊乱，血尿酸增多所致的一种代谢性风湿病。高尿酸血症导致尿酸盐结晶沉积于关节内及关节外组织，从而形成痛风性关节炎。痛风流行于世界各地，我国痛风的患病率约为 0.34%~2.84%，呈升高趋势[1]，其防治任务更加艰巨，早诊断、早治疗对痛风患者至关重要。

2 症状与体征

痛风症状自然病程分为三个阶段，即症状性高尿酸血症期、急性痛风性关节炎期及间歇期。

无症状性高尿酸血症期：仅有波动性或持续性高尿酸血症，但尚未发生痛风。从血尿酸增高至出现症状可达数年至数十年，有些可终身不出现症状。

急性痛风性关节炎及间歇期：①急性痛风性关节炎是原发性痛风最常见的首发症状。② 85%~90% 的首次发作累及单一关节，以第一跖趾关节最常见。其他常见受累部位为足背、踝、足跟、膝、腕、指、趾和肘关节。③多于夜间突然起病，关节剧痛难忍，症状在数小时内达到高峰，受累关节红、肿、热、痛和功能障碍。可伴有发热。④发作常呈自限性，多于数天或 2 周内自行缓解，红肿消退后受累关节处皮肤脱屑。症状消失后进入痛风间歇期。间歇期是指两次痛风发作之间的无症状时期。

3 临床诊断

目前痛风诊断多采用 1977 年美国风湿病学会（ACR）制定的痛风分类标准：①关节液中有特异性尿酸盐结晶，或②用化学方法或偏振光显微镜证实痛风石中含尿酸盐结晶，或③具备以下 12 项（临床、实验室检查、X 线表现）中 6 项。A. 急性关节炎发作 > 1 次；B. 炎症反应在 1d 达到高峰；C. 单关节炎发作；D. 可见关节发红；E. 第一跖趾关节疼痛或肿胀；F. 单侧第一跖趾关节受累；G. 单侧跗骨关节受累；H. 可疑痛风石；I. 高尿酸血症；J. 不对称关节内肿胀（X 线片证实）；K. 无骨侵蚀的骨皮质下囊肿（X 线片证实）；L. 关节炎发作时关节液微生物培养阴性。该标准纳入了 X 线平片辅助临床诊断痛风。

4 辅助检查

（1）实验室检查　血中尿酸盐浓度升高，正常值男性为 70mg/L，女性为 60mg/L，高者可达 180mg/L 以上。发作期红细胞沉降率增快。关节液镜检提示有尿酸盐结晶。

（2）影像学检查

X 线平片：早期有关节肿胀，后期在关节近骨端处有虫蚀样或穿凿样缺损，晚期关节间隙狭窄，重者骨破坏广泛，软组织肿胀明显，痛风石钙化者可见钙化影。

CT 及 MRI 检查：二者助于本病的早期诊断，可酌情选用，特别推荐痛风双源 CT 检查。在痛风双源 CT 片上可见到绿色的痛风结节，这些均为 X 线没有出现改变之前。双源 CT 上表现的影像学改变对早期诊断具有很大帮助。当然 MRI 在早期诊断中也有一定作用，可以敏感地显示痛风性关节炎早期的关节软组织对尿酸盐沉积的炎性反应，主要表现为关节腔积液和滑膜增厚，沉积物表现为T1低信号、T2高信号。进展期，沉积的尿酸盐对骨质软骨产生压迫吸收，MRI表现为浅弧形压迹或半圆形骨质缺损。后期，痛风结节会增多、增大伴有纤维化，T1呈低信号，T2呈低信号或高信号，最终大范围骨质破坏，导致关节间隙变窄甚至间隙消失，增强扫描可发现明显的通风结节。

其他：部分患者可有肾功能障碍或痛风并发肾功能损害及并发高血压、动脉硬化症、冠心病，因此需酌情进行相关检查。

5 治疗原则

（1）非药物治疗

研究证明改善生活方式是提高痛风患者疗效和生活质量的有效方法，主要包括肥胖者控制体重、避免饮酒、限制含嘌呤高的食物、限制过量蛋白质摄取、多饮水及适当运动等。

（2）药物治疗
包括治疗高尿酸血症的药物和治疗痛风急性发作的药物。

治疗高尿酸血症的药物：①抑制尿酸生成的药物，如别嘌呤醇；②促进尿酸排泄的药物，如丙磺舒、苯溴马隆、磺吡酮等；③尿酸氧化酶类药物，如拉布立酶。

治疗痛风急性发作的药物：秋水仙碱、非甾体抗炎药、糖皮质激素、IL-1抑制剂。

（3）手术治疗
关节镜检查是痛风性关节炎诊断和鉴别诊断可靠而准确的手段。关节镜下痛风性关节炎的特征性表现为滑膜广泛炎症反应，点片状白色尿酸盐结晶沉着于关节内各种结构（图2-9-20）。关节镜技术在早期明确诊断的同时可在一期行关节内清除软骨表面及滑膜表面沉积的尿酸盐结晶，并通过大量盐水冲洗关节腔清除关节腔内沉积的尿酸盐结晶。同时彻底切除关节内滑膜组织，可很快消除症状，关节镜下清理术之所以能达到药物治疗及单纯关节腔冲洗难以达到的效果，是因为此方式能通过降低尿酸盐含量而迅速改善关节内环境，缓解了高浓度尿酸盐刺激关节内结构而引发的急性炎症反应，恢复了关节软骨光洁度和正常代谢过程，避免了关节软骨长期被侵蚀剥脱而发生骨性关节炎的可能。对那些反复发作的慢性痛风患者，镜下清除痛风石，打磨修整残存软骨及凹凸不平的骨面，切除增生肥厚的滑膜，同样能起到缓解病情的作用。且关节镜手术具有微创、视野清晰、痛苦小、恢复快、切除彻底、术后瘢痕形成较少、关节僵硬、并发症少等优点。

病例 1

王某某，男性，42岁，主诉：左膝关节反复肿痛2年。2年前无明显诱因出现左膝关节疼痛，查血尿酸增高，最高达554μmol/L，饮食不控制后加重，休息后略缓解，症状反复。1周来患者膝关节肿胀加重，活动受限，为进一步诊治遂来我院，MRI检查后，门诊以"左膝关节痛风性滑膜炎"收入。

查体：左膝关节肿胀，活动受限，皮温较

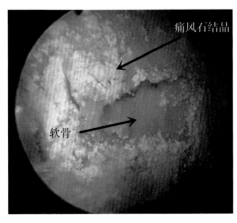

痛风石结晶

软骨

图 2-9-20　痛风性关节炎的镜下表现

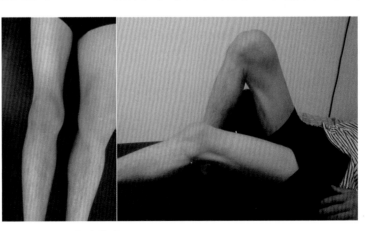

图 2-9-21　膝关节外观

对侧高，Lachman 试验阴性，抽屉试验阴性，麦氏征阴性，末梢血运良好，足趾活动良好（图 2-9-21）。

辅助检查：膝关节 MRI 显示膝关节积液，滑膜增生，前交叉韧带及内外侧副韧带连续性良好，半月板形态正常（图 2-9-22~ 图 2-9-24）。血常规（-）；ESR 21mm/h；CRP 11.21mg/L；结核菌素试验（-），血尿酸 561μmol/L。

诊断：左膝关节痛风性滑膜炎。

治 疗

（1）手术治疗 关节镜下滑膜清理术。

手术开始前先给予关节腔穿刺抽液培养，穿刺液呈淡黄色，稍浑浊，有白色结晶样小颗粒。穿刺取培养后常规建立膝关节镜前外侧观察入路及前内侧操作入路，见关节腔内大量增生炎性滑膜组织，依据关节镜检查顺序（髌上囊、内侧隐窝、外侧隐窝、髁间窝、内外侧间室，后内及后外侧间室）依次给予关节腔内滑膜彻底清理，可见滑膜及关节软骨大量结晶附着（图 2-9-25~ 图 2-9-27），用刨刀适当清理结晶组织，注意保留正常软骨及韧带、半月板组织（图 2-9-28），冲洗，并以等离子刀止血。同时取关节内增生滑膜组织送病理检查。

（2）术后康复 术后第 2 天开始进行股四头肌等下肢肌肉锻炼，逐步负重行走，伤口换药后开始膝关节主动及被动活动，术后 2 周拆线，术后 3~4 周后，逐步恢复运动功能康复锻炼。注意血尿酸控制，及规范饮食，急性期对症处理。

专家点评

痛风性滑膜炎在临床上并不少见，规范的内科治疗是基础，关节镜下结晶清理及大量灌注冲洗可有效缓解患者局部症状，但不能替代内科治疗。术

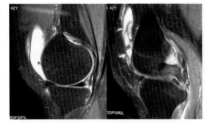

图 2-9-22　膝关节 MRI：膝关节积液，滑膜增生

图 2-9-23　膝关节 MRI：膝关节积液，滑膜增生

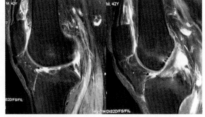

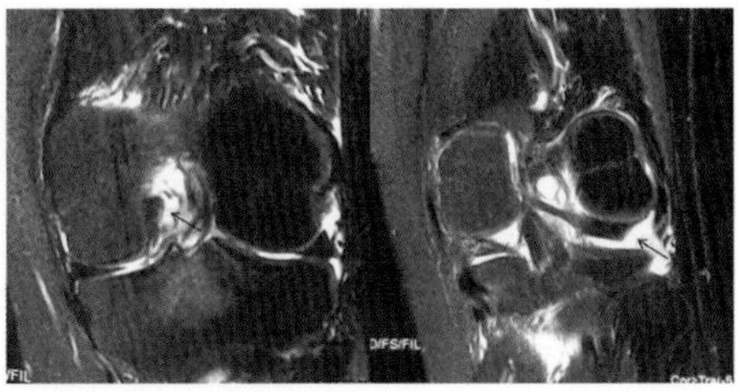

图 2-9-24　膝关节 MRI：膝关节积液，滑膜增生

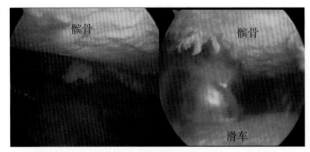

图 2-9-25　术中表现：髌股关节大量结晶附着

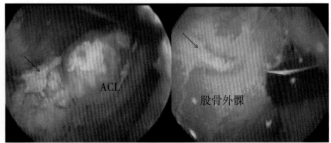

图 2-9-26　术中表现：前交叉韧带及股骨外髁大量结晶附着

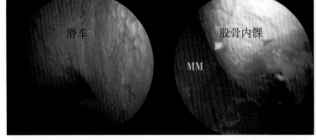

图 2-9-27　术中表现：股骨滑车及股骨内髁大量结晶附着

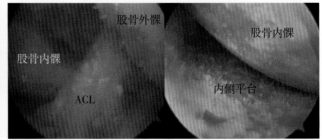

图 2-9-28　术中表现：清理后 ACL 及股骨内髁情况

后一定要规范饮食，控制血尿酸。术后积极系统康复锻炼，避免因锻炼不当引起关节功能受限。

视频 2-9-2　痛风性滑膜炎

四、结核性滑膜炎

1 概　述

结核性滑膜炎常发生在滑膜较丰富的关节，如膝关节。随着疾病发展可进展为全关节结核。滑膜肥厚充血，颜色稍灰暗，呈半透明状，有的部分呈豆渣或豆腐乳样，可有积液和粘连，肉芽组织蔓至软骨面上，有的可因摩擦而脱落，露出骨面。由于膝关节周围缺少肌肉覆盖，肌肉萎缩，肿胀明显，关节呈梭形肿大。脓肿较易穿破形成窦道，病程很长，很难自愈，多需手术治疗。

2 临床表现

起病缓慢，早期症状不明显，可有轻度关节肿胀，活动受限，往往发病较长时间后方就诊，常在初诊时就发现全关节结核。病情发展后，肿胀明显，肌肉萎缩，关节间隙狭窄，骨质破坏，活动受限，伴有疼痛和压痛（图 2-9-29）。进展为全关节结核后常有窦道形成，合并感染（图 2-9-30）。由于疼痛和畸形，患者有跛行，甚至不能走路。

3 诊　断

（1）临床症状　根据病史、结核接触史及上述全身和局部症状进行诊断。因病程缓慢，应注意早期确诊。

（2）X 线检查　早期 X 线片可无明显改变，以后有骨质疏松，关节间隙变窄，以及骨质破坏和寒性脓肿，但少有新骨形成。必要时应与对侧关节对比。

（3）实验室检查　红细胞沉降率多增速。在儿童有可疑时可作结核菌素试验，如 48h 内 1/1000 结核菌素皮内试验为阴性，可排除结核感染；如临床诊断明确，则可不做，以免皮肤反应过强，也可先用 1/10 000 结核菌素作皮内注射试验。有关节积液时可做穿刺化验，查结核菌；有时需作培养及动物接种，必要时做活体组织检查。

（4）病理检查　只有找到典型的结核结节或抗酸染色找到结核分枝杆菌方能确诊，而典型的结核结节并不多见。为提高早期确诊率，关节下要多点采集滑膜，病理应多取材多切片，仔细观察。

（5）关节镜下表现　关节镜下滑膜结核表现为滑膜广泛增生、充血和肿胀，关节软骨失去正常光泽，有时可见"米粒样"游离体（图 2-9-31）。由于不同滑膜炎的滑膜形态在关节镜下无特征性，仅靠关节镜所见确诊滑膜结核是不太可能的。

4 治疗原则

支持疗法和抗结核药物治疗：改善全身健康情况。主要为全身支持疗法及药物疗法。支持疗法包括增进营养、呼吸新鲜空气，适当晒太阳和患者的精神安慰等。药物治疗主要为适当联合使用抗结核

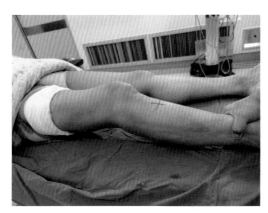

图 2-9-29　膝关节外观：伸直受限

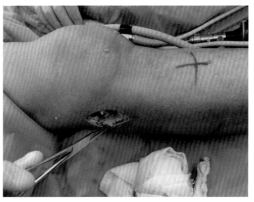

图 2-9-30　冷脓肿形成

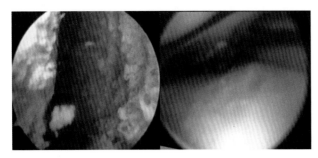

图 2-9-31 镜下表现：豆腐渣样表现，软骨破坏，半月板下滑膜豆腐渣样沉着

药物，如硫酸链霉素、异烟肼和对氨基水杨酸钠等，以同时应用两种为好，可增加药效，并可减少细菌耐药性。

早期卧床及牵引：可迅速减轻症状，用皮肤牵引使关节伸直。

滑膜型结核早期：关节内注射链霉素，每次1g，每周1~2次，约12周，如无效，应早期手术。

手术疗法：早期关节镜清理滑膜型结核，如大部分软骨完整，可做病灶清除术，去除病变滑膜、髌上脂肪，软骨面上肉芽，如半月板受累也需切除，术毕完全止血，保持关节伸直。以后逐渐活动关节，但休息时要保持伸直，抗结核药物应用持续半年，在儿童多能保全关节的一定活动度。

滑膜结核仅仅局限在滑膜组织内，但可造成一定程度的软骨破坏，有时会出现大块软骨脱落、软骨纤维化，严重者出现软骨下骨外露，胫骨和股骨关节软骨发生机会相同，关节液渗出不明显，遍布整个膝关节腔，包括后内外间室。及时、有效的治疗可以阻止结核直接侵犯软骨或软骨下骨组织而引起全关节结核，并很可能达到痊愈。膝关节镜具有创伤小、并发症少、恢复快、不影响关节活动度

等优点，不但可了解病变情况，选取滑膜进行病理检查而达到早期诊断的目的，还可同时行关节镜下滑膜切除术，彻底清除关节内大量病变的滑膜组织、坏死物质和炎症介质，减少了对关节软骨的破坏，改善了软骨的营养状态，有利于关节软骨修复以及保护剩余的软骨。

病例 1

赵某，女性，29 岁，主诉：右膝关节肿痛活动受限 1 年。患者 1 年前无明显诱因出现右膝关节关节疼痛，久坐后加重，休息后略缓解，症状反复，为进一步诊治遂来我院，MRI 检查后，门诊以"右膝关节滑膜炎"收入。

查体：右膝关节肿胀，活动受限，皮温较对侧高，Lachman 试验阴性，抽屉试验阴性，麦氏征阴性，末梢血运良好，足趾活动良好（图2-9-32）。

辅助检查：膝关节 X 线片及 MRI 提示膝关节骨质未见明显异常，膝关节积液，滑膜增生，可见大量低信号片状或颗粒状改变（图 2-9-33~图 2-9-37）。血常规（－）；ESR 25mm/h；CRP 18.21mg/L；结核菌素试验（＋），血尿酸261μmol/L。

诊断：右膝关节滑膜炎。

治 疗

（1）**手术治疗** 关节镜下滑膜清理术。

手术开始前先给予关节腔穿刺抽液培养，穿刺液呈淡黄色（图2-9-38）。穿刺培养后常规建立膝关节镜前外侧观察入路及前内侧操作入路，见关节腔内滑膜组织轻度增生，大量颗粒状及片

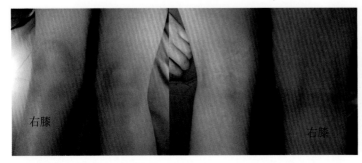

图 2-9-32 膝关节外观

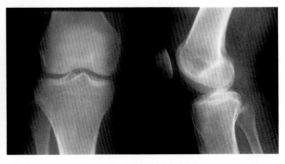

图 2-9-33 膝关节 X 线片：骨质未见明显异常

状纤维结构小体，类似米粒样，予冲洗清理。依据关节镜检查顺序（髌上囊、内侧隐窝、外侧隐窝、髁间窝、内外侧间室，后内及后外侧间室）依次给予行关节腔内滑膜彻底清理（图2-9-39~图2-9-43）。同时给予取关节内增生滑膜组织送病理检查。

（2）**术后康复** 术后第2天开始股四头肌等下肢肌肉锻炼，逐步负重行走，伤口换药后开始膝关节主动及被动活动，术后2周拆线，术后3~4周逐步恢复运动功能康复锻炼。注意规范化抗结核治疗。

专家点评

关节结核及结核性滑膜炎在临床上并不少见，特别是目前结核的表现越来越不典型，需要我们在临床工作中仔细排查，根据患者症状、体征、影像学及实验室检查进行相应诊断，对于诊断不明确的患者可以考虑关节镜清理，同时进行病理检查，诊断与治疗同期进行，明确结核性滑膜炎诊断后一定规范化抗结核治疗。

视频 2-9-3 结核性滑膜炎

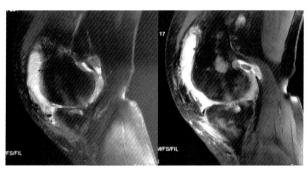

图 2-9-34 膝关节 MRI：膝关节积液，可见大量低信号片状或颗粒状改变

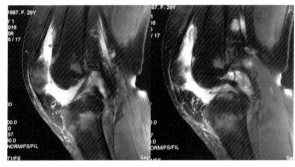

图 2-9-35 膝关节 MRI：膝关节积液，可见大量低信号片状或颗粒状改变

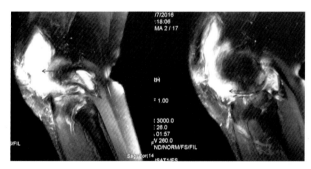

图 2-9-36 膝关节 MRI：膝关节积液，可见大量低信号片状或颗粒状改变

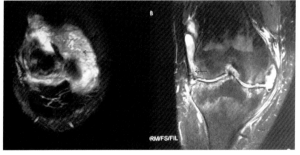

图 2-9-37 膝关节 MRI：膝关节积液，可见大量低信号片状或颗粒状改变

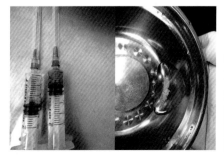

图 2-9-38 术中表现：关节液冲洗出的颗粒状物体

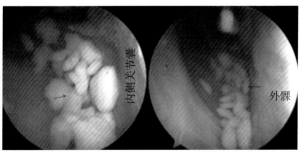

图 2-9-39 术中表现：内外侧隐窝

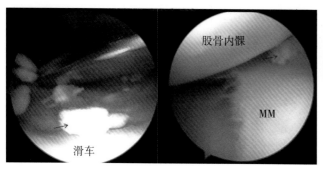

图 2-9-40 术中表现：髌上囊及内侧间室

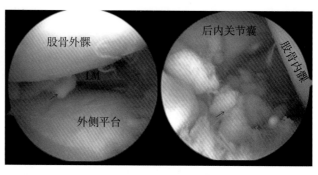

图 2-9-41 术中表现：外侧间室及后内间室

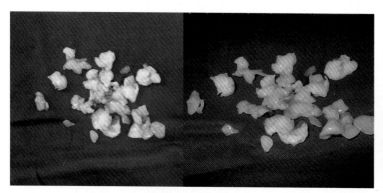

图 2-9-42 术中表现：片状纤维结构

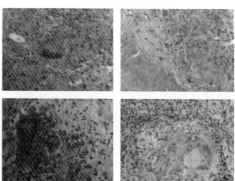

图 2-9-43 术后病理：滑膜结核

五、反应性膝关节病

1 概　述

反应性关节炎（reactive arthritis，ReA）是一种继发于身体其他部位感染后出现的无菌性炎性关节病，除关节表现外，ReA 通常还伴有一种或多种关节外表现。近年发现包括细菌、病毒、衣原体、支原体、螺旋体等在内的绝大多数微生物感染后均可引起 ReA。

2 症状与体征

该病常发生于青年男性，当患者以急性或亚急性起病且表现为下肢不对称少关节受累的关节炎时应考虑到本病。合并肠道炎症和尿道炎等症状则可进一步支持本病。在反应性关节炎患者中，下肢关节炎是重要的临床特征之一，一般仅单关节或少关节，最多不超过 3 个关节，依次以膝、踝、跖、趾等关节最为多见。受累关节多为非化脓性炎性病变，故可有关节肿胀，甚至大量积液，但压痛常不明显。

3 实验室检查

实验室检查红细胞沉降率（ESR）、C 反应蛋白（CRP）、血白细胞升高、人白细抗原 B$_{27}$（HLA-B$_{27}$）多为阳性，抗核抗体（ANA）、类风湿因子（RF）多为阴性。

4 临床诊断

反应性关节炎诊断标准：以下肢为主，非对称性少关节炎为突出表现的外周关节炎，附加：

· 有前驱感染证据，具体要求：①在发生关节炎前 4 周内有明确的腹泻或尿道炎表现并应有实验室检验证据，但不是必备的；②如无明确的临床感染则需证明既往有感染的实验室检查证据。

· 排除其他已知原因的单关节或少关节炎，如其他脊柱关节病、感染性关节炎、结晶诱发的关节炎、莱姆病及链球菌反应性关节炎。

5 治疗原则

ReA 的自然病程因人而异。大多数 ReA 患者病程持续约 2~6 个月呈自愈倾向。75% 的患者 2 年后病情完全缓解，大约有 10% 患者病程迁延并出现慢性残毁性关节炎或肌腱末端炎，劳动功能长期丧失通常与慢性足痛、关节畸形、足跟痛有关或视力丧失有关。

6 手术处理

目前的治疗同其他炎性关节病相同，目的在于控制和缓解疼痛，防止关节破坏，保护关节功能，尚无特异性或根治性治疗方法。国内外通常首选非甾体抗炎药、改变病情药物只给予那些初次发作者，急性期给予抗生素治疗，而病程较长或疗效不佳以及病情反复或慢性病患者通常考虑应用柳氮磺吡啶和氨甲蝶呤，也可应用硫唑嘌呤。虽然取得了一定的疗效，但副作用难免，治疗时间长，患者依从性较差，从而影响治疗效果。

我院采用关节镜手术直接切除极度增生的滑膜组织，去除大部分释放炎性介质的炎性细胞和生成炎性滑液的滑膜组织，可减少滑液和各种炎性因子的分泌，消除恶性循环将会阻止炎症的迅速发展、缓解肿痛、减轻肌肉痉挛，减少患者的强迫体位。应用关节镜治疗反应性关节炎的优点在于：①关节镜手术属于微创手术，对皮肤及关节内结构损伤小，术后可早期行功能锻炼，患肢功能恢复快；②关节镜下直视可发现和判断关节内病变，并对可疑病变组织处进行病理检查，进一步明确诊断；③关节镜下切除充血增生的滑膜组织并清理及冲洗关节腔，有利于清除关节内的炎性因子和增生组织，同时可处理并发损伤，改善关节肿胀疼痛，防止因此导致的关节功能障碍。

六、色素沉着绒毛结节性滑膜炎

1 概　述

色素沉着绒毛结节性滑膜炎（PVNS）是关节、腱鞘、滑囊的滑膜增生，伴有色素沉着的滑膜疾病。其病因不明，有人认为是类脂质代谢引起，也有人认为是滑膜细胞增生和毛细血管高度扩张所致。以往认为该病是一种恶性疾病，而现在则认为是一种介乎于炎症和良性肿瘤之间的滑膜病变。

2 病因及发病机理

（1）**损伤**　有学者认为，该病的发病机制是关节损伤导致关节滑膜反复出血，含铁血黄素积聚沉积在滑膜细胞内。

（2）**遗传因素**　有学者发现同胞儿童同时患多关节性PVNS，并有一个家族三代受累的现象，提示遗传因素在本病的发展中可能起着一定的作用。

（3）**与某些酶及基因的激活和表达有关**　病史较长的患者可表现为关节软骨破坏及关节周围骨吸收、骨质缺损等改变，其发生可能由基质金属蛋白酶、胶原酶和基质溶解酶介导。

（4）**其他肿瘤**　支持PVNS是肿瘤性疾病最有力的证据是它存在复发、恶变及转移。

3 症状与体征

本病好发于中青年，20~40岁为发病高峰期，女性略多于男性。膝、髋、腕、肘、肩等大关节好发，以单关节受累多见。一般分为局限型（L-PVNS）和弥漫型（D-PVNS），其多表现为良性、渐进性发展。患者长期反复出现受累关节肿胀，部分伴有疼痛，以及由于肿胀和疼痛造成的活动受限，偶有患者诉膝关节交锁史。

病理分型：①局灶型。大体表现以结节性为主，为密集成堆的滑膜细胞，间以散在的多核巨细胞和有类脂质积聚的泡沫细胞，以及含铁血黄素沉着。②弥漫型。大体表现为滑膜广泛增厚，绒毛状增生和含铁血黄素沉着，增殖的绒毛可破坏关节囊，侵犯周边软组织，并通过关节软骨、骨与关节交界部或沿韧带附着处侵犯骨组织。

4 影像学检查

目前MRI检查是诊断PVNS最敏感的方法。PVNS的MRI表现具有一定的特征性，可分为弥漫型和局限型，局限型又称腱鞘巨细胞瘤。其中弥漫型较为多见，表现为滑膜弥漫性增厚，呈结节样绒毛样改变，部分融合呈分叶状肿块，T1上等或中等偏低信号，T2上呈混杂信号，较具特征性的表现是在T2上见结节样斑片样低信号影，与含铁血黄素沉着引起局部T弛豫加快有关图（2-9-44）。

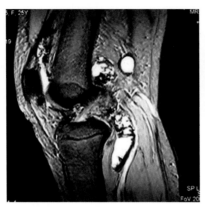 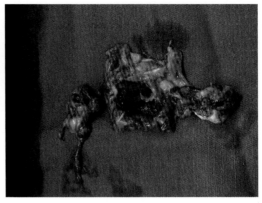

图 2-9-44　色素沉着性绒毛结节性滑膜炎 MRI 表现：可见增生的绒毛结节

图 2-9-45　手术切除的色素沉着性绒毛结节性滑膜炎滑膜组织

5 治疗原则

（1）**手术疗法**　目的是去除病变滑膜组织，恢复关节功能，缓解症状。早期的 PVNS 应以手术切除病变滑膜为主（图 2-9-45），切除务必彻底，以免复发。应用关节镜手术的优点在于：镜下观察滑膜形态清晰，易辨认。可了解病变的范围，彻底切除病变组织。通过关节镜技术，能够完成膝关节弥漫性 PVNS 的滑膜彻底切除，最大限度恢复膝关节功能（图 2-9-46）。

（2）**放射疗法**　放射疗法作为替代或辅助手段，具有操作简单，出血、感染机会少，康复快等特点。有学者认为，放射疗法对病变的滑膜细胞及毛细血管起抑制作用，可预防复发。放疗可分为关节腔内注入核素的内照射与关节外照射两种。

（3）**手术联合放射疗法**　目前多数专家认为，治疗 PVNS 成功的关键是能否彻底清除病变滑膜，手术联合放射疗法能较为彻底地清除病变滑膜。

病例 1

王某某，女性，26 岁，以"左膝反复肿痛 2 个月"主诉入院。两个月前患者无明显诱因出现右膝关节反复肿胀，在外院穿刺，抽吸出大量不凝血性分泌物。遂来我院就诊。既往体健，无特殊病史。

查体：左膝肿胀，浮髌试验阳性，局部无淤血斑，内外侧副韧带应力试验阳性，右膝外侧摇摆征阳性，Lachman 试验（－），止点硬（图 2-9-47）。

辅助检查：左膝 X 线片示左膝骨质未见明显异常，关节间隙正常（图 2-9-48）。MRI 示低信号强度是含铁血黄素沉积的结果（图 2-9-49）。具有含铁血黄素和脂肪斑块区域的多结节性关节内病变可诊断 PVNS。T2 成像对比的状态下结节看起来更大，信号强度甚至更低。当这些结节像通常那样含有含铁血黄素时，就会形成"开花"样表现（图 2-9-50）。

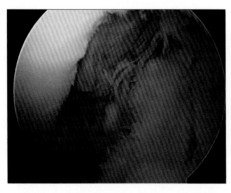 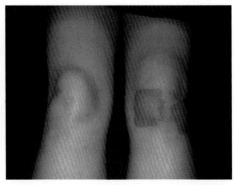

图 2-9-46　色素沉着性绒毛结节性滑膜炎关节镜下表现

图 2-9-47　左膝外观：左膝肿胀，浮髌试验阳性，局部无淤血斑

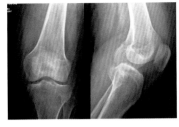

图 2-9-48 左膝正侧位片：左膝骨质未见明显异常，关节间隙正常

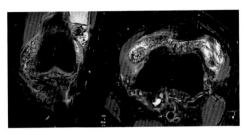

图 2-9-49 左膝 MRI：左膝关节肿胀，滑膜增生，低信号改变

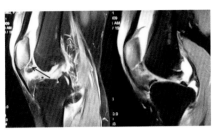

图 2-9-50 左膝 MRI：左膝关节肿胀，滑膜增生，低信号改变

诊断：左膝色素沉着绒毛结节性滑膜炎。

治疗

手术治疗方案：左膝关节镜下全滑膜切除术。

采用全麻＋神经阻滞麻醉，膝前内、外侧入路，检查髌股关节、髌上囊、内侧间隙、内侧沟、外侧间隙、髁间窝、外侧沟。遵循顺序摘除全部瘤体，髓核钳逐一将游离体完整或者破坏后取出，使用刨削器尽可能切除所有病变滑膜送病检，以大量无菌生理盐水反复冲洗关节腔，等离子刀电凝止血，术腔留置负压引流管 1~2 根，然后全层缝合切口，无菌敷料覆盖弹力绷带加压包扎（图 2-9-51~ 图 2-9-64）。

术后康复：术后第 2 天拔除引流管后逐步下床活动，膝关节主被动屈伸活动，术后 4 周屈曲到正常，并逐步开始恢复运动。于术后 6~8 周开始关节

外放疗，分多次进行，每次剂量约 200cGy。一般关节外重要组织（如神经血管束等）有 D-PVNS 病变侵袭，多次复发的患者及不能进行全滑膜切除的患者多采用关节外放疗。

关节外放疗的并发症与肿瘤患者的放疗并发症相似，有组织坏死、纤维化、术后刀口愈合差、恶变、关节僵硬、股骨骨折和阳痿等，有的患者甚至需要进行皮瓣移植治疗皮肤坏死来挽救关节功能。

专家点评

诊治要点：PVNS 在临床上并不少见，典型的症状、体征及 MRI 可以明确诊断，但需要与较为少见的血友病相鉴别，因为两者通常都表现为含铁血黄素关节内沉积，但只要我们仔细询问病史及化验凝血指标就可以较容易鉴别。对于弥漫性类型的

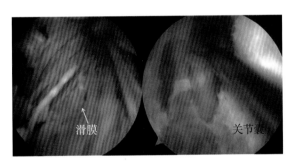

图 2-9-51 术中图：髌上囊大量滑膜增生，含铁血黄素沉着，清理滑膜后改变

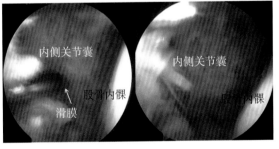

图 2-9-52 术中图：内侧隐窝滑膜增生，清理滑膜后改变

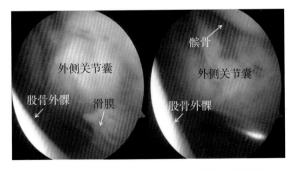

图 2-9-53 术中图：清理外侧隐窝增生的滑膜

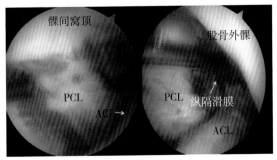

图 2-9-54 术中图：清理髁间窝增生的滑膜

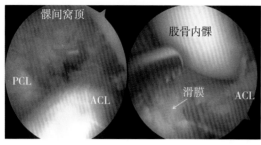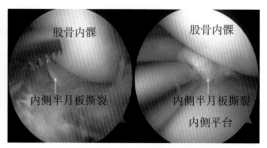

图 2-9-55 术中图：清理髁间窝增生滑膜后改变，清理内侧半月板前角滑膜

图 2-9-56 术中图：内侧半月板体部瓣状裂

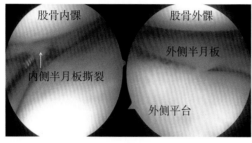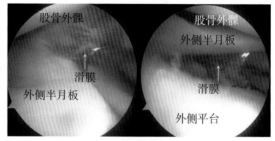

图 2-9-57 术中图：内侧半月板修整后改变，探查外侧间室

图 2-9-58 术中图：清理外侧间室病变滑膜

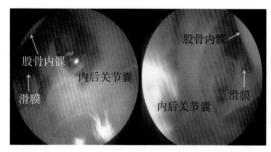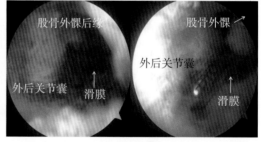

图 2-9-59 术中图：清理内后间室病变滑膜

图 2-9-60 术中图：清理外后间室病变滑膜

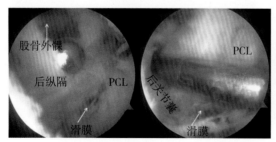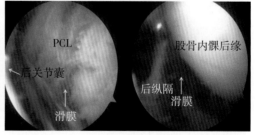

图 2-9-61 术中图：清理后纵隔及病变滑膜

图 2-9-62 术中图：清理后纵隔及病变滑膜

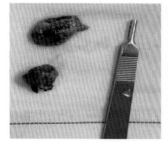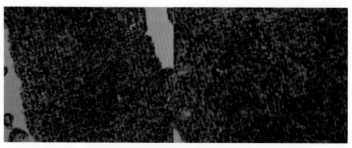

图 2-9-63 取出关节病变滑膜组织

图 2-9-64 病理检查回报：滑膜组织呈绒毛状增生，细胞大小不一，散在多核巨细胞，可见含铁血黄素沉着，符合色素沉着绒毛结节性滑膜炎

处理相对较为困难，该类病变分布于关节腔内各个间室，需彻底清理，特别需要对后内及后外侧间室进行清理，以免造成遗漏，如果清理不彻底，会导致疾病复发风险增加。此外，术后建议进行局部小剂量放疗，以降低复发概率。

视频 2-9-4　色素沉着绒毛结节性滑膜炎

病例 2

王某某，男性，43 岁，主因"无明显诱因出现左膝关节反复肿痛半年"入院。

查体：左膝关节肿胀，局部皮温不高，无红肿，浮髌试验（+），关节因肿痛主动活动受限，伸膝 -10°，屈膝 90°，膝关节内外翻应力试验（-），Lachman 试验（-），抽屉试验（-），后沉试验（-），麦氏征及轴移试验因患者膝关节疼痛未查。

辅助检查：MRI T1 呈混杂信号，较具特征性的表现是 T2 见结节样斑片状低信号影与含铁血黄素沉着，引起局部 T2 弛豫加快有关（图 2-9-65）。

诊断：左膝关节色素沉着绒毛结节性滑膜炎。

治疗

（1）手术治疗（关节镜下清理联合后方切开病变切除术）　由于患者病变范围已突破后关节囊，所以前方关节内病变组织可采用关节镜技术进行更细致有效的清理，后方关节外病变用传统切开手术清理。

患者取仰卧位，不驱血，患肢近端上止血带，止血带充气加压。取髌腱旁 1cm 的膝前内外侧入路（根据病情可增加外上、内上及后外、后内侧入路），通常按照髌上囊—髌股关节—内侧隐窝—外侧隐窝—髁间窝—内侧间室—外侧间室—后侧间室顺序（图 2-9-66）。切除所有病变滑膜送病检，以大量无菌生理盐水、反复冲洗关节腔，等离子刀电凝止血，术腔留置负压引流管 1~2 根，然后全层缝合切口，无菌敷料覆盖。再取俯卧位，重新消毒铺单，取传统膝关节后侧入路，逐层分离，切除病变，术中注意保护血管神经。病变组织彻底清理后将病变滑膜送病理检查（图 2-9-67~图 2-9-68）。

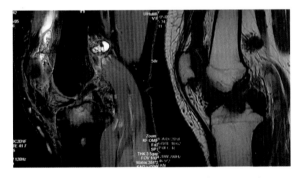
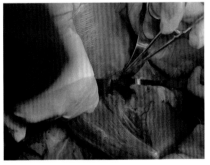

图 2-9-65　膝关节 MRI 可见髁间窝、髌上囊、后纵隔结节样斑片样低信号影，后方关节囊外可见低信号影

图 2-9-66　术中采取膝关节后方开放性手术暴露病变组织

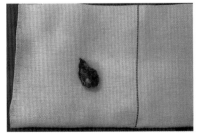
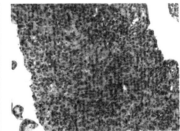
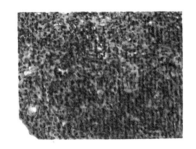

图 2-9-67　术中切取病变组织送病理检查

图 2-9-68　术后病理检查回报，符合临床诊断

像此类弥漫型（D-PVNS）患者待切口愈合后可在医疗中心的肿瘤放疗中心进行关节外放疗，采用直线加速器或钴60治疗机进行操作。目前较多文献报道使用中等剂量照射。一般于术后 6~8 周开始，分多次进行，每次剂量约 200cGy。

（张博皓，张　宪）

参考文献

[1] Biswal S，Medhi B，Pandhi P. Long term efficacy of topical nonsteroidal anti-inflammatory drugs in knee osteoarthritis：meta-analysis of randomized placebo controlled clinical trials[J]. J Rheumatol, 2006, 33（9）：1841-1844.

[2] Bjordal JM，Ljunggren AE，Klovning A. Non-steroidal anti-inflammatory drugs，including cyclo-oxygenase-2 inhibitors，in osteoarthritic knee pain：meta-analysis of randomised placebo controlled trials[J]. BMJ, 2004, 329（7478）：1317.

[3] 金凤羽.原发性膝骨性关节炎的非手术治疗 [J]. 中国组织工程研究，2013，17（30）：5531-5538.

[4] 区广鹏，肖军，郑佐勇，等.老年膝关节骨性关节炎患病危险因素的调查 [J]. 中国组织工程研究，2012，16（50）：9463-9470.

[5] Bernardeau C，Bucki B，Lioté F. Acute arthritis after intra-articular hyaluronate injection：onset of effusions without crystal[J]. Ann Rheum Dis, 2001, 60（5）：518-520.

[6] 王志达，刘盼.糖皮质激素联合透明质酸钠关节腔内注射治疗膝关节骨性关节炎的效果评价 [J]. 临床合理用药杂志，2014，7（34）：49-50.

[7] 涂意辉，薛华明，夏志道，等.不同浓度地塞米松对人骨关节炎软骨细胞凋亡及 Fas/FasL 基因表达的影响 [J]. 中国修复重建外科杂志，2012，26（5）：536-541.

[8] 卓映宏，章晓云，陈跃平.膝关节骨性关节炎外科治疗研究进展[J].现代中西医 结合杂志，2018，27（28）：3189-3192.

[9] Shetty，AK，Gedalia A. Management of septic arthritis[J]. Indian J Pediatr, 2004, 71（9）：819-824.

[10] Cupta MM，Sturrock RD，Field M. Prospective comparative study of patients with culture proven and high suspicion of adult onset septic arthritis[J]. Ann RheumDis, 2003, 62（4）：327-331.

[11] Balabaud L，Gaudias J. Boeri C Results of treatment of septic knee arthritis：a retrospective series of 40cases[J]. Knee Surg Sports Trau matol Arthrose, 2007, 15（4）：387-392

[12] 葛均波，徐永健.内科学 [M].8 版.北京：人民卫生出版社，2013：856-859.

[13] Paul SK, Thomas LK, Donald PO. Reactive arthritis: a review[J]. J Adolescent Health, 2009, 44:309-315.

[14] Rihl M, Kuipers JG. Reactive arthritis: from pathogenesis to novelstrategies[J]. Zeitschrift fur Rheumatologie, 2010, 10:864-870.

[15] 中华医学会风湿病学分会.反应性关节炎诊断及治疗指南 [J]. 中华风湿病学杂志，2010，10：702-704.

[16] Morris D, Inman RD. Reactive aIrthritis: developments and challenges in diagnosis and treatment[J]. Curr Rheumatol Rep, 2012, 5: 390-394.

[17] 张明宇，郑江，杨镇，等.关节镜清理术结合药物治疗反应性关节炎的临床研究 [J]. 中国矫形外科杂志，21（11）：1061-1064.

[18] Durr HR，Stabler A，Maier M，et al. Pigmented villonodular synovitis：review of 20 cases[J]. J Rbeunatol, 200l, 28（7）：1620-1623.

[19] 徐胜生，肖家和，周翔平，等.色素沉着绒毛结节性滑膜炎、腱鞘巨细胞瘤的 MRI 表现及其应用价值 [J]. 实用放射学杂志，2005，21（8）：851-853.

[20] Muscolo DL，Makino A，Costa-Paz M，et al. Localized Pigmented villonodul ovitis of posterior compartment of the keendiagnosis with magnetic resonance imaging[J]. Arthroscopy, 1995, 11（4）：482-485.

第十节　膝关节内骨折的镜下辅助治疗

一、前交叉韧带下止点撕脱骨折

1 概　述

胫骨髁间嵴为胫骨平台之间的非关节区域，髁间嵴前方的平坦区域即为前交叉韧带（ACL）的胫骨附着点，ACL 自胫骨髁间嵴前方发出后向后上止于股骨外髁内侧面，ACL 胫骨附着点骨折又称为 ACL 下止点撕脱骨折。ACL 下止点撕脱骨折造成

ACL 的连续性中断，除了造成了膝关节前后向不稳定外，对膝关节内外翻及旋转稳定性的保护作用也将减弱。

ACL 下止点撕脱骨折以 8~14 岁青少年最常见，在儿童膝关节损伤中占 2%~5%，多为高处坠落、足球、滑雪等运动损伤所致。青少年的髁间嵴未完全骨化，力学强度较 ACL 低，因此当膝关节受到过伸、外翻、外旋暴力时，青少年人群更易发生 ACL 下止点撕脱骨折，而非 ACL 断裂。成年人单纯 ACL 下止点撕脱骨折相对少见，多为高能量损伤所致，易伴发半月板、内侧副韧带等结构的损伤。

2 症状与体征

单纯的 ACL 下止点撕脱骨折缺乏特异性的症状、体征，因属关节内骨折，关节腔内通常会有大量积血，膝关节表现为外伤后的持续疼痛、肿胀、负重困难及屈伸活动受限。ACL 下止点撕脱骨折前抽屉试验和 Lachman 试验可为阳性，但在急性损伤时，前抽屉试验常因患者伤后屈膝困难无法准确检查。陈旧性 ACL 下止点撕脱骨折主要表现为长期膝关节不稳、打软腿及错动感，常伴发半月板和软骨损伤，严重时可致引起骨性关节炎，并随着病变发展，患者可有膝关节疼痛、关节交锁、伸直受限等症状。

3 影像学检查

标准的膝关节前后位 X 线片、三维 CT 检查可明确诊断。MRI 作为最有价值的非侵入性检查手段，具有极高的灵敏度和阳性符合率，对韧带的不全损伤具有诊断意义。MRI 除了对骨折本身的诊断外，还有助于了解是否合并有膝关节内其他组织如半月板、关节软骨及其他韧带的损伤。关节镜检查对 ACL 下止点撕脱骨折块情况可进行直视下评估，并进行骨折的复位固定以及膝关节合并损伤的诊断及治疗。

4 治疗原则

胫骨 ACL 下止点撕脱骨折的治疗方式取决于骨折块的移位程度，以及是否合并关节内结构的损

伤等因素，一般认为，Meryers-McKeever Ⅰ型骨折可行保守治疗，需以长腿石膏托或支具将膝关节固定于接近伸直位 4~6 周，待骨折愈合后再开始行膝关节屈伸功能锻炼。对于移位大于 5mm 的Ⅱ型及Ⅲ、Ⅳ型骨折，非手术治疗后发生骨折块移位、骨折不愈合、畸形愈合、关节不稳定等并发症的风险较高。鉴于这些并发症，最终均需要手术治疗，且选择早期手术可能获益更多。通过手术治疗可将骨折块准确复位，坚强固定，并允许术后早期膝关节被动屈伸锻炼，有利于患者早期恢复正常生活及重返运动。

5 手术处理

手术方式包括切开复位内固定手术及关节镜下复位固定术。

关节镜下复位固定的优势：①创伤小，无须切开关节，恢复快，无须二次手术取出内固定物；②对关节内组织干扰小，膝关节周围组织破坏小，术后膝关节粘连的概率小；③关节镜下可以进一步检查并处理关节内结构的损伤，如半月板损伤等，避免关节内结构损伤未得到处理而影响膝关节功能的恢复。但是关节镜下复位 ACL 下止点骨折显露和操作有一定难度，需有关节镜手术操作基础，学习曲线相对较长。

固定方式的选择：切开复位固定可以选择钢丝捆扎、空心螺钉、锚钉固定。镜下复位可以选择高强缝线、纽扣钢板、钢丝捆扎、可调节带袢钢板等（图 2-10-1）。每种固定方式各有优缺点，需要术者评估患者骨折分型、当地医院可供选择的内置物、患者经济情况等，结合术者经验综合考量后选择最合适的固定方式。另外，由于青少年儿童骨骼发育过程中骨骺未闭合的特殊性，在选择内固定物时需更加慎重，以免对骨骺造成干扰，从而影响骨骼发育。

病例 1　成人 ACL 下止点撕脱骨折

童某，女性，31 岁，主因"坠落伤致右膝关节疼痛、活动受限 3 天"入院。3 天前患者在

自家干活时不慎从椅子跌落致右膝扭伤，当即出现右膝关节疼痛、肿胀，伤后2h肿胀加重，膝关节活动受限明显。在当地医院就诊，拍片后诊断为"右膝关节前交叉韧带下止点撕脱骨折，右胫骨平台撕脱骨折（Segond骨折）"，予支具固定。

查体：右膝关节及小腿中上段肿胀，可见皮下淤血，浮髌试验（+），关节主被动活动受限，伸膝0°，屈膝45°，膝关节内外翻应力试验(−)，Lachman试验（+），反Lachman试验（−），抽屉试验、麦氏征及轴移试验因患者膝关节疼痛未查。

辅助检查：右膝关节正侧位X线片，可见膝关节ACL下止点撕脱骨折，骨折移位，右胫骨平台外缘撕脱骨折，未累及平台关节面（图2-10-2）。CT进一步可明确骨折的范围及移位情况（图2-10-3）。MRI可以明确韧带损伤情况，同时可进一步评估关节内并发损伤情况（图2-10-4）。

诊断：右膝关节ACL下止点撕脱骨折（Meryers-McKeever Ⅲ型），右胫骨平台外缘撕脱骨折（Segond骨折）。

治疗

（1）手术治疗（成人骨骺已闭合）

建立手术入路并清理骨折床：建立常规前内、前外侧入路（可以适当偏高一点，有利于骨折床后方锚钉的植入），探查整个膝关节，检查有无关节内的合并伤。通常可以观察到ACL胫骨止点及外侧半月板前根部附着点的撕脱骨折块（图2-10-5），注意探查ACL及PCL的完整性。采用前外侧入路观察，前内侧入路操作。先清理骨折断端间淤血块，如果膝横韧带对骨折复位有影响，可以进行适当的清理。可以在膝前内侧或前外侧追加一个辅助入路，以便于操作。

锚钉植入及ACL套扎：经前外侧入路观察下，清理骨折断端后，在骨折床后方胫骨端植入一枚锚钉，通过缝合钩，将锚钉缝线交叉穿入ACL近骨折块处，交叉过线后，通过骨道制备，将锚钉缝线

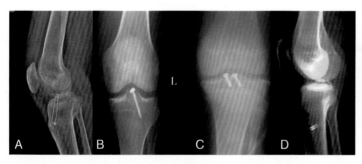

图2-10-1 ACL下止点撕脱骨折固定方式。A.钢丝固定。B.空心螺钉加垫片固定。C.空心钉固定。D.外排钉高强线固定

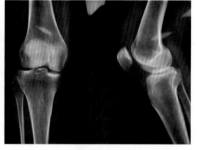

图2-10-2 术前X线片：右膝关节正侧位片。正位片可见ACL下止点及平台外缘撕脱骨折，侧位片可见骨折移位明显

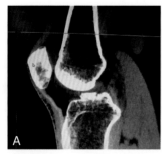

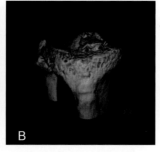

图2-10-3 膝关节CT。A.CT平扫可见ACL下止点骨折移位。B.三维重建显示ACL下止点撕脱骨折及移位情况

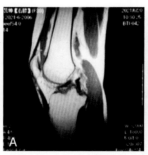

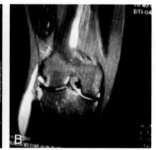

图2-10-4 A.矢状位MRI可见ACL下止点撕脱骨折，ACL连续性良好。B.冠状位MRI显示ACL胫骨止点及平台外缘高信号改变

自胫骨前方牵出，拉紧以备骨道制备及固定（图2-10-6~图2-10-7）。

建立骨道：通过前内及前外侧入路，清理骨折床。陈旧性骨折需要清理骨床的瘢痕组织，以免影响骨折复位。显露骨折床前内及前外侧缘，用ACL重建胫骨定位器进行定位导向，出口分别定位于骨折床前内及前外侧缘，由前向后制备2.4mm骨道，无须扩骨道至4.5mm，可直接用硬外针穿PDS线穿过制备的2.4mm骨道备用。如骨折块较大，可在骨折块前缘以ACL胫骨定位器追加制备一处2.4mm骨道，穿入带有PDS线的硬外针备用（图2-10-8）。

缝线固定：后抽屉试验的情况下，在关节镜监视下再次确定骨折块复位良好，将两个骨道内的锚钉缝线同时拉紧，屈膝40°位后抽屉作用下，用外排钉将缝线固定于胫骨前侧。屈伸活动膝关节，关节镜下检查ACL张力。外排钉固定锚钉缝线，实现双排固定（图2-10-9）。关节镜下再次检查张力（图2-10-10）。术后CT提示骨折块复位良好（图2-10-11）。

（2）**术后康复**　术后即刻给予膝可调支具固定，伸直位固定2周，2周后开始膝关节被动屈曲功能锻炼，术后4周屈曲至90°，术后6周屈曲至正常。术后第2天开始进行踝泵、股四头肌等下肢肌肉锻炼，并在支具保护下逐步负重。术后6周去除支具，逐步恢复功能康复锻炼。

　　专家点评

（1）**诊断要点**　通过病史及查体可以明确膝关节损伤机制及关节前向不稳，X线片及CT可以明确骨折部位、骨折块大小及移位情况，但要重视MRI在疾病诊治中的作用，尤其注意是否合并前外侧结构及半月板的损伤，避免漏诊。

（2）**治疗要点**　关节镜下缝线管理是操作的一个要点。骨折床后方锚钉植入后，用缝合钩将缝线穿过ACL下止点的腱骨交界处，交叉后分别引入前内及前外侧骨道。锚钉缝线过线时应尽量贴近骨折块，否则牵拉固定后会造成韧带张力偏高，不利于后期的康复训练。

对于骨折较大的患者，骨折固定可以选择空心

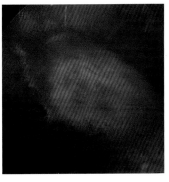

图2-10-5　镜下所见ACL下止点撕脱骨折块

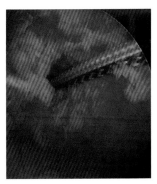

图2-10-6　镜下骨折床后缘植入锚钉

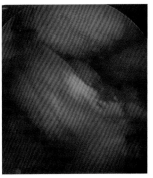

图2-10-7　锚钉缝线8字绕扎ACL示意图及镜下表现

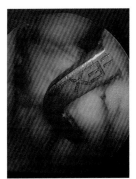

图2-10-8　ACL定位下骨折块内外侧骨道制备

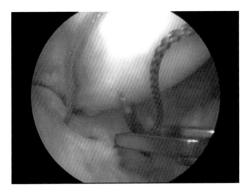

图2-10-9　外排钉将高强线固定于胫骨前方

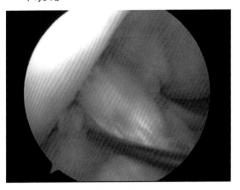

图2-10-10　关节镜下韧带张力检查

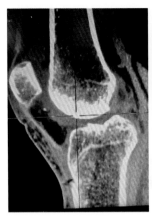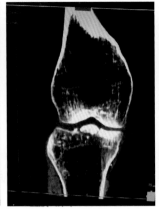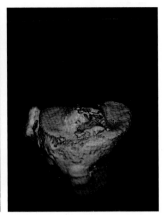

图 2-10-11　术后 CT 提示骨折复位良好

螺钉，对于粉碎性骨折患者，这种方式更具优势。固定完成后除了检查骨块复位情况及韧带是否松弛外，还应特别关注有无髁间窝撞击。这一步也是整个手术成败的关键。

（3）建议　本方法将后侧的锚钉与前方的外排钉连成一个网状系统，可以有效地固定 ACL 下止点，达到有效的复位固定效果。单纯缝线固定的固定面更广，不易出现骨折移位等情况。镜下复位 ACL 下止点撕脱骨折，创伤小、固定牢靠，无须二次手术取出内固定。相对于传统开放手术，该技术有一定的学习曲线，需要运动医学医生做好缝线管理，有序进行手术操作，确保手术疗效，减少并发症。

视频 2-10-1　成人前交叉韧带下止点撕脱骨折镜下复位固定

病例 2　儿童骨骺未闭合

孙某，女性，13 岁，因"摔伤致左膝关节疼痛、活动受限 1 天"入院。1 天前患儿上体育课时不慎扭伤左膝，当即出现左膝关节疼痛，肿胀，在当地医院就诊，行 X 线及 CT 检查后诊断为"左膝前交叉韧带下止点撕脱骨折"，予支具固定。

查体：左膝关节及小腿中上段肿胀，浮髌试验（＋），关节主被动活动受限，伸膝 0°，屈膝 30°，膝关节内外翻应力试验（－），Lachman 试验（＋），反 Lachman 试验（－），抽屉试验、麦氏征及轴移试验因患者膝关节疼痛未查。

辅助检查：左膝关节正侧位 X 线片，可见膝关节 ACL 下止点撕脱骨折，骨折移位（图 2-10-12）。CT 检查可进一步明确骨折的范围及移位情况（图 2-10-13）。

诊断：左膝关节 ACL 下止点撕脱骨折。

治　疗

（1）手术治疗（骨骺未闭合）　未成年人因

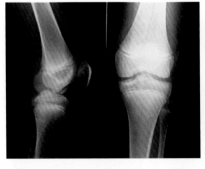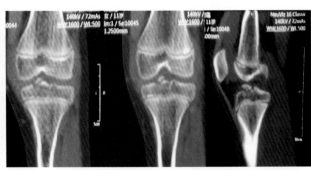

图 2-10-12　术前左膝关节正侧位 X 线片可见膝关节 ACL 下止点撕脱骨折，骨折移位。

图 2-10-13　CT 检查明确骨折范围及类型

骨骺未完全闭合，为了完全避免对骨骺的干扰，本诊疗中心多采用"Tripully 固定技术（三锚钉滑轮技术）固定法"作为儿童 ACL 下止点骨折的主要手术方式。现将该术式介绍如下：

手术入路的建立及骨折床清理：（同上）。

骨骺保护下的三锚钉植入：骨折床清理后，透视下以锚钉开口器进行定位，锚钉植入可完全避免骨骺干扰，3 枚锚钉植入位点应尽量在骨折床中呈等边三角形分布，从而使锚钉缝线套扎 ACL 后局部应力分布均匀，以达到最佳的固定效果（图 2-10-14）。

Tripully 固定技术：将骨折床后方锚钉缝线经"8"字捆扎 ACL 后，以中圆针将捆扎 ACL 的锚钉缝线分别引入骨折床前外侧及前内侧锚钉钉尾内（图 2-10-15），复位骨折块后，收紧缝线后将锚钉缝线在骨折块前方打结固定（图 2-10-16）。术后 CT 提示骨折块复位良好（图 2-10-17）。

（2）术后康复 术后即刻给予膝可调支具固定，伸直位固定 2 周，2 周开始膝关节被动屈曲功能锻炼，术后 4 周屈曲至 90°，术后 6 周屈曲至正常。术后第 2 天开始进行踝泵、股四头肌等下肢肌肉锻炼，并在支具保护下逐步负重。术后 6 周去除支具，逐步恢复功能康复锻炼。

专家点评

（1）诊断要点 通过病史及查体可以明确膝关节损伤机制及关节前向不稳，X 线片及 CT 可以明确骨折部位，骨折块大小及移位情况，但要重视 MRI 在疾病诊治中的作用，尤其注意是否合并前外侧结构及半月板的损伤，避免漏诊。

（2）治疗要点 锚钉植入及锚钉缝线的交叉捆扎固定 ACL 是手术过程的重点，锚钉缝线过线时应尽量贴近骨折块，否则牵拉固定后会造成韧带张力偏高，不利于后期的康复训练。

对于骨折较大或者骨块粉碎的情况，可适当增加或减少锚钉缝线数量及骨道数量，避免局部骨折块复位不佳，以期达到最佳的复位固定效果。固定完成后除了检查骨块复位情况及韧带是否松弛外，还应特别关注有无髁间窝撞击。这一步也是整个手术成败的关键。对于骨骺未闭的儿童患者，Tripully 技术不影响骨骺固定，优势明显。

（3）建议 镜下复位 ACL 下止点撕脱骨折具有一定的优势，创伤小、固定牢靠，无须二次手术

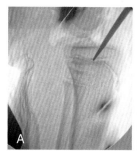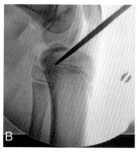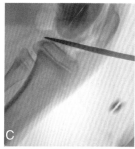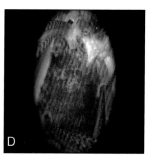

图 2-10-14 骨骺保护下三锚钉植入。A. 前内侧锚钉开口后透视与骨骺的关系。B. 前外侧锚钉开口后透视与骨骺的关系。C. 后侧锚钉开口后透视与骨骺的关系。D. 关节镜下观察骨折床 3 枚锚钉的位置

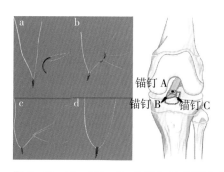

图 2-10-15 Tripully 三锚钉过线固定技术示意图

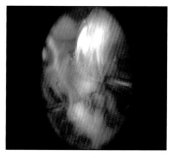

图 2-10-16 镜下缝线打结固定及韧带张力检查

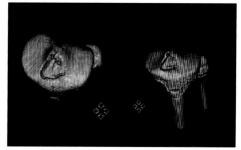

图 2-10-17 术后 CT 提示骨折复位固定良好

取出内固定。相对于传统开放手术，该技术有一定的学习曲线，需要运动医学医生做好缝线管理，有序进行手术操作，确保手术疗效，减少并发症。

视频 2-10-2　青少年前交叉韧带下止点撕脱骨折镜下复位固定

二、后交叉韧带下止点撕脱骨折

1 概　述

后交叉韧带（PCL）胫骨附着点骨折又称为PCL下止点骨折。PCL下止点撕脱骨折除了造成PCL的连续性中断外，如果撕脱骨块较大，向侧方可能累及胫骨关节面的承重区，向前方可能累及整个髁间隆突。PCL下止点撕脱骨折的发生机制与单纯PCL实质部断裂类似，都是由于胫骨近端前侧遭受向后的直接应力所致。

2 症状与体征

与其他类型的关节内骨折相同，单纯的PCL下止点撕脱骨折一般无特异性症状、体征，表现为膝关节疼痛、肿胀、负重困难。由于PCL下止点部分位于关节外，积血外渗，在膝关节后侧可以出现皮下淤血、压痛。后抽屉试验常因患者伤后屈膝困难无法准确检查。急性PCL下止点撕脱骨折疼痛症状在外伤后1个月左右会大部分消失。陈旧性PCL下止点撕脱骨折主要表现为长期膝关节后向不稳造成的胫股关节炎和髌股关节炎的症状，常常会有上下楼梯及上下坡乏力及下蹲、起立疼痛。

3 影像学检查

标准的膝关节前后位X线片、CT检查及MRI有助于诊断。MRI诊断除了对骨折本身的诊断外，还有助于了解骨折块与关节囊的关系，以及是否合并膝关节内其他组织如半月板、关节软骨和其他韧带损伤。PCL下止点部位由后纵隔包绕，在关节镜下很难发现撕脱骨块，因此，关节镜检查对PCL下止点撕脱骨折的诊断帮助不大，除非进行后纵隔的清理。关节镜技术的使用是为了进行骨折的复位固定以及膝关节合并损伤的诊断及处理。

4 治疗原则

对于急性PCL下止点撕脱骨折，保守治疗是第一选择。因为PCL下止点撕脱骨折是一个准关节外骨折，骨折发生后，在后纵隔和膝关节后室滑膜的封闭下，骨块与骨床之间往往形成一个封闭的血肿区，随着血肿的机化、骨化，会发生骨折的愈合，或者发生骨折与骨床之间的纤维连接。另外，PCL下止点有来自后纵隔和关节囊丰富的血供，为骨折的愈合创造了有利环境，因此PCL下止点撕脱骨折采用保守治疗骨折愈合率较高。如果骨折移位＜10mm，可以采用保守治疗。如果骨折移位超过10mm，建议进行手术复位内固定。

陈旧性PCL下止点骨折（伤后4周以上）需根据膝关节后向松弛程度来决定具体治疗方案。膝关节后向松弛度超过2度，建议进行手术复位内固定，而不是韧带重建。手术复位内固定的效果要优于PCL重建。如果膝关节后向松弛度＜2度，治疗方案根据患者年龄、活动及运动状态、意愿等综合评定。对于那些对膝关节后向稳定性要求较高的患者，可进行骨折复位固定术。

5 手术处理

手术方式包括后侧切开手术及关节镜下复位术。

关节镜下复位固定的优势：①创伤小，无须切开关节，恢复快；②对关节内组织干扰小，膝关节周围组织破坏小，膝关节粘连的概率小；③关节镜下可进一步检查并处理关节内结构的损伤，如半月板损伤等，避免关节内结构损伤未得到处理而影响膝关节功能的恢复。但是关节镜下复位PCL下止点骨折显露和操作有一定难度，学习曲线较长，对初学者来说手术风险较大。对于PCL撕脱骨块＜1.5mm，或粉碎性骨折，或怀疑合并关节其他损伤者可采用关节镜下或关节镜辅助手术；对于陈旧

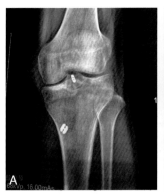
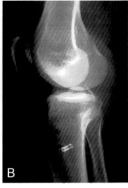
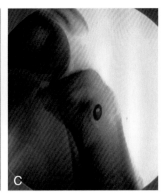

图 2-10-18　PCL 下止点不同的固定方式：A. 纽扣钢板固定。B. 外排钉固定。C. 袢钢板固定

性骨折者应予以开放手术或镜下 PCL 重建手术。

固定方式的选择：切开复位固定可以选择空心螺钉、锚钉固定。镜下复位可以选择高强度缝线、纽扣钢板、钢丝、可调带袢钢板等（图 2-10-18）。各种固定方式各有优缺点，需要术者根据患者情况、现有医疗条件下的固定物、术者经验等多方考量后选择合适的固定方式。

病例 1

李某，男性，34 岁，主因"跪地伤致右膝关节疼痛、活动受限 2d"入院。2d 前患者在活动过程中右膝关节跪地伤，当即出现膝关节疼痛，肿胀，伤后 2h 肿胀加重，膝关节活动受限明显，在当地医院就诊，拍片后诊断为"膝关节后交叉韧带下止点撕脱骨折"，予支具固定。

查体：右膝关节肿胀，浮髌试验（＋），关节主动活动受限，伸膝 0°，屈膝 70°，膝关节内外翻应力试验（－），Lachman 试验（－），抽屉试验（－），台阶征（＋＋），后沉试验（＋），拨号试验（－），麦氏征及轴移试验因患者膝关节疼痛未查。

辅助检查：膝关节正侧位 X 线片，可见膝关节 PCL 下止点撕脱骨折，骨折移位，未累及平台（图 2-10-19）。CT 可进一步可以明确骨折的范围及移位情况（图 2-10-20）。MRI 可以明确韧带损伤情况，同时可以进一步评估关节内并发损伤情况（图 2-10-21）。

诊断：右膝关节 PCL 下止点撕脱骨折。

治　疗

（1）手术治疗

手术入路的建立与后纵隔清理：建立常规前

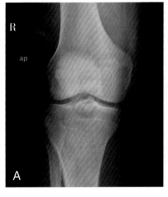
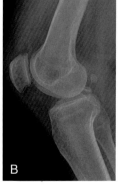

图 2-10-19　膝关节正侧位片。A. 正位片可见 PCL 下止点撕脱骨折。B. 侧位片可见骨折移位明显

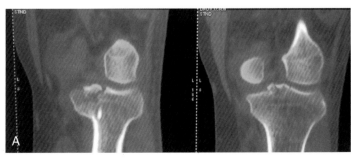
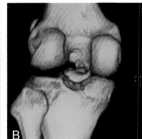
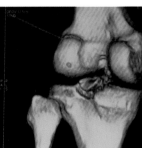

图 2-10-20　膝关节 CT 检查。A. CT 平扫可见 PCL 止点骨折。B. 三维重建显示 PCL 下止点撕脱骨折及移位情况

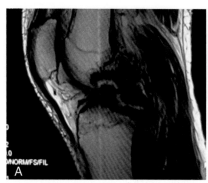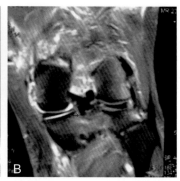

图 2-10-21　膝关节 MRI。A.冠状位显示 PCL 胫骨止点高信号。B.矢状位可见 PCL 下止点撕脱骨折，PCL 连续性良好

内、前外侧入路（可以适当偏高一点，有利于后续后纵隔的处理），探查整个膝关节，检查有无关节内的合并伤。通常可以观察到松弛的 ACL，注意探查 ACL 及 PCL 的完整性，这种情况通常是由于 PCL 止点撕脱，引起 ACL 假性松弛（图 2-10-22）。采用前外侧入路观察，前内侧入路操作，先清理前后交叉韧带之间的纵隔，进行后纵隔的清理。后纵隔的清理是青年运动医学医生所面临的一个难题，因为担心后方血管神经的损伤而不敢进行后纵隔清理操作，这需要我们熟悉解剖结构。后纵隔与前后交叉韧带间滑膜相连后方与后关节囊相连，在后内及后外间室之间形成了一个软组织屏障。我们可以先清理前后交叉韧带间滑膜，显露 PCL 体部，将刨刀刀头开口近端紧贴 PCL 后方，避免过度后伸，通过转动刨刀开口方向达到清理后纵隔的目的（图 2-10-23）。建立后内侧入路，将交换棒从后内侧入路放入，进入后内间室，通过后纵隔到达后外间室。将关节

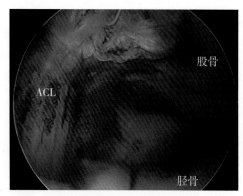

图 2-10-22　ACL 假性松弛

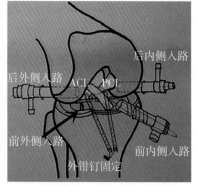

图 2-10-23　后纵隔清理及固定示意图

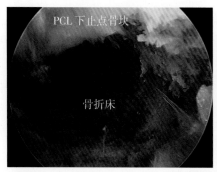

图 2-10-24　骨折床清理：清理淤血及断端间软组织

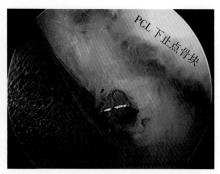

图 2-10-25　骨道制备

镜从后内侧导入，直视下建立后外侧入路。

建立骨道：通过后内及后外侧入路，清理骨折床，陈旧性骨折需要清理骨床的瘢痕组织，以免影响骨折复位（图2-10-24）。显露骨折床内下及外下缘，用PCL重建胫骨定位器经前后交叉韧带之间放入后侧间室，出口定位于骨折床内下缘，由前向后制备2.4mm骨道，无须扩骨道至4.5mm，可直接用硬外针穿PDS线穿过制备的2.4mm骨道备用（图2-10-25）。同理制备出口于骨折床外下缘的2.4mm骨道，穿入带有PDS线的硬外针备用。

PCL套扎：用抓线钳或者4.5mm空心钻将两根高强缝线一头通过PCL与股骨内髁之间由前向后送至后间室，用骨折床外下方硬外针上的PDS线将高强线引入骨折床外侧骨道；将高强线另一头通过前后交叉韧带之间由前向后送至后间室，用骨折床内下方硬外针上的PDS线将高强线引入骨折床内侧骨道；完成高强线对PCL及骨块的环扎（图2-10-26~图2-10-27）。

缝线固定：在前抽屉试验的情况下，将两个

骨道内的高强线同时拉紧，用外排钉将缝线固定于胫骨前侧（图2-10-28）。屈伸活动膝关节，关节镜下检查后交叉韧带张力，拍术后X线片（图2-10-29）。

（2）术后康复 术后即刻给予防后沉式支具固定，伸直位固定2周，2周后开始膝关节被动屈曲功能锻炼，术后4周屈曲至90°，术后6周屈曲至正常。术后第2天开始进行踝泵、股四头肌等下肢肌肉锻炼，并在支具保护下逐步负重。术后6周去除支具，逐步恢复功能康复锻炼。

专家点评

（1）诊断要点 通过查体可以明确关节后向不稳，X线及CT可以明确骨折大小及移位情况，但要重视MRI在疾病诊治中的作用，尤其注意是否合并后外侧结构的损伤，避免漏诊。

（2）治疗要点 后纵隔的清理是整个手术显露清晰的关键，对于初学者一定要掌握后纵隔清理的技术，同时注意后方关节囊的保护，避免损伤关节囊外的血管神经束。这一步也是整个手术安全的

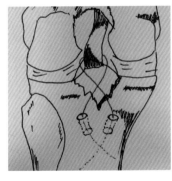

图2-10-26 PCL固定示意图

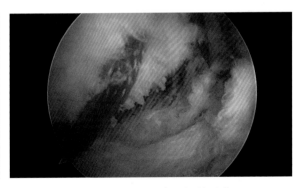

图2-10-27 后内侧入路观察：拉紧固定

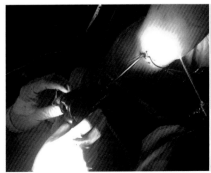
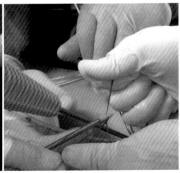

图2-10-28 外排钉固定高强缝线

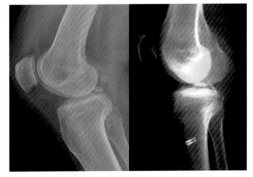

图2-10-29 术前术后X线片对比

保障。

骨折复位固定过程中一定要注意前抽屉试验，可以有效地辅助复位。同时捆扎时要注意不要捆扎板股韧带，以免应力分散，缝线的力量不能有效作用于 PCL 及骨块，从而影响骨折复位效果。

（3）建议 镜下复位 PCL 下止点撕脱骨折具有一定的优势，创伤小、固定牢靠，无须二次手术取出内固定。相对于开放手术，该技术有一定的学习曲线，需要运动医学医生做好缝线管理，有序进行手术操作，确保手术疗效，减少并发症。

视频 2-10-3　后交叉韧带下止点撕脱骨折镜下复位固定

（赵赞栋，张　亮）

参考文献

[1] Liang Zhang, Li Zhang, Jiang Zheng, et al. Arthroscopic tri-pulley Technology reduction and internal fixation of pediatric Tibial Eminence fracture: a retrospective analysis[J]. BMC Musculoskeletal Disorders，2020，21:408

[2] Kocher MS, Mandiga R, Klingele K, et al. Anterior cruciate ligament injury versus tibial spine fracture in the skeletally immature knee: a comparison of skeletal maturation and notch width index[J]. J Pediatr Orthop, 2004, 24:185 - 8.

[3] Shin YW, Uppstrom TJ, Haskel JD, et al. The tibial eminence fracture in skeletally immature patients[J]. Curr Opin Pediatr, 2015, 27（1）:50 - 7.

[4] Wang KH, Oh HK, Yoo SH, et al. Arthroscopic transpatellar cannulated screw fixation of tibia eminence fractures in the adult[J]. Orthopedics, 2011, 34:181.

[5] Tsan-Wen Huang, Kuo-Yao Hsu, Chun-Ying Cheng, et al. Arthroscopic suture fixation of Tibial Eminence avulsion fractures[J]. Arthroscopy, 2008, 24（11）:1232 - 8.

[6] Strauss EJ, Kaplan DJ, Weinberg ME, et al. Arthroscopic management of tibial spine avulsion fractures: principles and techniques[J]. J Am Acad Orthop Surg, 2018, 26(10): 360-367.

[7] Meyers MH, McKeever FM. Fracture of the intercondylar eminence of the tibia[J]. J Bone Joint Surg Am, 1959, 41-A（2）: 209-220.

[8] Anderson CN, Nyman JS, McCullough KA, et al. Biomechanical evaluation of physeal-sparing fixation methods in tibial eminence fractures[J]. Am J Sports Med, 2013, 41（7）: 1586- 1594.

[9] Li J, Yu Y, Liu C, et al. Arthroscopic fixation of tibial eminence fractures: a biomechanical comparative study of screw, suture, and suture anchor[J]. Arthrosc J Arthrosc Relat Surg, 2018, 34（5）: 1608-1616

[10] Bong MR, Romero A, Kubiak E, et al. Suture versus screw fixation of displaced tibial eminence fractures: a biomechanical comparison[J]. Arthroscopy, 2005, 21（10）: 1172-1176.

[11] 张亮，郑江，张宪. 后交叉下止点撕脱骨折的全镜下治疗 [C].(eds.)第十三届亚洲运动医学大会论文汇编. 2014, 4:28.

[12] Rhee Seung Joon, Jang Jae Hoon, Choi Yoon Young, et al. Arthroscopic reduction of posterior cruciate ligament tibial avulsion fracture using two cross-linked pull-out sutures: A surgical technique and case series[J]. Injury, 2019, 50: 804-810.

[13] Huang Wei, Gong Xuan, Rahul Mishra, et al. Anterior arthroscopic-assisted fixation of posterior cruciate ligament avulsion fractures[J]. Eur J Med Res, 2015, 20: 88.

[14] Chen L B, Wang H, Tie K, et al. Arthroscopic fixation of an avulsion fracture of the tibia involving the posterior cruciate ligament: a modified technique in a series of 22 cases[J]. Bone Joint J, 2015, null: 1220-5.

[15] 孙康，徐强，盖彭宙，等. 切开复位内固定与关节镜下手术治疗后交叉韧带撕脱骨折的疗效比较 [J]. 中华创伤骨科杂志，2007，（5）:423-426.

[16] 蔡东海，许功效，李迎全. 单隧道免打结锚钉治疗后交叉韧带胫骨止点撕脱骨折 [J]. 中华关节外科杂志（电子版），2020, 14（3）:366-369.

[17] 张青松，李涛，方禹舜，等. 关节镜下"人"字缝线固定治疗后交叉韧带胫骨止点撕脱骨折 [J]. 中华创伤骨科杂志，2016, 18（11）:998-1000.

[18] 洪雷，张辉，冯华. 关节镜与小切口手术治疗后交叉韧带胫骨附丽撕脱骨折的疗效比较 [J]. 中华创伤骨科杂志，2013, 15（8）:666-670.

第十一节　膝关节其他损伤

一、膝关节强直

1 概　述

关节活动受限一般指人的各个关节因局部损害或各种原因导致的活动弱于健康时的运动范围、幅度、频率等，日常生活需要他人帮助。膝关节强直是严重膝关节活动受限的表现，通常是由外伤或手术创伤后功能康复不到位引起。强直的原因主要有关节粘连、肌肉挛缩两方面。

粘连：是造成活动受限的一个主要原因。肿胀长期不消除，缺少适当的运动导致瘢痕组织过量增生、粘连，这些组织缺乏水分和弹性，手感坚硬。瘢痕形成会产生收缩反应，使包裹膝关节的关节囊发生挛缩，影响膝关节活动范围（屈曲、伸展），由粘连引起的症状包括僵硬、疼痛、跛行、发热、肿胀、痉挛等。

肌肉挛缩：当关节内粘连比较严重或过度运动时，软组织会受到强烈的刺激，引发疼痛。疼痛会抑制肌肉功能，发生持续性收缩，在这种状态下，肌肉毛细血管收缩，供血减少，肌肉会发生僵硬、挛缩。伸直和屈曲就是大腿前后侧肌肉对抗的过程，其中一侧肌肉挛缩会使另一侧肌肉控制的动作难以达成。

2 症状与体征

关节强直的临床表现通常为膝关节活动受限，严重的会影响步态，出现跛行，查体以关节活动度减少为特征，通常会有肌肉萎缩、髌骨活动度降低，偶有膝关节肿胀等表现。

3 影像学检查

常规需要检查 X 线片、CT 及 MRI。X 线片主要评估关节是否有畸形，关节对位不良及骨性不良也是引起关节强直的一个因素。CT 主要评估关节内骨质情况，是否合并骨性不良，以及创伤愈合情况。MRI 评估关节内粘连情况以及关节内结构是否损伤，同时评估膝关节周围肌肉情况。

4 治疗原则

需要仔细评估关节强直的主要原因。根据患者的病因进行治疗。早期康复锻炼至关重要。对于粘连小于 3 个月的患者建议手法康复，配合理疗，一般可以取得较好的效果。但粘连超过 3 个月的患者通过手法康复很难取得有效进展，对于这类患者可以早期在关节镜下松解。对于超过一年的患者除了关节粘连外通常关节周围结构挛缩比较重，在考虑松解粘连的同时需要考量挛缩组织松解及延长的问题。

病例 1　膝关节强直松解

张某某，女性，33 岁，以"右膝关节术后活动受限 5 个月"入院。5 个月前患者因外伤致右膝疼痛、活动受限。在当地医院就诊，诊断为"右胫骨平台骨折"，予切开、复位、内固定术，术后支具固定，4 周后逐步锻炼，膝关节屈曲受限，持续存在，遂入我院就诊。

查体：右膝关节轻度肿胀，浮髌试验（−），关节主动活动受限，伸膝 5°，屈膝 30°，被动活动度 5°~30°（图 2-11-1），膝关节内外翻应力试验（−），Lachman 试验（−），末梢血运良好。

辅助检查：膝关节正侧位 X 线片可见膝关节平台骨折术后改变，骨折移复位情况良好（图 2-11-2）；膝关节 CT 可见膝关节韧带软骨及瘢痕情况（图 2-11-3）；MRI 可见膝关节髌上囊及内外侧隐窝、髁间窝大量瘢痕充填，股骨滑车及胫骨平台骨水肿（图 2-11-4~图 2-11-5）。

诊断：右膝关节强直，右胫骨平台骨折术后骨愈合。

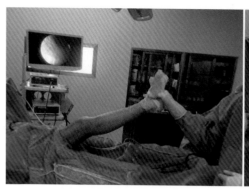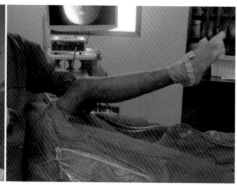

图 2-11-1 麻醉下膝关节活动度：伸直 5°，屈曲 30°

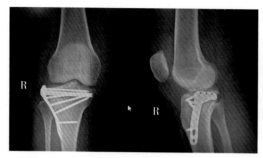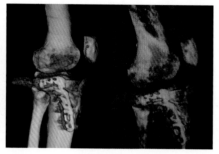

图 2-11-2 膝关节正侧位片：膝关节平台骨折术后改变

图 2-11-3 膝关节 CT：骨折愈合良好，髌上囊可见大量瘢痕充填

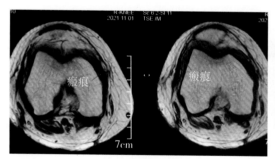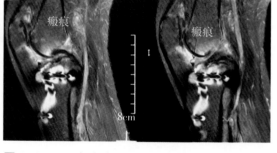

图 2-11-4 膝关节 MRI：内外侧隐窝、髁间窝大量瘢痕充填

图 2-11-5 膝关节 MRI：髌上囊、髁间窝大量瘢痕充填

治疗

（1）手术治疗 关节镜下关节松解，瘢痕切除术。

麻醉下检查膝关节活动度，伸直 5°，屈曲 30°。建立常规前内、前外侧入路，髌股关节内有瘢痕充填，需要伸直位用刨刀首先对髌股关节瘢痕进行清理，进入髌上囊后，用刨刀、等离子进行瘢痕清理，需要进行股直肌松解，彻底清理髌上囊的瘢痕（图 2-11-6），再转入外侧隐窝的清理（图 2-11-7），清理范围包括侧隐窝的所有瘢痕组织，保证关节囊与股骨外髁间隙通畅，向后侧清理到腘

肌腱处。清理髌骨下缘髁间窝处瘢痕，特别是覆盖软骨上的瘢痕，彻底清理，解除对软骨的包绕。清理内侧隐窝，清理范围包括侧隐窝的所有瘢痕组织，保证关节囊与股骨内髁间隙通畅，清理髁间窝、前后交叉韧带周围瘢痕组织，注意保护正常韧带组织。探查内外侧间室，适当清理瘢痕（图 2-11-8 图 2-11-9）。内外侧间室通常瘢痕不多，予探查是否存在软骨卡压、半月板损伤等情况。清理完毕后，麻醉下屈曲膝关节，可见膝关节活动度恢复至 0°~120°（图 2-11-10~ 图 2-11-11），再次进入关节腔进行止血。

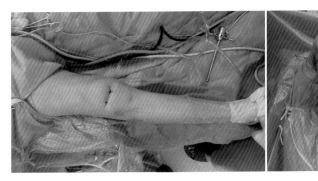

图2-11-6 镜下松解，清理髌上囊瘢痕

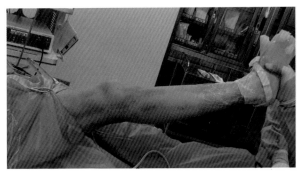

图2-11-7 镜下松解，清理髌上囊、外侧隐窝瘢痕

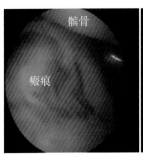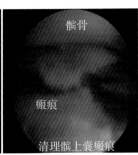

图2-11-8 镜下松解，清理髌上囊、髌股关节

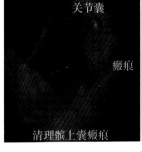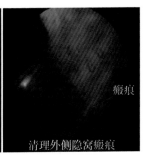

图2-11-9 镜下松解，清理髌上囊、髁间窝

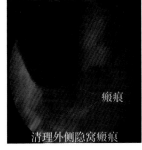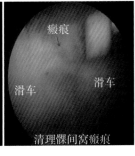

图2-11-10 伤口情况

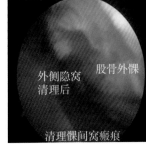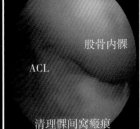

图2-11-11 松解后膝关节屈伸活动情况

（2）术后康复 术后给予棉花腿加压包扎固定，术后抬高患肢，即刻开始进行踝泵、股四头肌收缩锻炼，术后第2天开始进行膝关节被动屈曲功能锻炼，并逐步负重锻炼。术后4周屈曲至90°，术后6周屈曲至正常，逐步恢复运动功能康复锻炼。

专家点评

（1）诊断要点 膝关节强直诊断并不困难，但需要我们明确引起关节功能受限的主要原因是来自关节内还是关节外，这是我们决定手术方案的关键点。本例患者胫骨平台骨折术后4个月，股四头轻度萎缩，MRI 明确关节内无卡压及严重损伤，考虑患者膝关节强直的主要来源于关节内，关节外挛缩并不严重。因此本例采用关节镜下松解，清理关节内瘢痕。

（2）治疗要点 镜下瘢痕清理松解是一个挑战，因为没有正常的解剖间隙，以及解剖结果的变化。瘢痕充填覆盖，给操作带来很大难度。关节内瘢痕主要存在于髌股关节、髌上囊、内外侧隐窝，特别是内外侧隐窝的瘢痕清理一定要彻底，这样才能改善患者的屈曲功能，伸直功能受限主要来源于髁间窝的瘢痕充填。因此这些部位的瘢痕清理是重中之重。

视频 2-11-1　膝关节强直松解

二、髌腱撕裂

1 概　述

髌腱位于髌骨下极与胫骨结节之间，上宽下窄，自髌骨下极至胫骨结节走行偏向外侧约 15°。髌腱断裂在临床上并不多见。其损伤机制主要是股四头肌收缩过程中，由于外力的作用，股四头肌被动拉长，髌腱不能承受而断裂。患者会出现局部疼痛、肿胀、髌腱空虚感、髌骨上移。此时的髌腱常常患有肌腱炎。损伤因素包括直接暴力，如刀、铲或机械的直接切割而导致开放性断裂。

间接暴力损伤：在下肢负重时，突然暴力使膝关节屈曲，股四头肌强力收缩，可致闭合性髌腱断裂。也可在下肢直立，伸膝装置处于紧张状态下，由前方遭受暴力打击，加之股四头肌的间接收缩力在此处的作用下造成髌腱断裂。

2 症状与体征

髌腱断裂的症状和所有肌腱断裂症状一样，伤后出现局部疼痛、肿胀，膝关节活动受限，患侧肢体无法负重屈伸，髌腱空虚感，髌骨向上移位。

患者有明显的外伤史，伤后即感患处疼痛、肿胀，局部压痛明显，膝关节不能伸直、活动受限，

患肢不能着地行走。断裂后，由于股四头肌猛烈收缩，髌骨向上移位，髌腱空虚感，断端间隙可达 25cm。

3 影像学检查

在侧位 X 线片上可看到高位髌骨，明确是否有胫骨结节撕脱骨折。MRI 检查可以判断完全断裂或部分断裂，同时评估关节内结构的损伤情况（图 2-11-12）。超声检查肌腱完全断裂表现为回声中断，伴有数量不等的收缩断腱，其间充满血肿，局部呈梭形肿大。血肿的声像图质量还与血肿形成时间和探头的频率有关。

4 治疗原则

根据髌腱断裂程度不同，治疗方式会有所不同。部分断裂可以选择石膏外固定治疗，完全断裂必须进行手术治疗，还需要加强患肢功能锻炼。

病例 1　髌腱撕裂

刘某，男性，41 岁，以"外伤致右膝关节活动受限 1 天"入院。1 天前患者在外伤致右膝疼痛，活动受限，在当地医院就诊，MRI 检查诊断为"右髌腱撕裂"，为进一步治疗进入我院就诊。既往史：2 年前外伤致"右髌骨骨折"，在当地行"髌骨骨折固定术"，术后膝关节活动受限，膝关节活动度 0°~50°。

查体：右膝关节轻度肿胀，浮髌试验（＋），关节主动活动受限，胫骨结节处压痛阳性，膝关节内外翻应力试验（－），Lachman 试验（－），末梢血运良好（图 2-11-13）。

辅助检查：膝关节正侧位 X 线片与 CT 检查可见股骨外髁骨赘，髌腱下极撕脱骨片（图 2-11-14）。膝关节 MRI 可见膝关节髌韧带胫骨止点撕脱，前后交叉韧带连续性良好，内外侧副韧带连续良好，髌上囊瘢痕形成，膝关节积液（图 2-11-15~ 图 2-11-16）。

诊断：右膝髌腱撕裂，右膝关节强直。

治　疗

（1）手术治疗 关节镜下关节松解，瘢痕切除术。

麻醉后下肢上止血带，常规消毒、铺巾。取膝关节前侧 15cm 纵向切口，逐层切开皮肤、皮下组

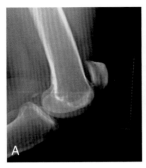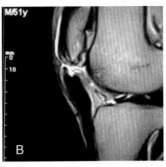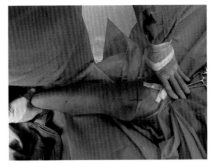

图 2-11-12　X 线片与 MRI。A. X 线可见高位髌骨。　图 2-11-13　膝关节外观：可见手术
B. MRI 可见髌骨下极处膑腱断裂　　　　　　　　　　瘢痕

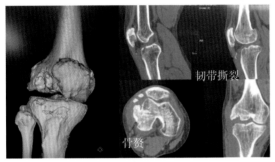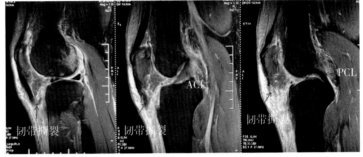

图 2-11-14　膝关节正侧位片：膝关节平台骨折　图 2-11-15　膝关节 MRI：髌韧带胫骨止点撕脱，前后交叉韧带连
术后改变　　　　　　　　　　　　　　　　　　　续性良好，内外侧副韧带连续良好，髌上囊瘢痕形成，膝关节积液

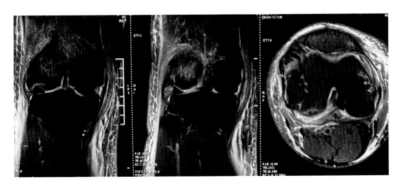

图 2-11-16　膝关节 MRI：髌韧带胫骨止点撕脱，前后交叉韧带连续
性良好，内外侧副韧带连续良好，髌上囊瘢痕形成，膝关节积液

织，显露髌腱，见髌腱于胫骨结节处撕裂，分离半腱肌腱，用开环取腱器近端离断，清理肌肉组织后编织备用。屈曲膝关节，下拉髌腱，见髌腱与止点距离差 5cm（图 2-11-17~ 图 2-11-18），考虑患者外伤后膝关节长期粘连所致。清理髌下脂肪，检查膝关节内外侧隐窝，见髌股关节大量瘢痕形成（图 2-11-19），外侧隐窝股骨髁骨赘增生，予清理髌股关节瘢痕，清除股骨外髁骨赘（图2-11-20）。松解髌骨外侧支持带，见髌上囊大量瘢痕充填，髌骨周围瘢痕包裹，予清理瘢痕组织（图

2-11-21），彻底松解股四头肌与髌上囊粘连，屈膝 90° 位下推髌骨可见髌腱止点可推至胫骨结节。于胫骨结节内外侧分别植入 4.5mm PEEK 一枚（图2-11-22），用内侧锚钉缝线编织髌腱内侧部，同理用外侧锚钉缝线编织髌腱外侧部。在髌骨中下1/3 由外向内打入一枚导针，用 4.5mm 空心钻头打入髌骨制备骨道（图 2-11-23），将空心钻连同导针暂时留置在髌骨内做牵引杆，屈膝 60°，下推牵引杆，将髌骨置于合适位置，拉紧髌腱止点锚钉缝线（图 2-11-24），依次进行打结固定（图

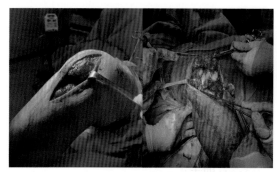

图 2-11-17 术中图：见髌腱于胫骨结节处撕裂，屈曲膝关节见髌腱与止点距离差 5cm

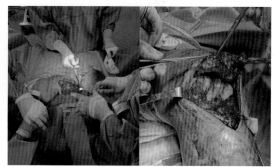

图 2-11-18 术中图：分离半腱肌腱，用开环取腱器近端离断，髌股关节瘢痕形成

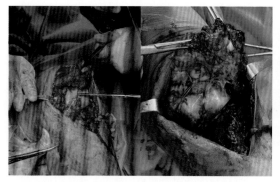

图 2-11-19 术中图：髌股关节瘢痕形成

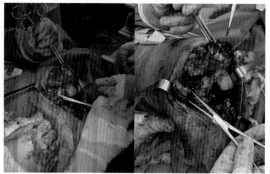

图 2-11-20 术中图：清理髌股关节瘢痕组织，切除股骨外髁骨赘

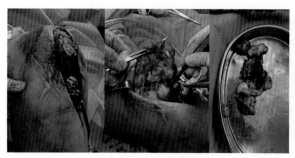

图 2-11-21 术中图：清理髌股关节、髌上囊、内外侧隐窝瘢痕组织，切除股骨外髁骨赘

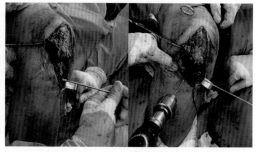

图 2-11-22 术中图：胫骨结节内外侧分别植入锚钉

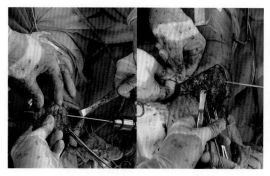

图 2-11-23 术中图：髌骨中下 1/3 制备 4.5mm 骨道，导针及空心钻暂留

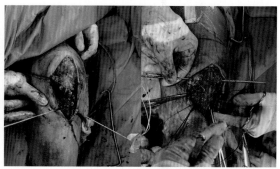

图 2-11-24 术中图：用锚钉缝线对髌腱进行编织缝合

2-11-25）。取出髌骨上导针及空心钻，引入导线，将预备好的半腱肌肌腱由内向外拉入髌骨，在胫骨结节处由外向内制备一4.5mm骨道，将肌腱尾端拉入胫骨结节骨道（图2-11-26），挤压螺钉固定（图2-11-27），完成半腱肌肌腱对髌腱的环形加强。屈伸活动关节检查关节活动情况及髌腱张力情况（图2-11-28）。冲洗，逐层缝合伤口。

（2）术后康复 术后给予棉花腿加压包扎固定，术后复查影像学（图2-11-29~图2-11-30）。术后抬高患肢，即刻开始进行踝泵、股四头肌收缩

锻炼，术后第2天开始进行膝关节被动屈曲功能锻炼，并逐步负重锻炼；术后4周屈曲至90°，术后8周屈曲至正常，逐步恢复运动功能康复锻炼。

专家点评

（1）诊断要点 髌腱断裂是运动医学中的一种较为严重的损伤，临床中，因为漏诊的情况延误治疗形成陈旧性髌腱断裂的情况偶有发生。影像学检查有助于正确的诊断。髌腱断裂的治疗是一项复杂的手术，手术中必须进行髌骨复位、股四头肌功能恢复和髌腱修复或重建。采用锚钉技术将原有髌

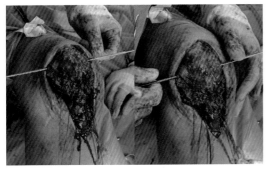

图2-11-25 术中图：下推牵引杆，将髌骨置于合适位置，拉紧髌腱止点锚钉缝线，打结固定

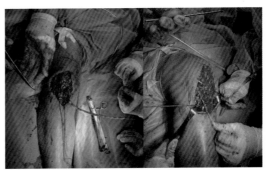

图2-11-26 术中图：半腱肌肌腱穿过髌骨骨道

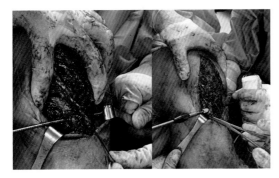

图2-11-27 术中图：胫骨结节处制备4.5mm横行骨道，半腱肌肌腱穿过后挤压钉固定

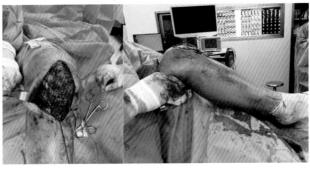

图2-11-28 术中图：髌腱修复后情况，膝关节轻松屈曲到100°

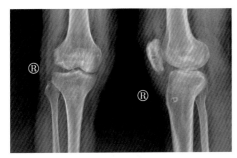

图2-11-29 术后X线片：髌骨位置良好，内固定位置良好

图2-11-30 术后MRI：髌腱连续性良好，骨道位置良好

腱充分松解后，用锚钉缝线编织后拉紧重塑髌腱的走形，在此基础上采用自体半腱肌腱进行环形重建，并将髌腱与半腱肌腱进行一体化编织固定，达到重建髌腱连续性的目的。带线锚钉可留置体内，锚钉线柔软，患者术后无异物感，带线锚钉可对髌腱进行编织缝合，固定确切，可进一步加强髌腱的抗牵张能力。

（2）治疗要点　①避免低位髌骨：术中充分松解瘢痕组织，用锚定缝合原有髌腱的过程中，避免过度向下牵拉髌骨，应屈膝60°评估髌骨位置，必要时透视测量 Insall 指数，以正确对合髌股关节。②充分松解：对于髌骨上移明显，可先松解髌上囊以及内外侧隐窝，松解外侧支持带，在股骨前方行股中间肌的骨膜下剥离，如果必要可以行内侧支持带松解，但可能会增加髌骨缺血坏死可能。③需准备开环取腱器，准确精细操作，制备止点完好的半腱肌移植物，确保修复后的髌腱强度。④有效地将原有髌腱与重建的肌腱进行编织，确保应力分散，有利于肌腱的愈合。

三、滑膜软骨瘤病

1 概　述

滑膜软骨瘤病亦称关节软骨瘤、关节软骨瘤病、滑膜多发骨软骨瘤病及关节囊弥散性内生软骨瘤等。其特点是滑膜或滑囊、腱鞘结缔组织化生转化致滑膜增厚形成结节。结节不断生长或脱落于关节腔内逐渐长大，亦可发生钙化或骨化，形成关节悬垂体及游离体。

2 症状与体征

滑膜软骨瘤病相对少见，不仅可以出现在关节内，在滑膜囊、腱鞘等有滑膜组织存在的部位均可能发病，以单关节受累为主，尤以膝关节受累常见。膝关节滑膜软骨瘤病主要的临床表现为膝关节疼痛、肿胀，当形成的米粒样软骨小体从滑膜表面脱落游离于关节腔内，可引起关节的反复交锁，造成关节软骨等结构的继发破坏。

3 影像学检查

对于骨化游离体，X 线片可见圆形或椭圆形致密影，而对于软骨小体形成并不充分或者软骨小体非常小，X 线片则可能为阴性，所以其诊断的敏感性并不高，即使 CT 检查也很难发现没有钙化的软骨性游离体。MRI 的软组织分辨率较高，其诊断相对可靠，但仍有部分患者仅仅表现为关节积液，因此对于反复出现膝关节交锁的患者，即使 MRI 检查为阴性，也并不能排除膝关节滑膜软骨瘤病可能。

4 治疗原则

关节镜术中应注意彻底清除病变的滑膜组织，由于部分患者滑膜病变可能非常广泛，因此术中应按照一定的顺序逐步清理以免有所遗漏，通常按照髌上囊—髌股关节—内侧隐窝—外侧隐窝—髁间窝—内侧间室—外侧间室—后侧间室的顺序进行清理。病变滑膜处理不彻底，往往是术后复发的重要因素；对于后侧间室的病变，可以增加后内或后外侧入路。由于多数游离体都很小，因此在手术开始时用大量盐水冲洗关节腔即可将其冲出；对于较大的游离体则可能需要用髓核钳等器械取出。

病例 1　膝关节滑膜软骨瘤

患者女性，70 岁。以"下楼梯时扭伤致左膝关节不适、活动受限 1 个月"之主诉入院。

查体：左髌骨下压痛阳性，膝关节活动范围 10°~100° 麦氏征阴性，抽屉试验阴性，髌骨研磨试验阴性。

辅助检查：膝关节正侧位 X 线片可见髁间窝多个密度增高影，考虑游离体（图 2-11-31）。MRI 可见髌下脂肪垫下方数个大小不一的低信号影（图 2-11-32）。

诊断：左膝关节滑膜软骨瘤。

治　疗

关节镜下滑膜软骨瘤取出术：常规外侧入路探查，见 ACL 与外侧半月板前角移行处稍肿胀，刨削器开口后发现 2 枚游离体（图 2-11-33）。透视后（正侧位）发现游离体未完全取出（图 2-11-34），取出 4 枚后再次透视显示游离体完全取出，共 6 枚（图

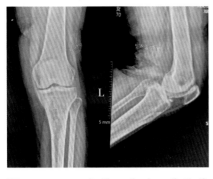
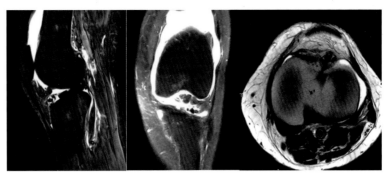

图 2-11-31　术前 X 线片：膝关节退行性改变，髁间窝可见游离体

图 2-11-32　术前 MRI：游离体位于髁间窝半月板前方

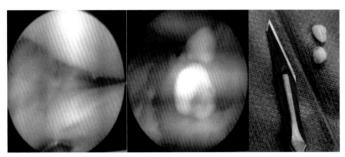

图 2-11-33　术中图：ACL 前方肿胀，关节内游离体

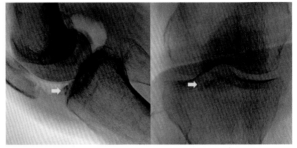

图 2-11-34　术中透视图：发现游离体未完全取出

2-11-35）。用探钩再次探查见前角稳定，未予缝合，术毕。

专家点评

膝关节游离体主要与骨软骨病变、剥脱性骨软骨炎、关节退变和滑膜软骨瘤病有关。临床上常伴有或不伴有肿胀、积液和交锁，给患者带来很大的心理压力。游离体自由移动更容易引起关节内结构紊乱，导致关节软骨严重损伤，从而加重骨性关节炎疾病的发展。目前的治疗首选关节镜手术。

术前可完善 X 线片、CT 和 MRI 检查，至少完善 X 线片及 CT 检查。X 线片的多次检查可初步判定游离体的大概位置以及是否游离。CT 及其三维重建可

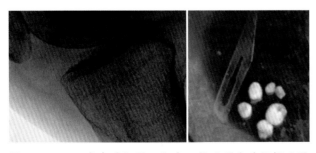

图 2-11-35　术中透视图：取出 4 枚后再次透视提示游离体完全取出，共 6 枚

用来直观评估关节空间。MRI 可用于评估游离体与软组织如半月板、滑膜、韧带的关系，尤其是对于隐窝藏匿的游离体更具诊断价值。常见的藏匿位置包括后交叉韧带后隐窝（37.9%）、腘肌腱裂孔区上下隐窝（16.6%）以及股骨髁后隐窝（11.8%）。其次，还包括一些发病率较低的隐窝，如鹅足腱与内侧副韧带之间、髌骨下脂肪垫上下间隙等。对于这些隐窝，可辅助建立其他入路用于取出游离体。

四、膝关节囊肿

1 概　述

膝关节囊肿发生率较低，最常见的为交叉韧带囊肿。交叉韧带囊肿是一种少见的关节内良性病变，部分患者可引起关节疼痛或功能受限。Cann 等于 1924 年首次在尸检中描述了前交叉韧带囊肿。20 世纪 80 年代以前，鲜有关于交叉韧带囊肿的文献报道。随着 MRI 和关节镜等技术的出现，交叉韧带囊肿的检出率达 0.6%~1.3%。同时，腘窝囊肿也是膝关节囊肿中一种常见的疾病，多见于半膜肌与

腓肠肌内侧头之间。近年来，由于 MRI 的广泛应用及关节镜手术的普遍开展，临床上对该病的诊疗有了更多的认识。

2 症状与体征

交叉韧带囊肿可分为 3 型：Ⅰ型，囊肿位于交叉韧带的前方；Ⅱ型，囊肿位于前、后交叉韧带之间；Ⅲ型，囊肿位于后交叉韧带的后方。Ⅰ型囊肿在伸膝，尤其在过伸时引起髁间窝软组织撞击，影响伸膝功能。Ⅲ型囊肿在屈膝或深蹲时受到挤压，产生疼痛症状影响屈膝功能。Ⅱ型囊肿的典型症状可能介于以上两者之间。交叉韧带囊肿患者多无特异性临床表现，多为非特异性膝关节功能紊乱的症状，最常见的症状是关节疼痛，无明确诱因出现膝关节不同程度的肿胀、疼痛、酸困乏力等非特异性症状，定位不准确，可能与韧带本体感觉神经分布为主，痛觉神经分布较少有关。

腘窝囊肿于 1840 年首先被 Admas 所描述。到 1877 年 Baker 描述了腘窝囊肿与关节内病变的关系，提出了腘窝囊肿通常不是孤立的疾病，常常与前方关节病变相关。目前认为这是由单向的活瓣形成，关节液由前方关节流向后方囊肿腔是腘窝囊肿形成的重要机制。成人的腘窝囊肿往往不是独立的病理改变，常常与诸如半月板撕裂、骨性关节炎等前方关节病理改变有关。临床上常见于膝关节后方，多见于半膜肌与腓肠肌内侧头之间的囊性包块，运动后可加重，临床表现以屈膝时的胀痛甚至影响屈膝功能为主。

3 影像学检查

MRI 是临床上诊断的常用方法，膝关节囊肿在 T1 加权相中肿物内呈低信号，T2 加权相呈高信号（甚至高于脂肪信号），周围边界清楚。在膝关节囊肿中，腘窝囊肿最常见，MRI 显示腘窝囊肿多位于膝关节内后方半膜肌与腓肠肌之间，少数位于膝关节外后方。卵圆形和葫芦状是腓肠 - 半膜肌滑囊扩张的常见形态，葫芦状是由于浅部的半膜肌滑囊与深部的腓肠肌滑囊相通所致，它与肌肉之间的关系较密切，附着面较宽广，半数与关节腔交通。腘窝囊肿可呈"水滴"样或类圆形，囊底位于后下方，可达皮下脂肪，多为交通型，常呈"鸟嘴"状狭颈向前经半膜肌与腓肠肌之间通关节腔，它与肌肉之间也形成粘连。

4 治疗原则

关节镜下切除交叉韧带囊肿已成为主流，旨在刨削切除囊肿，清除囊壁，减除囊肿诱发因素。

手术注意事项：①关节入路的选择。前方入路如果靠近髌韧带两侧，更有利于髁间窝内的器械操作。对于Ⅲ型囊肿可采用后外侧入路，经后纵隔清楚显露后髁上方、后交叉韧带后方、半月板后角、板股韧带以及后关节囊，在清理后纵隔时将刨削刀口面向前方，避免损伤腘窝血管神经。②Ⅰ型囊肿长期存在可能引起髁间窝软组织或骨性增生，切除囊肿后注意观察有无髁间窝撞击，如果撞击仍存在，可清理撞击组织或做髁间窝成形。③交叉韧带粗大肥厚摩擦，可能是囊肿形成的原因。④从前入路通过前后交叉韧带上方的三角形区域切除Ⅱ、Ⅲ型囊肿时，要注意保护韧带组织。⑤髁间窝内血供丰富，镜下汽化止血，必要时留置引流，以防关节内血肿形成。⑥交叉韧带囊肿可伴随韧带部分断裂，应注意是否需要同时行韧带加强或重建术。

临床上对腘窝囊肿的治疗有多种手段，保守治疗中影响较广的为超声引导下抽取关节液，腘窝囊肿及关节腔内注射类固醇皮质激素，此治疗风险较手术小，但易复发。如保守治疗 6 个月无效，需要手术治疗。传统外科干预方法为开放手术，于膝关节后内侧做"S"形切口，围绕半膜肌、腓肠肌内侧头，周围采用钝性及锐性解剖分离，注意保护腘窝血管及神经，避免发生损伤，彻底切除囊肿。但此手术方式手术切口长，手术时间较长，术后粘连发生率高。因切口位置深在，术中很难发现囊肿与关节腔的通道，导致术后复发率较高。随着技术的进步，关节镜下腘窝囊肿手术切除囊肿逐渐被临床接受；关节镜既可以切除囊肿，又可以处理关节内病变。切除关节腔与腓肠肌半膜肌滑囊之间的单向瓣膜，恢复关节液在两者之间的双向自由交通，才是治疗腘窝囊肿的关键。手术仅做单一后内侧切口，不做辅助后内侧切口，在视野内尽量切除可见囊壁，破坏囊肿的完整性，使囊液渗到小腿后侧组织间隙，利于囊液的引流和吸收，可以提高疗效，降低囊肿残留率和复发率。

5 手术处理

手术治疗交叉韧带囊肿常规做膝关节镜检查，术前明确诊断者，前内、前外侧入路靠近髌韧带两侧，便于髁间窝操作。仔细清理视野及通道，显露髁间窝，探针探查髁间窝，刨刀刨削分离交叉韧带周围组织，注意避免误伤韧带纤维。暴露囊肿后，髓核钳钳取囊壁送病理检查，镜下可见淡黄色或血性胶冻样囊液溢出，彻底切除囊肿及囊壁，消除交叉韧带摩擦、髁间窝撞击等囊肿形成的可能因素，射频电刀修整创面、止血。对于后交叉韧带囊肿，或选择后内侧入路，经后纵隔，刨削、切除病变囊肿。伸膝位加压包扎，患膝局部冰敷。

手术治疗腘窝囊肿常规做膝关节镜检查，使用由外向内的方法，通过体外按压关节囊以及观察关节镜光束，建立后内侧上入路。因后内侧入路附近有隐神经经过，此步骤建议只切开皮肤，使用直血管钳钝性建立入路。探钩通过后内侧上入路进入关节，通过探钩滑动感觉关节囊后方的腓肠肌内侧头（此步骤尤为重要，需要紧贴内侧头内侧刨削，不需要广泛切除关节囊），插入刨削刀，沿着内侧头的内侧切除部分关节囊，显露内侧头的内侧。克氏针由后内上入路插入内侧头的内后方，克氏针作为交换棒，将镜头置于后内侧入路，观察到内侧头的内缘及后缘。距离后内侧上入路远端3cm左右位置

建立后内侧下入路，插入刨削刀沿着内侧头内侧向下切除少部分关节囊，显露半膜肌，此步骤应小心避免损伤内侧半月板后角在关节囊的反折处。将关节镜沿着内侧头的后方与半膜肌之间插入（此即腘窝囊肿形成的交通活瓣口，至此已完成活瓣的切除），即可进入囊肿内部。此时见黄色的关节液以及囊肿囊壁。使用刨削刀将视野内囊肿侧壁切除，此过程要恰当使用刨削器吸引力量，避免刨除囊壁以外的组织。

病例 1

翟某，女性，41 岁，主诉：右膝关节肿痛 3 个月。患者 3 个月前无明显诱因出现右膝关节疼痛，下蹲后症状加重，症状反复，为进一步诊治遂来我院，MRI 检查提示"腘窝囊肿"，门诊以"右膝腘窝囊肿"收入。

查体：右膝关节肿胀，活动受限，皮温正常，Lachman 试验阴性，抽屉试验阴性，麦氏征阴性，末梢血运良好，足趾活动良好。

辅助检查：膝关节 MRI 提示膝关节结构未见明显异常，膝关节少许积液，腘窝可见一个囊肿，位于腓肠肌内侧头周围（图 2-11-36）。血常规（-），ESR 5mm/h，CRP 3.1mg/L。

诊断：右膝腘窝囊肿。

治疗

（1）手术治疗 关节镜下囊肿切除、减压术。常规建立膝关节前内及前外侧入路，探查关节内结构，清理后纵隔，进入内后间室（图 2-11-37）（具体步骤参见"后交叉韧带"及"后交叉韧带下止点撕脱骨折"内容），建立后内侧入路，清理后内侧入路周围关节囊（图 2-11-38）。

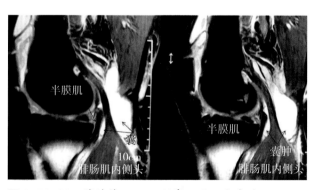

图 2-11-36 膝关节 MRI：腘窝可见一个囊肿

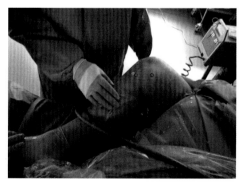

图 2-11-37 手术体位：常规后内侧入路与内侧低位入路

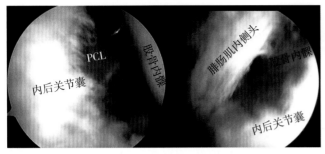

图 2-11-38　术中图：常规后内侧入路观察，显露腓肠肌内侧头

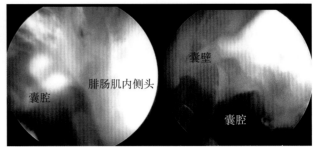

图 2-11-39　术中图：清理腓肠肌内侧头后方囊肿

膝关节"4"字位，采用后内侧入路进入关节后内间室，逐步退出到关节囊外，建立内侧低位入路，用刨刀清理腓肠肌内侧头前侧及后侧，显露囊肿，切除部分囊壁，充分内引流，探查囊肿，清理囊肿间隔（图 2-11-39），冲洗，缝合。

（2）**术后康复**　术后棉花腿加压包扎，第 2 天开始进行股四头肌等下肢肌肉锻炼，逐步负重行走，伤口换药后开始进行关节主动及被动活动，术后 2 周拆线，术后 3~4 周后，逐步恢复运动功能康复锻炼。

专家点评

腘窝囊肿在临床中并不少见，一般无症状的腘窝囊肿可以考虑保守治疗，合并关节内结构损伤或有症状的囊肿需要积极进行外科手术干预。关节镜手术治疗的要点是清晰显露解剖标志——腓肠肌内侧头。以此为标志寻找囊肿，并清理囊肿，术中不要强求彻底清除囊壁，尤其是外侧囊壁，因为其靠近关节中线，紧邻血管神经束，需要仔细操作，避免盲目清理。

视频 2-11-2　腘窝囊肿清理

五、滑膜血管瘤

1 概　述

滑膜血管瘤罕见，被认为可能是一种先天性血管畸形。1856 年由 Bouchut 首次报道。本病发病率较低，缺乏特异性临床症状和体征，容易误诊和漏诊，延误治疗。

2 症状与诊断

由于滑膜血管瘤临床上十分少见，加之无特异性临床表现，术前诊断较为困难。此病常与色素沉着绒毛结节性滑膜炎、结核性滑膜炎、类风湿性滑膜炎、血友病性滑膜炎、血管内皮细胞瘤相混淆，容易误诊。因此临床医生必须提高警惕，结合临床体征、X 线片、MRI、彩超甚至膝关节穿刺检查等综合考虑。本病的确诊最终依赖于病理学检查。

病理学检查发现，血管瘤内除血管组织外，还包括各种不同的非血管性组织，如脂肪、纤维组织、肌肉、黏液基质、含铁血黄素、血栓甚至骨组织。病理组织成分不同，MRI 表现各异。但普遍呈 T1 像等 / 低信号，T2 像高信号，如在 T2 加权像上看到迂曲走行的条状低信号血管影，则血管瘤的诊断就比较可靠。当膝关节 MRI 发现局限型 T2 像高信号表现时，为与囊肿等疾病相鉴别，可行局部彩超检查。

3 治　疗

本病关节镜下可见关节液均略黏稠，部分滑膜增生，血管瘤呈红色，外形似"葡萄状"，髓核钳钳夹后可见血性液体流出。有些滑膜血管瘤以游离体形式表现，关节液黏稠，滑膜增生充血，其内部还可见纤维组织及软骨成分，因此考虑病变脱落至关节腔内，之后逐渐增大形成游离体。

病例 1

患者女性，33 岁，以"右膝关节疼痛伴活动受限 1 个月"之主诉入院，患者 1 个月前出现膝关节肿胀，偶有打闪，自感有膝关节交锁，为进一步诊治遂来我院，行 MRI 与 CT 检查后，以"右膝关节游离体？"收入院。

查体：右膝关节肿胀，局部皮肤温度升高，髌周压痛阳性。右膝被动活动范围0°~90°，主动活动范围0°~50°，末梢血运及皮肤感觉未见明显异常（图2-11-40）。

辅助检查：膝关节矢状位MRI可见髁间窝一个混杂信号影，后纵隔可见低信号团块影，边界清，周围无水肿（图2-11-41）。CT显示膝关节结构未见异常，膝关节内未见骨性游离体（图2-11-42）。

诊断：右膝关节游离体，右膝滑膜炎，右膝关节僵硬。

治 疗

（1）治疗方案 关节镜下清理，松解，游离体取出术。常规建立前内、前外侧入路，探查关节腔可见滑膜增生（图2-11-43），无明显水肿，髁间窝可见一2cm×2cm×2cm的团块结构，与滑膜相连，滑膜充血，未完全游离。取出团块组织，送病理学检查。清理后纵隔，见后纵隔内后侧一个质韧团块，取出团块组织。清理内外侧隐窝粘连，检查膝关节活动度良好（图2-11-44~图2-11-46）。

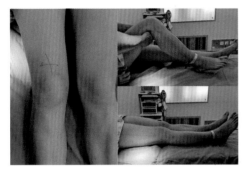

图2-11-40 术前右膝关节外观及被动活动范围

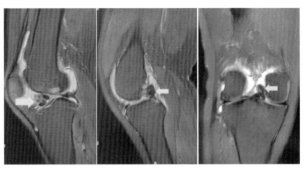

图2-11-41 术前MRI T2抑脂像提示髁间窝游离体呈现混杂信号、PCL后内侧游离体呈现低信号

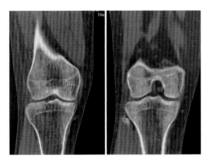

图2-11-42 术前CT未见骨性游离体

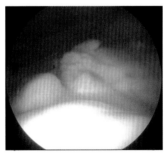

图2-11-43 术中镜下观察：膝关节腔内滑膜增生

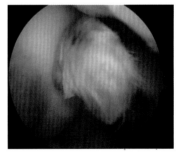

图2-11-44 术中镜下观察：髁间窝可见游离体，表面覆盖黄色的滑膜组织，可见滑膜充血

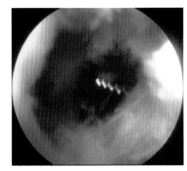

图2-11-45 术中图：于后交叉韧带后侧及前后交叉韧带间隙清理病变

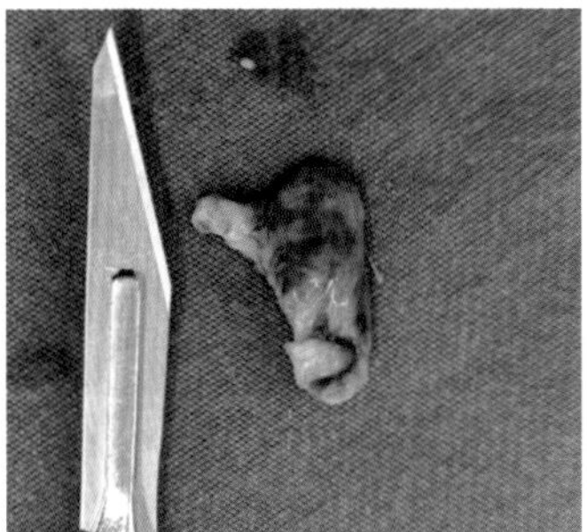

图2-11-46 术后病理标本大体观

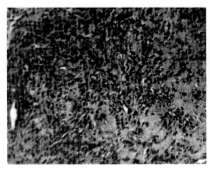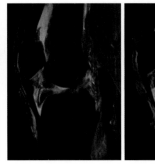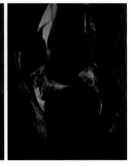

图 2-11-47　术后病理学检查：光镜　　图 2-11-48　术后 MRI 复查：髁间窝及后
下可见瘤样纤维血管组织，其内较多　　交叉附近无病变
炎性细胞浸润伴坏死，较多含铁血黄
素沉着，周边可见滑膜组织围绕

（2）术后康复　术后病理学检查（光镜所见瘤样纤维血管组织，其内有较多炎性细胞浸润伴坏死，较多含铁血黄素沉着，周边可见滑膜组织围绕）（图 2-11-47），修正诊断：右膝关节滑膜纤维血管瘤，右膝滑膜炎，右膝关节僵硬。

术后给予棉花腿加压包扎固定，术后抬高患肢，术后 MRI 复查（图 2-11-48），即刻开始进行踝泵、股四头肌收缩锻炼，术后第 2 天开始膝关节被动屈曲功能锻炼，并逐步负重锻炼；术后 4 周屈曲至 90°，术后 8 周屈曲至正常，逐步恢复运动功能康复锻炼。

专家点评

膝关节滑膜病变在临床上并不少见，需要我们仔细进行鉴别，术中需要仔细显露病变组织，同时进行组织病理学检查，明确诊断，与患者充分沟通，术后积极康复。

（赵赞栋，张　亮）

参考文献

[1] Saggese D, Fernandez IJ, Salfi NM, et al. Synovial chondromatosis of the middle ear: case report[J]. Ear Nose Throat J, 2009, 7:996–1000.

[2] 笪虎. 滑膜软骨瘤病的诊断与治疗 [J]. 现代中西医结合杂志, 2011, 12: 1476–1477.

[3] 崔二峰，张劲松，周建民，等. 滑膜软骨瘤病影像学诊断 [J].实用放射学杂志, 2010, 4：544–546.

[4] Testaverde L, Perrone A, Caporali L, et al. CT and MR findings in synovial chondromatosis of the temporo-mandibular joint: our experience and review of literature[J]. Eur J Radiol, 2009, 3:414 –418.

[5] 曲绵域，于长隆. 实用运动医学 [M]. 4 版. 北京：北京大学医学出版社, 2003：780–781.

[6] Jerrold H Mink, et a1. MRI of the knee. Raven Press, 1993:127–l30.

[7] Shetty GM, Nha KW, Patil SP, et al. Ganglion cysts of the posterior cruciate ligament[J]. Knee, 2008, 15（4）：325–329.

[8] Ahmed F, Ibrahim SA, Soliman A, et al.Ganglion cyst of the posterior cruciate ligament[J]. BMJ Case Rep, 2010, 26. doi: 10.1136 / bcr.09.2009.2263.

[9] Sloane J, Gulati V, Penna S, et al. Large intra–articular anterior cruciate ligament ganglion cyst, presenting with inability to flex the Knee[J]. Case Rep Med, 2010, 2010: 705919. Epub 2011 Jan 10. doi: 10.1155 /2010 /705919.

[10] Fujiyoshi K, Minami Y, Tojo T, et a1. Lower limb Ischemia due to poplite atartery compression by Bakers Cyst[J]. J Vase Surg Cases Innov Tech, 2018, 4（2）：99–101.

[11] Thore Z, Angelika R, Joachim H, et al. Intra–articular ganglion cysts of the cruciate ligaments: case report and review of the literature[J]. Arch Orthop Trauma Surg, 2003, 123（4）：195–198.

[12] Mao YT, Dong QR, Wang Y. Ganglion cysts of the cruciate ligaments: a series of 31 cases and review of the literature[J]. BMC Musculoskelet Disord, 2012, 3（13）：137. doi: 10.1186/1471–2474–13–137.

[13] Lunhao B, Yu S, Jiashi W. Diagnosis and treatment of ganglion cysts of the cruciate ligaments[J]. Arch Orthop Trauma Surg, 2011, 131（8）：1053–1057.

[14] Li HY, Li H, Wu ZY, et al. MRI–based tendon bone healing is related to the clinical functional scores at the first year after anterior cruciate ligament reconstruction with hamstring tendon autograft[J] . Knee Surg Sports

Traumatol Arthros, 2018, 26（2）: 615-621.

[15] 叶如卿, 陈先武. 关节镜下治疗腘窝囊肿的临床研究 [J]. 中国矫形外科杂志, 2015, 23 （11）: 1048-1050.

[16] 赵洪波, 周宏艳, 陈德生, 等. 关节镜下诊疗膝关节滑膜血管瘤病 8 例报告 [J]. 中国骨与关节杂志, 2014, 3（6）:439-442.

[17] Larbi A，Viala P，Cyteval C，et al. Imaging of tumors and tumor-like lesions of the knee[J]. Diagn Interv Imaging，2016，97（7-8）:767-77.

[18] Muramatsu K，Iwanaga R，Sakai T. Synovial hemangioma of the knee joint in pediatrics: our case series and review of literature[J]. Eur J Orthop Surg Traumatol, 2019, 29 （6）:1291-1296.

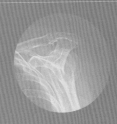

第三章

肩关节镜

1972 年 Wiley 和 Older 首次将关节镜技术应用于肩关节，随着关节镜技术和设备的发展，肩关节镜已经成为肩关节疾病一种重要的治疗方式。相比之下，较开放技术，关节镜允许较小的切口和降低三角肌的损伤风险，而且可减少术后疼痛，术后恢复快。因此，肩关节镜为越来越多的肩关节外科医生和患者所接受。

第一节　肩关节镜基础

一、肩关节相关解剖与生物力学

肩关节是人体活动度最大的关节，其中最主要是盂肱关节，解剖结构主要包括构成肩关节的骨骼和周围附着的肌肉，两者共同维持肩关节的稳定性及其他复杂的活动。

（一）肩关节相关解剖

1 静力性稳定结构

（1）**肱骨头和肩胛盂**　肱骨头的关节面呈椭圆形，表面覆盖透明关节软骨，与肱骨干呈 130°~150° 角，有解剖颈及外科颈，解剖颈外侧为大小结节（图 3-1-1）；肩胛盂形似梨形，上窄下宽，认识正常肩胛盂梨形结构对于处理骨性盂肱关节不稳具有重要意义。肱骨头在各个方向上比肩胛盂大，肩胛盂在盂肱关节中起球窝作用，对肩关节的稳定性具有重要作用。

（2）**盂唇**　盂唇由纤维软骨构成，但不能像其他纤维软骨一样承受强大的压力（图 3-1-2）。

盂唇的内面覆盖滑膜，外侧与关节囊相连，并且与肩胛颈的骨膜相连，盂唇能够加深球窝深度，稳定盂肱关节，同时盂唇也是许多韧带的附着点。

（3）**喙肱韧带**　喙肱韧带起源于喙突的基底部和外侧缘，斜向外下至于肱骨（图 3-1-3）。在前方，该韧带与肩胛下肌肌腱共同止于小结节；在后方，该韧带附着于冈上肌；在外侧该韧带止于肱骨大结节和小结节；在下方该韧带加入盂肱上韧带。Neer 通过尸体标本的研究发现喙肱韧带对防止肱骨

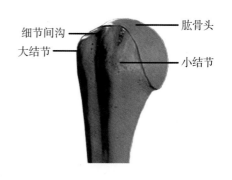

图 3-1-1　肱骨近端

（标注：细节间沟、大结节、肱骨头、小结节）

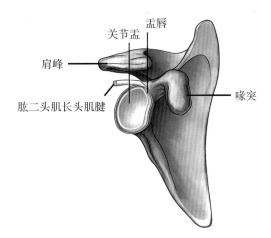

图 3-1-2 关节盂

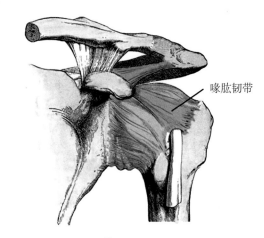

图 3-1-3 喙肱韧带

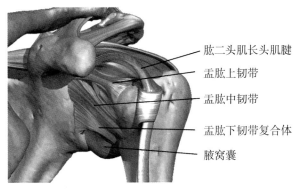

图 3-1-4 盂肱韧带

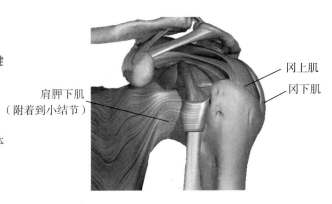

图 3-1-5 肩袖（前面）

外旋有重要作用。

（4）**盂肱上韧带** 97% 的肩关节中可见盂肱上韧带，起自盂唇和肩胛盂的上部，止于小结节的顶部，对于维持盂肱关节的稳定性具有重要意义（3-1-4）。

（5）**盂肱中韧带** 起自盂上结节和前上盂唇，横跨过前方关节囊，止于肱骨小结节基底部的前方，在肱骨头外旋中防止肱骨头前移具有重要作用（3-1-4）。

（6）**盂肱下韧带复合体** 由前束、后束、腋窝囊组成，自前向后下横跨肩关节囊，在肩关节的活动中对肩关节的稳定性具有重要作用（图3-1-4）。

2 动力性稳定结构

（1）**肩袖** 肩袖由冈上肌腱、冈下肌腱、小圆肌腱和肩胛下肌腱包绕肱骨头形成，4 条肌腱像拳头抱握着肱骨头，共同维持着肱骨头的稳定性和活动（图3-1-5~图3-1-6），冈上肌对肩关节外展、冈下肌和小圆肌对肩关节外旋、肩胛下肌对肩关节内旋具有重要的意义。

（2）**肱二头肌长头肌腱** 肱二头肌长头肌腱起自盂上结节并且和上盂唇相连，从二头肌腱沟穿过关节腔（图3-1-7）。有研究表明，肱二头肌长头肌腱在肱骨头旋转时稳定肱骨头在肩胛盂里发挥了像韧带一样的作用。

（二）肩关节生物力学

肩关节的生物力学研究主要是通过研究肌腱和韧带对抗拉伸载荷来体现骨 - 韧带 - 骨复合体的特性和生物力学特征。

1 喙肱韧带和盂肱上韧带

有学者认为这两种结构的作用是限制肱骨

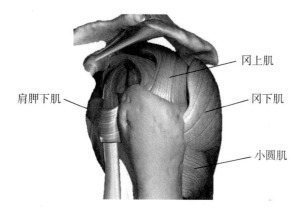

图 3-1-6　肩袖（侧面）

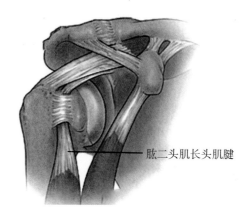

图 3-1-7　肱二头肌长头肌腱

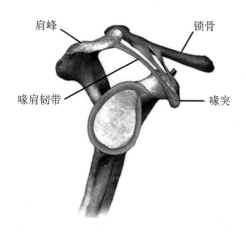

图 3-1-8　喙肩弓

头向下移位及限制过度外旋。喙肱韧带比盂肱上韧带粗壮，在生物力学方面比盂肱上韧带意义更大。

2 喙肩韧带和肩关节病变

喙肩韧带和喙突、肩峰共同组成喙肩弓（图3-1-8），冈上肌肌腱及盂肱韧带等结构从喙肩弓下通过，反复的运动引起冈上肌肌腱与肩峰的撞击，可使冈上肌腱变性受损，引起肩关节疼痛。

二、肩关节影像学诊断

与其他的骨科疾病相同，X线检查也是一个基本的检查步骤，但由于肩关节的解剖复杂，所以针对不同的疾病设计了不同的投照方式，来显示不同的解剖结构；CT能够展示横断面图像，尤其是目前三维CT的发展，可以更好地显示骨科系统的空间结构；MRI技术推动了肩关节疾病的诊断和治疗，

在对软组织的诊断方面有着极其重要的作用，同时加上关节造影后增强的MRI平扫对发现肩关节盂唇损伤有着重要的意义；此外，超声检查作为一种无创性检查，对肩关节疾病的诊断也提供了一种重要的方法。各种肩关节疾病的影像学检查见疾病各论。

三、肩关节镜手术准备与入路

（一）术前准备

完善患者术前基本检查，向患者讲明手术优点及可能的并发症，使患者做好充分的术前心理准备。

（二）手术麻醉

麻醉方式可根据术者、麻醉师及患者的选择，选择全麻或区域神经阻滞等方式，但在肩关节手术的麻醉过程中应注意：

·控制收缩压在100mmHg以下，这样可减少肩关节腔内出血，保持镜下视野清晰。

·在沙滩椅位时注意肥胖者的血压，避免引起低血压。

·在患者麻醉后可以进行查体，可以查出麻醉前因肌力对抗等因素未出现的阳性体征，从而可以再次确认手术方案。

（三）手术体位

肩关节镜手术多采用沙滩椅位及侧卧位。

1 侧卧位

患者身体后倾约25°，头部处于中立位，腋窝放垫，躯干固定，上肢用牵引袖套牵引于外展25°~45°，前屈15°，牵引重量3~5kg，牵引重量过大容易引起臂丛神经损伤（图3-1-9）。

2 沙滩椅位

患者头部处于中立位，胸部固定，患侧肩关节靠近手术台边缘，有利于手术操作，手术台向健侧倾斜约10°，将手术台屈曲约45°~60°（图3-1-10）。

3 侧卧位与沙滩椅位比较

参见表3-1-1。

（四）肩关节镜手术入路

肩关节镜手术入路是肩关节镜操作的基础，肩关节镜手术入路可分为关节腔入路和肩峰下入路。

1 关节腔入路

常用前、后、外侧入路，此外还有一些辅助性入路（图3-1-11），具体入路如下：

（1）**后侧入路** 后侧入路体表定位于肩峰后外侧缘向下约1.5cm，也称之为"软点"。

（2）**前侧入路** 在建立所有的入路前应标记出肩峰及锁骨远端，作为参考的骨性标志。前侧入路体表定位于前外侧肩峰边缘前方2~3cm处，肩胛下肌外侧部分的上方，肱二头肌腱的内侧。

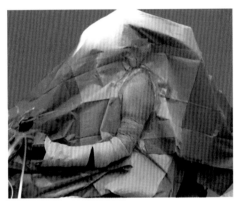

图 3-1-9　侧卧位

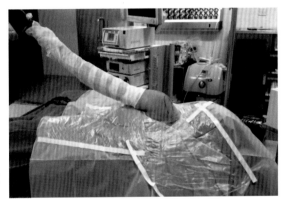

图 3-1-10　沙滩椅位

表 3-1-1　侧卧位与沙滩椅位比较

体位	优点	缺点
侧卧位	普通手术床	必须牵引，非解剖观察
	牵引增加盂肱间隙和肩峰下距离	必须绕过患肢做前侧入路
	牵引易于显露盂唇损伤	不利于直接转为开放手术
	易于建立后侧入路	不适合应用局部麻醉
	减低低血压和心动过缓的风险	牵引可能引起神经血管及软组织损伤
	有利于大脑灌注	
沙滩椅位	体位垂直，解剖体位	后侧入路可能会有阻挡
	易于全麻下查体和固定肩胛骨	增加低血压和心动过缓等心血管风险
	患肢可避开前侧入路方向	术中关节镜容易起雾
	可不牵引，易于转化为开放手术	增加栓塞风险
	可用于局麻	患者身体易下滑
	术中便于活动患肢，摆放位置	需要电动可调床，设备费用增加

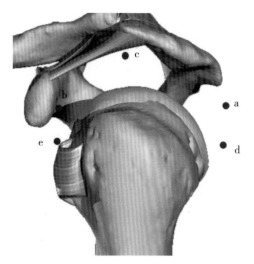

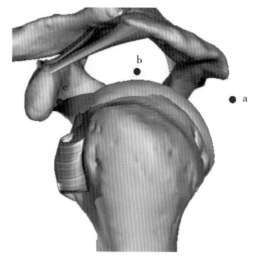

图 3-1-11 常用关节腔入路相对位置。a= 后侧入路；b= 前侧入路；c= 前上外侧入路；d= 后外侧入路；e=5 点钟入路

图 3-1-12 常用肩峰下入路相对位置。a= 后侧肩峰下入路；b= 外侧肩峰入路；c= 前侧肩峰下入路

（3）前上外侧入路 肩峰前外侧角外侧 1~2cm。

（4）后外侧入路 肩峰后外侧角下方 4~5cm。

（5）5 点钟入路 低位前侧入路下方 1cm。

2 肩峰下入路

常用的为前、后、外侧入路，还有一些辅助性入路，在此主要阐述常用入路（图 3-1-12），具体入路如下：

（1）后侧入路 与后侧盂肱关节入路同一切口，指向肩峰前外侧角。

（2）外侧入路 外侧入路定位于肩峰前侧缘向后 1.5cm 并向外 2~4cm 处，在此注意不要超过

5cm，否则有损伤腋神经的可能。

（3）前侧入路 与盂肱关节前侧入路同一皮肤切口，指向肩峰下。

（王 微，朱 宇，康 汇）

参考文献

[1] Yamaguchi K, Levine WN, Marra G, et al. Transitioning to arthroscopic rotator cuff repair: The pros and cons[J]. Instr Course Lect, 2003, 52:81-92.

[2] Bishop JY, Sprague M, Gelber J, et al. Interscalene regional anesthesia for shoulder surgery[J]. J Bone Joint Surg Am, 2005,87（5）: 974-979.

第二节 肩峰撞击综合征

一、概 述

肩峰撞击综合征又称肩峰下疼痛弧综合征，是肩关节在做外展活动时，肩峰下间隙内结构与喙肩弓之间反复摩擦、撞击而产生的一种慢性肩部疼痛综合征。其病理机制是肩峰下间隙的结构性狭窄。潜在病因的多样性使诊断更加困难；可以由病史结合查体确定，还可以通过 X 线片、超声和 MRI 加以证实。早期的治疗以保守为主，例如使用非甾体抗炎药、局部注射和康复锻炼。保守治疗在 2 年内有 60% 的病例可产生满意的结果。如果症状持续，只要明确肩袖连续性存在和滑膜囊有病理改变，就可考虑进行肩峰下减压手术。正确的病因诊断和治疗选择对良好的预后至关重要。关于最佳治疗方式

的选择无明确定论，而且尚无确切证据证明手术比保守治疗效果更好。

二、病因及病理

肩关节是全身活动范围最大的关节，肩部活动不仅发生于盂肱关节，也发生在肩峰与肱骨头之间。Kessel称其为第二肩关节或肩峰下关节。肩峰下有一约1~1.5cm前窄后宽的间隙，有肩袖和肱二头肌长头腱通过。间隙底部为肱骨头，顶部为喙突、肩峰及连接两者的喙肩韧带构成的喙肩弓（图3-2-1~图3-2-2），从前、上、后三面保护肩袖和肱骨头免遭直接损伤。但是，正是由于这种解剖结构关系，在肩关节外展活动时，使夹在喙肩弓与肱骨头之间的组织容易遭受磨损和撞击。在正常情况下，肩袖、肱二头肌长头腱与喙肩弓之间有一个肩峰下滑囊相隔，起到润滑和缓冲撞击的作用，但病理情况下，如过多的肩关节外展活动或长期累积性损伤，使间隙内组织遭受磨损。而反复磨损必然加剧组织炎症性反应，使间隙内压力增高，加重撞击，最终导致肩峰撞击综合征。由于肩峰下间隙前窄后宽，而人在正常生活及工作中，大多数上肢功能的完成位于肩关节前面，而不是外侧。当上臂外展时冈上肌通过肩峰前部，而不是外侧（图3-2-3）。Neer通过解剖学研究及手术观察发现撞击主要发生在肩峰前1/3、喙肩韧带及肩锁关节前下部，而不在肩峰外侧。Lauman将肩

峰下间隙分成前、中、后三部（图3-2-4），前部位于喙突和喙肩韧带前2/3下面，含肱二头肌长头肌腱关节内部分、喙肱韧带、肩胛下肌和喙突下滑囊；中部位于肩峰前半部、肩锁关节及喙肩韧带后1/3下面，含冈上肌止点及肩峰下滑囊；后部位于肩峰后半下面，含冈下肌上部和部分肩峰下滑囊。由于肩峰下间隙前窄后宽，病变主要发生在前部及中部。

肩峰撞击综合征是一种慢性损害过程，其病理改变可分为三期：

1 水肿出血期

这是肩部撞击综合征的最早损害期，多见于25岁以下患者。由于肩关节过多外展活动，使肩峰下组织遭受连续撞击和磨损。肩峰下滑囊和肩袖组织水肿、出血，通常不发生肩袖的明显撕裂。保守治疗效果好，可望完全恢复肩关节功能。

2 纤维变性及肌腱滑膜炎期

早期病变后，由于撞击综合征损害的累积，肩峰上、下滑囊及肩袖组织呈纤维变性并增厚，此时患者症状越来越明显，患者年龄多在25~40岁。如保守治疗无效，应考虑手术治疗。手术切除增生变性的肩峰下滑囊，部分切除或切断喙肩韧带，切除肩峰前下部增生的骨突。由于患者年龄多在40岁以下，一般不做前肩峰成形术。

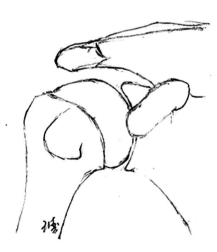

图 3-2-1　喙肩弓

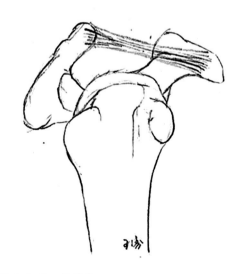

图 3-2-2　喙肩弓

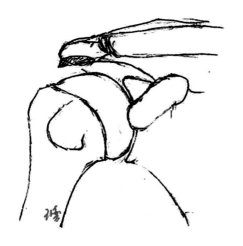

图 3-2-3 喙肩弓

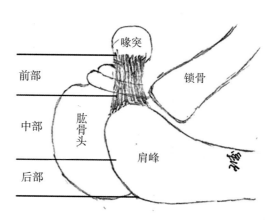

图 3-2-4 肩峰下间隙

3 肱二头肌长头腱断裂和骨性改变期

随着进一步的撞击磨损，肩袖和肱二头肌长头腱退行性变加剧，导致肩袖部分或大部撕裂，严重者可发生冈上肌腱或肱二头肌长头腱病理性断裂。通常冈上肌腱断裂发生在肱二头肌长头腱断裂之前，其比例为 7∶1。由于肩袖组织遭受损害，肩袖对肱骨头的稳定作用减弱，当肩关节外展活动时，肱骨头可上移，使肩峰下间隙变小，肱骨头与肩峰间的撞击更为剧烈，久之使骨结构发生改变。肩峰前下部、肱骨大结节发生硬化、增生或囊性变，肱骨颈上可出现切迹。该期患者年龄多在 40 岁以上，保守治疗效果欠佳，常需手术治疗做前肩峰成形术，扩大肩峰下间隙，以消除撞击因素。

三、临床表现

1 症　状

肩部疼痛，以肩峰周围为主，有时涉及整个三角肌部。疼痛以夜间为甚，患者不能患侧卧位，严重者需长期服用止痛药。其次是患肢无力，活动受限，当上臂外展到 60°~80° 时，出现明显疼痛，有时可感觉到肩关节好像被异物卡住而不能继续上举。此时需将上肢内收并外旋，使大结节从肩峰后部通过才能继续上举（图 3-2-5）。

2 体　征

体格检查包括肩部的检查、触诊、被动和主动活动范围测试，注意肩胛骨运动障碍和盂肱关节过度松弛或不稳定。强度是通过与另一侧比较来测试的。在肩峰下撞击综合征，主要出现外展或外旋无力。测试包括主动和被动的运动范围、等长收缩测试，以选择性确定内、外旋和外展的力量，以及额外的撞击测试。单独这些检查的灵敏度和特异性较低，但综合起来，它们对鉴别诊断是必不可少的。

·压痛部位主要在肩峰前下至肱骨大结节这一区域内。

·肩关节被动活动时，常常可以感觉到弹动。

·肩关节主动外展活动时有 60°~120° 的疼痛弧（图 3-2-6），即开始外展时无疼痛，达 60° 时开始疼痛，超越 120° 时疼痛又消失，而被动活动时疼痛明显减轻，甚至完全无痛。

·病程长者肩关节活动受限，主要表现为外展、外旋和后伸受限。

·肩部撞击试验：

—Hawkins 试验：当手臂最大内旋 90°，肘关节前倾时疼痛出现时为阳性。这使大结节和喙肩峰韧带之间的肩峰下间隙变窄，引起疼痛（图 3-2-7）。

—Neer 征：一只手固定肩胛骨，另一只手抬起并内旋手臂。这导致大结节与肩关节顶接触时疼痛（图 3-2-8）。

—Jobe 试验：患者双臂外展 90°，屈曲 45°，

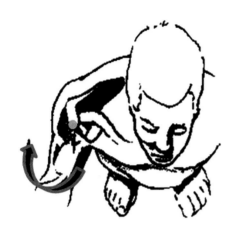

图 3-2-5　上肢内收外旋才能上举

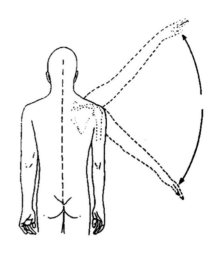

图 3-2-6　肩关节外展时的疼痛弧

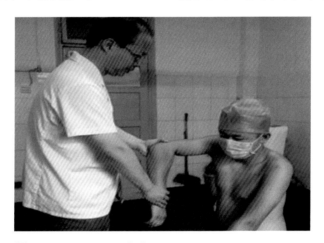

图 3-2-7　Hawkins 试验

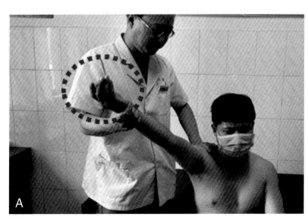

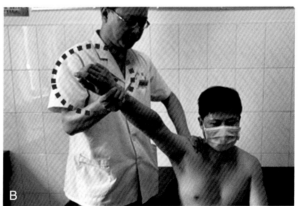

图 3-2-8　Neer 征。A. 肩胛骨平面，手臂内旋，肩上举诱发疼痛。B. 手臂外旋，肩上举疼痛不发生或减弱

内旋。患者试图进一步抬高手臂以对抗检查者明显的阻力。

—疼痛弧（painful arch）：外展时肘关节伸展，肩胛骨平面 60°~120° 疼痛，表明肩峰下间隙有病变。

四、辅助检查

1 X 线检查

大多数患者 X 线检查正常，少数严重患者 X 线检查表现为肱骨大结节硬化，囊性变或骨赘形成，肩峰前缘硬化，肩峰下表面骨刺形成，冈上肌钙化阴影，肩锁关节创伤性关节炎，肱骨头上移使肩峰下间隙变窄（＜0.7cm）。通常根据肩峰形态，将肩峰分为Ⅲ型（图3-2-9）。

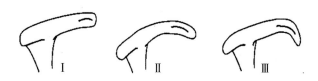

图3-2-9　根据 Bigliani 和 Morrison 分类的肩峰形状：Ⅰ型（扁平），Ⅱ型（弯曲），Ⅲ型（钩状）

2 肩关节造影

肩关节造影不作为本病常规检查方法，主要用于鉴别肩袖部分损伤。

五、诊　断

根据临床表现，结合辅助检查结果，综合分析判断。

六、治　疗

1 治疗方法

治疗方法的选择取决于肩峰撞击综合征的病因与病期。

（1）1期　采取非手术治疗。早期用三角巾或吊带制动，在肩峰下间隙注射糖皮质激素和利多卡因能取得明显的止痛效果。口服非甾体抗炎镇痛剂能促进水肿消退，缓解疼痛，同时可应用物理治疗。

（2）2期　进入慢性冈上肌腱炎和慢性滑囊炎阶段，仍以非手术治疗为主。以物理治疗与体育疗法为主促进关节功能康复，并改变劳动姿势和操作习惯，避免肩峰下撞击综合征复发。

（3）3期　均伴有冈上肌腱断裂和肱二头肌长头腱断裂等病理变化，是外科治疗的适应证。对冈上肌腱断裂一般行修补术，对广泛性肩袖撕裂无法修补时可利用肌腱转位、上关节囊重建补片等方法，重建部分肩袖的功能，与此同时应常规做前肩峰成形术，切除肩峰前外侧部分，解离喙肩韧带，使已修复的肌腱避免再受到撞击。术后患肢体侧外展45°中立位支具固定，6周之后去除固定行康复训练。

2 非手术治疗

病变早期肩部理疗，口服抗炎镇痛类药物。急性发病时可用三角巾悬吊患肢，但注意无痛情况下应活动肩关节，可防止炎性组织粘连。应避免可引起肩部撞击的动作，如提举重物等。泼尼松龙局部注射效果满意，选用7号注射针头，从肩峰前面或外侧进针，紧贴肩峰下向后或向内进入肩峰下间隙。注入1%利多卡因5mL泼尼松龙25mg，每周1次，一般2~3次。对肩关节活动范围受限者，应注意肩关节功能练习，防止继发喙肱韧带挛缩而导致的冻结肩。

3 手术治疗

肩峰撞击综合征手术的治疗原则是通过对肩峰下间隙进行减压，以消除撞击因素。常用的有以下几种手术方法。

（1）喙肩韧带解离术　肩关节后侧关节镜标准入路进入肩峰下，观察分辨喙肩韧带，外侧入路进入器械，离子刀解离喙肩韧带肩峰端。手术操作简单，适用于保守治疗无效的2期病变。由于减压不够充分，一般与其他手术同时进行。

（2）肩峰下滑囊切除术　肩峰下滑囊位于肩袖与喙肩弓之间，邻近肩峰下间隙三个区。当滑囊发生炎症而肿大、增厚时，将明显增加肩峰下间隙内压力而产生肩峰撞击综合征。手术切除病变的滑液囊，可减少肩峰下间隙的内容物，相对增加了肩峰下间隙，避免了肩峰下撞击。本法主要用于因肩峰下滑囊炎而造成的肩部撞击。

（3）前肩峰成形术和大结节成形术　鉴于肩峰撞击症病变部位主要在肩峰前1/3及肩锁关节前下部的病理解剖特点，Neer提出部分切除肩峰前下缘的前肩峰成形术，既消除了撞击因素，又保留了三角肌肩峰附着部，避免了肩峰外端切除或全肩峰切除所造成的肩部外观缺陷及对三角肌肌力的损害。手术创伤小，功能恢复快，是目前较为理想的治疗方法。

适应证：一是40岁以上肩峰撞击综合征患者，经半年以上保守治疗症状不减，且日益加重者；二是肩关节 MRI 显示肩袖完全撕裂，做肩袖修复术的同时行前肩峰成形术；三是因肩峰撞击综合征造成肱二头肌长头腱病理性断裂者，在将断裂的肌腱固定在结节间沟同时行前肩峰成形术；四是年龄在40岁以下肩峰撞击综合征2期患者，切除肩峰下滑囊时，发现肩峰前缘及其下表面前部有明显增生病变者；五是伴有喙肱韧带挛缩的冻结肩患者，经半年以上锻炼，功能无改善者，在切断喙肱韧带的同时做前肩峰成形术。

七、预后

肩峰下撞击综合征凡能得到及时诊断，明确病因和病理变化状况，得到正确治疗，一般均能取得较满意的结果。

病例 1

胡某，女性，55岁，无明确外伤史，右肩部疼痛8个月余，夜间明显，右侧卧位时加重，服用止痛药效果不佳。在当地医院行肩峰下药物注射后仍无明显好转，右肩上举活动受限。

查体：右肩无明显肿胀，无异常畸形，肩峰下有压痛，有疼痛弧和弹响，Hawkins 试验阳性，Neer 征阳性，Jobe 试验阳性。

辅助检查：肩关节正位 X 线片可见肩峰下及大结节骨赘形成（图 3-2-10）。MRI 可以明确肩峰下骨赘及冈上肌损伤情况（图 3-2-11）。

诊断：右肩峰撞击综合征，右肩袖损伤。

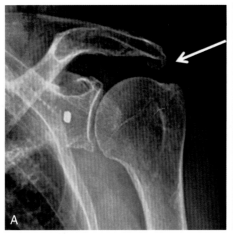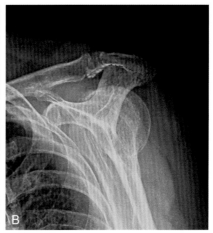

图 3-2-10　A.肩关节正位 X 线片，可见肩峰下骨赘形成（箭头）。B.肩出口位 X 线片，肩峰下骨赘位于肩峰前下部（红线以上）

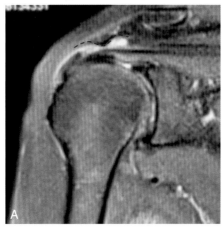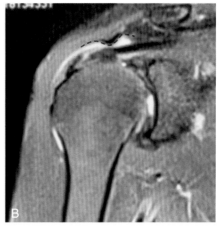

图 3-2-11　MRI 检查：A.肩峰下骨赘明显（红色曲线）。B.冈上肌滑膜面有损伤

治 疗

（1）**手术治疗** 全身麻醉，患者取健侧卧位，患侧外展 45°，前屈 20°，顺行牵引，重量约 2kg（图 3-2-12），建立肩后正中标准入路，插入关节镜，建立前侧标准关节镜入路，常规探查关节腔（图 3-2-13）。从后侧将关节镜转入肩峰下，观察喙肩韧带、肩峰下表面、肩袖及大结节。明确诊断及损伤程度，与术前影像及查体进行核实，确定需要处理的位置，建立外侧入路，使用刨刀及离子刀清理肩峰下滑膜和增生组织，打磨前肩峰下增生骨赘（图 3-2-14）。再将关节镜转为外侧观察，从后侧标准入路进行器械操作，再次清理肩峰下增生组织、骨赘，确定肩峰下间隙已明确扩大，增生骨赘已打磨完成（图 3-2-15），尤其需要处理Ⅲ型肩峰，手术完毕。

（2）**术后康复** 术后常规复查 X 线片，对比明确骨赘打磨情况（图 3-2-16），决定康复计划。肩部通常需用吊带保护 6 周。从手术日恢复到参与体育活动可能需要 3 个月以上。如果没有进行肩袖修补，仅去除了炎性滑膜增生组织和肩峰骨刺，那么恢复到日常生活或参与体育活动大约只需要术后 6 周，逐步恢复主动功能康复锻炼。

专家点评

术前诊断明确，经保守治疗无效后方可考虑手术治疗，术前可行三维 CT 进一步明确肩峰下骨赘和大结节增生情况，术中先行肩峰下软组织炎性增生清理、喙肩韧带部分解离松解，从后路观察，外侧打磨骨赘后再从外侧观察，后侧入路打磨骨赘，两个方向观察，确保打磨后局部平摊，根据术前术中观察的大结节情况进行相应处理，术中若肩袖损伤不严重，未进行肩袖缝合修补术，术后可早期行被动功能锻炼，防止出现继发性肩关节粘连。

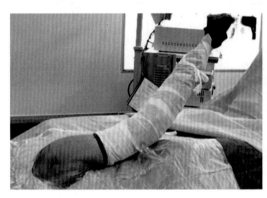

图 3-2-12 手术体位

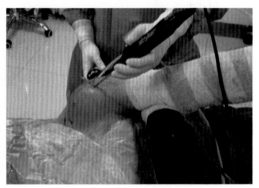

图 3-2-13 手术入路

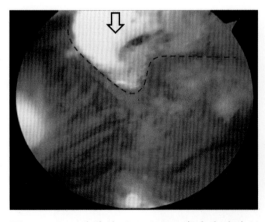

图 3-2-14 关节镜下从后方观察肩峰前外侧部分的骨赘（黑色箭头下，红线以上）

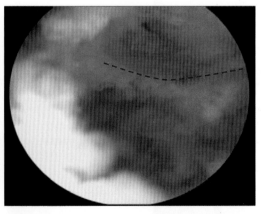

图 3-2-15 关节镜下减压后相同的手术视野：肩峰外侧现在是平的（红线以上），骨赘打磨后肩峰下间隙明显增宽

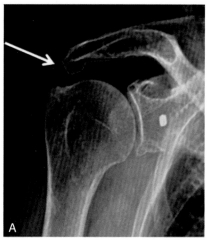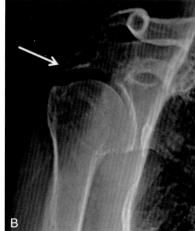

图 3-2-16　术前和术后 X 线片对比。A. 术前。B. 术后 X 线片（红线以上）显示手术增宽的肩峰下间隙和肩峰下缘平坦

视频 3-2-1　肩峰成形术

（王　涛，康　汇）

参考文献

[1] Yamaguchi K，Ditsios K，Middleton WD，et al. The demographic and morphological features of rotator cuff disease. A comparison of asymptomatic and symptomatic shoulders[J]. J Bone Joint Surg Am, 2006, 88: 1699－704.

[2] Harrison AK，Flatow EL. Subacromial impingement syndrome[J]. J Am Acad Orthop Surg, 2011, 19: 701－708.

[3] Bigliani LU，Levine WN. Subacromial impingement syndrome[J]. J Bone Joint Surg Am, 1997, 79: 1854－1868.

[4] Epstein RE，Schweitzer ME，Frieman BG，et al. Hooked acromion: prevalence on MR images of painful shoulders[J]. Radiology, 1993, 187: 479－481.

[5] Park HB YA，Gill HS，El Rassi G，et al. Diagnostic accuracy of clinical tests for the different degrees of subacromial impingement syndrome[J]. J Bone Joint Surg Am, 2005, 87:1446－1455.

[6] Kloth JK, Zeifang F, Weber MA. Clinical or radiological diagnosis of impingement[J]. Der Radiologe, 2015, 55: 203－210.

[7] Nyffeler RW, Werner CM, Sukthankar A, et al. Association of a large lateral extension of the acromion with rotator cuff tears[J]. J Bone Joint Surg Am, 2006, 88: 800－805.

[8] Tashjian RZ. Is there evidence in favor of surgical interventions for the subacromial impingement syndrome? [J]. Clin J Sport Med, 2013, 23:406-407.

[9] Saltychev M, Aarimaa V, Virolainen P, et al. Conservative treatment or surgery for shoulder impingement: systematic review and meta-analysis[J]. Disabil Rehabil, 2015, 37: 1-8.

[10] Gaujoux-Viala C, Dougados M, Gossec L. Efficacy and safety of steroid injections for shoulder and elbow tendonitis: a metaanalysis of randomised controlled trials[J]. Ann Rheum Dis, 2009, 68: 1843－1849.

[11] Lombardi I, Magri AG, Fleury AM, et al. Progressive resistance training in patients with shoulder impingement syndrome:A randomized controlled trial[J]. Arthritis Rheum, 2008, 59: 615－622.

[12] Donigan JA, Wolf BR. Arthroscopic subacromial decompression: Acromioplasty versus bursectomy alone—does it really matter? A systematic review[J]. Iowa Orthop J, 2011, 31: 121－126.

第三节　肩袖损伤

一、概　述

肩袖（Rotator cuff）是由盂肱关节周围的四组肌肉即肩胛下肌、冈上肌、冈下肌和小圆肌的肌腱部分向外侧融合包绕并止于肱骨头上形成的袖套样腱性结构。肩袖结构的损伤统称为肩袖损伤（RCT）。肩袖损伤是导致慢性肩关节疼痛最常见的病因，约占临床肩部疾病的50%~85%。随着年龄的增大，肩袖损伤的发病率也逐渐增高，60~69岁人群中患病率可达31%，80岁以上人群中可达65%。肩袖损伤发生的机制主要包括两种：第一种，也是最为常见的是由于肩袖组织受到反复的摩擦、撞击或者牵拉，同时随着年龄的增长，肩袖肌腱组织发生退行性改变，最终导致损伤，这一种多为慢性损伤；另外一种，是肩袖受到突然的暴力作用，从而导致损伤，这一种多为急性损伤。

二、症状与体征

力弱是肩袖损伤后的特异性症状，尤其是在抗阻试验时更明显，通常与对侧对比检查，比如冈上肌腱损伤表现为外展抗阻力弱，肩胛下肌腱损伤表现为内旋抗阻力弱，冈下肌和小圆肌腱损伤表现为外旋抗阻力弱。疼痛是肩袖损伤最常见的症状，也是大多数患者就诊的主要诉求。肩袖损伤患者通常表现为静息痛或夜间痛，疼痛位置不固定，可游走，但多表现为肩外侧三角肌区的疼痛。如果合并有冻结肩，也会表现为肩关节活动范围的减小，也会出现超过粘连范围活动时的牵扯痛。此外，若肩袖损伤较重，患者也会无法完成某些特定的动作。比如巨大的肩袖撕裂，患者往往无法主动抬起患肩，但是被动活动时可以抬肩，即表现为"假性瘫"；较大的冈下肌腱和小圆肌腱损伤时，患肩需外展约90°才能完成患侧手放于嘴前的吹号动作，即"吹号征"阳性。

三、影像学检查

标准的肩关节前后位X线片和CT检查有助于诊断，但是肩袖损伤的影像学检查更依赖超声和MRI检查。超声由于简单、方便、无创、经济、动态等特点而广泛应用于肩袖损伤的诊断，但是鉴于超声检查对患者体位摆放要求较高，很多合并冻结肩的患者无法完成检查，而且超声对于检查医生的经验要求较高，主观性较强，所以诊断的准确性差异较大。MRI是目前术前诊断肩袖损伤准确率最高的检查方式，可以高达95%以上。质量较好的MRI可以清晰地显示肩袖肌腱信号的改变及肌腱连续性的情况，从而帮助我们明确肩袖损伤的部位、程度，区分是肌腱炎还是肌腱断裂，是部分撕裂还是完全撕裂。而且通过MRI还可以评估肌腱回缩的程度，肌肉萎缩的程度以及肱骨头上移的程度、从而有助于判定巨大肩袖撕裂是否可以修复。

四、治疗原则

对于肩袖肌腱炎以及肩袖部分撕裂且撕裂未超过肌腱厚度的50%，一般先保守治疗，保守治疗无效或者损伤加重时才考虑手术治疗。对于部分损伤超过50%或者肩袖完全撕裂，手术治疗是最常见的选择。针对症状较轻、撕裂程度低的患者可采取的术式有关节镜下关节腔清理术、穿肌腱缝合术以及全层缝合术。对于肌腱撕裂严重患者肩袖组织回缩明显、脂肪浸润严重、肩袖损伤缺口无法通过缝合修复时，可采用关节囊重建术、肌腱转位术进行修复。当缺损程度更严重时可采取同种或异种补片技术修复。巨大肩袖损伤经软组织修复失败后，可以选择反肩置换术。

病例 1 肩袖小撕裂缝线桥双排修复

刘某，男性，35 岁，主因"右肩疼痛不适 5 个月"入院。5 个月前无明显诱因出现右肩疼痛，未予重视，症状逐渐加重，活动无明显受限，间断接受理疗、按摩、针灸等治疗，效果欠佳。来我院，行 MRI 检查后诊断为"右肩冈上肌腱撕裂"。

查体：右肩关节无明显肿胀、萎缩，大结节、结节间沟区压痛（+），关节主动被动活动范围正常，前屈 180°，外展 180°，外旋 90°，后身摸背达胸 7 水平，疼痛弧（+），Hawkins 试验（+），外展抗阻试验（+），外旋抗阻试验（−），内旋抗阻试验（−），Speed 试验（+）。

辅助检查：MRI 可以明确韧带损伤情况，同时可进一步评估关节内并发的损伤情况（图 3-3-1）。

诊断：右肩冈上肌腱撕裂（小），右肩峰撞击综合征。

治 疗

（1）手术治疗 建立常规后侧入路，入镜探查盂肱关节腔，依次包括上盂唇、肱二头肌长头腱、冈上肌腱、肩袖间隙、肩胛下肌腱、腋囊、后关节囊、冈下肌腱（图 3-3-2）。借助腰穿刺针，自外向内建立前上入路，插入器械清理松解肩袖间隙及

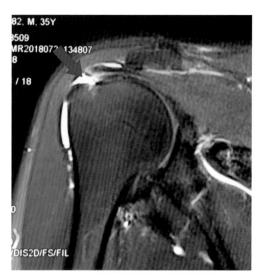

图 3-3-1 MRI 斜冠状位显示冈上肌腱自大结节止点处撕裂（红色箭头），肌腱稍回缩

关节内充血炎性滑膜组织，如果合并有冻结肩，还需松解前、后方关节囊（图 3-3-3）。然后将关节镜置于肩峰下，一般将肩峰或者喙肩韧带作为肩峰下间隙内的解剖标志。自外向内建立外侧入路，可以根据肩袖撕裂的部位做一些微调，如果撕裂部位偏前，外侧入路位置也偏前，撕裂部位偏后，外侧入路位置也适当偏后。清理肩峰下的增生滑膜组织，以充分显露肩峰下间隙，如果术前怀疑合并肩峰撞

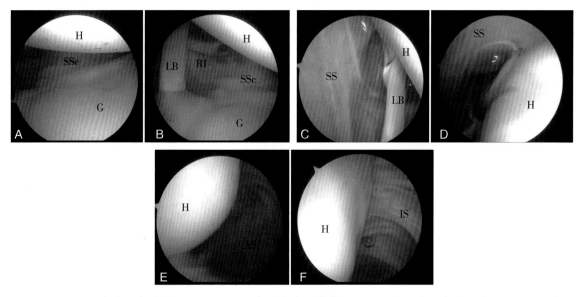

图 3-3-2 盂肱关节腔内镜检。A. 从后侧入路入镜进入关节腔。B. 后侧入路观察上盂唇及肱二头肌长头腱止点。C. 后侧入路观察肱二头肌长头腱。D. 后侧入路观察冈上肌腱关节面。E. 后侧入路观察腋囊。F. 后侧入路观察冈下肌腱关节面。G= 关节盂；H= 肱骨头；LB= 肱二头肌长头腱；RI= 肩袖间隙；SS= 冈上肌腱；SSc= 肩胛下肌腱；AS= 腋囊；IS= 冈下肌腱

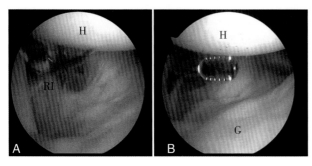

图 3-3-3　A. 自外向内建立前上入路。B. 盂肱关节腔内清理。H= 肱骨头；RI= 肩袖间隙；N= 腰椎穿刺针；G= 关节盂

击，一并对肩峰前外侧缘打磨成形。然后将关节镜置于外侧入路，评估肩峰成形是否平整，如若仍存在弧形，可从后方入路再次打磨修整。自外向内建立后外侧入路。打磨新鲜化足印区骨床，以促进愈合，注意皮质打磨无须太多，打磨太多有可能降低锚钉的抗拔出力。在足印区靠近关节软骨缘植入内排锚钉，借助缝合器将缝线穿过肩袖肌腱，缝线水平褥式打结，最后借助外排锚钉将缝线向外固定肱骨大结节外侧，注意在植入外排锚钉时控制好缝线的张力，以避免缝线张力过大切割肌腱或过小导致肌腱压覆欠佳（图 3-3-4）。

（2）术后康复　术后即刻给予外展支具固定，外展中立位固定 4 周，2 周后开始肩关节被动前屈、

外旋功能锻炼，术后 4 周去除外展支具改成悬吊固定至 6 周。术后第 2 天开始肘关节、腕关节及指间关节的主被动活动。术后 6 周去除支具，术后 6 周开始主动功能锻炼，术后 12 周恢复日常生活并开始进行肩关节力量训练。术后 9 个月后恢复术前体育活动。

视频 3-3-1　肩袖小撕裂缝线桥双排修复

病例 2　肩袖大撕裂足印区内移、单排修复

　　师某，男性，65 岁，主因"摔伤致左肩疼痛、活动受限 6 个月"入院。6 个月前走路时不慎滑倒摔伤，致左肩疼痛，活动受限，在当地医院行 X 线检查未见明显骨质异常，给予保守治疗后疼痛有所缓解，活动尚可。近 3 个月疼痛及活动受限加重，间断接受理疗、按摩、针灸等治疗，效果欠佳，在外院行 MRI 检查后诊断为"左肩冈上肌腱撕裂"，为求手术治疗遂来我院。

　　查体：左肩关节无明显肿胀、萎缩，肩峰外缘、肱骨大结节、结节间沟区压痛（+）；肩关节主动活动范围——前屈 130°，外展 100°，外旋 45°，后身摸背达同侧臀部；肩关节被动活动范围——前屈 170°，外展 160°，外旋 70°，后身

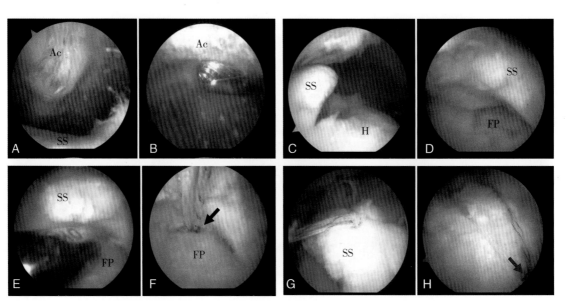

图 3-3-4　A. 后侧入路观察肩峰下间隙。B. 肩峰成形。C. 后侧入路观察撕裂的冈上肌腱。D. 外侧入路观察撕裂的冈上肌腱。E. 足印区新鲜化。F. 在足印区关节缘植入内排锚钉。G. 内排锚钉缝线穿过肌腱并打结。H. 植入外排锚钉完成缝合。H= 肱骨头；SS= 冈上肌腱；Ac= 肩峰；FP= 足印区

摸背达腰1水平；疼痛弧（－），Hawkins试验（＋），外展抗阻试验（＋），外旋抗阻试验可疑，内旋抗阻试验（－），Speed试验（＋）。

辅助检查：MRI可明确肌腱损伤情况，同时可进一步评估关节内并发损伤情况（图3-3-5）。

诊断：左肩冈上、冈下肌腱撕裂（巨大），左侧冻结肩，左侧肱二头肌长头肌腱炎。

治　疗

（1）手术治疗　建立常规后侧入路，入镜探查盂肱关节腔，依次包括上盂唇、肱二头肌长头腱、冈上肌腱、肩袖间隙、肩胛下肌腱、腋囊、后关节囊、冈下肌腱。借助腰穿刺针，自外向内建立前上入路，插入器械清理、松解肩袖间隙及关节内充血炎性滑膜组织，松解前、后方关节囊（图3-3-6）。然后将关节镜置于肩峰下，一般将肩峰或者喙肩韧带作为肩峰下间隙内的解剖标志。清理肩峰下的增生滑膜组织，以充分显露肩峰下间隙，对肩峰前外

侧缘进行打磨成形。自外向内建立后外侧入路。打磨新鲜化足印区骨床，肩袖回缩严重，行上下表面松解，并打磨掉部分软骨使足印区内移，以降低肩袖缝合张力。在足印区植入锚钉，借助缝合器将缝线穿过肩袖肌腱，缝线打结（图3-3-7）。

（2）术后康复　术后即刻给予外展支具固定，外展中立位固定4周，2周后开始肩关节被动前屈、外旋功能锻炼，术后4周去除外展支具改成悬吊固定至6周。术后第2天开始肘关节、腕关节及指间关节的主动、被动活动。术后6周去除支具，术后6周开始主动功能锻炼，术后12周恢复日常生活并开始肩关节力量训练。术后9个月后恢复术前体育活动。

视频3-3-2　肩袖大撕裂行足印区内移、单排修复

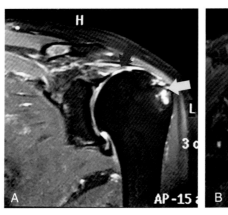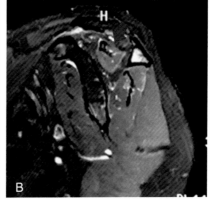

图3-3-5　A. MRI斜冠状位显示冈上肌腱自大结节止点处撕裂并明显回缩（红色箭头），肱骨大结节区骨质囊性变（黄色箭头）。B. MRI斜矢状位显示冈上肌腱肌萎缩（红色箭头），Goutalliar分型3级

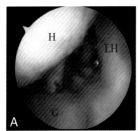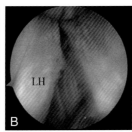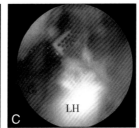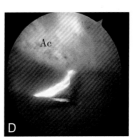

图3-3-6　A. 从后侧入路入镜进入关节腔。B. 后侧入路观察肱二头肌长头腱，见肌腱明显磨损、炎症。C. 后侧入路观察借助射频将肱二头肌长头腱自止点处切断。D. 后侧入路进入肩峰下间隙，行肩峰成形。G=关节盂；H=肱骨头；LB=肱二头肌长头腱；RI=肩袖间隙；Ac=肩峰

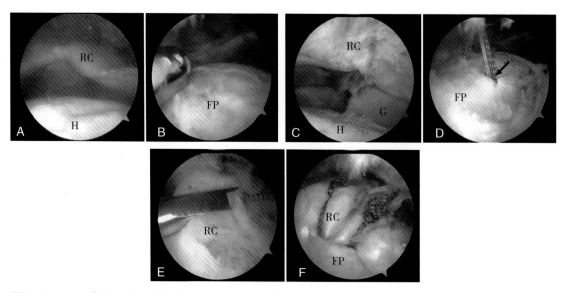

图 3-3-7　A.外侧入路观察肩峰下间隙，评估撕裂的冈上、冈下肌腱。B.足印区新鲜化并内移约 0.5cm。C.松解肩袖下表面。D.在足印区关节缘植入锚钉（箭头）。E.借助缝合器将缝线穿过肌腱。F.缝线打结，完成单排锚钉修复。H= 肱骨头；G= 关节盂；RC= 肩袖；FP= 足印区

病例 3　肩袖大撕裂的三角布钉技术

王某，女性，57 岁，退休，主因"摔伤致右肩疼痛、活动受限 4 个月"入院。4 个月前走路时不慎滑倒摔伤，致右肩疼痛，活动受限，未予重视，近 1 个月疼痛及活动受限加重，间断接受理疗，效果欠佳，在我院门诊行 MRI 检查后诊断为"右肩冈上、冈下肌腱撕裂"，遂入院接受手术治疗。

查体：右肩关节无明显肿胀、萎缩，肩峰外缘、肱骨大结节、结节间沟区压痛（+）；肩关节主动活动范围——前屈 80°，外展 80°，外旋 45°，后身摸背达同侧臀部，肩关节被动活动范围——前屈 100°，外展 90°，外旋 50°，后身摸背达腰 1 水平；疼痛弧（−），Hawkins 试验（+），外展抗阻试验（+），外旋抗阻试验可疑，内旋抗阻试验（−），Speed 试验（+）。

辅助检查：MRI 可以明确肌腱损伤情况，同时可进一步评估关节内并发损伤情况（图 3-3-8）。

诊断：右肩冈上、冈下肌腱撕裂（大），右侧冻结肩。

治　疗

（1）手术治疗　建立常规后侧入路，入镜探查盂肱关节腔，依次包括上盂唇、肱二头肌长头腱、冈上肌腱、肩袖间隙、肩胛下肌腱、腋囊、后

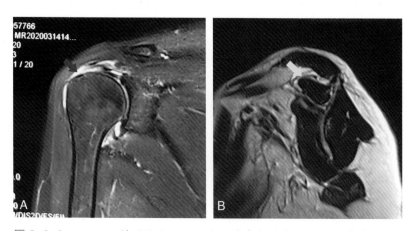

图 3-3-8　A.MRI 斜冠状位显示冈上肌腱自大结节止点处撕裂并明显回缩（红色箭头）。B.MRI 斜矢状位显示冈上肌腱肌萎缩（黄色箭头），Goutalliar 分型 2 级

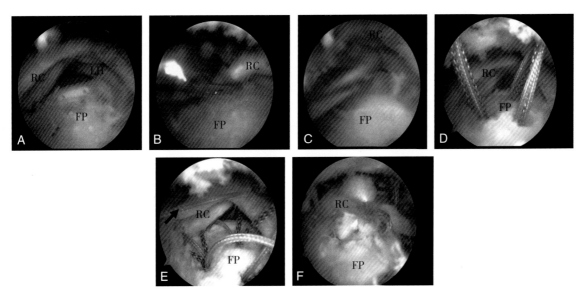

图 3-3-9　A. 外侧入路观察肩峰下间隙，评估撕裂的冈上、冈下肌腱，呈大 U 形。B. 肩袖回缩明显，张力较大，回拉时无法完全覆盖足印区。C. 足印区新鲜化。D."三角布钉"技术，在足印区植入 3 枚锚钉，呈三角形排布。E. 一根不可吸收线（黑色箭头）边对边将撕裂肩袖前后缘缝合，采用 Mason-Allen 缝合技术肩袖。F. 缝合完成的肩袖情况。RC= 肩袖；LH= 肱二头肌长头腱；FP= 足印区

关节囊、冈下肌腱。借助腰穿刺针，自外向内建立前上入路，插入器械清理、松解肩袖间隙及关节内充血的炎性滑膜组织，松解前、后方关节囊。然后将关节镜置于肩峰下，一般将肩峰或喙肩韧带作为肩峰下间隙内的解剖标志。清理肩峰下的增生滑膜组织，以充分显露肩峰下间隙。自外向内建立后外侧入路。打磨新鲜化足印区骨床，肩袖回缩严重，行上下表面的松解，仍无法将肩袖完全修复至足印区，评估肩袖撕裂形态为 U 形，故采用"三角布钉"技术，以降低肩袖缝合张力。用两根 2 号不可吸收缝线将撕裂肩袖的前部和后部行边对边缝合。在足印区植入 3 枚锚钉，"三角"顶端的锚钉偏足印区内侧，用于修复撕裂中间部分，前外侧的一枚锚钉用于修复前部的冈上肌腱，后外侧的一枚锚钉用于修复后部的冈下肌腱。每枚锚钉的缝合方式均采用 Mason-Allen 缝合技术：每枚锚钉上有两根缝线，其中一根缝线的两端均借助缝合器将缝线穿过肩袖肌腱，为水平褥式缝合打结，另外一根缝线的一端从另一根缝线两端的中间穿过肌腱，呈垂直褥式缝合打结（图 3-3-9）。

（2）术后康复　术后即刻给予外展支具固定，外展中立位固定 4 周，2 周后开始肩关节被动前屈、外旋功能锻炼，术后 4 周去除外展支具改成悬吊固定至 6 周。术后第 2 天开始肘关节、腕关节及指间关节的主动被动活动。术后 6 周去除支具，术后 6 周开始主动功能锻炼，术后 12 周恢复日常生活并开始肩关节力量训练。术后 9 个月后恢复术前体育活动。

视频 3-3-3　肩袖大撕裂行三角布钉技术

病例 4　肩袖巨大撕裂累及肩胛下肌腱行单排修复

刘某，女性，60 岁，农民，主因"右肩疼痛、活动受限 1 年余"入院。1 年多前无明显诱因出现右肩疼痛，活动受限，未予重视，间断接受理疗，效果欠佳，疼痛逐渐加重，在我院门诊行 MRI 检查后诊断为"右肩冈上肌腱、冈下肌腱、肩胛下肌腱撕裂"，为求手术治疗遂来我院。

查体：右肩关节无明显肿胀、萎缩，肩峰外缘、肱骨大结节、结节间沟区压痛（＋）；肩关节主动活动范围——前屈 45°，外展 30°，外旋 10°，后身摸背达同侧臀部；肩关节被动活动范围——前屈 120°，外展 90°，外旋 30°，后身摸背达腰 3 水平；假性瘫痪（＋），Hawkins 试验（＋），外展抗阻试验（＋），外旋抗阻试验可疑，内旋

抗阻试验（＋），Speed 试验（＋）。

辅助检查：MRI 可以明确肌腱损伤情况，同时可以进一步评估关节内并发损伤情况（图3-3-10）。

诊断：右肩冈上、冈下肌腱撕裂（大），右侧肩胛下肌腱撕裂（Lafosse Ⅲ型），右侧冻结肩。

治 疗

（1）手术治疗 建立常规后侧入路，入镜探查盂肱关节腔，依次包括上盂唇、肱二头肌长头腱、冈上肌腱、肩袖间隙、肩胛下肌腱、腋囊、后关节囊、冈下肌腱。借助腰穿刺针，自外向内建立前上入路，插入器械清理、松解肩袖间隙及关节内充血炎性滑膜组织，探查撕裂回缩的肩胛下肌腱，确定"逗号"组织，并松解肩胛下肌腱前后表面。然后将关节镜置于肩峰下，一般将肩峰或者喙肩韧带作为肩峰下间隙内的解剖标志。清理肩峰下的增生滑膜组织，以充分显露肩峰下间隙。自外向内建立后外侧入路。打磨新鲜化足印区骨床，肩袖回缩严重，行上下表面的松解，评估肩袖撕裂形态为巨大新月形，累及冈上、冈下肌腱及肩胛下肌腱。首先在小结节上缘植入一枚锚钉，单排技术缝合修复肩胛下肌腱及"逗号"组织。然后在足印区依次植入 3 枚锚钉，单排技术修复，借助缝合器将缝线穿过肩袖肌腱，缝线打结（图 3-3-11）。

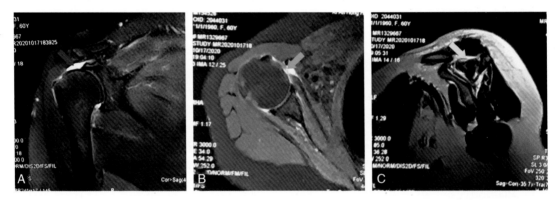

图 3-3-10　A. MRI 斜冠状位显示冈上肌腱自大结节止点处撕裂并明显回缩至关节盂上缘（红色箭头）。B. MRI 水平位显示肩胛下肌腱撕裂并回缩至喙突内侧（绿色箭头）。C. MRI 斜矢状位显示冈上肌腱肌萎缩（黄色箭头），Goutalliar 分型 3 级

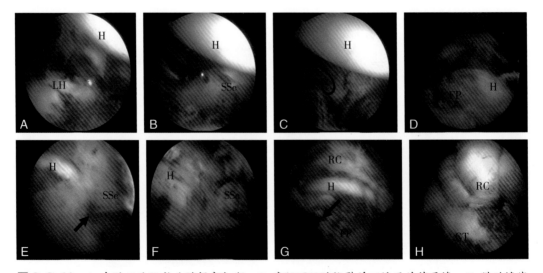

图 3-3-11　A. 自肱二头肌长头腱根部切断。B. 肩胛下肌腱撕裂并回缩至关节盂缘。C. 借助缝线钳将肩胛下肌腱牵拉复位后可见清楚的"逗号征"结构。D. 肩峰下观察见巨大肩袖撕裂，累及冈上、冈下肌腱及肩胛下肌腱。E. 在小结节上方植入一枚锚钉。E. 单排简单缝合肩胛下肌腱。G. 依次在足印区植入 3 枚锚钉，单排简单缝合冈上、冈下肌腱。H. 肩袖完全修复至足印区。H＝ 肱骨头；LH＝ 肱二头肌长头腱；SSc＝ 肩胛下肌腱；FP＝ 足印区；RC＝ 肩袖；GT＝ 肱骨大结节

（2）**术后康复** 术后即刻给予外展支具固定，外展中立位固定6周，4周后开始肩关节被动前屈、外旋功能锻炼。术后第2天开始肘关节、腕关节及指间关节的主被动活动。术后6周去除支具，术后8周开始主动功能锻炼，术后12周恢复日常生活并开始肩关节力量训练。术后9个月后恢复术前体育活动。

视频3-3-4　肩袖巨大撕裂累及肩胛下肌腱行单排修复

病例5　肩袖巨大撕裂累及肩胛下肌腱行长头腱桥接并双排修复

王某，男性，49岁，农民，主因"右肩疼痛、活动受限3年余"入院。3年多前无明显诱因出现右肩疼痛，活动受限，未予重视，间断接受理疗，效果欠佳，疼痛逐渐加重，在我院门诊行MRI检查后诊断为"右肩冈上、冈下肌腱撕裂"，为求手术治疗遂来我院。

查体：右肩关节无明显肿胀、萎缩，肩峰外缘、肱骨大结节、结节间沟区压痛（+）；肩关节主动活动范围——前屈45°，外展60°，外旋10°，后身摸背达胸10；肩关节被动活动范围——前屈180°，外展180°，外旋75°，后身摸背达胸8水平；假性瘫痪（+），Hawkins试验（+），外展抗阻试验（+），外旋抗阻试验可疑，内旋抗阻试验可疑，Speed试验（+）。

辅助检查：MRI可明确肌腱损伤情况，同时可进一步评估关节内并发损伤情况（图3-3-12）。

诊断：右肩冈上、冈下肌腱撕裂（大），右侧肩胛下肌腱撕裂（Lafosse Ⅰ型）。

治疗

（1）**手术治疗** 建立常规后侧入路，入镜探查盂肱关节腔，依次包括上盂唇、肱二头肌长头腱、冈上肌腱、肩袖间隙、肩胛下肌腱、腋囊、后关节囊、冈下肌腱。借助腰穿刺针，自外向内建立前上入路，插入器械清理、松解肩袖间隙及关节内充血的炎性滑膜组织，探查见肩胛下肌腱部分损伤，在小结节止点处植入一枚锚钉，单排简单缝合。然后将关节镜置于肩峰下，一般将肩峰或喙肩韧带作为肩峰下间隙内的解剖标志。清理肩峰下的增生滑膜组织，以充分显露肩峰下间隙。自外向内建立后外侧入路。打磨新鲜化足印区骨床，肩袖回缩严重，行上下表面的松解，累及冈上、冈下肌腱。首先将肱二头肌长头腱从结节间沟内松解出来，在大结节足印区内外分别植入一枚锚钉，捆扎固定肱二头肌长头腱，内侧锚钉缝线不剪断，穿过前部的肩袖组织，将其缝合在长头腱上。后部的冈上、冈下肌腱行传统双排缝合，即在靠近关节软骨缘植入一枚锚钉，缝线均穿过肩袖，水平褥式缝合。然后在足印区外缘植入2枚锚钉，简单缝合（图3-3-13）。

（2）**术后康复** 术后即刻给予外展支具固定，外展中立位固定6周，4周后开始肩关节被动前屈、外旋功能锻炼。术后第2天开始腕关节及指间关节

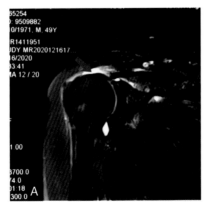
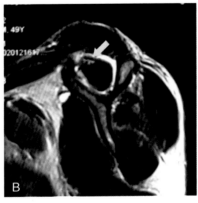

图3-3-12　A. MRI斜冠状位显示冈上肌腱自大结节止点处撕裂并明显回缩至关节盂上缘（红色箭头）。B. MRI斜矢状位显示冈上肌腱肌萎缩（黄色箭头），Goutallier分型2级

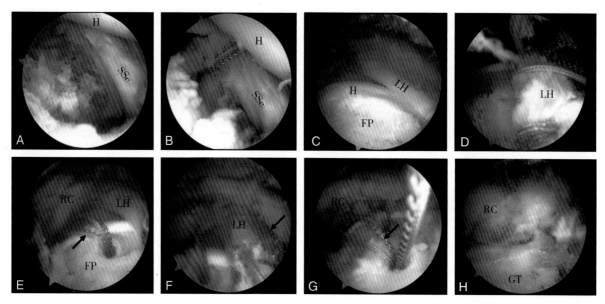

图 3-3-13 A. 肩袖下肌腱关节面侧部分撕裂。B. 植入一枚锚钉简单缝合肩胛下肌腱。C. 肩峰下观察见巨大肩袖撕裂，累及冈上、冈下肌腱，肱二头肌长头腱保留。D. 在大结节足印区内外分别植入一枚锚钉，捆绑固定肱二头肌长头腱。E. 足印区软骨缘侧植入一枚锚钉，水平褥式穿过肩袖肌腱。F. 长头腱上缝线（黑色箭头）穿过前部肩袖组织，简单缝合。G. 大结节足印区内外侧植入锚钉，双排缝合修复肩袖。H. 借助长头腱桥接肩袖，完全修复至足印区。H= 肱骨头；LH= 肱二头肌长头腱；SSc= 肩胛下肌腱；FP= 足印区；RC= 肩袖；GT= 肱骨大结节

的主被动活动，4 周内避免肘关节主动活动。术后 6 周去除支具，术后 8 周开始主动功能锻炼，术后 12 周恢复日常生活并开始肩关节力量训练。术后 9 月后恢复术前体育活动。

视频 3-3-5 肩袖巨大撕裂累及肩胛下肌腱行长头腱桥接并双排修复

（陈旭旭）

参考文献

[1] Doiron-Cadrin P, Lafrance S, Saulnier M, et al. Shoulder rotator cuff disorders: a systematic review of clinical practice guidelines and semantic analyses of recommendations[J]. Arch Phys Med Rehabil, 2020, 101（7）: 1233–1242.

[2] Leong H, Fu S, He X, et al. Risk factors for rotator cuff tendinopathy: A systematic review and meta-analysis[J]. Journal of rehabilitation medicine, 2019, 51(9):627–37.

[3] McCrum E. MR Imaging of the Rotator Cuff[J]. Magnetic resonance imaging clinics of North America, 2020, 28(2):165–79.

第四节 复发性肩关节前脱位

一、概 述

肩关节脱位是人体活动度最大的关节，也是易发生脱位的关节之一，发病率可达 2%，依据脱位方向可分为前方脱位、前下脱位及后方脱位三类，以前方脱位最常见，可占肩关节脱位的 97%，是引起肩关节不稳的主要原因。初次脱位没有充分愈合，之后很容易形成复发性肩关节脱位，尤其对年轻的患者更是如此。Robinson 等研究发现，首次脱位后 5 年，对于年龄小于 20 岁的患者，87% 形成复发性脱位；21~25 岁的患者，74% 形成复发性脱位。肩关节向前脱位可损伤盂唇关节囊韧带复合体（Bankart 损伤），90% 的复发性脱位伴有关节盂侧骨缺损（骨性 Bankart 损伤）及 Hill-sachs 损伤，出现肩关节疼痛和活动障碍，可引起严重的生活质量下降。

二、症状与体征

1 临床症状

主要有伤肩肿胀、疼痛、主动和被动活动受限。患肢弹性固定于轻度外展位，常以健手托患臂，头和躯干向患侧倾斜。肩三角肌塌陷，呈方肩畸形，在腋窝、喙突下或锁骨下可触及移位的肱骨头，关节盂空虚。

2 体 征

可出现前抽屉试验（+）、恐惧试验（+）、复位试验（+）、凹陷试验（+）、Dugas 征（+）、O'Brien 试验（+）。

Beighton 评分诊断全身关节的松弛情况：双肘关节过伸大于 15° 各计 1 分；双侧屈腕，拇指可以贴到前臂各计 1 分；双侧小指能背伸 90°，各计 1 分；双侧膝关节过伸大于 15°，各计 1 分；双手掌能同时触地计 1 分。共计 9 分，大于等于 4 分者，表明存在多发性关节松弛，术前应对肩关节松弛度进行评估。

三、影像学检查

1 X 线检查

（1）正位片 为利于显示肱骨头、大小结节的形状，分别于上臂中立、内旋、外旋拍片。

（2）肩峰出口位片 可以判断脱位方向、肩峰、大结节的损伤。

（3）腋位片 肩关节需外展 90°，可显示关节盂，检查是否有骨性 Bankart 损伤。

2 CT 检查

利用三维 CT 去头关节盂重建在术前评估是否存在关节盂的骨性缺损，正常的关节盂形状应为梨形，如变为倒梨形，则提示存在严重骨缺损。CT 也有助于发现 Hill-Sachs 的损伤情况。

根据术前测量的缺损大小，选择合适的手术治疗方案。

3 肩关节造影

肩关节造影对盂唇、关节囊、肩袖损伤有一定的诊断意义。

4 MRI 检查

复发性脱位可利用 MRI 判断肩袖、盂唇、关节囊、盂肱韧带的损伤情况，对肩关节是一种非常重要的检查。

5 关节镜检查

关节镜检是一种有创检查方法，也是最为准确的诊断方法，可在直视下发现 Bankart 损伤、Hill-Sachs 损伤及周围韧带的损伤情况。

四、治疗原则

1 保守治疗

复发性脱位保守治疗效果并不理想，多数会出现脱位复发。主要是通过加强训练肩关节周围肌肉的力量，来增加肩关节的稳定性。主要是针对年龄大于 65 岁者、有其他疾病不能耐受手术、初次脱位者。

2 手术治疗

（1）开放手术 目前开放的手术主要是通过重建正常解剖结构及特殊解剖结构的方法来恢复肩关节的稳定性，总体效果良好。

（2）关节镜手术 肩关节镜治疗肩关节疾病已成为一种趋势，是目前流行的微创手术。肩关节镜手术能够详细了解关节内部情况，判断盂唇的损伤类型，镜下可进行盂唇修补及冈下肌填塞，治疗肩关节前向不稳，准确地发现合并伤（如合并肩袖损伤及 Hill-sachs 损伤）且可同期进行手术处理。与开放手术相比，肩关节镜手术也是一种创伤十分微小的手术，对于患者而言疼痛感也很小，术中对周围的正常解剖结构影响也小，并发症也少，有利于患者术后肩关节功能的恢复。

病例1

张某，男性，35岁，主因"反复右肩脱位8年"之主诉入院。8年前患者抱小孩致右肩关节疼痛、活动受限，前往附近医院就诊，拍X线片示右肩关节脱位，予以手法复位、石膏固定。以后反复多次出现脱位，均由医生予以复位。后患者以"右肩关节复发性前脱位"入住我科。

查体：右肩关节外观无明显畸形，前下方压痛明显，前方恐惧试验(＋)，盂唇挤压试验(＋)，前后抽屉试验（＋），肩关节前屈180°，外展180°，体侧外旋40°，摸背可及胸4。右上肢末梢血运及皮肤感觉正常，Beighton评分3分。

辅助检查：肩关节前后位X线片、冈上肌出口位、Grashey位、腋位。腋位X线片可见Hill-sachs损伤（图3-4-1）。重建CT可见关节盂骨性损伤及肱骨头Hill-sachs损伤（图3-4-2）。MRI可以进一步检查盂唇损伤，Hill-sacs损伤（图3-4-3）。

诊断：右肩关节复发性脱位，骨性Bankart损伤，Hill-sachs损伤。

治　疗

（1）手术治疗　右肩关节镜下盂唇－关节囊－韧带复合体修补、冈下肌填塞术。

患者取侧左斜卧位，右上肢悬吊牵引，重量3kg，取右肩关节软点区后侧入路，插入鞘管及关节镜，探查可见关节内少量滑膜增生、炎症，前侧盂唇、盂肱中韧带及盂肱下韧带从关节盂缘撕脱，关节盂前下侧缺损（图3-4-4），未见骨折块，肱二头肌长头腱完整，无明显炎症、肩袖的关节层面完整，肱骨头后外上方可见一明显骨质缺损（图3-4-5），在关节镜监视下建立前侧入路，选用刨刀及离子刀给予清理炎症滑膜。在肱骨头外上方骨质缺损处植入2枚强生PEEK锚钉，缝线分别穿过肩胛下肌腱暂不打结，留置备用（图3-4-6）。彻底松解前方盂唇－关节囊－韧带复合体（图3-4-7），

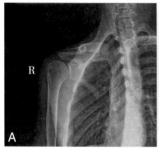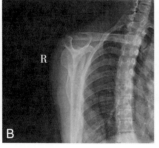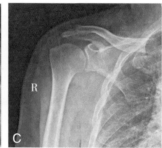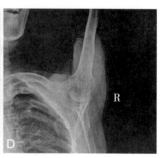

图3-4-1　肩关节X线：A.正位片。B.冈上肌出口位。C.Grashey位。D.腋位

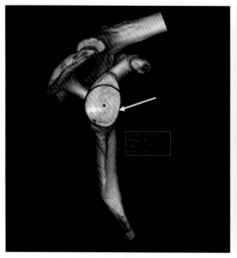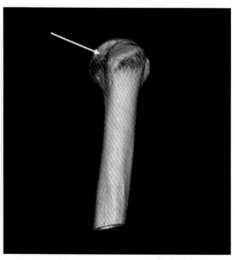

图3-4-2　肩关节三维CT：A.关节盂重建，箭头示关节骨性Bankart损伤。B.肱骨头重建，箭头示Hill-sacs损伤

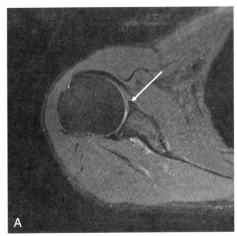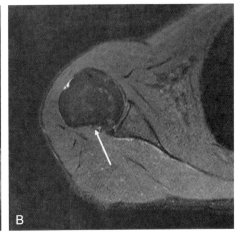

图 3-4-3　肩关节 MRI：A. 盂唇损伤（箭头）。B. Hill-sachs 损伤（箭头）

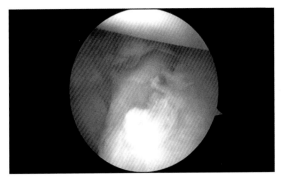

图 3-4-4　前下方盂唇撕裂

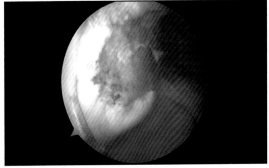

图 3-4-5　Hill-sachs 损伤

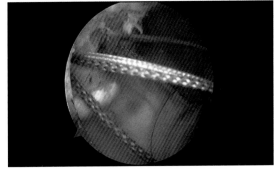

图 3-4-6　留置锚钉线

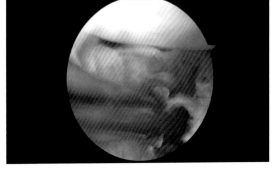

图 3-4-7　松解盂唇

在关节盂 2~5 点钟方向分别植入 3 枚 Lupine 锚钉，缝合修补前方盂唇 – 关节囊 – 韧带复合体，观察肩头盂正常对位关系恢复（图 3-4-8）。然后在冈下肌浅层将备用的锚钉缝合线打结，将冈下肌腱填至肱骨头骨质缺损处。

（2）术后康复　所有患者术后外展 30°，支具固定，常规应用抗生素 24h 预防感染。术后患者外展位固定 6 周，其间可进行耸肩、肘关节及腕关节活动；2 周后开始行被动肩关节外展平举、外旋

等锻炼，防止肩关节粘连；8 周后行主动功能锻炼；术后 12 周开始加强肩袖力量但无牵拉的主动活动；术后 6 个月进行抗阻训练；一些体育运动项目需在 6 个月后逐渐开始参加，投掷类体育运动可在 1 年后进行。

专家点评

肩关节不稳是临床常见病，对于肩胛盂唇缺损小于 20% 的患者，采用关节镜下盂唇复合体修复联合冈下肌填塞治疗 Hill-sachs 损伤是临床常用的

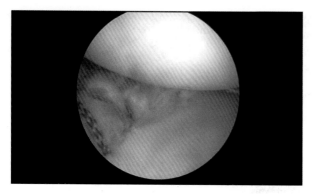

图 3-4-8 盂唇修复

方法。该方法简单有效，恢复快，是治疗复发性肩关节前向不稳的常用手段。

病例 2

查某，男性，44 岁，主因"右肩关节反复脱位半年余"之主诉入院。患者自诉半年前因开车翻车致右肩关节疼痛、活动受限，前往附近医院就诊，X 线片示右肩关节脱位。予以手法复位后支具固定。以后反复多次出现脱位，均由医生予以复位。患者至我院门诊就诊，完善 CT 及 MRI 检查后以"右肩关节复发性前脱位，右肩袖损伤"入住我科。

查体：右肩关节外观无明显畸形，前下方压痛明显，前方恐惧试验（+），盂唇挤压试验（+），前后抽屉试验（+），Jobe 试验（+）；肩关节主动活动度——前屈 180°，外展 180°，体侧外旋 40°，摸背可及胸 4；右上肢末梢血运及皮肤感觉正常。

辅助检查：肩关节 X 线片 Grashey 位、冈上肌出口位、腋位（图 3-4-9）。重建 CT 可见关节盂骨性损伤及肱骨头 Hill-sachs 损伤（图 3-4-10）。MRI 可进一步检查盂唇损伤、Hill-sachs 损伤、肩袖损伤（图 3-4-11）。

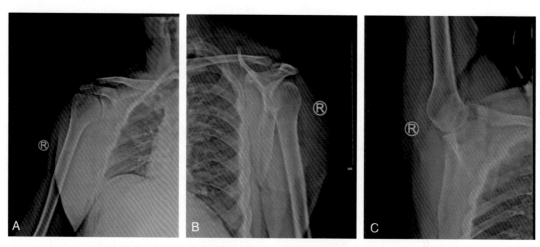

图 3-4-9 肩关节 X 线片：A. Grashey 位。B. 冈上肌出口位。C. 腋位

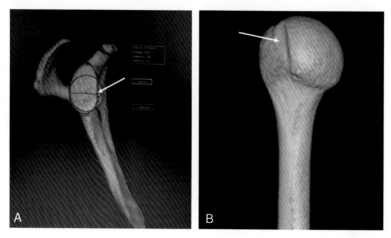

图 3-4-10 肩关节三维 CT：A. 关节盂重建，箭头示关节骨性 Bankart 损伤。B. 肱骨头重建，箭头示 Hill-sachs 损伤

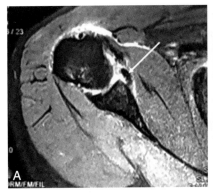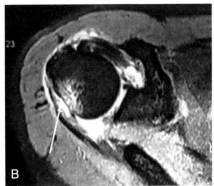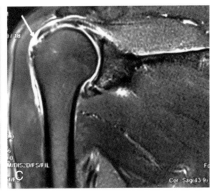

图 3-4-11　肩关节 MRI：A. 盂唇损伤（箭头），Hill-sachs 损伤（箭头）。C. 肩袖损伤（箭头）

诊断：右肩关节复发性脱位——骨性 Bankart 损伤，Hill-sachs 损伤；右肩袖损伤。

治疗

（1）**手术治疗**　右肩关节镜下盂唇 - 关节囊 - 韧带复合体修补、肩袖修补术。

患者取左侧斜卧位，右上肢悬吊牵引，重量 3kg，取右肩关节软点区后侧入路，插入鞘管及关节镜，探查可见关节内少量滑膜增生、炎症，前侧盂唇、盂肱中韧带及盂肱下韧带从关节盂缘撕脱，关节盂前下侧缺损（图 3-4-12），肱二头肌长头腱完整，无明显炎症、肩袖的冈上肌肌腱全层撕裂，肱骨头后外上方可见一明显骨质缺损（图 3-4-13），在关节镜监视下建立前侧入路，选用刨刀及离子刀给予炎症滑膜清理。彻底松解前方盂唇 - 关节囊 - 韧带复合体，在关节盂 3 点钟方向植入一枚美国强生金属锚钉，缝合修补前方盂唇 - 关节囊 - 韧带复合体，观察肩头盂正常对位关系恢复（图 3-4-14）。

然后在冈下肌浅层将备用的锚钉缝合线打结，将冈下肌腱填至肱骨头骨质缺损处。关节镜再由后正中入路进入肩峰下，可见肩峰下大量滑囊增生、粘连，关节镜监视下建立外侧及后外侧入路，用刨刀及离子刀清理、松解肩峰下增生的滑囊组织，可见肩峰下撞击痕迹，给予清理，探查可见肩袖的冈上肌腱完全撕裂（图 3-4-15），呈"新月形"，新鲜化骨床及撕裂的肩袖后（图 3-4-16），选用 2 枚美国强生金属锚钉单排缝合撕裂的肩袖（图 3-4-17），冲洗肩峰下，术毕。

（2）**术后康复**　所有患者术后外展 30°，支具固定，常规应用抗生素 24h 预防感染。术后患者外展位固定 6 周，其间可进行耸肩、肘关节及腕关节活动；2 周后开始行被动前屈、外旋等锻炼，防止肩关节粘连；8 周后行主动功能锻炼；术后 12 周开始加强力量但无牵拉的主动活动；术后 6 个月进行抗阻训练；有些体育运动项目需在 6 个月后逐

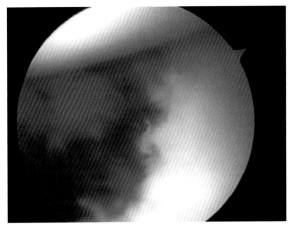

图 3-4-12　前下方盂唇撕裂

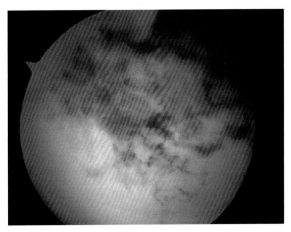

图 3-4-13　Hill-sachs 损伤

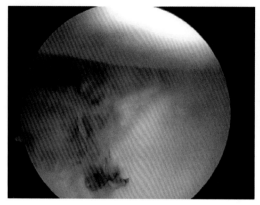

图 3-4-14　盂唇修复

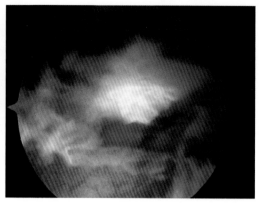

图 3-4-15　肩袖损伤

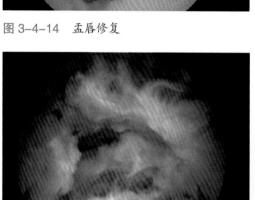

图 3-4-16　清理后肩袖损伤

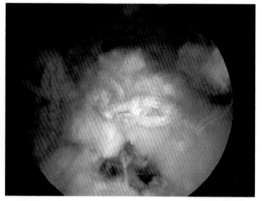

图 3-4-17　肩袖修补后

渐开始参加，投掷类体育运动可在 1 年后进行。

专家点评

（1）诊断依据　肩关节脱位合并肩袖损伤在临床上并不多见，其中一部分是由于外伤暴力直接造成肩袖损伤，部分是由于反复的肩关节脱位对肩袖的反复牵拉，造成的累积损伤。肩关节脱位的同时合并肩袖损伤，如果遗漏对肩袖损伤的诊断，可能会使治疗不彻底，患者的肩关节功能得不到最大限度恢复，尤其是 40 岁以上的肩关节脱位患者，更应该检查是否合并有肩袖的损伤。明确的病史，准确查体，可出现前抽屉试验（+）、恐惧试验（+）、复位试验、Jobe 试验等阳性体征。充分的术前影像学检查，包括特殊体位的 X 线片，如腋位片可判断有无 Hill-sachs 损伤，术前 CT 及三维重建可以明确肩关节盂骨质缺损情况，并进行术前缺损比例的测量，制定相应的手术方案。针对此类损伤患者，MRI 检查也是必要的，对于盂唇和肩袖损伤以及肩关节周围软组织损伤的诊断具有重要的意义，可明

确合并肩袖损伤，同期行关节镜下处理。临床上采用全关节镜下对肩关节脱位及肩袖损伤进行同期治疗，取得了良好的疗效。

（2）手术要点　复发性肩关节前脱位主要的损伤涉及盂唇关节囊韧带复合体的损伤，肩关节失去维持稳定性的正常解剖结构，对于合并肩袖损伤的患者，会进一步加重肩关节不稳定性，打破肩关节稳定力偶，需同期行关节镜下肩袖修补术，手术的目的即修复肩关节周围正常解剖结构，重建生物力学平衡，维持肩关节的稳定性，恢复肩关节力偶的平衡作用。尤其是对肩袖损伤的诊断，直接决定着手术的方案。因此，正确的诊断就是良好治疗的开始。

在手术当中，首先对于损伤的盂唇关节囊韧带复合体进行充分的松解，部分盂唇关节囊韧带复合体损伤会和关节盂分离并塌陷，只有做到充分松解，才能有足够的软组织缝合于肩关节盂，松解到可见肩胛下肌，在松解到接近 6 点钟的位置时注意避免

损伤腋神经。另外，必须将盂肱下韧带复合体前束缝合起来，这对恢复肩关节的稳定性非常重要。植入锚钉时，应根据患者骨质的不同选择不同类型锚钉（如病例2患者骨质差，选择金属锚钉以预防术后锚钉退出导致手术失效），根据盂唇撕裂大小，在标准置钉位置上可适当调整。最后，依据损伤实际情况，存在 Hill-sachs 时，结合盂肱关节活动在轨或脱轨情况考虑是否利用冈下肌填塞治疗 Hill-sachs，如需治疗，留置锚钉线暂不打结，待盂唇关节囊韧带复合体修补完成后再打结，主要是要给盂唇关节囊韧带复合体的修补有充足的操作空间。最后进入肩峰下合理处理肩袖损伤，肩袖损伤的具体处理可参阅肩袖损伤相关内容。

（3）建议 肩关节镜下治疗肩关节复发性前脱位合并肩袖损伤，具有微创、术中视野清晰的特点，对肩关节周围组织影响小，有利于肩关节功能的恢复，一定要准确地诊断，尤其对于40岁以上患者，当存在复发性脱位时应高度警惕肩袖损伤，做到不漏诊。

病例3

张某，女性，35岁，足球运动员，主因"反复右肩脱位2年"之主诉入院。2年前患者踢足球摔伤致右肩关节肿胀疼痛、畸形，拍片示"右肩关节前脱位"，队医予以手法复位、石膏固定。以后反复多次出现脱位，均由医生予以复位，之后患者以"右肩关节复发性前脱位"入住我科。

查体：右肩关节外观无明显畸形，前下方压痛明显，前方恐惧试验(＋)，盂唇挤压试验(＋)，前后抽屉试验(＋)；肩关节前屈170°，外展170°，体侧外旋50°，摸背可及胸5；右上肢末梢血运及皮肤感觉正常，Beighton 评分2分。

辅助检查：肩关节X线片前后位、冈上肌出口位、Grashey 位、腋位（图3-4-18）。三维CT 可见关节盂骨缺损及 Hill-sachs 损伤（3-4-19）。MRI 可以进一步检查盂唇损伤（图3-4-20）。

诊断：右肩关节复发性脱位—骨性 Bankart 损伤，Hill-sachs 损伤。

治 疗

（1）手术治疗 右肩关节 Latarjet 术。

麻醉满意后，患者仰卧位，术区常规消毒，铺无菌单。取右侧喙突至腋褶直行长约8.0cm 皮肤切口，依次切开皮肤、皮下及筋膜，显露头静脉并保护，沿三角肌、胸大肌间隙分离，剥离胸小肌、喙肩韧带喙突附丽，保留完整的喙肱肌联合腱，以摆锯自喙突基底、喙锁韧带以外截断喙突，显露肩胛下肌腱，自肩胛下肌腱上 2/3 与下 1/3 交界处横向劈开，沿关节间隙切开关节囊显露关节腔，去除陈旧骨折块，可见关节盂前侧"断崖样"骨缺损，新鲜化关节盂前侧及喙突截骨块下表面，将喙突以新鲜化的下表面放置于关节盂前侧，保持低于关节盂软骨面并与盂关节面平齐，以直径4.0mm 的两枚奥斯迈全螺纹加压空心螺钉固定转位的喙突骨块（图3-4-21）。生理盐水反复冲洗切口，清点器械、敷料无误后，修复关节囊，逐层缝合关闭切口，无菌敷料包扎。

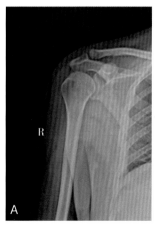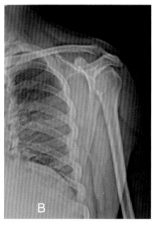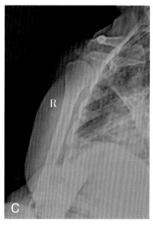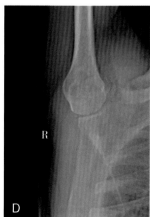

图 3-4-18　肩关节 X 线片：A. 正位片。B. 冈上肌出口位。C. Grashey 位。D. 腋位

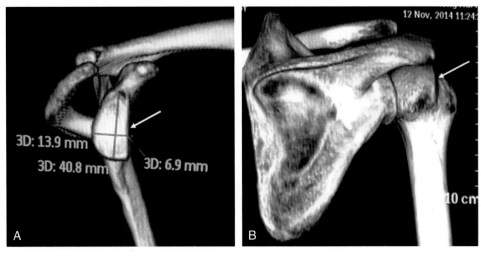

图 3-4-19　肩关节三维 CT：A. 关节盂缺损。B. Hill-sachs 损伤

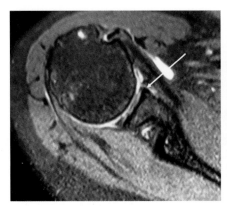

图 3-4-20　MRI 示盂唇损伤

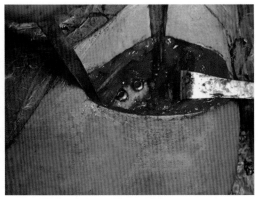

图 3-4-21　术中喙突转位固定

（2）术后康复　患者佩戴支具固定，常规应用抗生素 24h 预防感染。术后 2 周，允许患者被动前屈和外旋；术后 4 周，患者可去除支具，逐渐进行主动活动并进行日常生活。术后 8 周，开始加强肩部力量训练。一旦临床和影像学评估证实喙突移植物愈合满意，通常在术后 6 个月，允许逐渐恢复运动。

专家点评

（1）诊断依据　明确的病史，术前进行三维 CT 重建，判断关节盂骨质缺损＞25%，为术前制定手术方案提供可靠的参考依据。

（2）手术要点　当复发性肩关节前脱位患者关节盂骨缺损比例大于 25% 时，如果单纯行关节镜下盂唇修补术，术后患者的再次脱位率高。Biglian 等提出骨缺损大于 25% 时应进行骨性重建，恢复关节盂大小，以维持肩关节的稳定性。1954 年，Latarjet 描述了一种喙突转位术（Latarjet 术），其

中喙突的下表面穿过肩胛下肌腱并固定到前下盂骨缺损处以治疗伴骨缺损的复发性肩关节前脱位。

Patte 对 Latarjet 术治疗伴关节盂缺损复发性肩关节前脱位的机制总结为：①关节盂前方骨性重建，增加了关节盂面积；②新定位的联合肌腱在肩关节外展和外旋转时的作用，在肩胛下肌前方起吊索的作用；③喙肩韧带残端在喙突与前侧关节囊贴合，加强了前方稳定作用。

伴有关节盂骨缺损的复发性肩关节前脱位除了盂唇关节囊韧带复合体的损伤，还伴有关节盂的骨性缺损，单纯的软组织修复手术已不能维持肩关节的稳定性。手术的目的就是要完成关节盂的骨性重建，恢复肩关节的稳定性，这也是采取 Latarjet 术的出发点。

在手术当中，首先是对喙突的暴露要充分，正确认识喙突周围附着的肌肉和韧带，避免医源性损

伤。喙突截骨的位置要正确，过短不能满足手术需要，过长可能会损伤喙锁韧带，影响肩锁关节稳定性；另外截骨时，注意保护喙突下方的神经，避免损伤。肩胛下肌腱分离时在足够暴露关节囊的前提下尽量靠外，避免损伤肌皮神经。在固定喙突时注意喙突摆放位置和关节面的关系，禁止高于关节面，防止术后骨性关节炎的发生。

（3）建议　开放 Latarjet 术治疗伴关节盂缺损的肩关节复发性前脱位，具有无须额外获取植骨材料的优势，但也改变了肩关节周围正常的解剖结构，这也是该术式的一个缺点。总之，要熟悉喙突周围附着的韧带和肌肉及从喙突下方经过的神经、血管，才能顺利完成手术，避免严重的并发症。

视频 3-4-1　肩关节镜下盂唇修补术

视频 3-4-2　肩关节镜下盂唇 - 关节囊 - 韧带复合体修补、肩袖修补术

（康　汇）

参考文献

[1] Arciero RA, Wheeler JH, Ryan JB, et al. Arthroscopic Bankart repair versus nonoperative treatment for acute, initial anterior shoulder dislocations[J]. Am J Sports Med, 1994, 22:589-94.

[2] Hovelius L, Augustini BG, Fredin H, et al. Primary anterior dislocation of the shoulder in young patients. A ten-year prospective study[J]. J Bone Joint Surg Am, 1996, 78:1677-84.

[3] Kroner K, Lind T, Jensen J. The epidemiology of shoulder dislocations[J]. Arch Orthop Trauma Surg, 1989, 108（5）:288-90.

[4] Sofu H, Gursu S, Kockara N, et al. Recurrent anterior shoulder instability: review of the literature and current concepts[J]. World J Clin Cases, 2014, 2（11）:676-682.

[5] Pope EJ, Ward JP, Rokito AS. Anterior shoulder instability—a history of arthroscopic treatment[J]. Bull NYU Hosp Jt Dis, 2011, 69（1）:44-49.

[6] Gottlieb U. Translation and validation of a Hebrew version of the Western Ontario Shoulder Instability index[J]. J Orthop Surg Res, 2019, 14（1）: 245.

[7] Robinson CM, Howes J, Murdoch H, et al. Functional outcome and risk of recurrent instability after primary traumatic anterior shoulder dislocation in young patients[J]. J Bone Joint Surg Am, 2006, 88-A:2326-36.

[8] Longo UG, Loppini M, Rizzello G, et al. Glenoid and humeral head bone loss in traumatic anterior glenohumeral instability: a systematic review[J]. Knee Surg Sports Traumatol Arthrosc, 2014, 22（2）:392-414.

[9] Taylor DC, Arciero RA. Pathologic changes associated with shoulder dislocations. Arthroscopic and physical examination findings in first-time, traumatic anterior dislocations[J]. Am J Sports Med, 1997, 25（3）:306-311

[10] Villatte G, Martins A, Erivan R, et al. Use of allograft to reconstruct anterior bony glenoid defect in chronic glenohumeral instability: a systematic review[J]. Arch Orthop Trauma Surg, 2020, 140（10）:1475-1485.

[11] Boyle KL, Witt P, Riegger-Krugh C. Intrarater and Interrater Reliability of the Beighton and Horan Joint Mobility Index[J]. J Athl Train, 2003,38（4）:281-285.

[12] Burkhart SS, De Beer JF. Traumatic glenohumeral bone defects and their relationship to failure of arthroscopic Bankart repairs: significance of the inverted-pear glenoid and the humeral engaging Hill-Sachs lesion[J]. Arthroscopy, 2000, 16（7）:677-694.

第五节　肩关节 SLAP 损伤

一、概　述

肩关节上盂唇前后向（SLAP）损伤是导致肩关节疼痛、活动功能受限常见的运动损伤疾病之一。Andrews 等于 1985 年首先描述了发生在投掷运动员的肩胛盂上盂唇的撕裂性病变，认为是肱二头肌长头肌腱牵拉引起上盂唇的损伤。1990年 Steven Snyder 等又提出了上盂唇病变的概念——关节盂上缘二头肌盂唇复合体（BLC）的磨损或分离。

SLAP 病变在肩关节镜手术患者中约占 3.9%~6.0%，合并肩峰下撞击综合征、肩袖损伤、

肩关节不稳等其他肩关节疾病者更为多见。大多数SLAP病变可在关节镜下治疗，根据损伤的不同类型、程度及伴发损伤，采用不同的治疗方法。包括单纯关节镜下清理术，撕裂盂唇部分切除术，病灶清除、肱二头肌长头腱固定术，带线锚钉修复重建术等不同的治疗方法。固定器械亦经历了金属骑缝钉，可吸收平头钉，以及目前最流行的不可吸收缝线锚钉来修复SLAP病变。

肩关节镜技术在国内大部分地区仍处于起步阶段，关节镜治疗SLAP损伤难度较大，对医生的操作技术要求较高，目前国内研究报道较少。近年来，随着理论研究工作的深入，临床实践的积累与学习，关节镜设备及其操作器械的更新与提高，医务工作者和患者对关节镜的进一步了解，全民健身运动的普及，以及对肩关节疾病诊断治疗的认识，越来越多的SLAP损伤采用肩关节镜下微创修复。

二、SLAP损伤的发病机制

肩胛盂盂唇由纤维软骨和纤维组织构成，与膝关节的半月板相似，但盂唇与半月板的不同之处在于缺乏能够分散环形应力的微观结构。盂唇能够加大肩胛盂关节面的面积和载荷分布，又是周围主要韧带的附着部，在防止肩关节移位方面具有阻塞-封闭功能，几乎所有的盂唇病变都伴有盂肱关节不稳定。上盂唇位于肩关节盂的上部，是肱二头肌长头腱近端肌腱的主要止点，是肩关节的重要稳定结构，具有下压肱骨头的作用。肩关节SLAP损伤是发生于盂唇上部的退变、磨损以及肱二头肌长头腱撕裂，累及范围常见于盂唇的2区与6区之间。典型的损伤机制包括盂肱关节受到挤压、剪切力，或者上盂唇的退变，肱二头肌腱受到偏心应力。大部分SLAP损伤见于健身、投掷、摔跤、乒乓球等运动员，以及军人、老年人、积极参加运动特别是过顶运动的人群。可由于上肢用力对抗外来阻力，肱二头肌猛烈收缩或腱纤维长期处于紧张状态劳损退变导致，并常伴发肩袖、软骨及前下盂唇的损伤等。

Burkhart将发生SLAP损伤的患者分为两种亚群：首先一种情况是患者原先没有肩关节疾患，但肩关节突然遭受了一个急性损伤。这种损伤可能是二头肌腱反常的突然收缩，如为了抓住一个从高处坠落的物品或手臂过伸时的坠落。在车祸中当受到向后方的冲击时，盂肱关节向后上方移位也可产生SLAP损伤。尸检已证实作用于肱二头肌腱上造成SLAP损伤的牵引力，其结果也可以造成肱骨头向下移位。第二种亚群是投掷运动员，其SLAP损伤的病因更为复杂。这类患者通常在盂肱关节外展90°内旋时有一个明显的内旋不足。特别是优势侧肩关节的内旋束紧现象明显大于非优势侧。这种盂肱关节的内旋束紧现象常常同肩关节为了增强投掷能力而加大的外旋相联系，也为了延迟肩关节在投掷最后扣紧阶段内在的碰撞。这种内旋不足的病理学基础是后下方关节囊的挛缩，其结果导致了肩关节在外展外旋时肩盂和肱骨头的接触点移位，造成了盂肱下韧带后束的紧张。随着反复不断增加的外旋，应力传导到肱二头肌长头腱锚及上盂唇，造成磨损形成Ⅱ型损伤的病理基础。在投掷运动员手臂的一次突然暴力牵拉或反复的过头运动牵拉可导致SLAP损伤。在投掷运动的减速期，肱二头肌腱的牵拉可使盂唇撕脱。投掷运动员在加速期，上肢离开躯干外展、外旋，肱二头肌腱处于更加垂直、更加向后的角度，这一角度变化在附着点处产生旋转力，牵拉后上的盂唇向内旋转，同时二头肌腱也位于盂上结节内侧，类似剥皮一样将盂唇撕起，为投掷运动员后上型Ⅱ型SLAP损伤机制做出解释。上盂唇二头肌腱复合体在对抗上肢外展外旋的扭转暴力时是前方稳定的重要结构。尸体标本上模拟SLAP损伤的模型证实了肱骨头向前下方移位增加了盂肱下韧带的应力。这就很好地解释了合并有SLAP损伤的投掷运动员为什么会有不稳定及对肩关节缺乏控制的感觉。更多的尸体应力研究已表明，二头肌腱的撕裂面积是决定损伤时盂唇移位严重程度的决定因素。所以ⅡC型相较ⅡA型和ⅡB型更加不稳定。由此可以认为上盂唇连同其关节囊韧带在维持肩关节的稳定中起着重要作用，由SLAP

损伤所造成的不稳定程度取决于前后盂唇连同二头肌腱锚的损伤程度。

三、临床表现

SLAP 损伤患者经常出现肩关节疼痛，往往在前上方和后方。可能会合并肩关节过顶、上举或外展外旋时的不稳定感或肩关节失去控制的感觉。引起疼痛的原因并不完全清楚，其中影响因素很多。盂肱关节挤压、摩擦、退变，甚至撕裂的盂唇组织，延伸到损伤的肱二头肌长头腱时产生交锁、弹响并引起疼痛。其中Ⅴ型、Ⅶ~Ⅹ型损伤累及肩关节前方及后方盂唇，可引起肩关节不稳、复发性关节脱位等症状。做过顶动作的运动员可能会存在一个"死臂（dead arm）"综合征，这主要表现为在投掷运动时投掷力量突然下降或突然失去对肩关节的控制能力。SLAP 损伤现存的症状可能会与其他的损伤相混淆，比如并存的肩袖损伤，或肩关节退行性改变造成的撞击综合征等。

四、体格检查

临床体格检查包括肩关节主动及被动活动范围的测量，虽然可能存在盂肱关节的内旋受限，但大多数 SLAP 损伤可能不会影响活动范围。许多临床检查被描述可用于检测 SLAP 损伤。

O'Brien 试验：检查者站在患者背后，患者前屈患肢 90°，肘关节伸直。患者相对于肩胛骨平面内收手臂 10°~15°，手臂先内旋使拇指向下，检查者在手臂上施加向下的力，然后患者手掌向上，检查者再次下压。当第一次疼痛严重而第二次减轻或不痛时，若在肩关节上方或肩锁关节疼痛则是肩锁关节的问题，若在盂肱关节产生疼痛或疼痛性弹响则是盂唇的问题。O'Brien 试验灵敏度高，但特异性低。

Speed 试验：患者肘关节完全伸直，前臂外旋中立位，肩关节前屈 60°，检查者一手握住患肢腕部阻止肩关节继续前屈，若结节间沟出现疼痛则为阳性。该试验灵敏度高，特异性低。

Yergason 试验：患者屈肘 90°，前臂旋前，上臂固定于胸壁旁。检查者一手扶住患者肘部，一手扶住腕部，嘱患者用力屈肘、外展、外旋，检查者给予阻力，结节间沟处产生疼痛为阳性征。Yergason 试验特异性高，但灵敏度低。

Jobe 复位试验：患肢外展位外旋出现疼痛和恐惧，于后方向肱骨头施加压力，上述症状缓解，提示 SLAP Ⅱ型后方盂唇损伤。

压缩－旋转试验：患者健侧卧位，患肩外展 90°，在压力下内旋或外旋臂部可引起肩关节疼痛。压缩－旋转试验特异性高，但灵敏度低。

Crank（曲柄）试验：患者坐位，肩外展上举 160°，肘关节屈曲约 90°。检查者一手做肱骨的旋转运动，另一手向肱骨轴向施力，当患者产生疼痛和弹响，则认为该试验阳性。Crank 试验特异性高，但灵敏度低。

Kibler 前方滑动试验：患者站位或坐位，检查者一手置于患侧肩关节顶部，示指置于患者肩峰前侧盂肱关节处，另一手置于患者肘关节的后下方，并沿上臂向上方轻轻施力。此时要求患者抵抗该力，若肩关节前部产生疼痛和弹响，则认为该试验阳性。Kibler 前方滑动试验特异性高，但灵敏度低。

SLAP 损伤无特异性体征，上述试验的特异性、敏感性均不高，准确率在 40%~60%（表 3-5-1）。此外，SLAP 损伤常伴有其他肩关节病变，如肩袖损伤、肩关节不稳、肩锁关节炎、肩峰下滑囊炎等，往往会出现假阳性，增加了诊断难度。很多研究已经详细描述了这些试验，并发现了其有效性及局限性。这些试验可作为影像学检查的一种辅助手段。

表 3-5-1　各检测试验的诊断特异性与灵敏度

试验	特异性	灵敏度
O'Brien 试验	76.5%	30.8%
Speed 试验	67.9%	47.8%
Yergason 试验	92.7%	13.0%
Jobe 复位试验	51.4%	43.5%
压缩－旋转试验	78.0%	73.0%
Crank（曲柄）试验	82.6%	8.7%
Kibler 前方滑动试验	83.5%	13.0%

五、影像学检查

影像学初步筛查包括标准的肩关节前后位、腋位及肩峰出口位，但一般 X 线检查对诊断 SLAP 损伤帮助不大。超声检查对 SLAP 诊断有一定意义，对 SLAP 损伤诊断的准确率可达到 86% 和 95%，但这些患者均为肩关节前脱位，盂唇损伤率达 100% 和 90%，无或极少阴性病例，因此 B 超诊断数据不具有代表性。

MRI 检查是目前诊断肩关节软组织损伤的主要影像学检查。图像通常是一个轴位，一个适当倾斜的冠状位，一个适当倾斜的矢状位。如果想更好地观察前方盂唇的话可以做一个外展外旋位。如果想进一步观察肱二头肌附着点和盂唇复合体的细节，关节腔造影后的 MRI 可能比常规 MRI 平扫更有价值，评价 SLAP 病变的特异性为 69.0%~98.0%，灵敏度为 82.0%~100%。有 SLAP 损伤存在，可在上盂唇、肱二头肌长头腱附着处发现高密度信号。在冠状位上对比上盂唇下造影剂向外侧（而不是内侧，以免受盂唇下凹陷的误导）渗透至盂唇体部的范围，可以判断损伤的范围。在矢状位上观察二头肌腱锚后方造影剂的渗透情况可以判断是否存在 SLAP 损伤。

六、肩关节镜检查

肩关节镜技术不仅可以降低漏诊率，而且由于关节镜的放大和直视作用，还可以明确盂唇损伤的范围及类型，鉴别诊断肩袖损伤、肩关节解剖变异、软骨剥离、冻结肩等不易诊断的关节内病变。对于熟练掌握关节镜技术，具有丰富关节镜专业知识的医生来讲，盂唇损伤的诊断率可以达到 100%。

SLAP 损伤的临床类型（表 3-5-2）

1990 年 Snyder 等将 SLAP 损伤分为四种基本类型：I 型，为肱二头肌长头腱止点盂上结节和上盂唇的磨损与退变，占 9.5%~21.0%；II 型病变是指肱二头肌盂唇复合体从盂上结节分离，此种类型临床最为多见，占 41.0%~55.0%；

III 型，则是上盂唇呈桶柄样撕裂并向关节内移位，但肱二头肌长头腱固定锚附着部未受累及，占 6.0%~33.0%；IV 型，最为少见，上盂唇也呈桶柄样撕裂并纵向延伸至肱二头肌长头腱，占 3.0%~15.0%。随后，在 Snyder 分类的基础上，Maffet 等将 SLAP 损伤进一步扩展。V 型表现为前下方的 Bankart 病变向上延伸到盂唇及肱二头肌腱；VI 型，病变为肱二头肌腱附丽点分离伴上盂唇前、后方瓣状撕裂；VII 型为肱二头肌自上盂唇分离并向前延伸，累及盂肱中韧带的下方；2007 年 Seroyer 等提出 VIII 型 SLAP 病变，并定义为肱二头肌长头腱附丽点分离并向后下方盂唇延伸至 6 点钟位置；2004 年 Nord 等又提出两种 SLAP 病变。IX 型，盂唇撕脱累及整个肩关节盂；X 型，则是上盂唇伴后下方盂唇撕脱，又称为反向 Bankart 病变。以上分型，对于关节镜下修复重建 SLAP 损伤具有重要的指导作用。

表 3-5-2　SLAP 损伤的分型

类型	描述
I	内缘退行性磨损
II	上盂唇在肱二头长头肌腱止点处分离
IIA（前型）	盂唇从盂的前上 1/4 象限撕脱
IIB（后型）	盂唇从盂的后上 1/4 象限撕脱
IIC（混合型）	盂唇从盂的前上 1/4 及后上 1/4 象限撕脱
III	盂唇呈桶柄样撕裂，但不累及肱二头肌腱 - 盂唇复合体
IV	盂唇呈桶柄样撕裂，累及肱二头肌腱 - 盂唇复合体
V	Bankart 病变向上延伸到盂唇及肱二头肌腱
VI	肱二头肌腱附丽点分离伴上盂唇前、后方瓣状撕裂
VII	肱二头肌自上盂唇分离并向前延伸，累及盂肱中韧带的下方
VIII	肱二头肌长头腱附丽点分离并向后下方盂唇
IX	盂唇撕脱累及整个肩关节盂
X	上盂唇伴后下方盂唇撕脱

七、手术治疗

对于 Ⅰ 型以及一部分肱二头肌腱附着部完整而稳定的 Ⅳ 型病变，采用单纯清理手术效果肯定。同时，随着带线锚钉固定材料和关节镜器械的发展，关节镜技术的提高，对 Ⅱ 型损伤的 SLAP 病变行病灶清除术和撕脱盂唇带线锚钉原位固定术疗效更为确切。对于 Ⅲ 型病变，术中可将桶柄样撕脱盂唇切除后，探查确认肱二头肌长头腱附着部完整，往往可得到较好的疗效。Ⅳ 型损伤的治疗根据肱二头肌长头腱撕脱情况而定，同时还要考虑肱二头肌长头腱附着处的稳定性。如果肱二头肌腱撕裂范围 < 30%，关节镜下切除撕脱组织即可；如果肱二头肌腱撕裂范围超过 30%，则是带线锚钉重建修复的绝对适应证；如果肱二头肌腱撕裂范围超过 50%，尤其是年龄在 50 岁以下的患者，并且症状明显者，可以直接行肱二头肌长头腱固定术。而对于 50 岁以上的患者，行肱二头肌长头腱切断术，疼痛可明显改善，活动功能亦不受影响。Samani 等采用可吸收带线锚钉关节镜下修复治疗 Ⅱ 型 SLAP 损伤 25 例，平均随访 35 个月，24 例（96%）评分优秀或良好，活动功能恢复到术前水平。Pagnani 等研究报道关节镜下可吸收带线锚钉修复治疗 Ⅱ 型 SLAP 损伤 16 例，Ⅳ 型 SLAP 损伤 6 例，平均随访 2 年，没有发生与带线锚钉相关并发症，满意率 86%。本组 14 例患者，UCLA 评分优 10 例，恢复术前运动水平；评分良 2 例，正常生活不受影响，约占 85%。

八、术后康复

SLAP 损伤术后的康复计划十分重要，应按恢复情况循序渐进进行：首先三角巾悬吊 3~4 周，期间可轻度活动腕、肘、手。从第 2 周开始主动进行各方向活动，但不能外展位外旋。从第 4 周开始进行牵拉练习，尤其是后关节囊牵拉；术后 6 周开始允许外展位外旋，继续牵拉练习及渐进性肌力强化练习（三角肌、肩袖、肱三头肌及肩胛肌）。肱二头肌抗阻练习应稍缓，应从术后 8 周开始。术后 3

个月开始允许上肢运动，但不允许投掷及二头肌抗阻练习。术后 4 个月开始练习投掷，从短距离、低速度开始，逐渐增加；术后 7 个月后可进行投掷比赛。

九、肩关节镜手术的优势与不足

关节镜下修复、重建 SLAP 损伤，不但创伤小，术中视野清晰，而且能够同时在不切开其他正常组织的前提下，探查、治疗伴发疾患。因此相对于开放手术而言，肩关节镜手术的优势是可以同时处理这些相关的病理损伤。对肩关节正常结构破坏小，保留肩关节正常活动功能，术后并发症少、恢复快。

但该手术也存在以下方面的不足：①手术难度大，对术者要求高。在了解肩关节解剖及正常变异的同时，熟练掌握关节镜技术及特殊器械的使用尤为重要。②缝线脱出、缠绕，打结时软组织嵌夹，结扣松脱或固定于关节外等都会造成手术失败。③线结尾端过长，锚钉位置较浅，产生撞击、磨损，再次损伤软骨和正常盂唇等关节内结构。④因患者骨质疏松、用力不当、外伤等因素可致锚钉拔出、断裂、异物残留甚至移位，造成继发损害。⑤带线锚钉成本较高，价格昂贵，患者背负一定的经济压力。

> **病例 1**
>
> 吴某，女性，47 岁，工人。右肩关节 SLAP 损伤。
>
> 查体：右肩关节外观无明显畸形，前下方压痛明显，前方恐惧试验（+），盂唇挤压试验（+），前后抽屉试验（+）；肩关节前屈 180°，外展 180°，体侧外旋 40°，摸背可及胸 4，右上肢末梢血运及皮肤感觉正常，Beighton 评分，3 分。
>
> 辅助检查：MRI 检查可见 SLAP 损伤（图 3-5-1）。
>
> 诊断：右肩 SLAP 损伤。
>
> *治 疗*
>
> （1）**手术治疗** 右肩关节镜下盂唇修补术。
>
> 患者取左侧斜卧位，右上肢悬吊牵引，重量 3kg，取右肩关节软点区后侧入路，插入鞘管及关

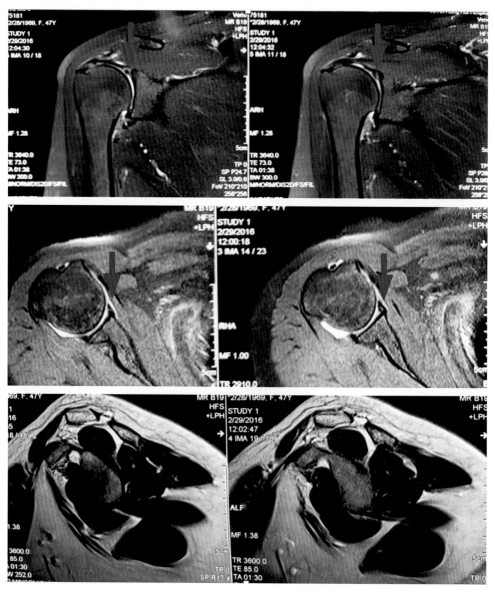

图 3-5-1　术前 MRI

节镜，探查可见关节内少量滑膜增生、炎症。肩胛下肌腱部分磨损（图 3-5-2~ 图 3-5-4），予以修整。肱二头肌长头腱完整，冈上肌肌腱关节面部分损伤（图 3-5-5~ 图 3-5-6），予以修整。关节盂唇Ⅱ型 SLAP 损伤（图 3-5-7），使用骨锉、磨钻打磨骨床新鲜至微渗血，钻孔的位置选取肩盂边缘内侧 0.5cm；方向为矢状面、冠状面倾斜30°；深度约 2.0cm，植入锚钉缝合修复盂唇（图3-5-8）。

（2）术后康复　三角巾悬吊 3~4 周，期间可轻度活动腕、肘、手。从第 2 周开始主动进行各方向的活动，但不能外展位外旋。从第 4 周开始

进行牵拉练习，尤其是后关节囊牵拉；术后 6 周开始允许外展位外旋，继续牵拉练习及渐进性肌力强化练习（三角肌、肩袖、肱三头肌及肩胛肌）。

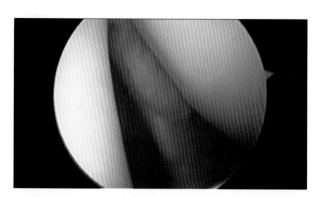

图 3-5-2　术中图

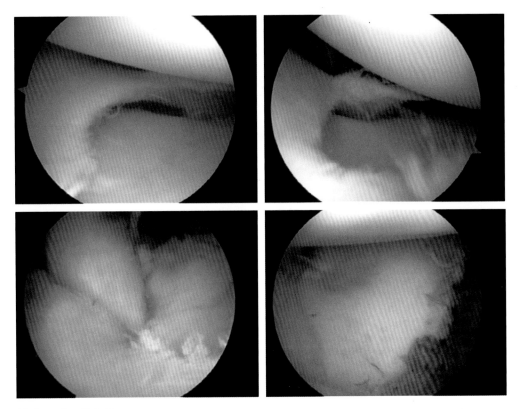

图 3-5-3　术中图

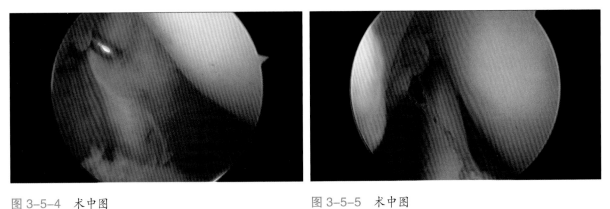

图 3-5-4　术中图　　　　　　　　　图 3-5-5　术中图

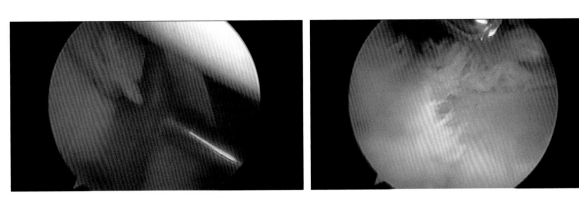

图 3-5-6　术中图　　　　　　　　　图 3-5-7　术中图

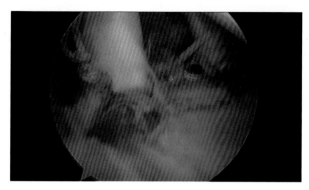

图 3-5-8　术中图

肱二头肌抗阻练习应稍缓，应从术后 8 周开始。术后 3 个月开始允许上肢运动，但不允许投掷及二头肌抗阻练习。术后 4 个月开始练习投掷，从短距离、低速度开始，逐渐增加；术后 7 个月后可进行投掷比赛。

专家点评

注意术中血压的控制，麻醉时收缩压应控制在 110mmHg 以下，预防肩关节内血管压力过大，出血不易控制，妨碍术野清晰，影响手术操作。彻底松解撕脱盂唇和肩胛盂间粘连的瘢痕组织，以免影响盂唇复合体复位，难以固定在肩盂，影响愈合。对于锚钉缝线应有立体观念，打结前使用抓线器将缝线分开至不同的工作通道，避免交叉、缠绕，打结确切，避免结扣收紧于工作通道内甚至关节外死结、结扣松脱等致手术失败。选取锚钉点，用骨锉、球形磨钻打磨骨床新鲜至微渗血，促进腱骨愈合。操作中注意远离关节面，避免损伤关节盂软骨及正常盂唇。钻孔的位置选取肩盂边缘内侧 0.5~1.0cm；方向为矢状面、冠状面倾斜 30°~40°，深度约 1.8~2.0cm，避免带线锚钉植入过浅，与肱骨头产生撞击，损伤软骨。同时也避免植入过深，使缝线与骨隧道口边缘发生切割，导致缝线磨损断裂，重建失败。SLAP 后侧损伤需辅助增加 Wilmington 入路，后上盂唇损伤附加 Wilingfur 路，后下盂唇损伤建立 Kim 入路。熟悉这些入路，对于修复、重建不同类型的盂唇损伤非常重要。

视频 3-5-1　肩关节上盂唇前后向损伤

（王登峰）

参考文献

[1] Andrews JR, Carson WG Jr. Mcleod WD. Glenoid labrum tears related to the long head of the biceps [J]. Am J Sports Med, 1985, 13（5）: 337-41.

[2] Snyder SJ, Karzel RP, Del Pizzo W, et al. SLAP lesions of the shoulder [J]. Arthroscopy, 1990, 6（4）: 274-9.

[3] Yian E, Wang C, Millett PJ, et al. Arthroscopic repair of SLAP lesions with a bioknotless suture anchor [J]. Arthroscopy, 2004, 20（5）: 547-51.

[4] Maffet MW, Gartsman GM, Moseley B. Superior labrum-biceps tendon complex lesions of the shoulder [J]. Am J Sports Med, 1995, 23（1）: 93-8.

[5] Burkart A, Debski RE, Musahl V, et al. Glenohumeral translations are only partially restored after repair of a simulated type Ⅱ superior labral lesion [J]. Am J Sports Med, 2003, 31（1）: 56-63.

[6] Samani JE, Marston SB, Buss DD. Arthroscopic stabilization of type Ⅱ SLAP lesions using an absorbable tack [J]. Arthroscopy, 2001, 17（1）: 19-24.

[7] Pagnani MJ, Speer KP, Altchek DW, et al. Arthroscopic fixation of superior labral lesions using a biodegradable implant: a preliminary report [J]. Arthroscopy, 1995, 11（2）: 194-8.

[8] Youm T, Tibone JE, Elattrache NS, et al. Simulated type Ⅱ superior labral anterior posterior lesions do not alter the path of glenohumeral articulation: a cadaveric biomechanical study [J]. Am J Sports Med, 2008, 36（4）: 767-74.

[9] Cook C, Beaty S, Kissenberth MJ, et al. Diagnostic accuracy of five orthopedic clinical tests for diagnosis of superior labrum anterior posterior（SLAP）lesions [J]. J Shoulder Elbow Surg, 2012, 21（1）: 13-22.

[10] Waldt S, Burkart A, Lange P, et al. Diagnostic performance of MR arthrography in the assessment of superior labral anteroposterior lesions of the shoulder [J]. AJR Am J Roentgenol, 2004, 182（5）: 1271-8.

[11] Seroyer S, Tejwani SG, Bradley JP. Arthroscopic capsulolabral reconstruction of the type Ⅷ superior labrum anterior posterior lesion: mean 2-year follow-up on 13 shoulders [J]. Am J Sports Med, 2007, 35（9）:

1477–83.

[12] Nord KD, Masterson JP, Mauck BM. Superior labrum anterior posterior（SLAP）repair using the Neviaser portal [J]. Arthroscopy, 2004, 20 Suppl 2（129–33.

[13] 蒋勇，康汇，李红川，等.SLAP损伤的分型、病理及治疗 [J].中华肩肘外科电子杂志，2015，（4）:4.

[14] 黄华扬，郑小飞，李凭跃，等.镜下缝线锚钉修复肩关节上盂唇前后向合并前后延伸损伤的疗效分析 [J].中华创伤骨科杂志，2011，13（10）:4.

[15] Dodson CC, Altchek DW. SLAP lesions: an update on recognition and treatment [J]. J Orthop Sports Phys Ther, 2009, 39（2）:71–80.

[16] Bhatia DN, De Beer JF, Van Rooyen KS. The bony partial articular surface tendon avulsion lesion: an arthroscopic technique for fixation of the partially avulsed greater tuberosity fracture [J]. Arthroscopy, 2007, 23（7）: 786.e1–6.

第六节　粘连性肩关节囊炎

一、概　述

粘连性肩关节囊炎（ACS），又称"冻结肩"，是指肩关节周围肌肉、韧带、肌腱、滑囊、关节囊等软组织损伤、退变而引起的关节囊和关节周围软组织的慢性无菌性炎症。发病年龄大多在40~60岁，女性发病率略高于男性，按照有无发病原因，可分为原发性和继发性ACS。大多数ACS为原发性ACS，无明显的诱发因素，患者症状逐渐加重，原发性ACS是一种自限性疾病，其自愈过程约需要2年左右，其自然病程可分为三个时期，即疼痛期、僵硬期及缓解期。继发性ACS通常有明确的外伤史或其他的肩部疾病等诱发因素，往往预后较差于原发性ACS。

二、症状与体征

ACS最常见的临床症状为肩关节疼痛和活动受限。肩关节疼痛往往是慢性发作，疼痛呈进行性加重，气候变化或劳累后，常使疼痛加重，疼痛可向颈部及上肢扩散，当肩部受到碰撞或牵拉时，可引起撕裂样剧痛，肩痛昼轻夜重，多数患者常诉说夜不能寐，不能向患侧侧卧。肩关节活动受限为肩关节在各个方向主被动活动均受限，患者穿衣、梳头、洗脸等日常活动不能进行，严重影响患者的工作、生活和学习，随着病情进展，可伴有肌力逐渐下降。多数患者在肩关节周围可触及明显的压痛点，压痛点常在肱二头肌长头肌腱沟、喙突、肩峰前缘及外侧缘；三角肌、冈上肌等肩周围肌肉早期可出现痉挛，晚期可发生失用性萎缩。

三、影像学检查

常规的影像学检查包括肩关节前后位、冈上肌出口位及改良腋位X线片，原发性ACS往往无明显异常，继发性ACS可能发现伴有肱骨头上移、骨关节病、钙化性肩袖肌腱炎或手术钢板等影像。MRI检查及肩关节造影有助于诊断，MRI检查及肩关节造影除了对ACS本身的诊断外，还有助于了解有无合并其他损伤。另外，关节镜检查可以更直观、更准确地对ACS进行诊断，利用关节镜技术，可以进行镜下的关节囊松解，同时也可以对肩关节合并损伤进行诊断及处理。

四、治疗原则

对于ACS早期应该采取保守治疗，手术治疗可能使大量瘢痕形成，造成肩关节活动范围受限进一步加重，从而达不到治疗的预期目标。保守治疗主要包括运动疗法、药物治疗、中医治疗如针灸等。对于保守治疗6个月以上无效的、仅有终末活动痛而非全部运动弧疼痛的患者或患者处于冻结期平台期，可以考虑手术治疗。手术治疗包括麻醉下手法松解术、关节镜下关节囊松解术、小针刀治疗、开放性手术治疗等。随着近些年肩关节镜手术技术水平不断提高，目前镜下关节囊松解术已经变得非常普遍。

五、手术处理

麻醉下手法松解联合关节镜下关节囊松解术：麻醉下先行手法松解可扩大关节间隙，提供关节镜手术的操作空间，手法松解后再行关节镜下关节囊松解术可以对松解后的出血点进行止血，还可对游离的关节囊残端进行清理。

关节镜下关节囊松解术的优势：①创伤小，无须切开关节，恢复快；②安全，直接对粘连组织进行松解，对周围组织破坏小，血管神经损伤的风险小；③关节镜下可以进一步检查并处理关节内结构的损伤，如盂唇损伤、肩袖损伤等，避免关节内结构损伤未得到处理而影响后期肩关节功能的恢复。但是肩关节镜下辨识及操作有一定难度，学习曲线较长，对初学者来说难度较大。

病例 1

张某，女性，55 岁，主因"左肩关节疼痛、活动受限 8 个月"入院。8 个月前患者无明显原因出现左肩关节疼痛、活动受限，在当地医院口服非甾体抗炎类药物消炎止痛、理疗及封闭等治疗，效果未见好转，且症状逐渐加重。

查体：左肩外观无明显肿胀、畸形，左肩峰前缘、外侧缘及后角压痛，结节间沟压痛，左肩关节主动活动度——前屈 60°，外展 50°，外旋 0°，内旋至骶1；左肩关节被动活动度——前屈 80°，外展 60°，外旋 5°，内旋至骶1；Jobe 试验（+），Speed 试验（+）。

辅助检查：X 线片未见明显异常（图 3-6-1）。MRI 可以明确粘连及炎症情况，同时可进一步评估有无合并损伤情况（图 3-6-2）。

诊断：左肩关节粘连性关节囊炎。

治疗

（1）**手法松解** 麻醉下进行肩关节查体，记录术前肩关节活动度，了解肩关节活动受限的程度，术者用一只手稳定肩胛骨，另一只手抓住患侧肘关节上方，依次在肩关节外展、上举、外旋、内旋各个方向进行手法松解，松解时动作轻柔，可反复多次进行松解，切忌使用暴力松解，以免造成医源性损伤。

（2）**手术治疗** 在盂肱关节的后上部软点建立常规后入路，利用鞘管向关节内注水，对关节内淤血进行冲洗，可以保证视野清晰，同时可以扩张关节，关节镜从后方进入关节后，随后用 18 号腰穿针在关节镜直视下，穿过肩袖间隙，位于肱二头肌下方、肩胛下肌上方，建立前入路，探查整个肩关节，检查有无肱骨头、盂唇、肱二头肌长头肌腱、肩胛下肌腱等关节内的合并伤。通常可以观察到增厚的关节囊以及大量炎症表现（图 3-6-3~ 图 3-6-4），利用刨刀及离子刀对增生的滑膜组织进行清理可以改善视野，按照一定的方法松解盂肱关节，先松解由盂肱上韧带和喙肱韧带组成的肩袖间隙（图 3-6-5）。为避免过多的出血，不要使用动力

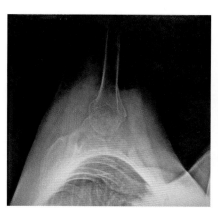

图 3-6-1　X 线片未见明显异常

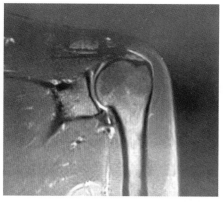

图 3-6-2　冠状位 MRI 显示组织炎症水肿、腋囊消失、冈上肌腱损伤

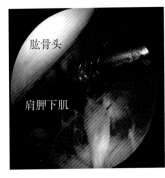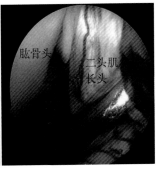

图 3-6-3 肩关节内大量滑膜增生、水肿

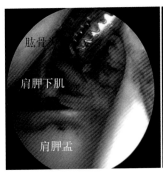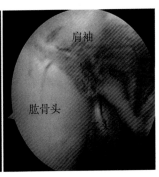

图 3-6-4 肩袖间隙滑膜增生，肩袖关节层面良好

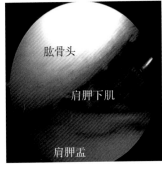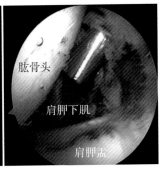

图 3-6-5 肩袖间隙松解

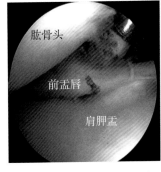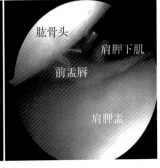

图 3-6-6 前方关节囊松解

刨刀清理，除非需要吸除关节囊碎片，然后用篮钳或离子刀尽量切除前方增厚挛缩的关节囊，沿盂肱中韧带继续切除，直到盂肱前下韧带，在肩胛下肌的深面开始切开盂肱下韧带，彻底松解增厚的关节囊韧带结构（图 3-6-6）。前下关节囊松解应不超过盂唇下 1cm，以避免损伤血管神经，利用交换棒，改变关节镜位置，经前方入路插入关节镜，观察后方关节囊，松解后方及肱二头肌长头腱后上方增厚挛缩的关节囊，从后下逐渐向前方松解（图 3-6-7），直到后下与前下松解直接相通，肱骨头完全抬离关节盂表面，完成关节囊 360° 松解。一旦整个关节囊得到环形松解，则切除滑膜并广泛切开关节囊边缘，以预防早期瘢痕形成和关节囊容积受限。术后关节腔内常规注入盐酸曲安奈德 1mL 和罗哌卡因 40mg 以减轻术后疼痛。

（3）**术后康复** 术后给予肩关节简单悬吊固定，术后第 2 天开始进行肩关节各方向的被动活动锻炼，每天 2 组，2 周后开始进行物理治疗，包括肩关节各方向的拉伸锻炼及水疗，术后 4 周去除支具，只有当活动范围恢复了才能开始利用弹力带和

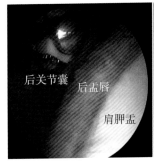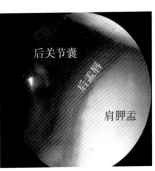

图 3-6-7 后方关节囊松解

负荷加强训练。

专家点评

（1）**诊断要点** 通过临床表现及查体可以达到初步诊断的目的，MRI 可以进一步明确诊断，同时可以发现是否合并有肩关节的其他损伤（如肩袖、盂唇损伤），避免漏诊。

（2）**治疗要点** 关节镜下松解有一定的松解顺序，我们应尽可能将粘连的关节囊彻底充分松解，同时还应注意操作不当引起的损伤，如骨折、神经损伤、关节软骨损伤等。术后关节粘连的复发，往往是没有给予正确的康复锻炼，所以术后的康复锻炼也至关重要，一般在术后第 1 天开始肩关节各方

向的活动。

（3）**建议** 关节镜下松解具有一定的优势，创伤小、恢复快，但肩关节镜手术辨识及操作有一定难度，学习曲线较长，这就需要熟练掌握理论基础，并按操作规程有序进行手术操作，从而确保手术疗效，减少并发症的发生。

视频3-6-1 粘连性肩关节囊炎镜下松解术

（李　剑）

参考文献

[1] Robinson CM, Seah KT, Chee YH, et al. Frozen shoulder[J]. J Bone Joint Surg Br, 2012, 94（1）:1-9.

[2] Arce G. Primary Frozen Shoulder Syndrome: Arthroscopic Capsular Release[J]. Arthrosc Tech, 2015, 4(6):e717-20.

[3] Mubark IM, Ragab AH, Nagi AA, et al. Evaluation of the results of management of frozen shoulder using the arthroscopic capsular release[J]. Ortop Traumatol Rehabil, 2015, 17（1）:21-8.

[4] Hwang JT. Arthroscopic capsular release versus manipulation under anesthesia for primary frozen shoulder[J]. Clin Shoulder Elb, 2020, 23（4）:167-168.

[5] Hagiwara Y, Ando A, Kanazawa K, et al. Arthroscopic Coracohumeral Ligament Release for Patients With Frozen Shoulder[J]. Arthrosc Tech, 2017, 7（1）:e1-e5.

[6] Lu Z, Wang J, Xu B, et al. [Effectiveness of arthroscopic capsular release to treat primary severe frozen shoulder through trans cuff portal[J]. Zhongguo Xiu Fu Chong Jian Wai Ke Za Zhi, 2017, 31（7）:773-777. Chinese.

[7] Snow M, Boutros I, Funk L. Posterior arthroscopic capsular release in frozen shoulder[J]. Arthroscopy, 2009, 25（1）:19-23.

[8] Kanbe K. Clinical outcome of arthroscopic capsular release for frozen shoulder: essential technical points in 255 patients[J]. J Orthop Surg Res, 2018, 13（1）:56.

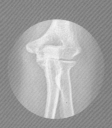

第四章

肘关节镜

第一节　肘关节镜基础

肘关节镜手术是用关节镜探查肘关节的内部情况并对其进行微创诊断性或治疗性技术。　近年来，在肘关节疾病治疗领域，肘关节镜检查大概是最有发展并最先进的手段，目前已被越来越多的骨科医生应用于各种情况。它在诊断和治疗上都非常有用，肘关节镜发展至今已能对部分肘关节疾患予以确切的治疗。如果有明确的适应证，关节镜在肘关节疾病的诊断和治疗上具有相当大的作用。目前大部分医生虽然对肘关节周围的血管神经解剖已经有了深入的认识，但是相较于其他关节，在建立通向肘关节必要的手术入路时仍然有较高的血管神经损伤风险，这种治疗方法的安全应用需要术者掌握扎实的相关解剖知识，具备相关手术技巧的培训和操作经验，以及术者对自我技术水平的客观评估。因此，操作者应该掌握关节镜技术的基本技巧，包括器械的使用、患者的体位以及手术入路等，从而将手术风险降到最低。

一、肘关节相关解剖与生物力学

肘关节镜损伤血管神经的风险相对较高，牢固掌握肘关节的三维解剖结构对于关节镜手术能否安全和成功十分重要。

1 基础解剖

肘关节由肱尺、肱桡和桡尺近侧三组关节包于一个关节囊内构成，故称为复关节。其中肱骨滑车与尺骨半月切迹构成肱尺关节，属于蜗状关节，是肘关节的主体部分；肱骨小头与桡骨头凹构成肱桡关节，属球窝关节；桡骨头环状关节面与尺骨的桡骨切迹构成桡尺近侧关节，属车轴关节。关节囊附着于各关节面附近的骨面上，肱骨内、外上髁均位于囊外。关节囊前后松弛薄弱，两侧紧张增厚形成侧副韧带。

肘关节可做屈伸、旋转运动。肘关节的肱尺关节可沿略斜的额状轴做屈伸运动；桡尺近侧关节与桡尺远侧关节是必须同时运动的联合关节，司前臂的旋转运动；肱桡关节虽属球窝关节，但只能配合上述两关节的活动，即与肱尺关节一起，共同进行屈伸运动，配合桡尺近侧关节进行垂直轴的旋转运动，但却失去矢状轴的内收、外展运动的能力。

当肘关节伸直时，肱骨内、外上髁与尺骨鹰嘴尖恰位于一条直线上，屈肘时则形成以鹰嘴尖为顶角的等腰三角形，临床上常以此鉴别肘关节脱位或肱骨髁上骨折。肘关节在伸直的情况下，若受暴力如跌倒时一侧手掌着地，使肱骨下端向前移位、尺骨鹰嘴则向后移，形成肘关节后脱位。当肘关节伸直，前臂处于旋后位时，臂与前臂并不在一条直线上，前臂的远侧端偏向外侧，二者之间形成一向外开放的钝角，称为提携角。

2 关节镜应用解剖

Miller 等发现关节在屈曲 90° 时向关节腔灌注水后，骨与神经的距离会有所增大，其中正中神经的平均距离为 12mm，桡神经为 6mm，尺神经 1mm。

关节内灌注水后，关节囊与神经的距离改变很小，而当肘关节伸直时，灌注水后的保护效果将会消失。

Miller 等还发现肘关节在屈曲 90° 并向关节腔灌注水后，正中神经、桡神经与关节囊的距离均 < 6mm，桡神经比正中神经更接近关节囊，仅约 3mm，尺神经则基本上紧靠着关节囊。其他文献也表明，桡神经近端和关节囊十分接近，因此在建立入路和关节囊切除时存在较大的损伤风险。

Stothers 等强调在建立入路时保持肘关节屈曲非常重要，当肘关节伸直时，外侧入路与神经的距离平均减少 3.5~5.1mm，内侧则减少 1.4~5.6mm。对于前内侧远端入路，当肘关节伸直时，鞘管与桡神经的平均距离为 1.4mm（0~4mm），屈曲时则为 4.9mm（2~10mm）。

Field 等比较了三种前外侧入路，发现它们与桡神经的距离有显著的统计学差异，越近侧的入路越安全。解剖学研究就保证神经血管的安全提出以下三条原则：①关节屈曲 90° 时建立入路较伸直位安全；②建立入路前最大限度地扩张关节腔比建立入路时再行扩张更为安全，因为前者能增大入路与神经间的距离；③越近侧的肘关节前侧入路比远侧的入路更为安全，因为越靠近侧，神经与入路的距离越远。

二、肘关节镜手术准备

肘关节镜是一项手术技术要求非常高的外科操作，手术的主刀医生必须对肘关节解剖投影非常熟悉，可以准确判断关节周围的神经、血管部位。在不同体位时解剖关系定向亦不同，手术过程中对关节腔的注水，也会使神经、血管的位置发生变化，给肘关节镜操作带来难度。这就进一步要求医生必须对关节注水后肿胀层次及血管的认识极为熟悉且精准。

1 麻醉与体位

（1）麻醉的选择——全麻　可以选择俯卧位或侧卧位，并可耐受较长的手术时间。全麻可使肌肉完全松弛，便于操作。术后可立即进行神经功能检查，判断患者上肢神经的恢复情况。围手术期有助于早期发现并避免类似筋膜室综合征及过度加压包扎所引起的并发症。

（2）体位　目前肘关节镜有三种体位可选择，即仰卧位（仰卧立臂和仰卧悬臂）、侧卧位和俯卧位。我们通常采用侧卧位治疗。

仰卧位：Andrews 和 Carson 在 1985 年介绍了这种体位。该体位有利于麻醉选择及管理。对手术者而言，仰卧位时患者的肘部处于更熟悉的解剖体位，缺点是后室操作困难。肘关节牵引时容易摆动不稳，增加了手术难度。

俯卧位：Poehling 在 20 世纪 80 年代末介绍了该体位，俯卧位解决了仰卧位时存在的缺陷，即应用一个枕垫将上臂放到地面，肘关节自然屈曲下垂。不需要人员在术中维持前臂稳定。优点：入路及操作方便，可以转切开手术，方便操作。缺点：麻醉管理困难；面部、胸部、膝部保护不好容易形成压疮；长期吸烟及肺部功能较差的患者有呼吸抑制的风险；合并肩关节疾病的患者不适合该体位。

侧卧位：Morrey 在 1992 年首次描述了这种体位，这种体位结合了俯卧位及仰卧位的优点，并避免了前两者的不足。患者健侧卧位，患肢固定在固定架上，屈肘 90°，与俯卧位近似，是目前肘关节镜操作的常用体位（图 4-1-1）。

2 关节镜器械

大部分肘关节镜操作可用标准的 4.0mm 关节镜完成，视野大，且套管口径大，液体入量也大。目前有人主张用 2.3mm 的关节镜来处理肘关节，创伤减少，但视野也相对减小。

3 肘关节镜手术入路

肘关节镜的入路分为前后两组，常用的有 9 个

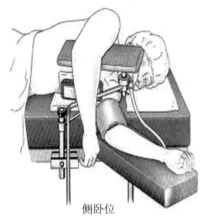
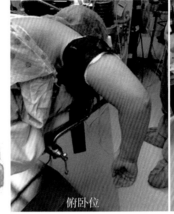
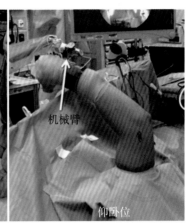

侧卧位　　　　俯卧位　　　机械臂　　仰卧位

图 4-1-1　肘关节镜体位图

入口。4 个前方入路：前外侧入路，近端前外侧入路（上肢外侧入路），前内侧入路，近端前内侧入路。后方入路较前方入路较为安全，损伤神经的可能性较低，5 个后方入路：近端后外侧入路，后外侧入路，近端后方入路，后正中入路，中间外侧入路（软点入路）（图 4-1-2）。

（1）**前外侧入路**　位于外上髁前方 1~1.5cm，远端 1~2cm 穿入，经皮肤、伸肌群后进入关节。如已建好内侧入路，可应用"内—外"的技术建立外侧入路。入镜后主要观察关节内侧，包括肱骨远端、滑车、桡骨头内侧部。

易损伤结构：桡神经及前臂后侧皮神经。在屈肘时桡神经距入路距离 2~10mm，在屈肘时前臂后侧皮神经距入路 20mm。

技巧：开口可以向近端靠，入路应沿肱桡关节前方，偏向桡骨头方向。

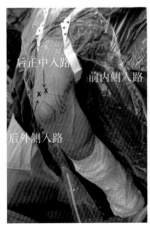
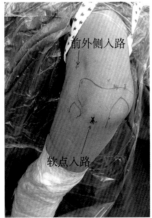

后正中入路　　前内侧入路　　　前外侧入路
后外侧入路　　　　　　　　　　软点入路

图 4-1-2　肘关节镜入路图

（2）**近端前外侧入路（上肢外侧入路）**　该入路较前外侧入路更安全。位于肱骨外上髁近端 2cm、向前 1cm，该入路可以在较高的位置上更好地观察肘关节。包括桡骨头前侧、冠突、滑车的内外侧。目前该入路是前室操作的一个主要工作通路。

易损伤结构：屈肘时 90°，入路及前臂后侧皮神经距离 0~14mm。入路到桡神经屈肘时 10mm。

（3）**前内侧入路**　该入路为肱尺关节前方内上髁前方 1~2cm。对准关节中心进入内侧副韧带前方和旋前圆肌起点以及肱肌进入关节内。该入路入镜可以观察到肱桡关节、肱尺关节和冠突窝在内的整个前室。

易损伤的结构：主要是前臂内侧皮神经和正中神经。屈肘时入路距前臂内侧皮神经距离 1mm。距正中神经距离为 7mm。如果关节注满水后，入路距正中神经可以扩大到 10mm。

（4）**近端前内侧入路**　该入路口低于内上髁近端 2cm，恰好位于内侧肌间隔前方，入路紧邻内侧肌间隔前方进入，穿过屈肌–旋前肌群后于肱肌后方进入关节内。此入路可以很好地观察肘前室大部分结构。

易损伤结构：同前内侧入路。屈肘时该入路距前臂内侧皮神经距离 2mm，距正中神经为 12mm。

相对禁忌证：尺神经前或尺神经半脱位。

（5）**近端后外侧入路**　屈肘 45°，放松肱三头肌位于鹰嘴尖近端近侧 3cm，紧邻三头肌外缘刺向鹰嘴方向进入，此入路常作为观察通路，也可作为工作通道。

（6）后外侧入路　较近端后外侧入路更偏远端和外侧几毫米，常用于尺骨鹰嘴骨赘切除，鹰嘴窝清理，并可观察肱桡关节后方。

（7）后正中入路　尺骨鹰嘴近端 3cm，经肱三头肌肌腱和关节囊进入，可见到整个后间室。此后外侧入路作为观察入路。后正中入路可作为工作通路，行尺骨鹰嘴骨赘切除和后方游离体摘除。

（8）软点入路　也称直外侧入路，由桡骨头、肱骨外上髁和尺骨鹰嘴围成的三角区中央。经此入口，可以看到桡骨头、肱骨小头下半部及肱尺关节面。

（9）近端后方入路　后正中入路近端 3cm 作为辅助入路。

三、手术适应证

肘关节镜被应用于关节病以来，优势不断扩大，备受关节外科医生青睐。临床应用主要包括诊断和治疗。

目前肘关节镜可以解决的病症包括：肘关节诊断性镜检，滑膜炎症行滑膜清理术，肘关节游离体，肘关节剥脱性骨软骨炎，肘关节挛缩与纤维性强直，肘关节撞击征，肱骨外上髁炎，肘关节骨折，肘关节不稳。

综上所述，肘关节镜应用范围越来越广，并已经成为一种安全、有效的手术方式。然而，肘关节镜手术仍是一种要求术者具有丰富镜下操作经验及局部解剖知识的手术，只有严格遵守操作规范，注重手术细节，才能最大限度避免并发症的发生。

四、肘关节镜手术操作

麻醉后再次查体评估肘关节的活动范围和稳定性，止血带置于上臂，消毒手术区域，悬吊上臂，标出体表标志非常重要。勾勒内上髁、外上髁和尺神经及关节入路定位口，在外侧"软点"先注

入 30mL 生理盐水进入关节间隙，使关节膨胀，先建立近端内侧入路，以尖刀切开皮肤，注意避免伤及前臂内侧皮神经。依次以钝头软组织刺穿器、套管及关节镜进入关节内，进入时通过触知内侧肌间隔，并紧贴肱骨前方皮质。因为肱骨前方的肱肌能很好地保护神经血管。在建立外侧入路时，先做近端前外入路是比较好的选择。在建立该入路时，可最大限度地避免桡神经损伤。下一步再行近端后外侧入路，进入鹰嘴窝，另外建立软点入路，观察肱桡关节后方。

五、术后处理

使用普通缝线关闭切口。皮下滑膜瘘和皮肤滑膜瘘最常见于后外侧入路处，多沿着肱三头肌腱的外侧缘。对肱三头肌外侧筋膜用可吸收线缝合，皮肤用褥式缝合可以将并发症的风险降至最低。

除非有特殊禁忌，一般情况下肘关节使用支具固定于接近完全伸直位以便减少肘关节肿胀。

手臂抬高过夜。情况允许下，尽快开始主动和被动的活动度练习。如果进行了挛缩松解手术，第 2 天一早应该进行腋窝处的局部麻醉。肘关节先轻柔地进行全幅度活动，然后再进行连续的被动活动。根据松解的程度、关节肿胀的程度以及疼痛程度来决定患者的住院天数（1~3d）。术后可使用支具和理疗来促进活动度的恢复。

六、并发症

肘关节镜手术后神经系统并发症的发生率为 0~14%。桡神经、尺神经和正中神经都有报道发生一过性、不完全和完全性永久性神经麻痹，包括医源性神经损伤。Kelly 等回顾性研究了 473 例肘关节镜手术，并发症发生率为 7%。一过性神经失用症是最常见的较轻的并发症，包括桡神经、尺神经、骨间后神经、骨间前神经和前臂内侧皮神经的麻痹。风险因素包括自身免疫性疾病、挛缩、关节囊切除以及止血带时间过长。前外侧和中间外侧入路处引流不畅是最常见的较轻的并发症，据报道其发生率为 5%。0.8% 的患者可发

生深部感染。所有的这些病例都在手术最后于关节内注射了糖皮质激素。术后有 1.6% 的患者出现了关节轻度挛缩。

（李　剑）

第二节　肱骨外髁炎

一、概　述

肱骨外髁炎又称网球肘（tennis elbow），或者伸肌总腱炎。尽管称之为肱骨外髁炎，但其实并不存在炎症。对于网球肘的发病机制目前仍不清楚，最广泛被接受的理论是腕伸肌群尤其是桡侧腕短伸肌由于反复的牵拉导致止点处的微损伤，进而发展为退行性的肌腱病。网球肘每年在全部人群中的发病率为 1%~3%，一般 30~50 岁人群容易受累，男女发病率无显著差异，一般优势侧容易患病。

二、症状与体征

肘外侧疼痛是网球肘最常见的症状，尤其是在腕关节背伸活动时疼痛加重。压痛点一般在肱骨外髁最高点稍偏远端、稍偏前的部位。在腕关节背伸抗阻时一般可诱发肘外侧疼痛。疼痛有时可以向近端或远端放射，疼痛多表现为酸胀不适。局部无红肿，肘关节屈伸不受影响。严重者伸指、伸腕或执筷动作即可引起疼痛。有少数患者在阴雨天时自觉疼痛加重。

三、影像学检查

一般不需要拍 X 线片，必要时可通过 X 线片了解肘关节骨骼是否正常、伸肌腱近端处是否有钙盐沉着。症状持续时间较长、有外伤史、激素注射史或小针刀手术史，可以考虑行 MRI 检查。MRI 通常可发现伸肌总腱止点信号的改变，甚至有连续性中断等肌腱撕裂表现。

四、治疗原则

对于网球肘首选保守治疗，大多数保守治疗即可治愈。对于症状反复出现，保守治疗 6 个月以上无效，症状严重影响工作生活，影像学检查明确显示肌腱撕裂者，可以考虑行手术治疗。手术可以开放完成也可以在关节镜下完成，主要目的为清理退化变性的肌腱组织，可行或不行肌腱修复。

（陈旭旭）

参考文献

[1] Doiron-Cadrin P, Lafrance S, Saulnier M, et al. Shoulder rotator cuff disorders: a systematic review of clinical practice guidelines and semantic analyses of recommendations[J]. Arch Phys Med Rehabil, 2020, 101（7）: 1233-1242.

[2] Leong H, Fu S, He X, et al. Risk factors for rotator cuff tendinopathy: A systematic review and meta-analysis[J]. Journal of rehabilitation medicine, 2019, 51（9）:627-37.

[3] McCrum E. MR Imaging of the Rotator Cuff[J]. Magnetic resonance imaging clinics of North America, 2020, 28（2）:165-79.

第三节　肘关节剥脱性软骨炎

一、概　述

肘关节剥脱性软骨炎（OCD）可能是青少年棒球运动员的一个突出问题。原因可能是继发于反复压力、生物力学不匹配和肱骨小头血管供应稀少等多重因素。近年的文献表明，患病率可能比以前认为的要高。非手术治疗对于稳定病变有明确的治疗效果，对不稳定的病变多采用手术方法。

肘关节剥脱性软骨炎指的是软骨下骨发生的病变，有不同程度的吸收、碎裂和硬化，可能累及局部软骨，但不是急性骨软骨骨折的结果。这些病变的病因可能是多因素的，潜在的原因包括重复性创伤、血管、炎症和遗传因素。肘部，特别是肱骨小头，是这些病变最常见的部位之一，也是发病率增长最快的区域。肘关节剥脱性软骨炎的治疗策略有很多，包括休息、调整活动、关节镜下游离体清除、磨损软骨成形术、微骨折、逆行钻孔、碎片固定、自体骨软骨移植、肋部自体骨软骨移植等。

二、病因与病理

肘关节剥脱性软骨炎主要发生于从事重复性过顶活动和举重的青少年运动员的肱骨小头。桡骨头、鹰嘴和滑车的病变很少见。因此，本节将重点讲述肱骨小头剥脱性软骨炎。

剥脱性软骨炎必须与 Panner 病区分开来，后者也涉及肱骨小头。Panner 病是肱骨小头骨软骨病的一种自限性疾病。主要影响 10 岁以下男孩，患儿多无外伤史，表现为活动时疼痛，沿着肘关节外侧和肱骨小头有压痛。X 线片可显示肱骨小头的裂隙、透亮、碎裂和轮廓改变。后来的影像学显示病变区再骨化，这些影像学表现通常与患者的症状减轻情况一致。这种疾病的治疗方法是限制活动、休息、应用抗炎药物，对于症状严重的，大多数患者

在 6~8 周时可进行短暂的固定，预期症状会消失。症状消退后可开始逐渐恢复活动。

剥脱性软骨炎患者的年龄略大于 Panner 病患者，而且这种情况不会自我限制。肱骨小头剥脱性软骨炎患者多为 11~17 岁，常参加重复性过顶运动，如棒球、体操、足球、标枪、举重等。肱桡关节为肘关节提供轴向稳定性，肱骨小头传递约 60% 的压力。高空投掷和轴向负荷活动中，如体操或举重，可产生重复的肱桡关节轴向压力。在高空投掷者中，重复的剪切力也通过桡骨肱关节传递。

肱桡关节的解剖和肱骨小头的血液供应被认为在这些病变的发展中起着重要的作用。Schenck 等进行了一项尸体研究，评估桡骨头和肱骨小头的生物力学特征。肱骨小头关节表面硬度从内侧到外侧下降。此外，桡骨头的中央部分明显比外侧小头硬，造成生物力学不匹配，可能导致在负荷活动时增加肱骨小头外侧的病变。Haraldsson 等研究了肱骨远端血管解剖及其与 OCD 发展的关系，注意到肱骨小头动脉血供应通过肱骨后侧进入肱骨远端通过两条动脉，桡骨复发分支和骨间复发分支。这方面的血管解剖，加上未成熟的肱骨小头缺乏大量干骺端侧支流，造成了在重复创伤中血流可能中断的潜在情况。因此，OCD 的发展是多因素的，如贯穿肱桡关节的重复应力、桡骨头和肱骨小头的生物力学不匹配，以及纤细的血管供应。

三、诊　断

肱骨小头剥脱性软骨炎患者通常表现为活动时疼痛和活动受限的进行性加重。在投掷运动员中，主力投掷臂会受到影响。Kida 等指出，32.9% 的青少年棒球运动员在研究时肘部疼痛，81.7% 报告之前肘部疼痛，但在比赛中感觉不够严重。这

些经历疼痛的患者表现出更高级别的骨软骨病变。患者偶尔会表现出功能异常症状,如咔嗒声和交锁,这通常是关节内游离体造成的。体格检查时,患者最常在肱桡关节处有压痛,可能伸直角度不足15°~30°。患者可有捻动,特别是旋前和旋后。同样,肱桡受压试验也可能呈阳性,在肘关节伸展时主动旋前和旋后可导致肱桡关节疼痛。

（1）X 线平片　X 线平片是 OCD 评估的基本影像检查,包括肘关节的伸直前后位、45° 屈前位和侧位。早期,X 线片可能是阴性,但后期的肱骨小头可有透明、扁平、硬化、碎裂以及关节内游离体等表现。这些改变通常见于肱骨小头的前外侧。在已经确诊的肱骨小头剥脱性软骨炎的患者中,初次通过 X 线确诊的仅占 66%。

（2）MRI　MRI 是评估 OCD 病变的最佳影像学检查,可以在 X 线片显示正常的情况下显示早期病变。早期 MRI 表现为 T1 加权像肱骨小头浅表均匀低信号改变,T2 正常。随着病变进展,T1 和 T2 成像均可出现改变。肱骨小头假性缺损是一种正常的解剖变异,可以通过 MRI 检查进行鉴别,它发生在后外侧,而不像 OCD 病变主要发生在前外侧。

（3）超声检查　超声作为另一种诊断工具受到了重视。Kida 等对 2433 名研究参与者使用超声检查作为初始成像,研究了青少年棒球运动员剥脱性软骨炎的患病率。他们利用 Harada 等在 2006 年描述的方法来观察肱骨小头。利用肱骨小头前后的长轴和短轴透视来评估关节面和软骨下骨。他们报道超声筛查的阳性预测值为 100%,并提示超声上光滑关节表面的特殊缺失是骨软骨病变的良好指标。而超声检查提供了作为一种快速筛查的工具,但它仍然是一种依赖于检查者的检查方式,需要检查者进行多次相关检查练习以提高诊断准确性。

四、治　疗

肱骨小头剥脱性软骨炎的初始治疗方法取决于病变的稳定性。为了达到这个目的,有许多分类系统,包括体检、影像学和术中发现。Takahara 等发现,稳定的病变发生在患者有开放的肱骨小头骨化、局

限性平坦或放射透明度,以及良好的肘关节活动范围在最初的表现。这些患者在非手术治疗后反应良好,愈合良好,而不稳定病变（如闭合性小头骨骺、X 线片表现为碎裂、活动范围缺乏超过 20°）的患者采用手术干预效果更好。

1 非手术治疗

如前所述,病情稳定患者主要采用非手术治疗。这包括立即停止加重肱桡关节负荷的活动。如投掷、体操、举重等。一些学者主张在早期使用铰链式肘支架 1~6 周,以便进行间歇性运动锻炼以防止僵硬,而另一些学者则建议休息而不固定。在休息一段时间后,开始进行物理治疗,直到症状消失。大多数接受保守治疗的运动员可以在 3~4 个月后开始轻度高空抛球,6 个月后恢复比赛。

Matsuura 等发现,符合保守治疗的早期稳定性患者治愈率为 84.2%,而类似病变但不符合保守治疗的患者治愈率为 22.7%。保守治疗 6 个月后病情没有好转的患者则转为手术治疗。Griewe 等报道 MRI 上不仅 T1 信号异常,而且 T2 信号异常且无边缘强化或明显缺损（均为稳定病变）的患者,可进行保守治疗。他们建议对 T1 和 T2 信号异常的患者在保守治疗 2~3 个月时随访 MRI,重新评估病变。如果保守治疗 3~6 个月后仍无改善,则应考虑手术治疗。

2 手术治疗

对于保守治疗失败,检查和影像学显示病变不稳定,或伴随活动度异常的游离体患者,应采用手术治疗。目前的手术治疗包括关节镜下游离体取出、磨损软骨成形术、逆行钻孔、微骨折、原位固定、自体骨软骨移植（OATS）和肋软骨移植（COT）。选择最合适的手术治疗方法与许多因素有关,包括病变的大小、关节活动程度以及是否存在稳定的软骨帽。

（1）关节镜下游离体取出 / 软骨成形术　关节镜下游离体取出和磨损性软骨成形术仍然是可行的手术选择。该手术需要将缺损清创至稳定的软骨边缘,并去除关节内游离体,但治疗效果并不确定。Takahara 发现,当超过 50% 的肱骨小头表面受累时,

接受游离体取出而不进行重建手术的患者预后较差。既往研究发现，当病变延伸至外侧小头并侵犯外侧柱时，其结果较差。Tis 等最近研究了关节镜手术的结果，包括微骨折和逆行钻孔，包括软骨成形术和游离体取出。33% 的患者疼痛持续，尽管一些患者恢复了体力活动，但多数并没有达到以前的水平。其他研究证实了疼痛缓解和活动范围的改善，但也有报道称，患者可能无法恢复到损伤前的运动水平。这提示对于肱骨小头表面 50% 以上的病变、延伸至外侧肱骨小头的病变和对运动期望高的患者采取不同的处理方法。

（2）微骨折 / 逆行钻孔 微骨折和逆行钻孔仍然是治疗未延伸至侧柱的剥脱性软骨炎的良好选择。逆行钻孔是治疗不稳定剥脱性软骨炎的常用方法。对于稳定的软骨帽，在透视指导下，从肱骨远端后外侧逆行钻入克氏针，注意不要波及关节软骨。使用第一根克氏针作为指导，软骨下骨钻孔 1~4 次，以刺激骨髓愈合反应。微骨折可用于治疗病变，即使覆盖软骨被破坏，也不会有侧柱延伸。在这种技术中，在病变床被清除到稳定边缘后，用锥子或克氏针在病变内部制造孔，以刺激骨髓愈合和纤维软骨反应（图 4-3-1）。

（3）原位固定 不稳定剥脱性软骨炎病灶的原位固定有几种方法。固定选择包括 Herbert 螺钉固定、针线缝合、可吸收钉等。这是一项有价值的技术，因为它避免了关节切开术固定的需要。在 Baker 等的回顾性研究中，其愈合率高达 82%~100%，运动水平恢复到受伤前的 68%~100%。Hennrikus 等回顾性分析了 26 例巨大、不稳定的原位 OCD 病变，平均宽度和厚度分别为 12.0mm 和 5.4mm。26 例中 20 例愈合。在 6 例需要翻修的患者中，平均年龄（15.3 岁）和矢状面病变宽度（＞13mm）与骨不连显著相关。2/3 的患者恢复到受伤前的运动水平，所有患者的预后评分都有所改善。

Uchida 等使用羟基磷灰石（HA）/ 聚 L - 乳酸（PLLA）螺纹针对 18 例青少年棒球运动员进行关节镜下 OCD 损伤原位固定。17 例效果良好，在 3 年的随访中，94% 的运动员恢复了运动，其中 15 例达到了相同或更高的水平。所有病灶均拍 X 线片确认吻合。作者认为，大于关节面 50% 的病变值得考虑骨软骨移植，因为这种大小的病变容易发生骨关节炎。对于较大且不稳定的 OCD 病变，原位固定是一种有效果的治疗选择，但当碎片大小在技术上不可固定时，下一步应考虑骨软骨移植。

（4）自体骨软骨移植 自体骨软骨移植适应证包括大的、不稳定的病变、累及超过 50% 关节面的病变、延伸至肱骨小头外侧缘并累及外侧柱的病变。外侧髁突伸展需要重建技术提供软骨下支持并防止桡骨头病变。自体骨软骨移植包括通过从膝关节非承重部分（通常从外侧股骨髁或滑车的上侧面）获取供骨软骨塞。股骨髁远端、前外侧和内侧髁后极的软骨厚度与肘关节最接近，尽管这两个部位的软骨层仍然比肘关节的任何部位都厚。肱骨小头的受体部位是通过取心来准备的，通常深度为 10mm。然后放置供体塞并嵌塞，直到与周围软骨齐平。这种技术的优点是可以用透明软骨

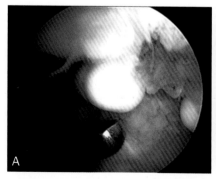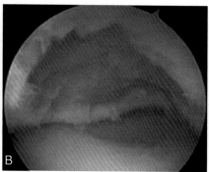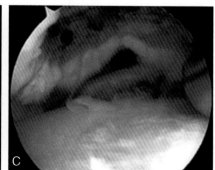

图 4-3-1　关节镜下有多个游离体的剥脱性小头骨软骨炎患者的关节镜图像。A. 关节镜下清除游离体。B. OCD 病变部位清创至稳定边缘。C. 微骨折后出血表明软骨下骨渗透良好

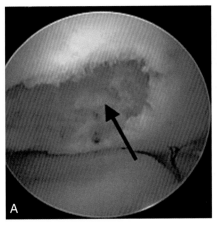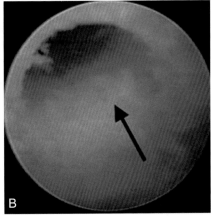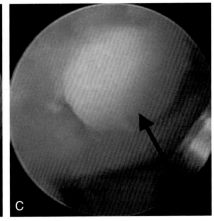

图 4-3-2　A.清创后小头骨剥脱性骨软骨炎病变（黑色箭头）的关节镜图像。B.准备自体骨软骨栓塞。C.随后植入移植物

替代缺损。重复这一过程，直到剥脱性软骨炎病灶充分恢复（图 4-3-2）。

（5）肋骨骨软骨移植　肋骨骨软骨移植是治疗侧柱剥脱性软骨炎的一种创新性解决方案。该手术需要从第 6 根肋骨中取一块带有透明软骨的肋骨软骨碎片，用于移植到肱骨小头的受体部位。

肋骨骨软骨移植对于涉及侧柱的大病变（＞15mm）是一种有价值的替代方法。然而，这是一个技术要求很高的手术技术，有严重的潜在并发症。

五、小　结

肱骨小头剥脱性骨软骨炎在青少年过顶运动员中可能比以前认为的更为普遍。最近的文献带来了较多的信息，目标是改善预后，缓解疼痛，并恢复运动。关键的进展包括手术后的改善，COT 用于大面积缺损的重建，以及关节镜下原位固定的进展。目前的文献仍然支持早期发现和早期非手术治疗。同样，目前的文献在预测未恢复足够软骨下骨支持的外科技术对侧柱病变的不良预后方面保持一致。最近的文献很大程度上扩展了矫形外科医生的 OCD 诊断和技术治疗设备，许多患者现在取得了很好的结果。

病例 1

患者，男性，30 岁，体育爱好者，右肘外侧压痛，在肘关节伸展时挤压肱骨小头时疼痛加重。

辅助检查：肘关节 X 线片提示有增生骨赘（图 4-3-3）。肘关节 MRI 提示肱骨小头关节面下

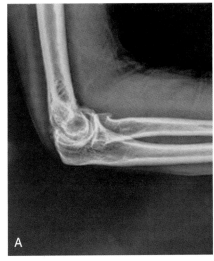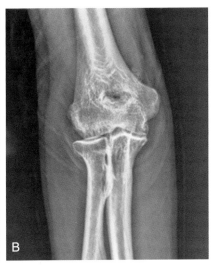

图 4-3-3　肘关节侧位 X 线片：A.侧位片提示肘关节有增生骨赘形成。B.正位片提示肱骨小头关节面下有透明影

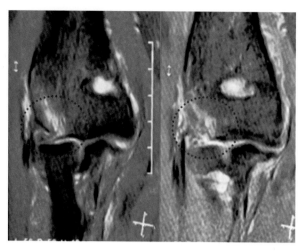

图 4-3-4　肘关节 MRI 提示肱骨小头关节面下信号异常

信号异常（图 4-3-4）。

诊断：肱骨小头剥脱性骨软骨炎。

治 疗

停止伤肘剧烈的过顶活动，局部理疗 4 周后症状缓解。

（王　涛）

参考文献

[1] Baker 3rd CL, Romeo AA, Baker Jr CL. Osteochondritis dissecans of the capitellum[J]. Am J Sports Med, 2010, 38（9）:1917-28.

[2] Ahmad CSENS. Treatment of capitellar osteochondritis dissecans[J]. Techniques in Shoulder and Elbow Surgery, 2006, 7（4）:169-74.

[3] Ahmad CS, Vitale MA, ElAttrache NS. Elbow arthroscopy: capitellar osteochondritis dissecans and radiocapitellar plica[J]. Instr Course Lect, 2011, 60:181-90.

[4] Tis JE, et al. Short-term results of arthroscopic treatment of osteochondritis dissecans in skeletally immature patients[J]. J Pediatr Orthop, 2012, 32（3）:226-31.

[5] Schenck Jr RC, et al. A biomechanical analysis of articular cartilage of the human elbow and a potential relationship to osteochondritis dissecans[J]. ClinOrthopRelat Res, 1994, 299:305-12.

[6] Kida Y, et al. Prevalence and clinical characteristics of osteochondritis dissecans of the humeral capitellum among adolescent baseball players[J]. Am J Sports Med, 2014, 42（8）:1963-71.

[7] Kijowski R, De Smet AA. Radiography of the elbow for evaluation of patients with osteochondritis dissecans of the capitellum[J]. SkeletalRadiol, 2005, 34（5）:266-71.

[8] Nofsinger C, Konin JG. Diagnostic ultrasound in sports medicine: current concepts and advances[J]. Sports Med Arthrosc, 2009, 17（1）: 25-30.

[9] Takahara M, et al. Classification, treatment, and outcome of osteochondritis dissecans of the humeral capitellum[J]. J Bone Joint Surg Am, 2007, 89（6）:1205-14.

[10] Matsuura T, et al. Conservative treatment for osteochondrosis of the humeral capitellum[J]. Am J Sports Med, 2008, 36（5）:868-72.

[11] Baumgarten TE, Andrews JR, Satterwhite YE. The arthroscopic classification and treatment of osteochondritis dissecans of the capitellum[J]. Am J Sports Med, 1998, 26（4）:520-3.

[12] Uchida S, et al. Arthroscopic fragment fixation using hydroxyapatite/poly-L-lactate acid thread pins for treating elbow osteochondritis dissecans[J]. Am J Sports Med, 2015, 43（5）:1057-65.

[13] Schub DL, et al. Mapping of cartilage depth in the knee and elbow for use in osteochondral autograft procedures[J]. Am J Sports Med, 2013, 41（4）:903-7.

[14] Zlotolow DA, Bae DS. Osteochondral autograft transplantation in the elbow[J]. J Hand Surg [Am], 2014, 39（2）:368-72.

第四节　肘关节游离体

一、概　述

肘关节游离体多发生于肘关节创伤性骨关节炎、滑膜软骨瘤病等疾患。肘关节游离体发病相对较少，多由于肘关节长期反复屈伸、旋转、承重，或者过多的超常活动以及不合理活动，使肘关节软骨面不断受到摩擦、挤压与撞击，从而造成软骨损伤，引起软骨下骨硬化及囊性变、滑膜出现慢性炎症、关节囊增厚，经过一系列生化改变，最终代偿性形成骨赘增生，甚至形成肘关节游离体。主要表现为肘关节疼痛、活动受限、疼痛性弹响或者交锁等，造成关节软骨面损伤。对于程度极为轻微的患者，临床多采用保守治疗，而对于多数保守治疗无效且病情严重的患者则需要给予手术治疗。肘关节游离体多采用肘关节镜下清理术，治疗效果较好，但由于肘关节解剖结构复杂，神经血管较多，且操作空间较小，使肘关节镜手术的难度较大，技术要求也高。

二、治疗方式

手术治疗方式包括开放性松解术、关节成形术、关节置换术及关节镜下松解术等。

1 开放性手术

开放手术多用于肘关节运动受限的情况下，主要的手术步骤是切开关节囊、韧带等软组织，然后清除游离体。修复关节腔滑膜及软骨损伤，松解剥离瘢痕粘连，最后去除骨赘。开放手术在国内经历了长时间的临床验证，积累了丰富的临床经验，术者更为熟悉，术后早期效果较好，对于严重型且伴有畸形的肘关节功能障碍的治疗效果也较好。但同时，开放手术对患者造成的影响也是巨大的，最突出的问题是单一切口难以同时处理肘前、肘后（甚至肘内外侧）的病变，而双切口或多个切口的手术通常会造成较大的创伤和大量出血，术后切口疼痛明显，严重增加患者的心理压力，显著影响患者的功能锻炼；此外还容易引发骨化性肌炎病灶等并发症。

手术操作包括松解 / 切除关节囊、松解侧韧带、清理鹰嘴窝 / 冠突窝、松解和延长肱二头肌 / 肱三头肌、清除骨赘、清理关节腔和鹰嘴截骨等。在全面松解的同时，开放性手术有时还需将内植入物取出，并对尺神经损伤的症状进行处理和预防。Karbach 等选择肘后正中入路对前后关节囊进行切除，对严重挛缩进行部分松解，同时对 100° 以上的屈曲挛缩进行尺神经减压，避免神经因为挛缩改变受到刺激而进一步影响手术效果。李越等则选择后正中入路进行游离体清除、韧带及挛缩关

节囊松解、粘连带切除等操作，并对肘关节应用单边铰链式外固定支架进行固定，术后配合功能训练，结果显示患者肘关节平均最大屈曲活动度明显增加（58.9°~101.7°），平均最大伸直活动度减少（30.8°~20.6°），总平均活动范围明显增加（28.1°~81.1°），此外肘关节 Mayo 评分则明显增加（42.37~76.3 分）。胡怀建等则选择外侧 Kocher 入路，在肱桡肌与肱三头肌间隙、尺侧腕伸肌与肘后部间隙之间充分显露肘关节囊，剥离和清除关节腔前后方粘连，必要时将其切除，结果显示患者肘关节活动度由术前的 57° 显著增加至术后的98°。此外，近年来国内外学者所采用的内外侧联合入路也取得了很好的效果。不同的手术入路具有不同的松解范围，适用于不同原因引起的功能障碍，同时也具有不用的风险。例如前方入路松解范围较小，主要用于前方骨化性肌炎病灶和肘前皮肤及软组织挛缩引起的功能障碍；后方入路则可同时对内外侧的病理组织进行处理，但其创伤较大，术后伤口裂开的可能性也较高；内外侧入路也能同时对关节后方的病理组织进行处理，其中外侧入路可对肱桡关节与上尺桡关节的粘连进行处理，从而可有效改善前臂旋转功能；内侧入路侧可同时松解尺神经，改善患者的尺神经症状。除此之外，手术切口的选择也会直接影响手术实施的难度和效果。

对于各种原因引起肘关节损毁的终末期，关节持续疼痛、关节强直或融合的状况，可以通过行人工全肘关节置换手术以彻底改善关节功能及症状，同时可以做桡骨小头置换或切除术。

2 肘关节镜手术

相比于膝关节镜的迅猛发展，肘关节镜技术提升则较缓慢。肘关节镜手术相比于开放性手术具有更大的优势：①提供了良好的关节内视野，多通道技术有助于术者同时处理整个关节前后内外侧病变；②术中无须将关节的各组成结构打开，保证了联合的完整性；③不切开关节囊，有效降低了关节囊粘连和患者术后疼痛发生率；④并发症发生率相

比开放手术低，外观恢复良好，患者术后康复更快，日常活动恢复更为迅速。

肘关节镜被应用于关节疾病以来，虽然其适应证不断扩大，但由于肘关节的解剖特点，使其操作具有较大的难度，相比其他关节对术者的技术要求也更高。在看到肘关节镜治疗优势的同时，也应当注意到相比膝关节镜、肩关节镜等，肘关节镜手术并发症的发生率也相对较高。文献报道肘关节镜术后并发症的发生率约为 10%，而常见的肩关节镜和膝关节镜则为 1%~2%。随着肘关节镜技术在临床应用的不断增加，手术后并发症发生的概率也明显增多。文献报道肘关节镜手术后常见的并发症包括感染、伤口长期渗液、神经血管损伤、术后粘连、骨筋膜室综合征等。神经损伤在肘关节镜手术中的发生率最高可达 14%，通常受损的神经包括正中神经、桡神经、尺神经、前臂内侧神经、骨间背侧神经等。多数情况下神经损伤为暂时性或者不完全性的，但也会有永久性神经损伤发生。神经损伤发生的原因主要是入路时对神经直接造成的损伤，或者关节过度牵张及操作过程中对神经造成压迫，尤其是在进行关节囊松解、治疗松解粘连时极易发生神经损伤。

软骨游离体未钙化则 X 线片上不显影，有时关节内游离体数量与 X 线片显示情况不一致，手术时注意不要遗漏游离体。关节镜下检查发现游离体多位于前关节腔或鹰嘴窝内，关节内多有滑膜增生、肥厚、充血水肿，由于游离体撞击造成上尺桡关节和肱桡关节表面损伤不平，桡骨头软骨破坏，旋转活动受阻挡。如果视野不清，使用刨刀或射频汽化清除增生肥厚的滑膜组织后再进行游离体取出术；太大的游离体不好取出时，可咬碎后取出，但取出后应将其拼在一起观察有无缺损，以免遗留。

骨软骨性游离体往往来源于肱骨小头的骨软骨损伤、外侧挤压性损伤造成的骨软骨骨折，以及滑膜骨软骨瘤病的滑膜病变。游离体可包埋在冠突、桡骨或鹰嘴窝内的纤维组织中，在关节镜检查中，游离体可能会被遗漏。必要时，需使用刨刀或关节镜剪松解这些软组织，显露游离体，将其摘除。在

鹰嘴滑车关节或肱桡关节内可能会发现一些小的游离体。当大的游离体处于取出困难的位置时，应当将其移至容易取出的区域。这种情况可通过辅助手术入路来达到目的，也可以将关节镜从套管上解开，镜头在套筒内旋转并回退几毫米，用套筒将游离体推至较容易取出的位置。如果灌注液湍流对夹持游离体造成困难，可以降低灌注液流量或关闭灌注。偶尔，游离体太大无法通过关节镜入路取出时，可用关节镜磨钻将其打碎再逐块取出，或者让游离体留在原位，待关节镜手术完成后，纵行切开关节囊，用有齿血管钳延长切口将其取出。这样可预防在剩下的手术过程中灌注液外渗进入前方软组织，降低了神经血管损伤的风险。

三、小　结

肘关节游离体常常合并肘关节功能障碍，多出现在外伤或长期反复过度使用后，严重影响患者的生活质量，虽然各种手术治疗和非手术治疗方法可供临床医生选择，但如何选择最佳的治疗方案，最大限度保证患者术后肘关节功能的恢复仍是当前面临的重要临床难题。到目前为止，手术仍是效果最为可靠的治疗方法，其中肘关节镜在手术中的应用也越来越多。肘关节镜被应用于关节疾病以来，其适应证不断扩大，已经成为被公认的在肘关节疾患诊断、治疗、随诊及效果评价方面极有价值的技术体系之一。但由于肘关节解剖特点，其操作具有较大的难度，因此临床应用仍有一定的限制。总体而言，对于一些肘关节游离体合并重度的关节功能障碍、关节内严重畸形、关节外存在严重的僵硬病因的病例，关节镜仍然不能适用，但对于大多数病患，肘关节镜技术具有巨大的治疗优势，同时其手术效果尚有较大的提升空间。结合计算机 3D 打印和实景模拟增强技术的发展，现代影像学和康复医学的进步，多学科合作治疗，并随着基础研究和临床对此类疾病了解的不断深入，以及手术医生操作技术的提高，肘关节游离体的关节镜技术微创治疗将面临广阔而美好的前景。

男性，62 岁，农民。以"右肘关节疼痛活动不适 1 年"主诉入院。1 年前患者逐步出现右肘关节不适，逐步出现肘关节疼痛。在当地医院理疗，对症处理，患者症状缓解不明显，近来症状加重，为进一步诊治遂来我院。

查体：右肘关节无明显畸形，肘关节无压痛，活动度 0°~120°，内外翻试验阴性。

辅助检查：右肘关节正侧位 X 线片可见关节间隙变窄，鹰嘴窝骨赘形成，滑车前方可见一密度增高的游离体影（图 4-4-1）。CT 检查及 MRI 检查示右肘关节前方游离体，MRI 见肘关节少许积液，软骨退变，其余未见明显异常（图 4-4-2）。

诊断：右肘关节游离体，右肘骨性关节炎。

治 疗

（1）关节镜下手术 关节镜下清理，游离体取出术。

软点入路：常规关节腔注射生理盐水 20mL，常规建立肘关节前内侧及前外侧入路（图 4-4-3）。

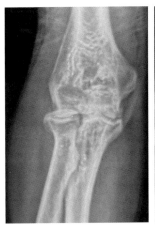
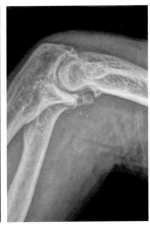

图 4-4-1 右肘关节正侧位片

前外侧入路观察，探查肘关节，见肘关节前方游离体，从前外侧入路用髓核钳取出游离体，清理肘关节前侧增生滑膜（图 4-4-4）。

转入肘关节后侧间室，建立后侧入路及后外侧入路，清理鹰嘴窝，见鹰嘴窝游离体，取出游离体。鹰嘴窝轻度增生，用刨刀打磨增生，屈伸活动肘关节无撞击。冲洗，缝合伤口（图 4-4-5~图 4-4-6）。

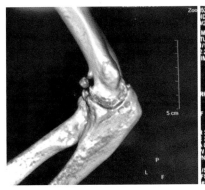
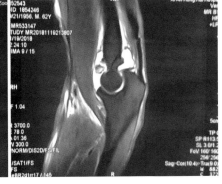

图 4-4-2 右肘关节 CT 与 MRI

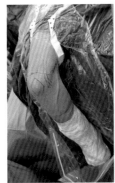
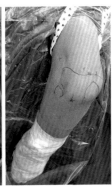

图 4-4-3 右肘关节手术体位及入路

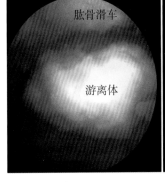
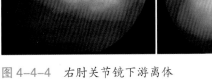

图 4-4-4 右肘关节镜下游离体

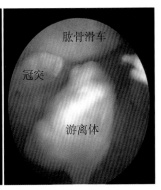
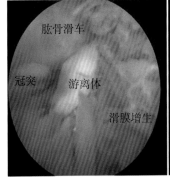
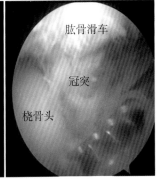

图 4-4-5 右肘关节镜下游离体取出

（2）术后复查及康复 术后复查X线片，肘关节游离体取出完全（图4-4-7）。术后第2天肘关节主动被动屈伸活动，术后2周伤口拆线，术后1个月恢复肘关节劳动强度（图4-4-8）。

专家点评

肘关节游离体是临床常见病，根据患者病史、查体及影像学检查可以明确诊断。游离体在术前一定要进行CT评价，明确游离体位置，为术中准确

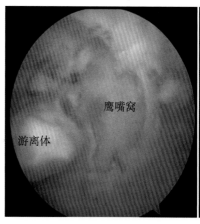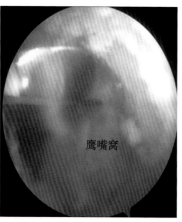

图4-4-6 右肘关节鹰嘴窝游离体取出

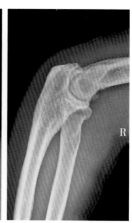

图4-4-7 术后X线片：右肘关节游离体取出完全

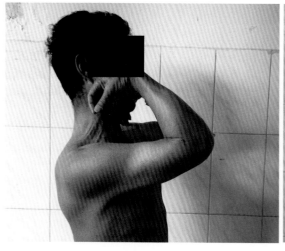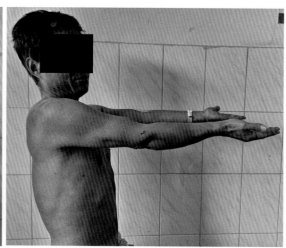

图4-4-8 术后肘关节功能良好

快速定位解除交锁提供保障。

视频4-4-1 肘关节游离体清除

（李　锦，王登峰）

参考文献

[1] 胡怀建，雍宜民，常棣芳，等.创伤后肘关节功能障碍

的手术治疗[J].中华创伤杂志，2001, 17（12）:718-21.

[2] Karbach LE, Elfar J. Elbow Instability: Anatomy, Biomechanics, Diagnostic Maneuvers, and Testing[J]. J Hand Surg Am, 2017, 42（2）:118-26.

[3] 李越，李志荣.创伤后肘关节僵硬的治疗[J].当代医学，2011, 17（36）:15-7.

[4] 王欣，张英琪，俞光荣，等.肘关节前方入路切口"安全区域"的解剖学研究[J].中华解剖与临床杂志，2016, 21（2）:120-3.

[5] 曾春，黄冬梅，蔡道章，等.不同体位下肘关节镜常用入路与周围神经的解剖关系[J].中华创伤骨科杂志，2008, 10（12）:1141-4.

[6] 程峰,陆爱清,施海伟,等.后外侧联合前内侧入路治疗肘关节"恐怖三联征"的效果[J].实用临床医药杂志,2015,19(24):99-100.

[7] 公茂琪,查晔军,刘兴华,等.肘关节松解术治疗创伤后肘关节僵硬:附258例报告[J].中华创伤骨科杂志,2012,14(2):122-6.

[8] 唐浩琛,向明,陈杭,等.关节镜下手术治疗肘关节僵硬[J].中国骨伤,2014,27(11):943-7.

[9] Nelson GN, Wu T, Galatz LM, et al. Elbow arthroscopy: early complications and associated risk factors[J]. J Shoulder Elbow Surg, 2014, 23(2):273-8.

[10] Adams JE, King GJ, Steinmann SP, et al. Elbow arthroscopy: indications, techniques, outcomes, and complications[J]. J Am Acad Orthop Surg, 2014, 22(12):810-8.

[11] Desai MJ, Mithani SK, Lodha SJ, et al. Major Peripheral Nerve Injuries After Elbow Arthroscopy[J]. Arthroscopy, 2016, 32(6):999-1002.e8.

第五节　尺骨冠突骨折

一、概　述

尺骨冠突骨折常合并肘关节脱位及肘部骨折临床上并不少见。据报道,有15%的肘关节位脱位患者合并尺骨冠突骨折。尺骨冠突不仅是肱尺关节的主要组成部分,而且也是肘关节内侧副韧带前束、前关节囊和肱肌的附着点,起阻止肱二头肌、肱肌和肱三头肌牵拉尺骨向肘后移位的作用,是维持肘关节稳定的主要结构。

二、分　型

Regan根据骨折线的位置进行了分型:Ⅰ型,冠突尖部撕脱骨折;Ⅱ型,骨折块≤50%的尺骨冠突大小;Ⅲ型,骨折块>50%的尺骨冠突大小(图4-5-1)。

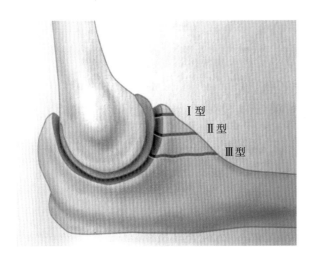

图4-5-1　尺骨冠突骨折分型示意图

该分型的局限性在于:对尺骨冠突骨折合并尺侧副韧带损伤及严重粉碎性冠突骨折伴肘关节不稳定需行冠突重建的问题在分型中未给予关注。

三、治疗原则

Heim提出了肘关节结构稳定环——四柱理论。冠突是前柱和内侧柱的重要组成部分,其中任何一柱的损伤都将导致肘关节不稳定,特别是前柱和内侧柱的损伤。维持尺关节稳定需具备三个条件,即完整的关节面、完整的内侧副韧带前束和桡侧副韧带复合体。所以对尺骨冠突骨折的诊断和治疗,首先要恢复骨性解剖结构,其次应重视内侧副韧带修复和重建,以期获得一个稳定的关节。

尺骨冠突骨折的治疗:Regan-Morrey Ⅰ型骨折的治疗方案尚存争议。多数学者认为,只要伴随肘关节不稳,即使骨折块再小也应该行内固定手术治疗。Regan-Morrey Ⅱ型和Ⅲ型骨折,主张采用复位内固定术以获得肘关节稳定性,以便进行早期功能锻炼。

四、固定方法

传统的尺骨冠突骨折治疗方法包括:

(1)外侧入路　由深至浅修复尺骨冠突、桡骨小头及外侧副韧带;单独的外侧和内侧入路修复桡骨小头、外侧副韧带和尺骨冠突(图4-5-2);单独的内侧入路修复冠突,外侧入路修复外侧副韧带。但肘关节前方分布着肱动脉、桡神经、桡神经

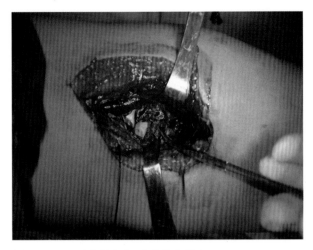

图 4-5-2 冠突骨折切开复位内固定

深支、前臂内侧、外侧、后侧皮神经等重要血管神经，易发生医源性损伤。过多的侵入性操作还可能增加异位骨化及关节僵硬的发生。

（2）关节镜下复位固定冠突骨折 早期关节镜主要用于去除游离的冠突骨折块，2007 年 Adams 首先报道了 4 例关节镜辅助下进行冠突骨折复位内固定治疗情况。此后，许多学者报道了经前路微创切开复位冠突骨折、全关节镜下复位冠突骨折以及自前向后或自后向前等固定方式的治疗经验。

病例 1　肘关节镜辅助下的尺骨冠突骨折治疗

陈某，女性，61 岁，因"摔伤致左肘部肿痛活动受限 5h"入院。5h 前患者在家不慎摔倒，左上肢着地受伤，当即出现左肘关节疼痛，肿胀，遂急诊入我院。

查体：左肘关节肿胀明显，外上髁压痛阳性，内翻应力试验弱阳性，右肘关节活动度因疼痛拒查。

辅助检查：左肘关节正侧位 X 线片，可见尺骨冠突撕脱骨折，骨折移位，累及关节面（图 4-5-3）。CT 检查进一步可以明确骨折的范围及移位情况，确定尺骨冠突骨折分型（图 4-5-4）。MRI 可以明确内外侧副韧带损伤情况，及关节内伴随损伤（图 4-5-5）。

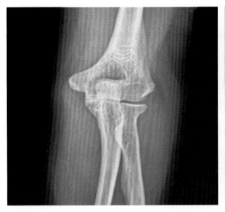
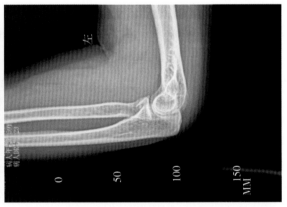

图 4-5-3 左肘关节正侧位片

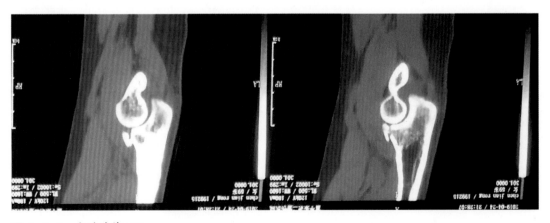

图 4-5-4 左肘关节 CT

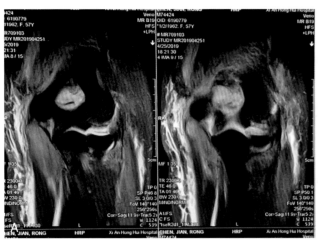
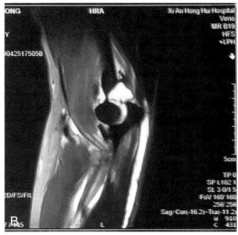

图 4-5-5 左肘关节 MRI：A.肘关节外侧副韧带上止点撕裂。B.尺骨冠突骨折

诊断：左尺骨冠突骨折（Ⅱ型），左肱骨外上髁撕脱骨折，左肘关节外侧副韧带损伤。

治 疗

（1）治疗方案 关节镜下尺骨冠突骨折复位内固定术。

手术入路建立和骨折床清理：采用右侧卧位（图 4-5-6）。建立常规肘关节镜前内、前外侧入路，探查整个肘关节前方，可清理显露肘关节内尺骨冠突骨折块部分附着于关节囊，骨折块有明显移位。先清理骨折断端淤血块，以便复位操作（图 4-5-7），并规划固定方案（图 4-5-8）。

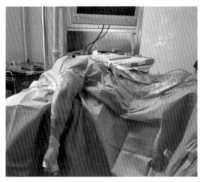

图 4-5-6 手术体位：侧卧位

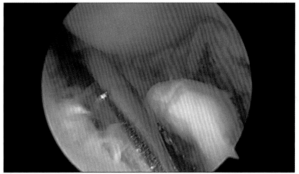

图 4-5-7 清理骨折断端淤血块

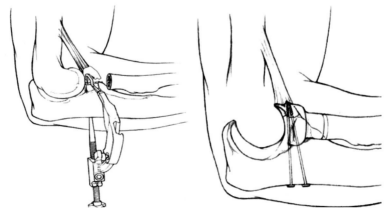

图 4-5-8 骨折固定示意图

骨折复位及固定：经肘关节镜前内侧入路观察，清理骨折断端并复位骨折后，在 ACL 定位器引导下，自肘关节后方植入一枚导针临时固定骨折块，再通过导针拧入空心螺钉固定骨折块（图4-5-9~图4-5-10）。尺骨冠突骨折复位固定后，查体见外侧副韧带仍有部分松弛，再取肘关节外侧入路，显露肱骨外髁撕脱骨折块，外侧副韧带止点区域植入带线锚钉，加强修复肘关节外侧副韧带。

术后康复及复查情况：术后复查 X 线评估骨折复位情况（图4-5-11）。术后常规抬高患肢，肘关节可调节支具固定，术后 3 周后开始进行肘关节被动屈伸活动练习，同时行患肢及健侧肢体的肩关节、腕关节周围肌肉等长收缩训练。术后 6 周内患肢不持重。术后 3 个月复查 X 线提示尺骨冠突骨折复位及愈合良好。术后 3 个月，患者肘关节功能恢复良好，屈伸活动及前臂旋前旋后活动较健侧比，无明显差异。

专家点评

关节镜下复位固定冠突骨折具有微创、恢复快的优势，但是肘关节镜的学习曲线相对较长，手术操作要求较高，需要术者综合考量。

关节镜下复位固定操作要点：①肘关节镜通过近端前内侧通道进入，监视复位情况，ACL 定位器则通过近端前外侧通道进入，可直接定位于骨折端。②ACL 定位器的调整。尺骨冠突骨折主要是因肱骨内髁撞击所致，骨折线平行于尺骨长轴，所以 ACL 定位器一般调整至最大角度，即接近90°，以便引导导针垂直于骨折面进入，增加空心钉的把持力。③为了防止骨块旋转，一般需 2 枚导针预固定，对内固定装置的合理布局是关键。

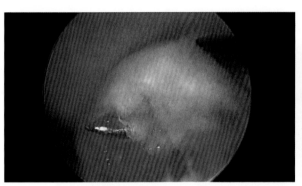

图 4-5-9　在 ACL 定位器引导下，由后向前置入导针

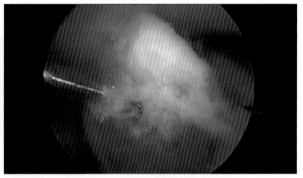

图 4-5-10　沿导针植入空心螺钉固定骨折

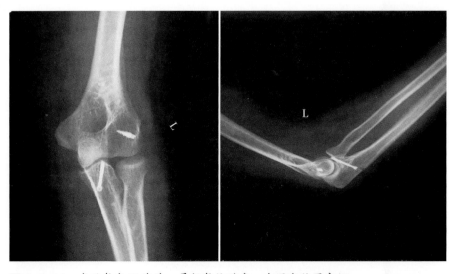

图 4-5-11　术后复查 X 线片：骨折复位满意，内固定位置良好

视频 4-5-1　肘关节镜辅助下的尺骨冠突骨折治疗

（李红川，赵赞栋，张　亮）

参考文献

[1] Julie A. Arthroscopic-assisted treatment of coronoid fractures [J]. Arthroscopy, 2007, 23（10）: 1060–1065.

[2] O'driscoll SW, Morrey BF. Arthroscopy of the elbow. Diagnostic and therapeutic benefits and hazards[J]. J Bone Joint Surg. Am, 1992, 74（1）: 84–94.

[3] Luigi AP, Pederzini LA, et al. Elbow Arthroscopy[M]. Berlin: Springer Heidelberg, 2013: 91–95.

[4] Morrey BF, Chao EY. Functional evaluation of the elbow[M]//In: Morrey BF, ed.The elbow and its disorders[J]. Philadelphia: WB Saunders, 1985: 73–91.

[5] Manidakis N, Sperelakis I, Hackney R, et al. Fractures of the ulnar coronoid process[J]. Injury, 2012, 43: 989–998.

[6] Ring D. Surgical exposure of coronoid fractures[J]. Tech Shoulder Elbow Surg, 2002, 3（1）: 48–56.

[7] 欧阳侃, 王大平, 陆伟, 等. 全关节镜下交换棒技术治疗尺骨冠状突骨折 [J]. 中华创伤骨科杂志, 2010, 12（6）: 518–520.

[8] Garofalor Bollmann C, Kombot C, Moretti B, et al. Minimal invasive surgery for coronoid fracture: technical note[J]. Knee Surg, 2005, 13: 608–611.

[9] 杨国勇, 向明, 陈杭, 等. 关节镜下复位固定治疗尺骨冠突骨折的短期临床疗效 [J]. 中国运动医学杂志, 2014, 7（6）: 664–668.

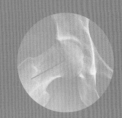

第五章
髋关节镜

第一节 髋关节镜基础

一、概 述

早在 20 世纪 30 年代就有将关节镜引入髋关节的研究，早在 1931 年 Burman 就尝试在大体标本上进行髋关节镜操作，但限于当时的技术条件和对髋关节生理及解剖的认识不足，临床手术未取得实质性进展，真正的髋关节镜诊疗技术开始于 20 世纪 70 年代后期，五十多年来无论是基础理论还是临床实践都取得了长足进步。但由于对髋关节相关疾患的认识不足以及髋关节本身存在位置深、关节间隙狭窄、关节囊紧张等解剖特点，髋关节镜的发展滞后于其他关节，直到 MRI 技术的发展、关节镜器械的改进以及微创理念的发展才使髋关节镜有了长足的进步。尤其近年来，随着对髋部相关疾患认识的不断深入，髋关节镜因其安全性高、可视性好等优点逐渐成为髋关节疾病诊断与治疗的金标准。髋关节镜作为微创与直视相结合的一种治疗手段，在电子光学、计算机和影像学技术的带动下已成为诊断和治疗髋关节疾病的有效方法。

二、手术准备

髋关节镜手术目前常采用仰卧位及侧卧位进行，体位选择取决于医生的偏好。麻醉方式通常要求完全神经肌肉阻滞下的全身麻醉，术中控制性降压（平均动脉压 60mmHg）有助于提供清晰的手术视野，持续核心体温监测，避免灌注液渗入腹腔。在神经阻滞充分的情况下也可选择硬膜外麻醉。仰卧位手术时需使用宽大的会阴柱（直径＞15cm），偏手术侧放置，可以在牵引时提供轻微的侧向分力，以减少会阴部神经麻痹的风险，术中髋关节位于内收外展中立位，轻度屈髋（15°）可使关节囊松弛、易于牵引，足部内旋（15°）以抵消股骨前倾角，牵引术侧肢体前对非手术侧下肢给予轻度牵引力，可保证骨盆不出现倾斜，之后牵引术侧下肢至关节间隙牵开 1cm 以上。因为髋关节周围有较厚的软组织包绕，髋关节镜手术时需使用加长套管、穿刺针、入路扩大器等特殊手术器械以及射频消融设备及刨削器等（图 5-1-1）。手术常规使用 30°及 70°镜头，交替使用两种镜头可更好地对关节内结构进行观察。髋关节镜经典的入路包括前外侧入路、前侧入路及后外侧入路，目前常用的辅助入路主要有中前入路、远端前外侧入路、近端中前入路等（图 5-1-2）。

三、适应证与禁忌证

随着技术的提高以及对疾病认识的不断深入，髋关节镜的适应证正在不断扩大，目前几乎可对所有髋关节及（或）相关疾患进行诊断和治疗，髋关节镜在组织活检、腔内冲洗、骨赘清除、滑膜切除、微骨折技术诊治股骨髋臼撞击综合征、软骨损伤、盂唇损伤、人工髋关节置换术后疼痛、不明原因疼痛以及既往需要开放手术的儿童先天性髋部疾病、股骨头坏死、髋部退行性变等方面，均表现出极大的优势及治疗潜力。关节内适应证包括股骨髋臼撞击征、盂唇损伤、圆韧带损伤、软骨损伤、游离体 / 滑膜软骨瘤病、滑膜病变、髋关节周围炎 / 感染、肿瘤或瘤样病变、关节囊松弛及关节不稳、辅助切开治疗、全髋置换术后辅助等。关节外适应证包括大转子疼痛综合征、弹响髋综合征、腘绳肌近端止点修复、臀深间隙综合征、坐骨股骨撞击症和髂前下棘撞击症等。

目前仍公认的禁忌证主要有进展性或重度髋关节骨关节炎、髋关节强直、严重股骨近端畸形、发育不良合并股骨头偏移、大转子撞击症、严重髋臼后倾。相对禁忌证有重度肥胖、全身活动性感染、皮肤溃疡、中度骨关节炎、发育不良、神经损伤、慢性腘绳肌股骨止点损伤、慢性外展肌萎缩和脂肪化、内侧型弹响髋合并严重的股骨颈前倾、既往手术导致髋关节解剖标志不清等。

四、髋关节镜入路

建立入路前需透视以确保关节间隙牵开 1cm 以上，利用透视定位并做好标记。常采用两个标准入路是前外侧入路、前方或中前入路，根据手术需要及术者习惯增加 1~2 个辅助入路。

1 前方入路

经髂前上棘向远端做一条矢状线，经股骨大粗隆顶部作一条横线，两条线的交点即前方入路的定位。入路需向头侧倾斜45°，并向中线倾斜30°（图 5-1-3）。位于髂前上棘远端平均 6.3cm 处。它穿越缝匠肌和股直肌肌腹，然后进入前方关节囊。从皮肤到关节囊，前方入路几乎与股神经轴线相切，仅在接近关节囊水平与股神经靠近。距关节囊平均最小距离为 3.2cm。由于该入路与股外侧皮神经毗

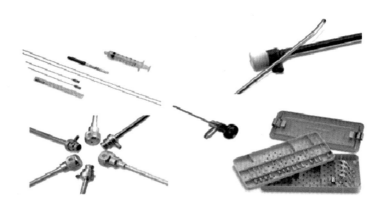

图 5-1-1　髋关节镜常用器械

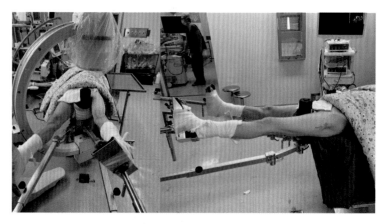

图 5-1-2　仰卧位髋关节镜手术体位

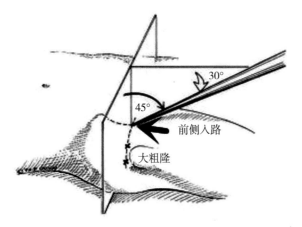

图 5-1-3　前方入路示意图

邻（3cm），并与股神经分支、旋股外血管终末支位置重叠（平均距离 2mm），因此许多术者更推荐中前或改良的中前入路。

2 前外侧入路

即在股骨大粗隆顶部做一条横线，与大转子前界的矢状线相交的位置（图 5-1-4）。穿过臀中肌于关节囊的外侧沿其前缘进入关节。该入路相对重要的结构是臀上神经。该神经穿出坐骨切迹后，经过臀中肌的深层表面。臀上神经与两个外侧入路的毗邻关系相同，相距平均约 4.4cm。因此，该入路损伤血管神经的风险最低，常作为首选入路。

3 后外侧入路

即大转子后界的矢状线与大转子前界的矢状线相交的位置。穿越臀中肌和臀小肌，在外侧关节囊后缘进入关节。途经梨状肌前上方。在关节囊水平靠近坐骨神经。距神经的外侧缘平均为 2.9cm。距旋股内血管 1.0cm。

4 建立入路顺序

通常首先建立前外侧入路，因为该区域位于关节镜安全区的最中央。该入路可在前后位的透视下建立（图 5-1-5），但水平位的方向同样重要。下肢中立位时，股骨前倾使关节的中心位于大转子中心水平的前方。这样，前外侧入路的入口位于大转子前缘，与关节入口的前缘中部在同一水平。如果入路建立正确，则放置的器械与地面平行。在透视条件下，可通过长腰穿针预置前外侧入路，可灌入约 40mL 的液体扩张关节，根据有液体回流判断导针确实位于关节内，用液体扩张关节有助于增强牵引。

在进针点的部位做皮肤戳口，导引钢丝传入针芯，然后拔除腰穿针。接着将直径 5mm 的套管通芯经导引钢丝插入关节囊。当入路建立后，套管通芯组件需贴近大转子尖进入，然后处于股骨头的正上方。须注意始终保持关节镜器械远离股骨头，防止关节面被意外刮伤。

一旦放入关节镜，即可建立前方或中前入路。通过关节镜和透视可以清楚地观察到入路的具体情况。70°镜头可直接观察到器械进入关节囊的情况。放置套管前用导针试穿，经关节唇前方的游离缘下方进入关节囊。套管通芯组件经过髋臼关节唇下方时要抬起，以避开股骨头关节面。股神经位于入路

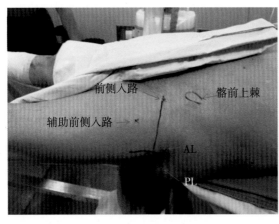

图 5-1-4　前外侧入路（AL）及后外侧入路（PL）

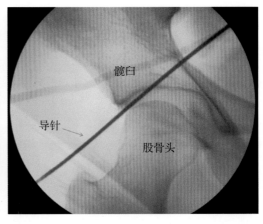

图 5-1-5　C 臂透视确定导针方向，配导针图

内侧，股外侧皮神经非常靠近该入路。注意局部解剖，使用正确的入路技术可避免神经损伤，皮肤切口过深容易损伤股外侧皮神经。

然后，可建立后外侧入路。透视导引与前外侧入路相同。将镜头旋向后方观察在后方关节唇下方的入路位点。在关节镜监视下进入可以避免后方器械因方向性错误造成的坐骨神经损伤。后外侧入路时髋关节应保持中立位。外旋髋关节可导致大转子过度偏后，由于这是主要的骨性标记，此时坐骨神经损伤的机会较大。

根据需要建立附加入路。需要注意的是，除了前外侧入路，其余入路均是在前外侧入路监视下完成的，应避免造成医源性损伤。

5 外周间室检查

在完成髋关节中央间室的检查和操作后，需要松开牵引，屈髋约45°放松前方关节囊，进行周围间室的检查和操作。

五、术后并发症

髋关节手术并发症的发生率约为1.34%，手术过程中常见的并发症有如下几个方面：

1 会阴部位压伤

髋关节镜手术需要进行下肢牵引，使关节间隙增宽以利于操作，通常要在会阴部放置会阴柱来对抗牵引力量。这一装置应用过程中可能造成会阴部压伤，甚至导致会阴神经失用。因此会阴柱的合理放置及对会阴区的严格保护十分重要。

2 灌洗液外渗

大量的灌洗液外渗可引起严重的并发症，严重者甚至可引起心搏骤停，灌洗液外渗可刺激腹膜引起严重的下腹疼痛。灌洗液外渗的诱发因素包括新鲜的髋臼骨折、手术时间过长、关节囊外的手术操作如髂腰肌松解等。术中建议常规进行核心体温监测以提早发现并及时止损，预防要点包括：应尽量缩短手术时间，控制入水泵压力能够减少灌洗液外渗的发生率，骨折3周以后再手术处理有髋臼骨折

的患者。

3 关节内结构损伤

关节内结构损伤是临床操作中最常见的并发症。事实上，医源性损伤是患者术后不良结果的重要原因。牵引不充分是关节内结构损伤的首要因素。要保证足够的关节间隙便于器械顺利进入，在放置第一个入路时要使用C形臂透视准确地定位以避免穿透盂唇。持续牵引的安全重量为2~3kg，持续牵引时间不超过2h。在关节囊未能有效牵开的情况下，关节镜和器械操作容易擦伤软骨面，因而关节间隙必须至少牵开8mm，同时应注意操作轻柔、准确。

4 血管神经损伤

髋关节周围重要的神经血管包括坐骨神经、股神经及股动脉、股静脉，理论上离进针点很远，只要根据骨性解剖标志进行准确定位，就能有效避开这些重要血管神经。在使用骨折复位床和牵引架时有可能会出现一过性神经麻痹，因而需要控制牵引时间并注意牵引重量不应过重。

处理不当：股骨髋臼撞击时切除不足或切除过多、髋关节不稳、关节囊缺失等。

5 其他并发症

如器械断裂、异位骨化、感染、足踝损伤等均有文献报道，需积极预防。

六、发展前景

随着影像学的进步、髋镜器械的精细化，以及对髋部疾患的不断深入研究，更重要的是在国内外众多髋关节镜专业学者的共同努力下，髋关节镜技术获得了极大提高与发展，逐渐成为髋部疾病诊断与治疗不可或缺的工具和"金标准"。并且，近年来，随着这一技术的不断拓展，在保髋治疗、先天性髋关节畸形矫正、髋关节置换术后等的辅助治疗方面也凸显出越来越重要的价值。同时，有学者报道，由于其安全性高、可视性好、微创及诊治同步等优点，髋关节镜在大转子周围间隙、臀深间隙等

难以诊治的疾病方面也取得了令人鼓舞的成绩。

七、操作注意事项

· 手术准备不足、术前病情不确定及适应证的任何扩大，都可能关乎手术的成败以及不可预知的风险。

· 术前透视、标记、定位等对于初学者至关重要，体位及保护措施必须确实可靠。

· 牵引力量要有所控制，牵引时间务必严格控制在 2h 以内。当牵引不足时，可刺破关节囊释放负压有利于牵引。

· 对关节囊可根据需要做多种形式的延伸切开，在掌握关节囊缝合技术前，避免过度切开，尤其当关节囊发育不良时。

· 术后康复时间较长（6~24 个月），需要定期随访。常规使用 1 个月非甾体抗炎药预防异位骨化。

（赵　阳，刘　阳）

参考文献

[1] 黄洪杰，王斯遥，王健全.关节镜治疗髋关节发育不良的进展 [J].临床外科杂志，2021，29（4）:305-309.

[2] Sweeney HJ. Arthroscopy of the hip: Anatomy and portals. [J]. Clinics in sports medicine, 2001, 20（4）: 697-702.

[3] Caitlin C. Chambers, et al. Periportal Capsulotomy: Technique and Outcomes for a Limited Capsulotomy During Hip Arthroscopy[J]. Arthroscopy, 2019, 35（4）: 1120-1127.

[4] Ross JR, Larson CM, Bedi A. Indications for hip arthroscopy[J]. Sports Health, 2017, 9（5）:402-413.

第二节　髋关节盂唇损伤

一、概　述

髋关节盂唇是附着在髋臼周缘的纤维软骨组织，在髋臼前上后 3/4 的区域，盂唇凭借髋臼边缘的潮线和钙化层与骨性髋臼紧密结合，于髋臼切迹处与髋臼横韧带相延续，与之形成一个完整的环。功能主要是加深髋臼包容，增加关节面的接触面积而稳定髋关节；更重要的是类似密封圈的"密封机制"，维持关节内负压以增加关节的稳定性；密封功能还保障了关节液的润滑膜机制，使应力更均匀地分布在整个关节软骨表面（图 5-2-1）。患者的髋部疼痛有可能是由于髋臼盂唇损伤造成的，髋臼盂唇损伤的原因有创伤性、先

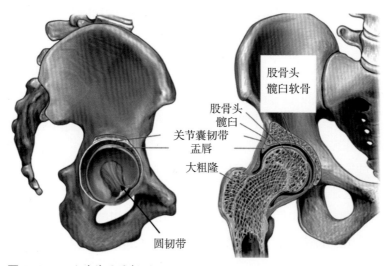

股骨头
髋臼软骨

股骨头
髋臼
关节囊韧带
盂唇
大粗隆

圆韧带

图 5-2-1　髋关节盂唇解剖

天性（如髋臼发育不良或过度覆盖）、退行性及特发性等多种因素。

二、症状与体征

1 临床表现

髋臼盂唇撕裂典型的临床表现为髋部疼痛，多位于腹股沟处，也可发生在大粗隆或臀部，"C"字征多为阳性（图5-2-2）。早期只有轻度的屈伸髋痛，活动时或久坐后疼痛加剧，休息后症状减轻。如撕裂严重，髋臼盂唇脱出甚至嵌顿于关节间隙时，常常出现交锁及弹响症状。

2 常规检查

患者静息状态下可能出现髋关节屈曲、外展或外旋，提示患者存在滑膜炎或关节积液。患髋活动度可能出现不同程度的受限，凡涉及髋关节内收伴旋转的活动都会加重疼痛，常有髋关节屈曲、内外旋及外展受限（FABER试验、FADIR试验常为阳性），但这些症状和体征常无明显特异性，表现与髋关节游离体、弹响髋、大转子滑囊炎等相近，故临床上误诊、漏诊率高，诊断较为困难。

3 特殊检查

主要进行髋关节盂唇损伤部位检查。

（1）前撞击试验 也称前股骨髋臼撞击测试，是揭示髋关节内病变特别是髋臼盂唇撕裂非常有用、比较灵敏的一种试验。患者仰卧，髋关节屈曲90°，然后内收加内旋（图5-2-3）。阳性结果会出现腹股沟区疼痛。阳性试验有时可能伴随着"咔嗒"声或有折断的感觉。

（2）后撞击试验 有助于识别髋臼后壁和股骨颈之间的任何碰撞。在该试验中，患者仰卧在检查床的边缘，受累侧腿悬垂。另一侧腿保持屈曲，检查者充分伸展受累侧髋关节，同时外展和外旋。后撞击试验，患者位于检查床的边缘，髋关节被动后伸、外展和外旋。

（3）Patrick或FABER（屈曲、外展、外旋）试验 可用于区分骶髂关节病变和由髋关节后侧产生的疼痛。这也是一个对髋关节后侧撞击有价值的测试。患者仰卧，将同侧足部放在对侧膝关节上，形成"4"字位置。同侧腿部放松，下落并外旋到某一程度。当这动作到达终止点时，检查者将一只手放在屈曲的膝关节上，另一只手放在对侧的髂前上棘上，并在屈曲的膝关节上轻微地向下按压（图5-2-4）。

三、影像学检查

X线和CT检查能发现股骨髋臼撞击征（FAI）、发育性髋关节发育不良（DDH）、骨关节炎等伴随

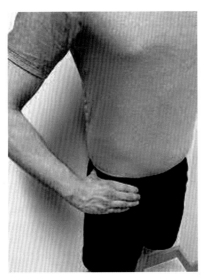

图 5-2-2　"C"字征示意图

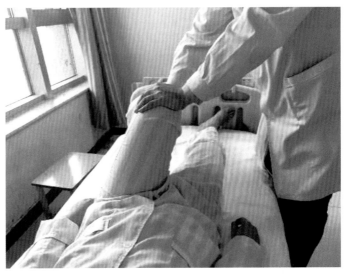

图 5-2-3　前撞击试验

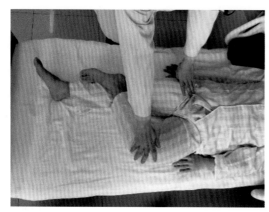

图 5-2-4　FABER 试验

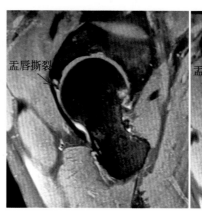
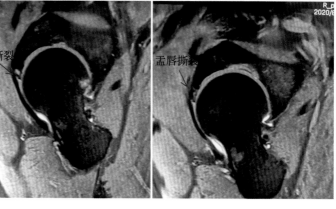

图 5-2-5　MRI 所见盂唇损伤

的骨性异常，但无法独立作为盂唇损伤诊断的可靠工具。MRI 凭借其优越的软组织对比度和直接显示盂唇的能力，是诊断盂唇损伤的基础（图 5-2-5）。盂唇撕裂 MRI 分型包括盂唇纵裂、盂唇层裂、盂唇剥脱、盂唇囊肿。损伤位置以前盂唇最多见，所有的损伤都集中在关节侧。依据病史、体征、有效的辅助检查或关节镜检查，诊断盂唇损伤并不十分困难（图 5-2-6）。

四、治疗原则

1 非手术治疗

主要包括：改善生活方式，减少运动量，进行一段时间的负重保护（拄拐），应用非甾体抗炎药，理疗。但因盂唇血供较差，不能自行愈合，症状反复，易导致骨关节炎。

髋臼盂唇损伤关节镜手术治疗适应证：疼痛伴机械症状（交锁、弹响），保守治疗治疗 3 个月以上无效；临床及影像学检查证实疼痛来源于髋臼盂唇撕裂；无广泛髋臼过度覆盖，或严重髋臼后倾；股骨发育异常，无严重髋臼发育不良，髋关节中心 - 边缘角（CE）角 < 20°。

2 手术处理

注意对病因的治疗，尽量解除 FAI、髂腰撞击征（IPI）、DDH 等致病因素，否则容易造成盂唇手术失败。可选择开放性手术和关节镜微创手术，两者各有优缺点。前者的优点在于可明确撞击部位以及盂唇和关节软骨的任何损伤，缺点则是手术创伤大，功能恢复时间长，术后并发症多，如深静脉血栓、感染、股骨颈骨折、股骨头缺血性坏死、异位骨化、神经损伤等。髋关节镜手术切口小，恢复快，髋关节盂唇手术包括髋臼盂唇清理术、髋臼盂唇缝合修补术、髋臼盂唇重建术。

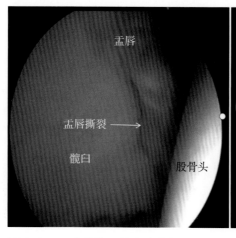
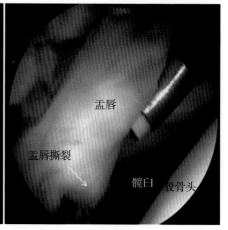

图 5-2-6　关节镜下所见盂唇损伤

刘某某，男性，57 岁，主因"左髋疼痛 3 年"入院。

现病史：3 年前无明显诱因出现左髋关节疼痛，久坐后加重，休息后略缓解，症状反复，为进一步诊治遂来我院，MRI 检查后，门诊以"左髋盂唇损伤，左髋关节撞击征，左髋髋臼小骨"收入。

查体：双髋关节无明显肿胀，左髋腹股沟中点触压痛阳性，髋关节前方撞击试验阳性，髋关节屈曲略受限，4 字征阴性，内外旋正常。

辅助检查：髋关节 X 线正位片可见左髋臼处骨性凸起，Dunn 位片可见左 α 角为 79°，存在凸轮（CAM）畸形（图 5-2-7）。髋关节 CT 可见左髋臼处骨性凸起，考虑髋臼小骨（图 5-2-8）。髋关节 MRI 可见左髋臼处骨性凸起，考虑髋臼小骨，髋臼及股骨头软骨损伤，软骨下囊变，髋臼盂唇损伤，髋关节积液（图 5-2-9）。

诊断：左髋盂唇损伤，左髋关节撞击征，左髋髋臼小骨。

治 疗

（1）**手术治疗** 关节镜下髋臼小骨去除，盂唇修整，CAM 畸形成形术。

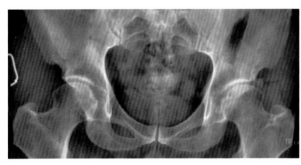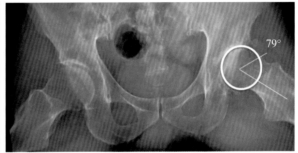

图 5-2-7 髋关节 X 线：正位片可见左髋臼处骨性凸起，Dunn 位片可见左 α 角 79°，存在 CAM 畸形

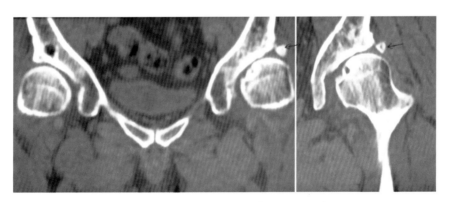

图 5-2-8 髋关节 CT：左髋臼处骨性凸起，考虑髋臼小骨

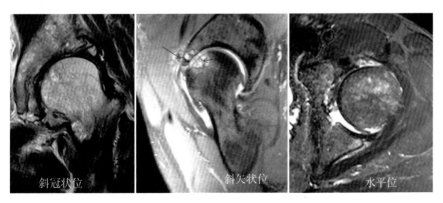

图 5-2-9 髋关节 MRI：左髋臼处骨性凸起，考虑髋臼小骨，髋臼及股骨头软骨损伤，软骨下囊变，髋臼盂唇损伤，髋关节积液

手术入路的建立：全身麻醉后将患者转移至牵引床，左下肢轻度屈髋、外展、内旋位牵引，保持对侧牵引力量保证骨盆不出现倾斜，记号笔标记骨性解剖标志、手术入路和穿刺方向，X线透视以确定入路位置、方向及两入路交叉点（图5-2-10）。松开牵引后进行术区消毒，常规铺巾，使用髋关节镜专用穿刺针建立前外侧入路，将关节镜置入关节腔（此时一般选用70°镜），关节镜监视下建立前侧入路，使用勾刀切开关节囊使得两入路之间连通，刨刀及等离子刀进行关节腔清理及止血，见前外侧入路入口处髋臼小骨，连带盂唇损伤，用刨刀、等离子分离髋臼小骨，髓核钳取出骨块，透视见骨块取出完全。探查髋关节见盂唇损伤严重，不具备缝合条件，连同髋臼软骨损伤，予清理盂唇及损伤的软骨。逐渐松开术侧及对侧牵引，使用磨钻对股骨头颈结合部增生的骨赘予以打磨，注意打磨时需要不断更换入路进行观察，避免磨除过深或范围过小（图5-2-11~图5-2-19）。术中可进行X线透视以帮助确定磨除程度及范围，术毕检查会阴部皮肤情况及下肢有无明显肿胀，观察末梢血运。术后给予抗炎、消肿、止痛等对症治疗。术后患者可在双拐辅助下患肢部分负重下地活动，避免屈髋超过90°。

（2）**术后康复** 术后影像学复查（图5-2-20~图5-2-21），第2天开始进行股四头肌等下肢肌肉锻炼，逐步负重行走，伤口换药后开始髋关节主动及被动活动，术后2周拆线，术后3~4周后，逐步恢复运动功能康复锻炼（图5-2-22~图5-2-23）。

专家点评

（1）**诊断要点** 通过患者髋关节典型症状，查体撞击试验通常阳性，结合CT及MRI检查可以明确髋关节盂唇损伤的诊断。本例患者存在的髋臼

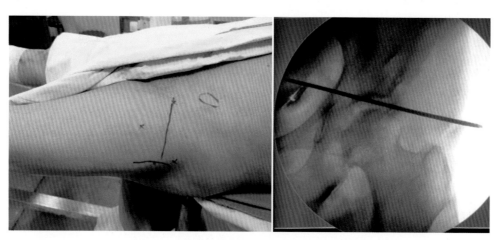

图5-2-10　术中图：髋关节手术入路，C臂下透视关节间隙及导针方向

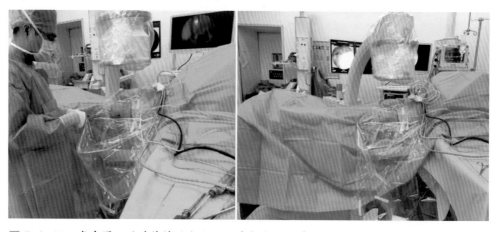

图5-2-11　术中图：髋关节镜防水处理及手术台，C臂位置摆放

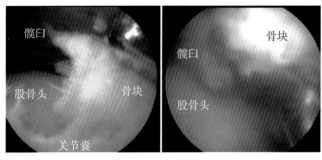

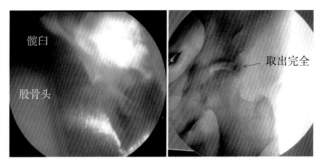

图 5-2-12　术中图：髋关节前外侧入路处可见髋臼小骨带盂唇及部分关节囊，清理分离骨块

图 5-2-13　术中图：用髓核钳经前外侧入路取出骨块，透视见髋臼小骨取出完全

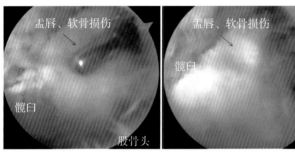

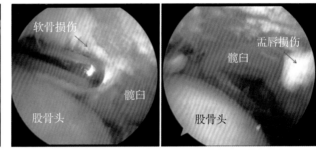

图 5-2-14　术中图：髋臼盂唇损伤，髋臼软骨损伤

图 5-2-15　术中图：清理损伤的软骨及盂唇组织

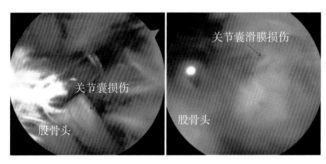

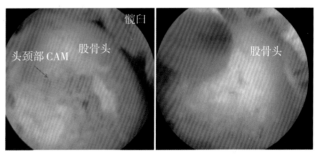

图 5-2-16　术中图：清理损伤的软骨及盂唇组织

图 5-2-17　术中图：股骨头颈部 CAM 畸形，用磨钻进行头颈成形

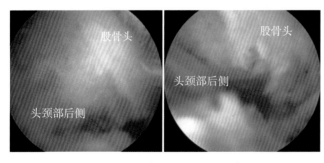

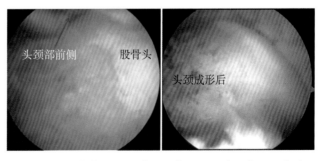

图 5-2-18　术中图：股骨头颈部 CAM 畸形成形，打磨外侧及后外侧

图 5-2-19　术中图：股骨头颈部 CAM 畸形成形，打磨前外侧

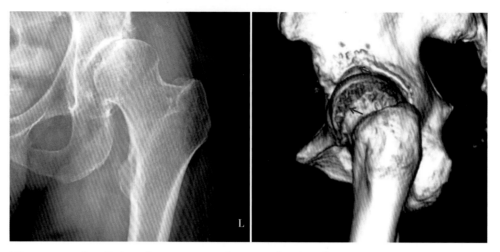

图 5-2-20　术后复查 X 线及 CT：头颈部 CAM 畸形成形良好，髋臼小骨去除完全

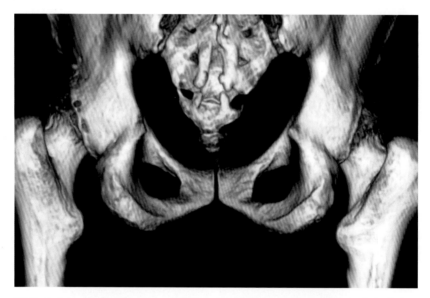

图 5-2-21　术后复查 CT：头颈部 CAM 畸形成形良好，髋臼小骨去除完全

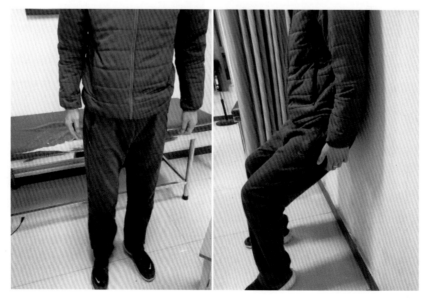

图 5-2-22　术后第 2 天逐步负重，静蹲练习

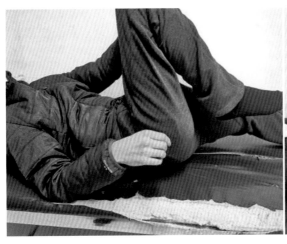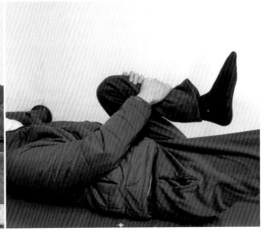

图 5-2-23 术后 1 个月髋关节活动情况

小骨是盂唇损伤的高危因素。

（2）**治疗要点** 髋关节镜入路建立是手术成功的第一要素，对于刚开展髋关节镜的运动医生来说第二入路的建立至关重要，为了较为顺利地建立关节入路，适当的牵引张力非常重要。如果关节间隙没有有效的牵张则很难建立关节镜入路，通常可以通过 C 臂透视来评估关节牵张的程度，以确保有效牵开。建立第一入路后才用 70° 镜可以更好地观察第二入路的关节内入口，可以边进导针边透视，有利于早期方向的建立。两入路建立后关键是进行两个入路间关节囊的切开，可以用香蕉刀也可以用等离子，根据个人喜好均可，只有有效的切开才能有足够的操作空间进行后续操作。

（3）**建议** 髋关节盂唇损伤是髋关节常见疾病，多出现在髋关节撞击征的患者中。本例患者就是如此，同时还有髋臼小骨的存在，为手术增加了

一定难度，对于保守治疗无效的盂唇损伤患者建议积极进行关节镜下处理。

视频 5-2-1 **盂唇损伤**

病例 2

宗某某，男性，45 岁，主诉：左髋疼痛 2 年。

现病史：2 年前活动过多后出现左髋关节疼痛，久坐后加重，休息后略缓解，症状反复，为进一步诊治遂来我院，MRI 检查后，门诊以"左髋盂唇损伤，左髋关节撞击征"收入。

查体：双髋关节无明显肿胀，左髋腹股沟中点触压痛阳性，髋关节前方撞击试验阳性，髋关节屈曲略受限，"4"字征阴性，内外旋正常（图5-2-24）。

辅助检查：髋关节 X 线正位片可见髋关节

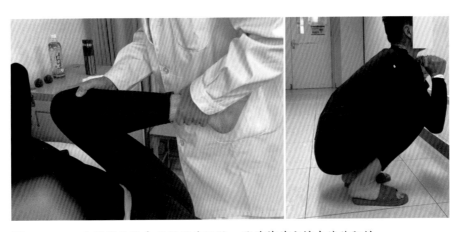

图 5-2-24 左髋腹股沟中点触压痛阳性，髋关节前方撞击试验阳性

无明显钳夹（Pincer）畸形（图 5-2-25）。髋关节 CT 可见左髋股骨头颈结合部轻度 CAM 畸形（图 5-2-26）。髋关节 MRI 可见左髋股骨头颈结合部轻度 CAM 畸形，盂唇肥厚，盂唇内可见高信号影，囊变损伤，髋关节积液（图 5-2-27~ 图 5-2-28）。

诊断：左髋盂唇损伤，左髋关节撞击征，左髋髋臼小骨。

治 疗

（1）手术治疗 关节镜下盂唇修整、缝合，CAM 成形术。

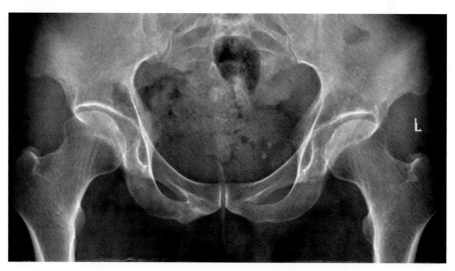

图 5-2-25 髋关节 X 线：正位片可见髋关节无明显 Pincer 畸形

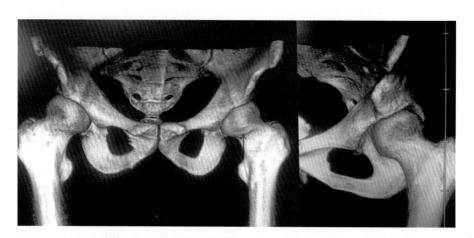

图 5-2-26 髋关节 CT：左髋股骨头颈结合部轻度 CAM 畸形

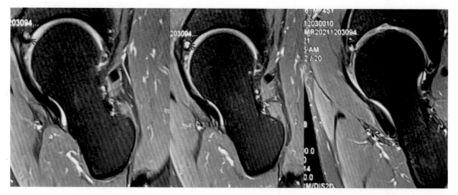

图 5-2-27 髋关节 MRI：左髋股骨头颈结合部轻度 CAM 畸形，盂唇肥厚，盂唇内可见高信号影

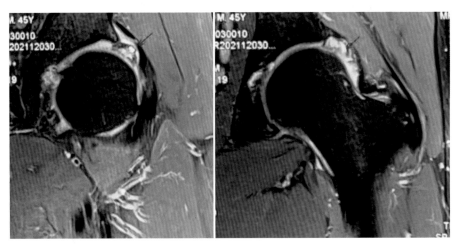

图 5-2-28　髋关节 MRI：左髋股骨头颈结合部轻度 CAM 畸形，盂唇肥厚，盂唇内可见高信号影

手术入路的建立及关节囊切开：全身麻醉后将患者转移至牵引床，左下肢轻度屈髋、外展、内旋位牵引，保持对侧牵引力量保证骨盆不出现倾斜，记号笔标记骨性解剖标志、手术入路和穿刺方向。进行术区消毒，常规铺巾，采用由外向内的方式切开关节囊（图 5-2-29）。X 线透视下导针确定关节间隙位置、经前外侧入路观察，改良前外侧入路操作，在导针的指引下，清理髋关节囊前外侧，确定关节间隙，用等离子刀由外向内逐步切开关节囊，显露盂唇组织（图 5-2-30~ 图 5-2-32）。

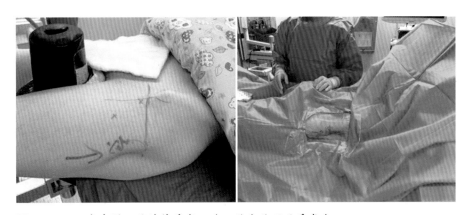

图 5-2-29　术中图：髋关节手术入路、防水处理及手术台

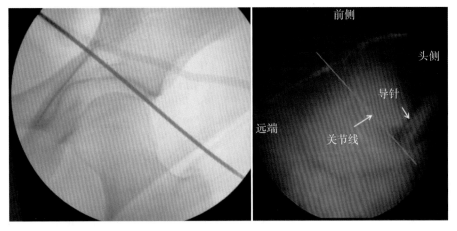

图 5-2-30　术中图：C 臂下透视关节间隙及导针方向，由外向内切开关节囊

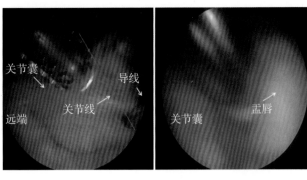
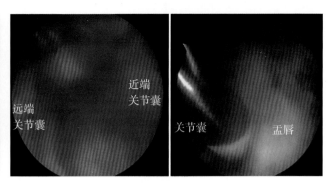

图 5-2-31　术中图：由外向内切开关节囊，探查盂唇损伤情况

图 5-2-32　术中图：由外向内切开关节囊，探查盂唇损伤情况

　　盂唇缝合：探查见盂唇肥厚，盂唇损伤（图 5-2-33~ 图 5-2-34），无明显 Pincer 畸形，用等离子对髋臼侧进行清理，用磨钻进行骨床打磨，新鲜化后在髋关节 2 点半位置植入锚钉，缝合枪抓锚钉缝线对盂唇进行过线，打结固定；在髋关节 1 点钟位置植入第 2 枚锚钉，缝合枪抓锚钉缝线对盂唇进行过线，打结固定；在髋关节 12 点钟位置植入第 3 枚锚钉，缝合枪抓锚钉缝线对盂唇进行过线，打结固定。探查盂唇缝合稳定，用等离子刀对肥厚的盂唇适当修整（图 5-2-35~ 图 5-2-43）。

　　CAM 畸形成形：使用磨钻对股骨头颈结合部

的增生骨赘予以打磨，注意打磨时需要不断更换入路进行观察，避免磨除过深或范围过小，术中可进行 X 线透视以帮助确定磨除的程度及范围（图 5-2-44~ 图 5-2-45）。

　　关节囊缝合：用缝合钩或缝合枪对关节囊进行边对边缝合，缝合后打结固定。术毕检查会阴部皮肤情况及下肢有无明显肿胀，观察末梢血运，术后给予抗炎、消肿、止痛等对症治疗（图 5-2-46~ 图 5-2-47）。

　　（2）术后康复　术后影像学复查（图 5-2-48）。第 2 天开始股四头肌等下肢肌肉锻炼，伤口换药后

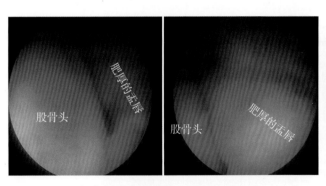
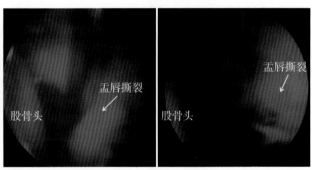

图 5-2-33　术中图：盂唇肥厚，盂唇损伤撕裂

图 5-2-34　术中图：盂唇肥厚，盂唇损伤撕裂

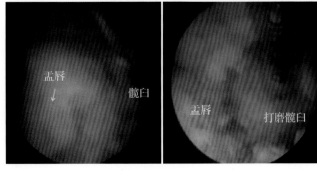
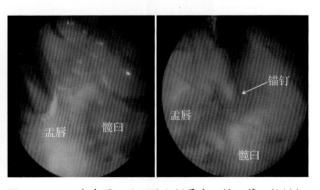

图 5-2-35　术中图：处理髋臼侧骨床

图 5-2-36　术中图：处理髋臼侧骨床，植入第 1 枚锚钉

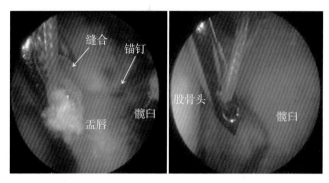

图 5-2-37　术中图：用第 1 枚锚钉缝线缝合盂唇

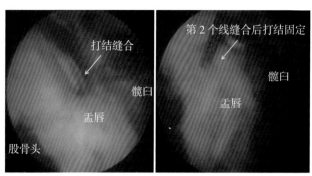

图 5-2-38　术中图：用第 1 枚锚钉缝线缝合盂唇后打结固定

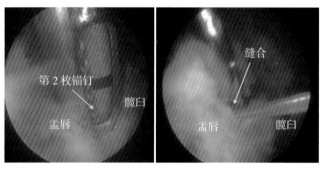

图 5-2-39　术中图：植入第 2 枚锚钉，缝线缝合盂唇

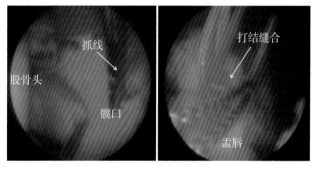

图 5-2-40　术中图：第 2 枚锚钉缝线缝合盂唇后打结固定

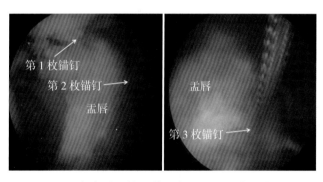

图 5-2-41　术中图：植入第 3 枚锚钉，缝线缝合盂唇

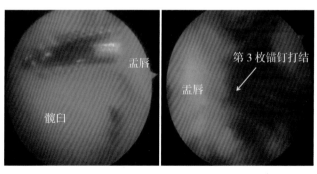

图 5-2-42　术中图：第 3 枚锚钉缝线缝合盂唇后打结固定

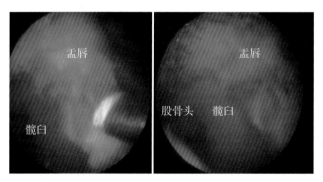

图 5-2-43　术中图：缝合盂唇后情况

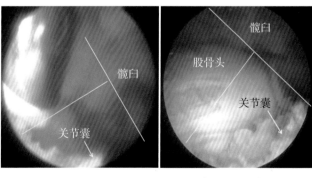

图 5-2-44　术中图：切开关节囊，清理头颈部，见轻度 CAM 畸形

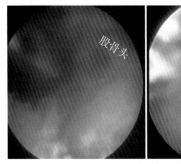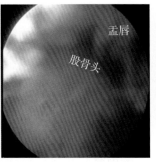

图 5-2-45　术中图：股骨头颈部 CAM 畸形成形

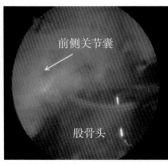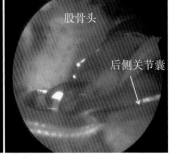

图 5-2-46　术中图：缝合关节囊

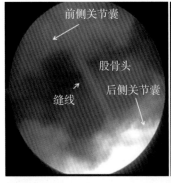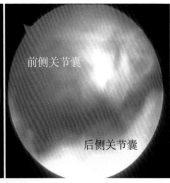

图 5-2-47　术中图：缝合关节囊

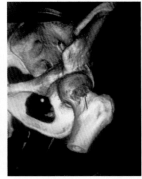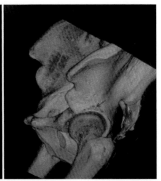

图 5-2-48　术后复查 CT：头颈部 CAM 畸形成形良好，髋臼侧锚钉位置良好

开始进行髋关节主动及被动活动。术后 2 周拆线，术后 3~4 周后，逐步负重行走，逐步恢复运动功能康复锻炼。

专家点评

髋关节盂唇损伤是髋关节常见疾病，通常出现在髋关节撞击征的患者中，本例患者就是如此，同时盂唇肥厚明显，使手术增加了一定难度。常规由内向外切开关节囊通常会引起肥厚盂唇的损伤，因此本例患者我们选择了由外向内切开关节囊的方法。手术操作时注意保护盂唇组织，植入锚钉时注意探查关节内，避免锚钉植入关节内情况。

视频 5-2-2　盂唇肥厚损伤

（谭登辉，赵　阳，刘　阳）

参考文献

[1] Roos BD, Roos MV, Camisa Júnior A, et al. Open versus arthroscopic approach in the treatment of femoroacetabular impingement: a case-control study with two-years follow up[J]. Rev Bras Ortop, 2017, 52(Suppl 1): 21-28.Published 2017 Aug 9. doi:10.1016/j.rboe.2017.07.007

[2] Menge TJ, Truex NW. Femoroacetabular impingement: a common cause of hip pain[J]. Phys Sportsmed, 2018, 46(2): 139-144. doi:10.1080/00913847.2018.1436844

[3] 陈忠益，曾国庆，黄建军，等 . 髋关节镜下治疗髋臼股骨撞击征合并盂唇损伤的疗效分析 [J]. 骨科，2020，11（06）：535-540.

[4] 曹建刚，陈德生 . 髋关节镜治疗髋臼盂唇损伤的研究进展 [J]. 中国修复重建外科杂志，2020，34（12）：1607-1611.

[5] Vassalo CC, Barros AAG, Costa LP, et al. Clinical outcomes of arthroscopic repair of acetabular labral tears[J]. BMJ Open Sport Exerc Med, 2018, 4（1）: e000328.

第三节　髋关节撞击综合征

一、概　述

髋关节撞击综合征是股骨近端和髋臼盂唇之间相对解剖关系异常，导致髋关节活动时两者之间不正常的接触、碰撞，损伤髋臼及关节软骨，引起髋关节疼痛、活动受限等一系列临床症状，多表现为无外伤或轻微外伤后出现腹股沟区慢性疼痛、髋关节活动受限，以屈曲和内旋为著，如不加以控制，可最终发展为髋关节骨性关节炎。根据形态学改变分为凸轮（CAM）撞击型、钳夹（Pincer）撞击型和混合撞击型，以混合撞击型最为多见（图5-3-1~图5-3-2）。

二、症状与体征

本病患者多为喜欢运动的青壮年，隐匿起病，无明显外伤史，在本病的最初阶段，患者通常出现间断的腹股沟区慢性疼痛，同时伴有髋关节活动受限，都因髋关节活动过度或长时间保持坐位后加重。随着疾病进展，还可能出现腰背部、骶髂关节、臀部或大转子处疼痛，但疼痛部位一般不低于膝关节平面，还可伴有髋关节交锁、弹响和不稳定感，出现"死腿症"，即在改变体位（如久坐站立或转身）时髋关节出现明显的疼痛或交锁，但片刻活动后恢复正常。病史较长者诉关节僵硬、乏力和活动度下降。

患者体征通常表现为髋关节活动受限，特别是屈曲、内收、内旋受限，FADIR试验阳性率高达95%，"4"字试验非特异性，但多为阳性，McCarthy试验（髋关节屈曲，在内旋位将髋关节快速伸直，出现疼痛者为阳性）多为阳性。

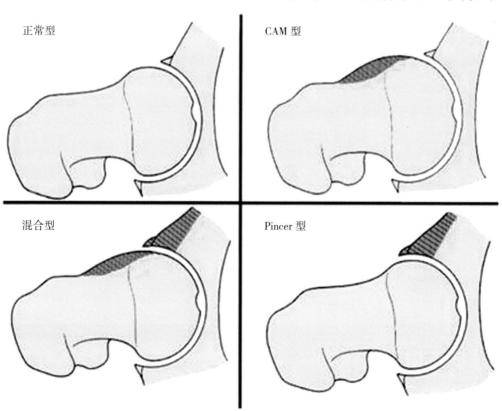

正常型　　CAM型　　混合型　　Pincer型

图5-3-1　股骨髋臼撞击综合征分型示意图

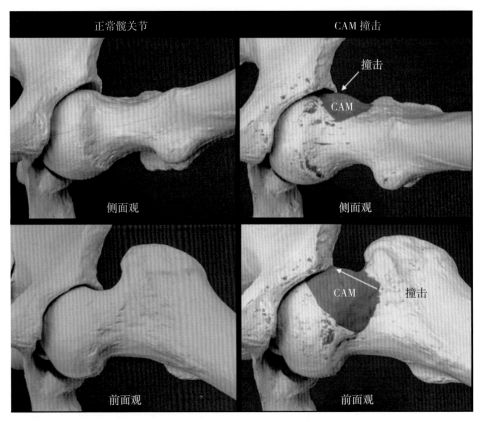

图 5-3-2　CAM 型股骨髋臼撞击征示意图

三、影像学检查

X 线片为首选检查方法，骨盆正位片能显示股骨近端、髋臼盂唇的骨性解剖异常。CT 较 X 线片可更直观地显示股骨近端、髋臼盂唇的骨性解剖异常，能显示更细微的骨性改变。MRI 可直接显示髋臼盂唇和关节软骨的损伤；髋关节磁共振造影能准确显示 FAI 伴随的髋臼盂唇撕裂。

四、治疗原则

保守治疗主要适用于髋关节疼痛对日常活动和工作影响不显著者，主要措施有避免体力劳动、过量运动及长距离行走；避免引起碰撞的髋关节运动方式，如避免过度屈曲髋关节、降低剧烈活动等。治疗可选用非甾体抗炎药及软骨保护类药物、局部冲击波治疗等。很多学者认为非手术治疗并没有真正去除治病的原因，因此只能减轻患者的疼痛，不能从根本上延缓退变。尽管如此，非手术治疗仍然应该作为治疗的首选，保守治疗无效时考虑手术治疗。手术治疗主要适用于难以忍受的髋关节疼痛或交锁症状显著者。

五、手术处理

凸轮型撞击征手术时主要对股骨头颈结合部增生的骨赘予以打磨，而对于钳夹型撞击，手术需切除髋臼周围增生的骨组织，对于撕裂或骨化的髋臼唇行部分切除术（图 5-3-3）。若髋臼解剖学异常，可采取改变髋臼形态的手术，如髋臼截骨术。髋关节镜手术是髋关节撞击综合征的重要治疗手段，可以刨除增生的滑膜，打磨凸起的骨质，清理变性的软骨，缝合修复撕裂的盂唇，从而去除病因、解除疼痛、恢复功能。

病例 1

赵某某，男性，41 岁，主因"左髋疼痛 5 年"入院。

现病史：5 年前无明显诱因出现左髋关节疼痛，久坐后加重，休息后略缓解，症状反复，为进一步诊治遂来我院。MRI 检查后，门诊以"左

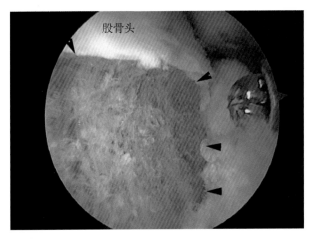

股骨头

图 5-3-3　术中使用磨钻对股骨头颈结合部增生予以打磨图

髋盂唇损伤，左髋关节撞击征"收入。

查体：双髋关节无明显肿胀，左髋腹股沟中点触压痛阳性，髋关节前方撞击试验阳性，髋关节屈曲略受限，"4"字征阴性，内外旋正常。

辅助检查：髋关节 X 线正位片可见左髋臼"8"字征阳性，Dunn 位片可见左 α 角 70°，存在 CAM 畸形（图 5-3-4）。髋关节 CT 片可见左髋臼处骨性隆起，轻度 Pincer 畸形，股骨头颈结合部 CAM 畸形（图 5-3-5）。髋关节 MRI 可见左髋臼盂唇损伤，股骨头颈结合部前方轻度水肿，撞击表现，髋关节少许积液（图 5-3-6~图 5-3-7）。

诊断：左髋关节撞击征，左髋盂唇损伤。

治　疗

（1）手术治疗　关节镜下盂唇缝合，CAM 畸形成形，关节囊缝合术。

手术入路的建立：全身麻醉后将患者转移至牵引床，下肢轻度屈髋、外展、内旋位牵引，保持对侧牵引力量保证骨盆不出现倾斜，记号笔标记骨性解剖标志、手术入路和穿刺方向，X 线透视以确定入路位置、方向及两入路交叉点，松开牵引后进行术区消毒，常规铺巾，采用由外向内切开关节囊（图 5-3-8~图 5-3-9）。

盂唇修复与 CAM 畸形成形：探查髋关节内情况，见髋臼软骨良好，圆韧带无损伤，盂唇损伤，盂唇软骨移行部位不稳定（图 5-3-10~图 5-3-11）。显露髋臼缘，进行打磨，骨床处理，于髋关节 2 点钟、1 点钟方向分别植入锚钉，注意锚钉的方向，

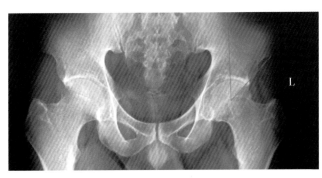

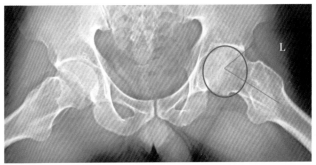

图 5-3-4　髋关节 X 线片：左髋臼 8 字征阳性，Dunn 位片可见左 α 角 70°，存在 CAM 畸形

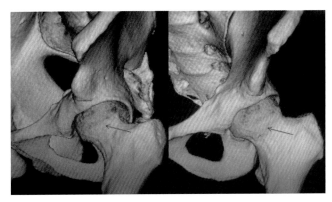

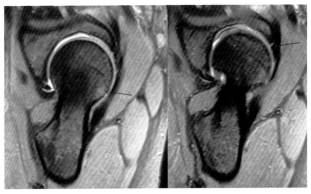

图 5-3-5　髋关节 CT：可见左髋臼处骨性隆起，轻度 Pincer，股骨头颈结合部 CAM 畸形

图 5-3-6　髋关节 MRI：左髋臼盂唇损伤，股骨头颈结合部前方轻度水肿，撞击表现

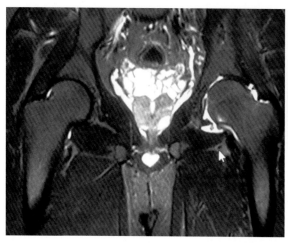
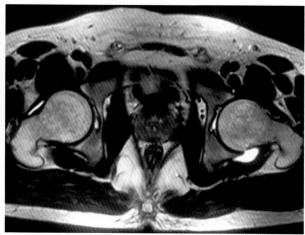

图 5-3-7　髋关节 MRI：股骨头颈结合部 CAM 畸形，撞击表现，髋关节少许积液

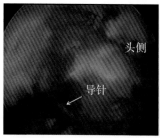
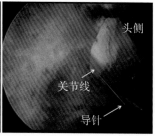

图 5-3-8　术中图：髋关节手术入路，C 臂下透视关节间隙及导针方向

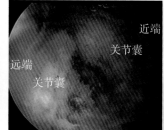
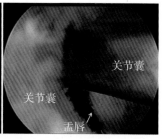

图 5-3-9　术中图：根据导针的指引由外向内切开关节囊

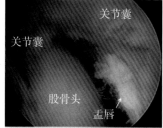
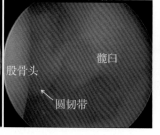

图 5-3-10　术中图：探查盂唇损伤及关节内情况

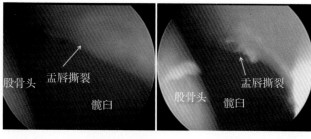

图 5-3-11　术中图：探查盂唇损伤及关节内情况，可见盂唇撕裂、髋臼软骨损伤

避免打入关节腔（图 5-3-12~ 图 5-3-13）。常规盂唇过线缝合，注意尽量减少对盂唇的继发性损伤，缝合髋关节盂唇，镜下打结固定，将盂唇缝合于处理好的髋臼骨床上，探查缝合情况，确认缝合良好后松开牵引（图 5-3-14~ 图 5-3-18）。牵拉关节囊缝线，进一步显露股骨头颈结合部，进行屈髋 50°、屈膝 60° 固定，进行头颈部前侧及外侧的成形，成形范围根据术前三维 CT 评估，同时镜下可以在屈髋 60° 位距离髋臼盂唇 5mm 左右开始向远端打磨，从外侧开始打磨，由近端向远端，

打磨平滑。髋关节内旋，向前方打磨股骨头颈部，直至股骨头颈部前方隐窝；髋关节外旋，向后方打磨股骨头颈部，直至股骨头颈部后方隐窝。伸直髋关节，再一次检查股骨头颈部成形情况，进行彻底打磨。屈伸髋关节评估撞击情况，确认无撞击后进行下一步操作（图 5-3-19~ 图 5-3-20）。

关节囊缝合：在股骨头颈部成形的过程中一定要尽量保留关节囊组织，用缝合枪或缝合钩进行关节囊近端及远端过线，进行边对边缝合，缝合时注意髋关节囊张力调节，通常关节囊缝合 2 针，如切开关

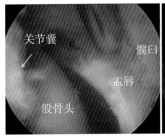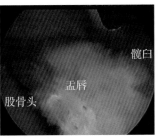

图 5-3-12　术中图：处理髋臼侧，进行臼缘打磨，准备修复盂唇骨床

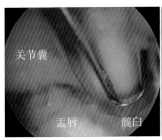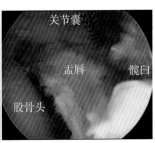

图 5-3-13　术中图：植入锚钉

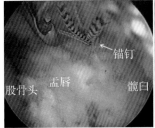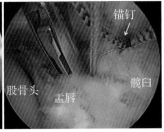

图 5-3-14　术中图：缝合盂唇损伤，第 1 针缝合

图 5-3-15　术中图：缝合盂唇损伤，第 1 针缝合过线

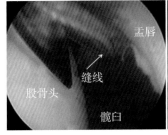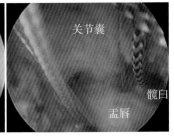

图 5-3-16　术中图：缝合盂唇损伤，第 1 针缝合完成过线

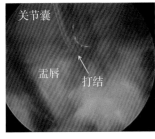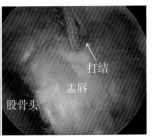

图 5-3-17　术中图：缝合盂唇损伤，第 1 针缝合打结固定

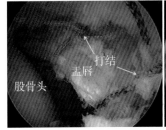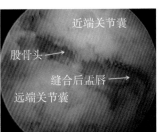

图 5-3-18　术中图：缝合盂唇损伤，两针缝合完毕情况，松开牵引探查关节囊情况

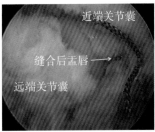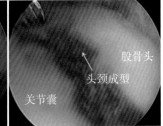

图 5-3-19　术中图：股骨头颈部 CAM 畸形，用磨钻进行股骨头颈成形

节囊较大则可以缝合 3 针（图 5-3-21～图 5-3-23）。

术毕检查会阴部皮肤情况及下肢有无明显肿胀，观察末梢血运。术后给予抗炎、消肿、止痛等对症治疗。

（2）术后康复　术后影像学复查，以确认手术效果（图 5-3-24～图 5-3-26）。第 2 天开始进行股四头肌等下肢肌肉锻炼，伤口换药后开始髋关

节主动及被动活动，术后 2 周拆线，术后 3～4 周后，逐步负重行走，逐步恢复运动功能康复锻炼。

专家点评

（1）诊断要点　通过患者髋关节的典型症状、查体撞击试验阳性，结合 CT 及 MRI 检查可以明确髋关节撞击征的诊断。本例患者撞击主要在股骨头颈侧，CAM 畸形的处理是重点，同时患者存

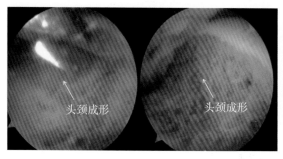

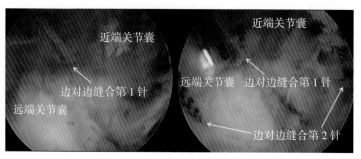

图 5-3-20　术中图：股骨头颈部 CAM 畸形，股骨头颈成形后表现

图 5-3-21　术中图：边对边缝合关节囊，前方第 1 针打结固定

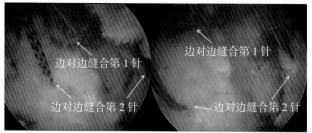

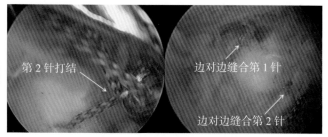

图 5-3-22　术中图：边对边缝合关节囊，第 2 针过线

图 5-3-23　术中图：边对边缝合关节囊，第 2 针过线打结固定，缝合后关节囊闭合

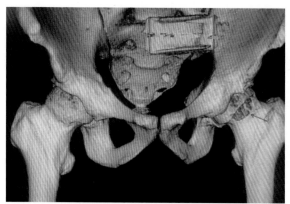

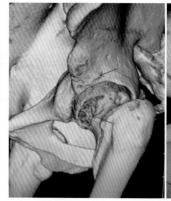

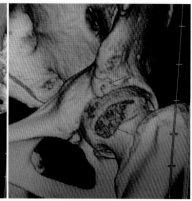

图 5-3-24　术后复查 CT：股骨头颈部 CAM 畸形成形良好，髋臼成形良好

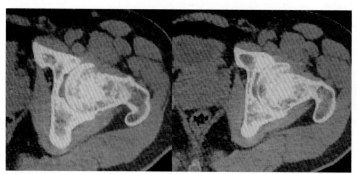

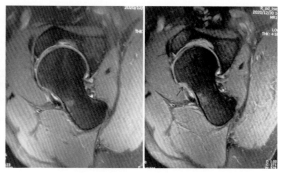

图 5-3-25　术后复查 CT：股骨头颈部 CAM 畸形成形良好

图 5-3-26　术后 MRI：股骨头颈成形后改变，盂唇修复位置良好

在盂唇损伤，因此我们需要对髋臼侧进行打磨、盂唇缝合。

（2）治疗要点 髋关节镜入路建立是手术成功的第一步，除了之前我们介绍的由内向外切开关节囊进行关节操作外，本病例中我们介绍了由外向内切开关节囊。本技术操作简单，具有较好的可重复性，术中需要准确判断髋关节间隙，避免过度靠近髋臼切开引起盂唇继发性损伤，同时要避免过度远离髋臼造成关节内操作及盂唇缝合困难。CAM畸形的成形是手术的重点，对于股骨头颈部显露，我们建议关节囊可以预制缝线进行牵拉，可以有效改善视野，必要时可以进行关节囊"T"形切开，这样可以清晰地显示股骨头颈部情况。成形过程中需要进行髋关节内外旋，以确保成形的范围达到术前预期，在屈曲位完成成形后一定要伸直位再一次进行远端成形情况的检查，确保成形彻底，避免撞击因素解除不彻底。

（3）建议 髋关节撞击是髋关节的常见疾病，通常因盂唇损伤症状加重而就诊，处理的重点在于解除撞击因素，处理好关节囊可以保持良好的视野，屈曲位及伸直CAM畸形成形可以保证成形效果，同时需要注意盂唇继发损伤功能的处理，术后加强康复指导，有利于患者的功能康复。

视频 5-3-1　髋关节撞击综合征的镜下治疗

马某，男性，39岁，主因"右髋关节疼痛，活动受限1年余"为主诉入院。1年多前患者无明显诱因出现左髋部疼痛，长时间活动后疼痛感加重，左髋关节活动受限，口服中药等保守治疗无效，就诊于我院门诊。行髋关节封闭试验阳性，MRI检查提示右髋前外侧盂唇损伤，股骨头颈结合部骨质增生并骨髓水肿，髋关节腔少量积液，为进一步手术治疗入住我科。

查体：行走时未见明显跛行，右侧腹股沟中点压痛阳性，股骨大粗隆、足底叩击痛阴性，FABER试验阳性，FADIR试验阳性，屈髋活动度0°~90°，下肢血运及感觉正常。

辅助检查：骨盆正位数字减影（DR）片及Dunn位片可见股骨头颈结合部增生，"枪柄样"畸形，外侧中心边缘角（LCE）正常（图5-3-27）。CT三维成像可见右髋关节股骨头颈结合部骨质增生，髋臼边缘轻度骨质增生（图5-3-28）。MRI可以明确盂唇损伤等情况，同时可进一步评估关节内并发损伤的情况（图5-3-29）。

诊断：右股骨髋臼撞击征，右髋盂唇损伤。

治　疗

（1）髋关节镜手术治疗 拟行右髋关节镜检、盂唇修补、股骨头颈成形术。全身麻醉后将患者转移至牵引床，右下肢轻度屈髋、外展、内旋位牵引，保持对侧牵引力量以保证骨盆不出现倾斜，记号笔标记骨性解剖标志、手术入路和穿刺方向，X线透视以确定穿刺点位置及方向（图5-3-30~图5-3-31）。

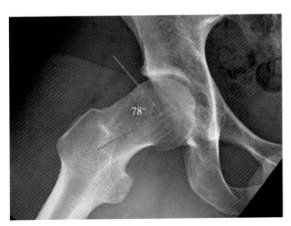

图 5-3-27　骨盆正位片可见股骨头颈结合部"枪柄样"畸形，测得 α 角为 78°

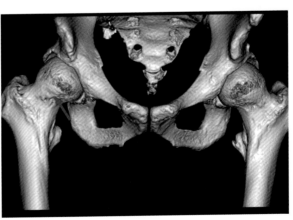

图 5-3-28　髋关节 CT：箭头所示为左髋关节股骨头颈结合部骨质增生

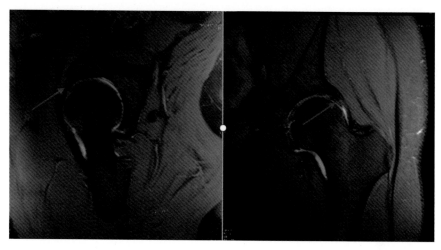

图 5-3-29　MRI检查可见前外侧盂唇损伤（箭头所示），股骨头颈结合部骨髓水肿

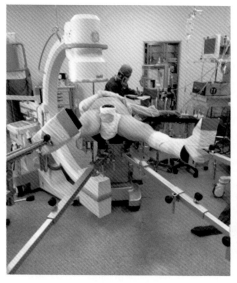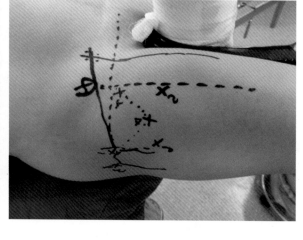

图 5-3-30　手术体位与关节镜入路

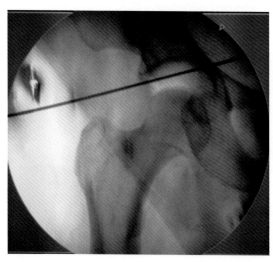

图 5-3-31　牵引后X线透视以确定入针位置及方向

松开牵引后进行术区消毒，常规铺巾，使用髋关节镜专用穿刺针建立前外侧入路，将关节镜置入关节腔（此时一般选用70°镜），关节镜监视下建立前侧入路，注意穿刺方向及深度，避免损伤周围重要神经血管，使用勾刀切开关节囊使得两入路之间连通，视手术需要可以增加MAP入路（近端中前入路）或DALA入路（远端前外侧入路）。

刨刀及等离子刀进行关节腔清理及止血，注意对髋臼缘的充分暴露，镜下见前外侧盂唇损伤（12点钟至3点钟），波纹征阳性，使用磨钻打磨增生的髋臼边缘骨质，新鲜化骨床，于1点钟及10点钟方向分别植入锚钉，使用过线器等器械进行盂唇缝合（图5-3-32~图5-3-33），之后使用探钩检查盂唇稳定性，预留关节囊缝合缝线，逐渐松开术侧及对侧牵引，镜下可见股骨头颈结合部骨质增生（图5-3-34），首先使用等离子刀标记打磨范围，之后使用磨钻对股骨头颈结合部增生骨赘予以打磨，内外侧均以滑膜皱襞为边界，深度以打磨到松质骨为标准，打磨时需要不断更换入路进行观察，避免磨除过深或范围过小，术中可进行X线透视以帮助确定磨除程度及范围，关节镜监视下缝合关闭关节囊（图5-3-35）。缝合伤口后无菌敷料包扎。术毕检查会阴部皮肤情况及下肢有无明显肿胀，观察末梢血运。

术后给予抗炎、消肿、止痛等对症治疗，复查CT以评估打磨范围、深度及锚钉位置（图5-3-36）。

（2）术后康复 术后指导患者进行踝泵锻炼及股四头肌等长收缩训练，患者以卧床休息为主，

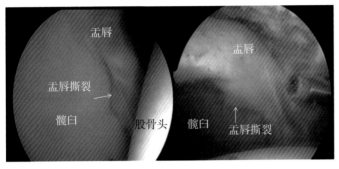

图5-3-32 术中图：前外侧盂唇损伤，缝合盂唇

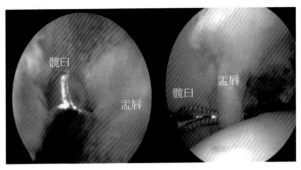

图5-3-33 术中图：处理髋臼骨床，缝合盂唇

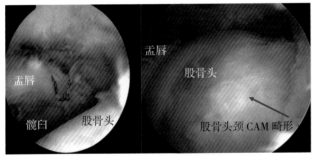

图5-3-34 术中图：盂唇损伤缝合后，关节镜下可见股骨头颈结合部骨性突起

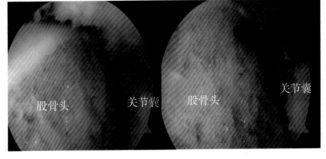

图5-3-35 术中图：CAM成形后表现，缝合关闭关节囊

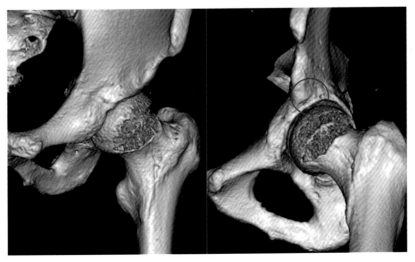

图5-3-36 术后CT三维成像：骨赘磨除范围及深度显示良好，术中植入锚钉2枚，锚钉位置良好（圆圈所示）

抬高患肢，冰敷每日 3 次，可在双拐辅助下患肢部分负重下地活动，完成如厕等必需日常活动即可，避免屈髋超过 90°。

专家点评

（1）诊断要点 髋关节盂唇损伤患者常有腹股沟区疼痛、屈髋活动受限等临床表现，可以通过关节腔封闭试验明确疼痛是否为关节内来源，影像学诊断目前主要依靠 3.0T 单髋 MRI，MRI 可显示盂唇损伤范围及退变程度，因髋关节盂唇损伤常与 FAI 同时存在，所以髋关节 CT 三维检查也是必不可少的。

股骨髋臼撞击征患者以屈髋内外旋活动受限为主要临床表现，Dunn 位片 α 角大于 55° 考虑存在 CAM 畸形，骨盆平片 LCE 角 > 40° 提示存在髋臼过度覆盖。三维 CT 检查可明确 FAI 增生范围及程度，有助于指导术中打磨范围，同时三维 CT 可观察是否存在棘下撞击、坐骨 – 股骨撞击等特殊类型的撞击征。

（2）治疗要点 盂唇损伤的治疗方法包括保守治疗及手术治疗。保守治疗主要包括休息、改变运动方式、物理治疗及关节腔药物注射等，适用于病程短、症状较轻者。关节镜手术是目前公认的手术治疗方式，包括盂唇切除、盂唇修补和盂唇重建等，需要视镜下情况及患者需求综合考虑。

操作要点：①髋关节镜手术下肢牵引力量大，建议选用硅胶垫对会阴部进行保护。会阴柱尽可能宽大，注意使用弹力绷带等固定足部。手术时患者保持患肢轻度屈髋内收、内旋位，术前使用克氏针透视定位可避免反复穿刺造成软骨及盂唇损伤。②术前标记大转子、髂前上棘等骨性解剖标志，我们目前常规采用前外侧入路及改良的中前入路，而 DALA 入路植入锚钉方便，MAP 入路可很好地观察股骨颈，有助于判断 CAM 成形时打磨的深度和范围，术中视需要再增加入路。③关节囊我们目前选择横行切开，必要时向远端做一小的"T"形切开，关节镜监视下使用勾刀或等离子刀切开关节囊，切口间可贯通以利于手术操作。切开关节囊时注意保护髋臼盂唇，松开牵引前预留关节囊缝合线，手术操作结束后缝合关闭关节囊。④进行髋臼成形前可分别通过两个入路放置牵引线，髋臼成形时注意保护软骨盂唇移行区，术前注意评估有无棘下撞击，术中对撞击区域进行打磨，而对于 BDDH 患者应尽可能不行髋臼成形术。⑤缝合盂唇时应尽量避免损伤软骨，锚钉植入应靠近髋臼边缘，锚钉间距应均匀，放入导向器钻头时可进行透视，之后再制作钉道及置钉，置钉时关节镜可深入中央凹内进行观察，避免锚钉自关节内穿出。缝合时尽量使用小号器械，减少对盂唇的损伤。⑥ CAM 成形的主要目的是解除撞击，恢复正常的 α 角，术中打磨时近端以盂唇作为参考，远端以股骨颈作为参考，需不断交换入路进行动态观察，避免过度成形或 CAM 残留。术后常规进行三维 CT 检查以评估手术情况。

（3）建议 单髋 MRI 检查对髋臼盂唇损伤的诊断价值高，应当在术前进行常规检查。关节腔封闭注射可明确疼痛来源，可作为辅助诊断手段。关节镜手术时需注意保护会阴部，注意牵引力量及牵引时间，术前透视辅助定位有助于使用穿刺针建立入路。髋臼盂唇视损伤情况应尽可能予以缝合修补或重建，关节囊需进行缝合以恢复关节腔的密闭性。术前完善 X 线及 CT 检查，评估 FAI 的类型及程度。

视频 5-3-2　髋关节盂唇损伤的关节镜治疗

（赵　阳，刘　阳）

参考文献

[1] 李学飞，吴连国 . 关节镜治疗髋关节撞击综合征的研究进展 [J]. 中国中医骨伤科杂志，2020，28（9）:85-88.

[2] 张辛，徐雁，鞠晓东，等 . 50 岁以上髋关节撞击综合征患者关节镜治疗效果临床研究 [J]. 中国运动医学杂志，2018，37（2）:97-103.

[3] Davey MS, Hurley ET, Davey MG, et al. Hurley Criteria for Return to Play After Hip Arthroscopy in the Treatment of Femoroacetabular Impingement: A Systematic Review[J].

Am J Sports Med, 2022, 50（12）:3417–3424.

[4] Harris JD, Gerrie BJ, Varner KE, et al. Radiographic prevalence of dysplasia, cam, and pincer deformities in elite ballet[J]. Am J Sports Med, 2016, 44（1）: 20–27.

[5] Kunze KN, Beck EC, Nwachukwu BU, et al. Early hip arthroscopy for femoroacetabular impingement syndrome provides superior outcomes when compared with delaying surgical treatment beyond 6 months[J]. Am J Sports Med, 2019, 47（9）: 2038–2044.

第四节　滑膜软骨瘤病

一、概　述

髋关节滑膜软骨瘤病是一少见的关节滑膜疾病，滑膜软骨瘤病主要发生在膝关节，其次为髋关节、肘关节、踝关节、颞下颌关节和肩关节，但也可影响其他部位，如指关节、中耳等。滑膜软骨瘤病以关节中形成软骨性或纤维软骨性小体为特征，其大多数为良性病变，但也有恶变的可能。Milgram 依照滑膜软骨瘤病的病理表现，将其分为三期：Ⅰ 期为活动性滑膜中软骨小体形成，但无关节游离体形成；Ⅱ 期为活动性滑膜开始增生、化生，游离体逐渐演变形成，软骨体逐渐开始向关节腔内析出，会与滑膜相连或脱离形成游离体；Ⅲ 期为滑膜病变静止期，游离体形成期。Gerard 等基于滑膜液的活性而将其分为四期：Ⅰ 期为大量滑膜基质中有软骨和纤维软骨结节的存在；Ⅱ 期为滑膜化生最活跃的时期，滑膜中存在很多钙化或骨化的软骨结节；Ⅲ 期为化生结束期，结节巨大并且已经骨化；Ⅳ 期时，滑膜没有任何化生的发生，滑膜正常或者萎缩。

二、症状与体征

滑膜软骨瘤病的并发症主要是由于游离体机械摩擦损害关节造成，可表现为负重关节的继发性骨性关节炎，滑膜软骨瘤病进一步恶化可形成滑膜软骨肉瘤。早期滑膜软骨瘤病发病无明显症状，并且发病率较低，临床上少见，故而诊断困难。滑膜软骨瘤病分原发型滑膜软骨瘤和继发型滑膜软骨瘤两种。原发型滑膜软骨瘤可以发生于任何年龄段，多发于 30~50 岁，以男性居多，男女发病比例为 2∶1，其家族发病较少。典型临床症状为关节疼痛、活动受限和肿胀，关节处可以发现弥漫性关节肿胀增大、触痛、捻发音、交锁、结节或肿块形成，同时患病处肌肉可发生萎缩，病情随病程的发展呈进行性加重，确诊之前的临床症状期较长，平均为 5 年左右。原发性滑膜软骨瘤常常只累及 1 个关节，较少发生于关节外部位。继发性滑膜软骨瘤多为多关节累及者，常由于关节内透明软骨的机械性损伤所致，最常累及膝关节、髋关节和肩关节，与创伤、神经性关节病、骨性关节炎等有关，发病年龄多比原发型滑膜软骨瘤患者大，临床症状有关节肿胀、疼痛、活动受限等。

三、影像学检查

可以通过多种方法对滑膜软骨瘤病进行诊断，主要包括 X 线（图 5-4-1）、CT、MRI、病理检查、关节镜检和超声等。其中 MRI 相比于 X 线和 CT 在诊断滑膜软骨瘤病上更加精确（图 5-4-2），另外关节镜下观察到软骨小体可以对滑膜软骨瘤病进行

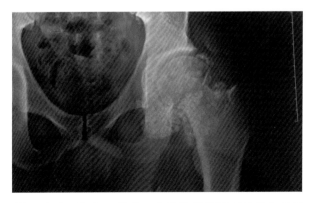

图 5-4-1　骨盆 X 线片：左髋关节周围可见数个米粒样游离体

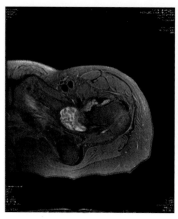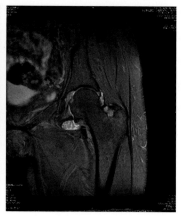

图 5-4-2 MRI 显示关节内大量软骨碎块，滑膜增生，关节腔积液

确诊，结合临床症状和滑膜软骨瘤病的影像学表现即可诊断本病，但对于不典型病例需要与其他可能出现游离体的疾病进行鉴别诊断：退行性骨关节病增生的骨赘可断裂形成游离体，区别在于硬化环的缺少；滑膜血管瘤的软组织块影内可观察到静脉石影，但与滑膜软骨瘤病的结节表现不同；乔木状脂肪瘤关节周围可见脂肪样结节，质软，而滑膜软骨瘤病软骨或骨化结节坚硬；剥脱性骨炎中关节软骨和软骨下骨缺血坏死脱落形成游离体，受累关节面凹陷缺损可见密度增高的骨块，周围可见透亮环影；神经营养性关节病的典型表现为关节结构紊乱、无痛性肿胀、半脱位及邻近的散在碎骨；色素沉着绒毛结节滑膜炎主要特点为病变关节内高密度的软组织肿块并有关节积液和骨端的囊性破坏。

四、治疗原则

理论上本病是一种良性自限性疾病，但仍有侵袭和恶变的可能性，同时由于游离体会引起关节活动后卡锁、疼痛，引起软骨磨损以及关节退变，所以需要进行治疗。滑膜软骨瘤病的治疗包括手术治疗和非手术治疗，目前以手术治疗为主，首选方案为关节镜手术，临床诊断有滑膜软骨瘤体形成是进行关节镜手术的适应证。

五、手术处理

手术治疗滑膜软骨瘤病，可根据病变的组织病理学分期进行具体的手术方案的制定，有报道单一采用游离体取出即可，也有报道认为需要视情况而进行治疗。目前髋关节滑膜软骨瘤病可选择关节镜下治疗，术中根据情况使用中央入路或外周入路进行操作，关节镜手术可有效清理关节腔内增生滑膜，取除大部分关节内游离体，减少关节腔积液以减轻囊内压力从而改善患者症状。

病例 1

患者 51 岁，主因"左髋关节疼痛，活动受限 3 年"为主诉入院。3 年前患者无明显诱因出现左髋部疼痛，活动受限，行走时双下肢不平衡，跛行，左髋疼痛时自行口服抗炎镇痛类药物可缓解，未行其他特殊治疗，之后症状逐渐加重，就诊于我院门诊。MRI 检查提示左髋关节骨质增生，股骨大转子骨髓水肿，髋关节腔积液，其内多发异常信号影，考虑滑膜软骨瘤病，门诊收住入院。

查体：行走时跛行，左侧腹股沟中点压痛阳性，左侧股骨大粗隆、足底叩击痛阴性，屈髋活动受限，活动度 0°~90°，屈髋及内外旋时疼痛明显，左下肢血运及感觉正常。

辅助检查：MRI 检查显示左髋关节腔内积液，其内有大量米粒样低信号影，股骨头颈结合部骨髓水肿（图 5-4-3）。

诊断：左髋滑膜软骨瘤病。

治 疗

患者病程较长，保守治疗效果不佳，症状逐渐加重，MRI 检查后诊断为左髋滑膜软骨瘤病，Milgram 分期为 III 期，拟行髋关节镜手术治疗。

Dorfmann 和 Boyer 将髋关节分为中央间室及外周间室，二者以盂唇为界限，中央间室包括月状软骨、髋臼窝、圆韧带和股骨头负重面，该部分的操作必须在牵引下进行，而外周间室包括股骨头非负重面、股骨颈、内侧、外侧及后侧滑膜皱襞、关节囊、轮匝韧带等结构。滑膜软骨瘤病的病变均集中于外周间室，该区域可在无牵引时进行观察，本病例中我们采用外周入路在无牵引状态下进行关节镜下操作（图 5-4-4）。

全身麻醉后将患者转移至牵引床，患者仰卧位，放置会阴柱，使用医用手术贴膜将会阴部提拉向头侧以保护会阴，髋关节处于旋转中立位，膝关节伸直，屈髋约 20°，无外展，记号笔标记骨性解剖标志（大转子及髂前上棘）、手术入路和穿刺方向，X 线透视以确定入路位置、方向及

两入路交叉点（位于股骨头颈结合部前外侧），术区消毒，常规铺巾，使用髋关节镜专用穿刺针在股骨头颈结合部前外侧穿过关节囊，可使用 20mL 生理盐水扩张关节，插入导丝直至进入关节腔，关节镜监视下建立前侧入路，相对于常规前侧入路，此入路位置更靠近头侧，进针方向垂直于皮肤，进入关节理想的位置位于股骨颈前方，使用勾刀或等离子刀切开关节囊，刨削器及髓核钳取出关节内游离体（图 5-4-5），需要注意对内外侧隐窝的清理以减少残留，进行关节腔清理时可增加屈髋角度以放松髂股韧带，增加关节囊内体积，术毕检查会阴部皮肤情况及下肢有无明显肿胀，观察末梢血运，术后给予抗炎、消肿、止痛等对症治疗。术后患者可在双拐辅助下有限度地进行患肢负重下地活动。

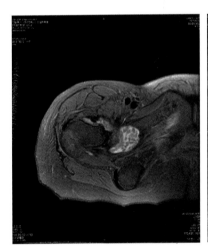
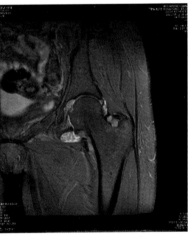

图 5-4-3　髋关节 MRI 检查显示关节腔内大量游离体

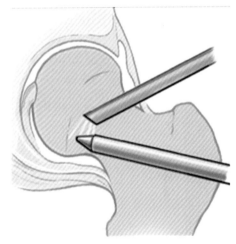

图 5-4-4　外周入路操作示意图

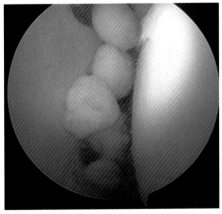
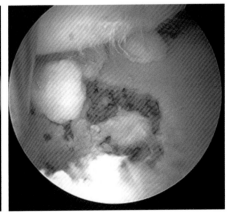

图 5-4-5　镜下所见关节内软骨瘤性游离体

（2）**术后康复**　术后可立即开始进行踝泵锻炼，踝关节缓慢、用力、全范围背伸及跖屈练习，臀部及股四头肌等长收缩练习，锻炼后可短暂冰敷 15~20min，术后次日可负重下地活动，完成吃饭、如厕等基本日常生活即可，必要时可扶拐保护。术后 4 周内避免高频率屈髋活动，术后 4 周可开始逐渐增加下地活动量，进行侧抬腿等开链锻炼。

专家点评

（1）**诊断要点**　髋关节滑膜软骨瘤病是一种较为常见的疾病，起病较为隐匿，早期症状常无明显特异性，可表现为活动后髋关节不适，随病情进展可表现为髋关节周围疼痛、交锁，部分患者还可出现髋关节活动受限。体格检查可有腹股沟区压痛，"4"字试验及撞击试验可诱发疼痛，患者还可出现屈髋内外旋受限。典型的 X 线表现为关节内多发钙化结节，大小通常较均一，晚期可有继发骨性关节炎的表现。MRI 表现取决于疾病的分期，可有滑膜的增生和（或）多发游离体，软骨瘤未完全钙化时表现为关节内肿块，T1 相与肌肉信号类似，T2 相呈高信号，钙化后所有序列均为低信号。CT 三维成像可评估游离体的位置及数量，有助于制订手术方案，建立合适的手术入路。此病常与色素沉着绒毛结节性滑膜炎及滑膜软骨肉瘤进行鉴别。

（2）**治疗要点**　早期滑膜软骨瘤病患者通常症状较轻，可通过休息、理疗、降低运动强度等方式缓解症状，而对于明显疼痛、交锁、活动受限等症状的患者建议进行手术治疗。目前主要有切开脱位手术及关节镜手术两种手术方式，随着关节镜技术的提高，目前关节镜已成为首选治疗方式。

操作要点：①由于滑膜软骨瘤手术镜下操作大多集中于外周间室，术中采取外周入路。②透视下建立前外侧、中前入路，镜下注意检查内外侧隐窝，尽可能彻底清理关节内游离体。为避免出现死角，术中应同时使用 30° 及 70° 镜进行观察，互换手术入路进行操作，同时可扩大关节囊切开范围，"T"形切开可增加关节镜及手术器械的活动范围。③为避免术后复发，术中应进行全关节滑膜切除，此操作应在游离体完全取出后进行。

（3）**建议**　手术前建议同时完善 MRI 及 CT 检查，MRI 检查可帮助诊断 Milgram Ⅰ期和Ⅱ期的患者，而 CT 检查可明确游离体的位置及数量，有助于制订手术计划。术中可采取外周入路，关节囊可行"T"形切开以扩大操作范围。注意交换入路及器械，重点检查内外侧隐窝，尽可能完全取出游离体，避免残留。术后早期限制患者活动量，减少关节内渗出，降低复发率。

视频 5-4-1　髋关节滑膜软骨瘤的关节镜治疗

（赵　阳，刘　阳）

参考文献

[1] 钟名金，欧阳侃，丘志河，等 . 髋关节镜手术治疗髋关节原发性滑膜软骨瘤病临床疗效 [J]. 中国运动医学杂志，2019，38（2）:92-98.

[2] 吴华，皇甫小桥 . 关节镜下治疗髋关节滑膜软骨瘤的临床疗效 [J]. 中国修复重建外科杂志，2012，26（8）:915-917.

[3] Mark D. Murphey, Jorge A. Vidal, Julie C. Fanburg-Smith, et al. Imaging of Synovial Chondromatosis with Radiologic-Pathologic Correlation[J]. Radiographics, 2007, 27（5）:1465-1488.

[4] Llauger J, Palmer J, Rosón N, et al. Nonseptic monoarthritis: imaging features with clinical and histopathologic correlation[J]. Radiographics, 2000, 20 Spec No:S263-78.

[5] 郭世炳，冯卫，贾燕飞 . 髋关节滑膜软骨瘤病的诊断与治疗 [J]. 中国矫形外科杂志，2007（7）:549-551.

第五节 髋关节其他疾病

曹某某，女性，39岁。因"右髋肿痛伴活动后受限3周"入院。3周前患者无明显诱因出现右髋部疼痛及活动受限，休息可略缓解，行走时疼痛加重，近3周来上述症状无缓解，遂来我院就诊。

查体：跛行步入病房，右侧腹股沟中点压痛阳性，右髋关节撞击试验阳性，"4"字试验阳性，右下肢直腿抬高试验阴性，右髋屈伸活动0°～100°。

辅助检查：右髋关节X线正位及蛙式位片，可见右髋臼前外缘高密度钙化影（图5-5-1）。CT检查可进一步明确髋臼缘钙化物的部位及范围（图5-5-2）。MRI可了解髋臼盂唇损伤情况，并通过α角测量，明确有无股骨Cam畸形存在（图5-5-3～图5-5-4）。

诊断：右髋臼盂唇钙化，右髋股骨髋臼撞击综合征。

治疗

（1）手术治疗 关节镜下盂唇钙化病灶清理，盂唇缝合，撞击征成形手术，入路的建立及盂唇显露。取髋关节镜常规前外侧入路作为观察入路，中间前侧入路作为操作入路。在髋关节镜监视下将髋关节前外侧关节囊横形切开，以离子刀或刨刀将关节囊进行分离，暴露出髋关节盂唇，在前外侧盂唇边缘，可见髋盂唇局部连续性受到破坏，并可见髋关节盂唇钙化物位于髋臼前外侧缘，符合术前影像

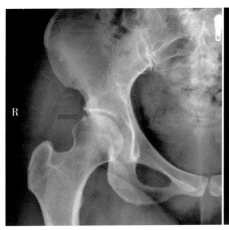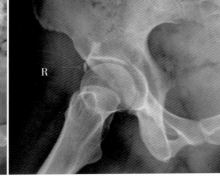

图 5-5-1 右髋臼前外缘高密度钙化影

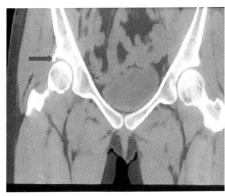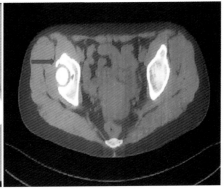

图 5-5-2 CT示右髋钙化物的部位及范围

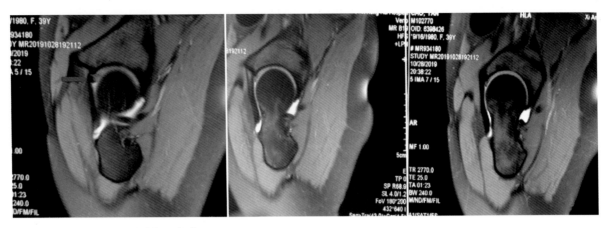

图 5-5-3　MRI 显示盂唇钙化损伤

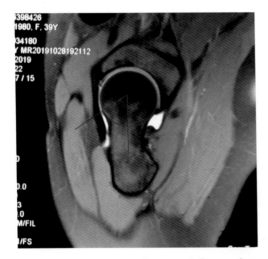

图 5-5-4　MR 测得 α 角 63°，存在 Cam 畸形

学评估及表现（图 5-5-5）。

钙化物清理及盂唇缝合及 CAM 畸形成形术：髋关节镜监视下，在前外侧盂唇边缘，可见盂唇局部连续性受到破坏，局部见牙膏样钙化物溢出物（图 5-5-6），且钙化物与周围组织界限较清晰，钙化病灶随即被彻底清理，可通过术中 X 线透视明确钙化灶清除程度，病灶清理完毕后对局部受损的盂唇

行镜下缝合（图 5-5-7~ 图 5-5-8），根据术前评估及术中所见对 CAM 畸形进行处理打磨，以消除股骨髋臼撞击症状。所有关节内手术结束后，对切开的关节囊行镜下缝合术。

（2）术后康复及复查情况　术后早期可借助 CPM 机被动活动髋膝关节并进行股四头肌主动训练，术后第 2 天患者可借助助步器下地行走。患肢部分负重，术后 4 周患肢可完全负重行走。术后 3 个月逐渐恢复正常活动、慢跑等体育运动。术后所有患者口服非甾体抗炎类药物 4 周，预防异位骨化形成。术后 6 个月复查 X 线及 CT 显示髋臼盂唇钙灶清理彻底，无复发征象，髋关节功能活动良好（图 5-5-9~ 图 5-5-10）。

专家点评

髋部软组织钙化性疾病的报道相对较少，髋臼周围异位骨化在人工髋关节置换及髋关节镜术后均有报道，绝大多数无症状，对于有症状的患者给予手术清理钙化灶，术后均取得了良好的临床效果。盂唇钙化不同于异位骨化、钙化性肌腱炎及髋臼小

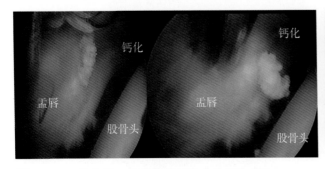

图 5-5-5　术中图：关节镜下可见盂唇钙化病灶

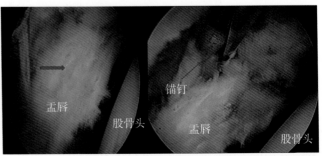

图 5-5-6　术中图：关节镜下可见盂唇钙化病灶，有牙膏样钙化组织，清理钙化组织

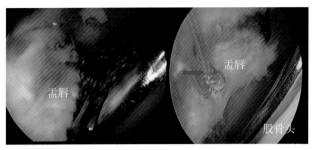 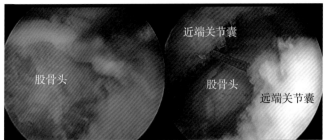

图 5-5-7　术中图：关节镜下缝合盂唇（详细方法同本章第二节介绍的盂唇缝合方法）　　图 5-5-8　术中图：关节镜下缝合关节囊

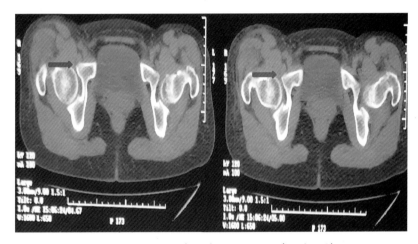

图 5-5-9　术后 X 线片：钙化清理情况及 CAM 畸形成形情况

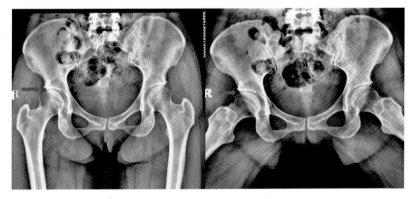

图 5-5-10　术后 CT：钙化清理情况及 CAM 畸形成形情况

骨，临床报道极少，发病原因尚不明确，有部分患者既往曾有过髋关节外伤及手术史，盂唇钙化性疾病临床多表现为不典型的髋部疼痛，常因过度活动或劳累导致髋关节疼痛及活动受限加重，但往往缺乏特异性的症状及体征。对于盂唇损伤患者，髋关节撞击试验阳性率较高，虽然目前临床上对髋关节盂唇钙化性疾病的认识相对较少，但已经引起众多临床医生的重视，现有的病例报道中也表明了关节镜下盂唇钙化灶清理及盂唇缝合术治疗的有效性。

视频 5-5-1　盂唇钙化的髋关节镜下治疗

病例 2　髋关节撞击综合征并髂腰肌囊肿

患者郭某，男性，39 岁，主因"右髋疼痛 1 年，加重 1 个月"入院。现病史：1 年前无明显诱因出现右髋关节疼痛，久坐后加重，休息后略缓解，症状反复，1 个月来髋关节胀痛明显，为进一步诊治遂来我院。MRI检查后，门诊以"右髋盂唇损伤，右髋关节撞击征，右髂腰肌囊肿"收入院。

查体：双髋关节无明显肿胀，右侧腹股沟中点触压痛阳性，髋关节前方撞击试验阳性，髋关节屈曲略受限，"4"字征阴性，内外旋正常。

辅助检查：髋关节MRI可见右髂腰肌走形可见高信号影，髋关节盂唇损伤，关节少许积液（图5-5-11~图5-5-13）。

诊断：右髋髂腰肌囊肿，右髋盂唇损伤，右髋关节撞击征。

治 疗

（1）手术治疗 关节镜下髂腰肌囊肿切除，盂唇修整，CAM畸形成形术。

手术入路的建立：全身麻醉后将患者转移至牵引床，右下肢轻度屈髋、外展、内旋位牵引，保持对侧牵引力量保证骨盆不出现倾斜；记号笔标记骨

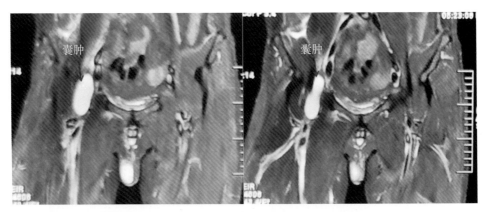

图5-5-11 髋关节MRI：可见右髂腰肌走向上的高信号影

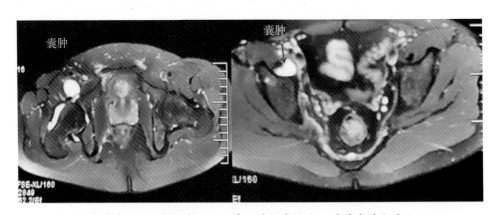

图5-5-12 髋关节MRI：水平像可见股骨头前方囊性变，关节少许积液

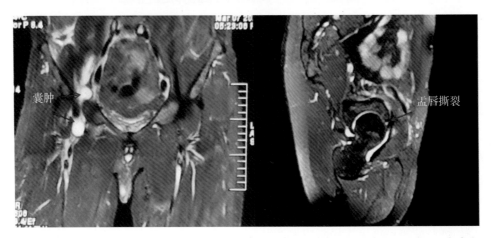

图5-5-13 髋关节MRI：可见右髂腰肌走向上的高信号影，髋关节盂唇损伤，关节少许积液

性解剖标志、手术入路和穿刺方向；X线透视以确定入路位置、方向及两入路交叉点；松开牵引后进行术区消毒，常规铺巾，采用由外向内切开关节囊（图 5-5-14）。

盂唇修复、CAM畸形成形：探查髋关节，见盂唇损伤严重，常规缝合髋关节盂唇（图 5-5-15~图 5-5-16，详见本章第二节）；"T"形切开关节囊，行 CAM 畸形成形（图 5-5-17，详见本章第三节）。沿着关节囊前方向内侧清理滑膜，探查至髂腰肌，向近端清理，见髂腰肌囊肿，予清理囊肿（图 5-5-18~图 5-5-19）。缝合关节囊，冲洗，术毕（图 5-5-20~图 5-5-22）。

（2）术后康复 术后影像学复查以确认手术效果（图 5-5-24~图 5-5-26）。术后第 2 天开始进行股四头肌等下肢肌肉锻炼，伤口换药后开始髋关节主动及被动活动，术后 2 周拆线，术后 4 周逐

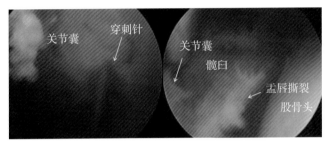

图 5-5-14 术中图：髋关节手术入路，由外向内切开关节囊，探查盂唇

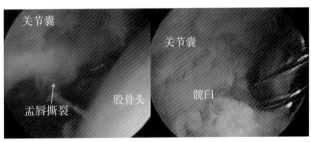

图 5-5-15 术中图：髋关节手术入路，探查盂唇，髋臼侧成形

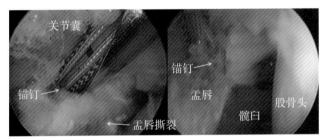

图 5-5-16 术中图：缝合盂唇

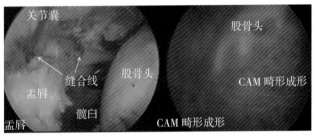

图 5-5-17 术中图：缝合盂唇，CAM 畸形成形术

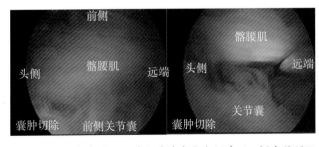

图 5-5-18 术中图：沿前方关节囊向内侧清理，探查髂腰肌

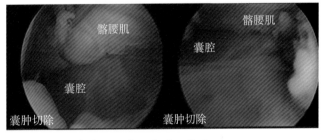

图 5-5-19 术中图：清理髂腰肌囊肿

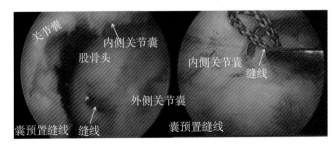

图 5-5-20 术中图：缝合关节囊

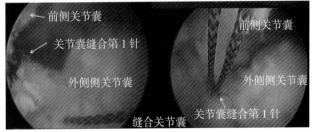

图 5-5-21 术中图：缝合关节囊

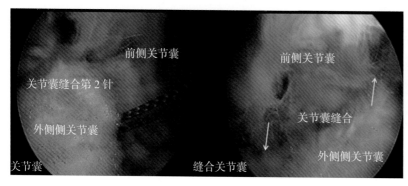

图 5-5-22　术中图：缝合关节囊

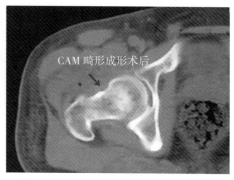

图 5-5-23　术后 CT：CAM 畸形成形术后

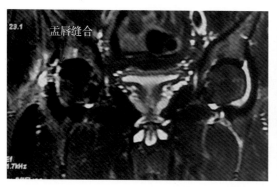

图 5-5-24　术后 MRI：盂唇缝合后，囊肿切除完全

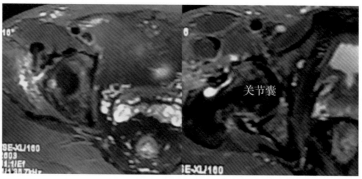

图 5-5-25　术后 MRI：盂唇缝合后，囊肿切除完全，关节囊缝合后改变

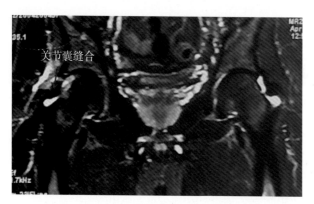

图 5-5-26　术后 MRI：盂唇缝合后，囊肿切除完全，关节囊缝合后改变

视频 5-5-2　髋关节撞击综合征并髂腰肌囊肿

步负重行走，术后 3~4 周后，逐步恢复运动功能康复锻炼。

专家点评

髂腰肌囊肿在临床上较为少见，本例患者合并关节撞击及盂唇损伤，术中处理囊肿主要是进行内引流，需要仔细操作。沿着关节囊前方，向前内侧解剖髂腰肌，根据术前阅片确定囊肿位置，予清理囊壁，无须强求彻底清理囊壁。

病例 3　双侧臀肌挛缩

樊某，男性，24 岁。以"发现行走姿势异常 3 个月"之主诉入院。3 个月前家属无意中发现患者行走姿势异常，此后发现双膝并拢不能下蹲，不能翘"二郎腿"。为求进一步诊治，遂来我院门诊就诊，门诊以"双侧臀肌挛缩"之诊断收入我科。

查体：步态呈"外八字"，双下肢发育正常，皮肤正常，未见色素沉着及静脉迂曲。臀部可见挛缩带，坐位及下蹲双膝不能并拢，下蹲时髋关节呈现外展位，双膝分开呈蛙式位（图 5-5-27）。双臀部可触及质韧的条索组织，屈伸髋关节可闻及弹响，交腿试验（+）、Ober 征（+）、"4"字试验（+）。双膝、踝关节发育正常，双侧足背动脉搏动良好，双下肢等长等粗。

治 疗

（1）手术操作 关节镜下臀肌挛缩松解。

术前进行体表标记，包括髂前上棘、伸髋及屈髋时的手术入路。屈髋30°，保持挛缩带在大粗隆处，有利于观察松解时的情况。首先于股骨大转子中心偏前上建立入路，于浅筋膜及挛缩带之间的间隙中创建操作空间（6cm×8cm），通过10mL注射器针头定位股骨大粗隆顶端，于后下方再建立操作入路（图5-5-28）。清理挛缩带表面滑膜，定位大粗隆顶端，于顶端近侧5mm由前上斜向后下，用等离子勾刀切开挛缩带，边切边止血，髂胫束、阔筋膜张肌和臀大肌挛缩带松解开，向后方需仔细操作，镜下明确挛缩带后进行切断，以防损伤血管神经（图5-5-29~图5-5-31）。完成松解后，如

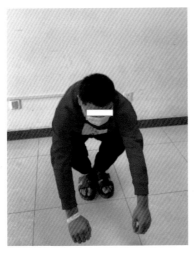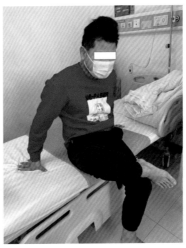

图 5-5-27　患者下蹲时双膝不能并拢，不能翘"二郎腿"

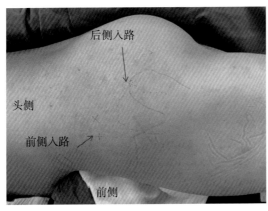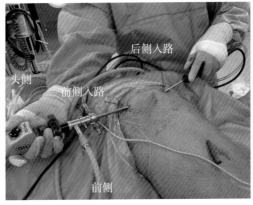

图 5-5-28　术中体位及入路：标记伸髋（虚线）及屈髋（实线）时的体表标记（上下入路、大转子、髂前上棘）

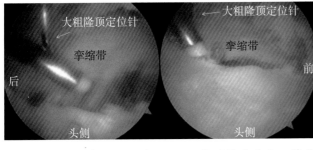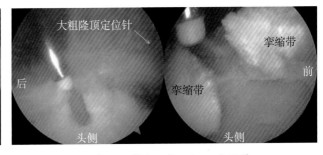

图 5-5-29　术中图：通过10mL注射器针头定位，等离子勾刀切开挛缩带

图 5-5-30　术中图：等离子勾刀切开挛缩带

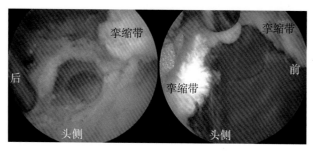

图 5-5-31 术中图：等离子勾刀切开挛缩带至肌层，并向远端和近端剥离，充分松解

有必要，可进一步推进关节镜观察臀中肌、臀小肌和更深层的结构。松解后，应仔细评估有无残余畸形，若 Ober 征阴性、弹响消失，松解即可完成（图 5-5-32~ 图 5-5-33）。

同样方法处理对侧臀肌挛缩。

（2）术后康复与护理 术后采用交替侧卧位压迫，有利于引流和止血。一般情况下，术后无须放置负压引流。但是，对挛缩带深、范围广、手术创伤较大的患者，可放置负压吸引管，24h 后拔出。

术后仰卧位时可保持双下肢内收交腿位。术后 12h 后可下地练习双膝并拢下蹲活动，侧位髋关节外展，练习臀肌和阔筋膜张肌的肌力（图 5-5-34）；术后 3 个月复查髋关节功能（图 5-5-35）。

专家点评

传统开放手术治疗臀肌挛缩，对步态和功能均有明显改善，但是开放手术切口长、组织剥离广泛、创伤大、出血多，有的瘢痕组织增生，术后粘连复发者较多（图 5-5-36）。自从关节镜下等离子刀手术治疗臀肌挛缩症以来，因其创伤小、反应轻、术后利于早期功能练习的优点，得到了广大医患的好评。

臀肌挛缩临床上可分为扇形、条索形、阔筋膜张肌挛缩型和混合型等，而根据分型所采取的手术操作要点各不相同。①扇型：主要由于注射范围广泛，累及臀肌的外上象限和内上象限，臀肌与皮下组织广泛性瘢痕粘连，呈"酒窝"样表现，臀

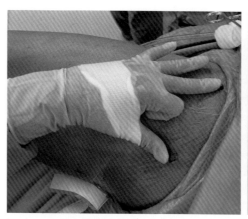

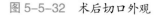

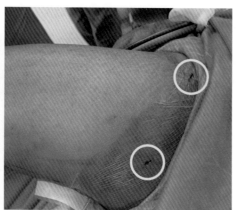

图 5-5-32 术后切口外观

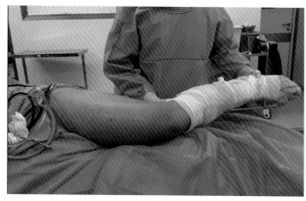

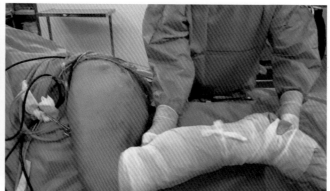

图 5-5-33 手术结束前，术者被动活动患肢，证明屈髋自如、无弹响后，即结束手术

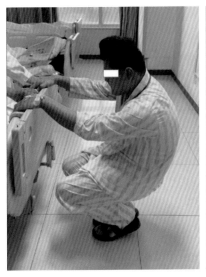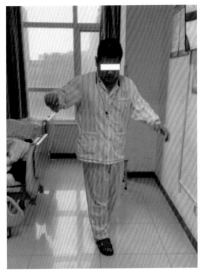

图 5-5-34 术后第 1 天辅助患者行下蹲及髋关节内收练习

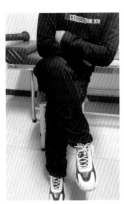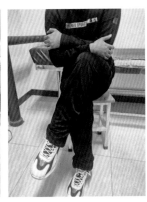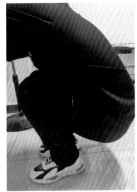

图 5-5-35 术后 3 个月复查双髋关节功能

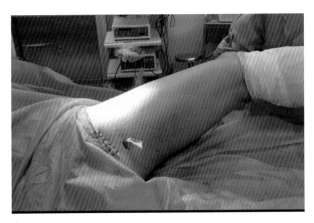

图 5-5-36 臀肌挛缩切开手术伤口外观

部外形呈漏斗状，又称"猴臀"，触及臀肌硬如板状。②条索型：束带多位于臀部常规肌肉注射的部位，即臀部外上 1/4 象限处，呈条索状。③阔筋膜张肌挛缩型：临床表现为髋关节内收活动受限为主，髋关节弹响明显。④混合型：表现为挛缩带累及阔

筋膜张肌、臀大肌、臀中肌等多层组织。

关节镜操作上，对于扇形应从髂嵴的附着部至股骨大粗隆，沿髂骨外板进行臀肌止点剥离，切勿将臀肌挛缩带范围切开太大，导致臀肌和臀中肌无力。

对于条索型，手术探查发现挛缩束带主要位于股骨大粗隆与髂嵴连线处的臀大肌内，挛缩束带累及臀大肌纤维深层或全层，有的厚度达 10~20mm，呈皮革样厚韧。关节镜下仅松解臀肌挛缩束带切断便可解除髋关节功能障碍或弹响。

对于阔筋膜张肌挛缩型，手术松解的部位主要采取斜行切断髂胫束及臀肌在股骨大粗隆后方的附着部分。随着挛缩带切断，髋关节由外展位逐渐达到内收位，推拿活动检查髋关节的弹响是否已经解除。

对于混合型，最好先在股骨大粗隆后外侧切断髂胫束和臀肌在髂胫束上的附着部分及髂胫束，然后检查髋关节活动功能是否有明显改善，弹响是否已经解除，如果臀肌部分过紧可以进行臀肌挛缩带紧张部分的松解。

一般情况下，应在一次麻醉下完成双侧手术，在完成一侧手术后改变患者体位重新灭菌，铺单。转换体位期间，关节镜器械（无菌区域）可暂转移至无菌台面，不需要重新准备另一套器械。目前，国内许多学者已开展了关节镜下臀肌挛缩松解术，这是值得赞同和推广的手术方法；但另一方面也应该考虑到应用关节镜操作范围较为局限，很难显露臀肌挛缩带的全貌，以及很难精准判定坐骨神经因臀肌挛缩带粘连造成的移位。故在确定手术方法时，应针对不同的病变程度选择不同的手术方式。例如，术中发现臀大肌挛缩范围广泛，应考虑进行开放手术治疗，在松解手术之前，先将坐骨神经暴露出来，再进行下一步操作，以避免损伤坐骨神经。

视频 5-5-3　臀肌挛缩的关节镜下松解

（赵　阳，张　亮）

参考文献

[1] Jimenez CL, Beebe MJ, Maak TG, et al. Acute severe hip pain associated with labral calcific deposition disease[J]. Orthop, 2014, 37: 1137–1140.

[2] Jackson TJ, Stake CE, Stone JC, et al. Radiographic histologic and arthroscopic find in ginginamorphous calcications of the hip labrum [J]. Arthroscopy, 2014, 30: 456–461.

[3] 牛星跃, 鞠晓东, 王健, 等. 全髋关节盂唇钙化性疾病研究进展 [J]. 中国运动医学杂志, 2018, 37（9）: 77–80.

[4] Perets I, Hartigan D, Walsh J, et al. Excision of labral amorphous calcification as a part of hip arthroscopy-clinical outcomes in a matched-controlled study[J]. Arthroscopy, 2018, 34: 1227–1233.

[5] Grtner J, Simons B. Analysis of calcific deposits in calcifying tendinitis[J]. Clin Orthop Rel Res, 1990, 254（1）: 111–120.

[6] Al Bayati MA, Kraidy BK. Gluteal muscle fibrosis with abduction contracture of the hip[J]. Int Orthop, 2016, 40（3）: 447–451.

[7] 李智勇, 路云翔, 陈郁鲜, 等. 臀肌挛缩症镜下分型及疗效分析 [J]. 中国矫形外科杂志, 2016, 24（5）: 427–431.

第六章

踝关节镜

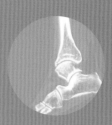

第一节　踝关节镜基础

一、踝关节应用解剖

踝关节是人体负重最大的关节，踝关节的背伸、跖屈活动能帮助人们完成行走及跳跃等活动，踝关节的稳定性与灵活性非常重要。

踝关节是由骨性结构及韧带结构组成的，骨性结构包括胫骨远端、腓骨远端及距骨。胫骨和腓骨的远端构成了踝穴，容纳距骨，距骨滑车前宽后窄，连接胫腓骨构成关节。韧带结构主要包括下胫腓复合体、内外侧副韧带系统。

1 胫腓复合体

胫腓复合体使胫骨及腓骨远端能紧密联合在一起，主要包括三个部分：下胫腓前韧带，连接胫骨前结节与外踝；下胫腓后韧带，连接胫骨后结节与外踝；骨间韧带，在腓骨切迹连接胫骨与腓骨，与小腿骨间膜相延续。

2 内外侧副韧带系统

内外侧副韧带系统从两侧加强关节囊，可阻止距骨在踝关节内的内外翻倾斜，主要包括内侧三角韧带及外侧副韧带。

（1）内侧三角韧带　自内踝呈扇形向下，分别止于距骨、舟骨、跟骨，由浅到深分为四部分，即胫舟部、胫跟部、胫距前及胫距后部。其表面胫骨后肌腱、趾长屈肌腱与之毗邻（图6-1-1）。

（2）外侧副韧带　分三个主要部分（图6-1-2）：①距腓前韧带，起自外踝前缘止于距骨颈外侧，紧靠距骨外踝关节面；②距腓后韧带，起自外踝内面指状窝，止于距骨后突外侧结节，与内侧韧带胫距后部、踇长屈肌腱相毗邻。③跟腓韧带，起自外踝尖，止于跟骨外侧中部结节，腓骨长短肌腱跨过其表面。

二、踝关节临床检查

在行关节镜检查前，应仔细了解病史并进行体格检查。踝关节体格检查包括全身的骨科检查，特别要注意检查背部和下肢。腰以下关节的活动范围及双下肢是否等长。

（一）一般检查

1 肿　胀

外踝韧带损伤的患者常常出现肿胀，外踝下方肿胀是外踝韧带损伤的特征性表现。距骨窦区和中足区肿胀提示距下关节损伤或中足损伤；踝关节间隙水平以上的肿胀提示下胫腓联合的损伤或腓骨的骨折；外踝后方的肿胀提示有腓骨肌支持带的断裂。

2 触　诊

检查有无压痛和畸形。单纯的外踝韧带压痛提

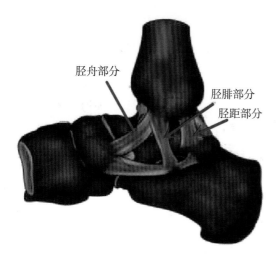

图 6-1-1　内侧三角韧带示意图

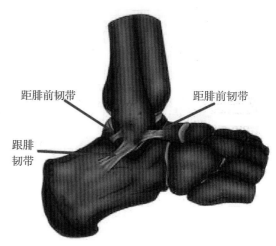

图 6-1-2　外侧副韧带示意图

示特殊韧带的损伤，但不具有特异性。被动活动踝关节能够产生不同程度的疼痛。但如果出现严重的肿胀，则不利于诊断的确立。

3 其　他

在骨科检查的同时要进行神经、血管的检查。

（二）特别检查

前抽屉试验和内外翻应力试验是最常用于评估踝关节稳定性及判断损伤程度的体格检查项目，查体时必须和健侧对比才有诊断意义。

1 前抽屉试验

前抽屉试验常用于检查距腓前韧带损伤情况，检查时患者取坐位，双下肢放松垂落于床旁，检查者一手固定胫骨远端，另一手施加后足向前的应力（图 6-1-3）。正常者应感觉位移很小，有明显的终止点。手法检查前抽屉试验被广泛应用于临

床上对慢性踝关节不稳（CAI）的诊断，目前尚无明确的诊断标准，临床常用的诊断标准差别很大，弱阳性者为距骨前移 > 3mm 或较健侧前移 > 3mm；强阳性者为距骨前移 > 10mm 或较健侧前移 > 5mm。

2 内外翻应力试验

在前抽屉试验阳性的基础上检查跟腓韧带的损伤，检查时患者取坐位，双下肢放松垂落于床旁，把患者的足跟放在手掌内，内翻跟骨和距骨，在踝穴内，距骨的过度内翻活动提示试验阳性，表明跟腓韧带及距腓前韧带损伤（图 6-1-4）。

涉及深层的三角韧带完全断裂非常少见，当内侧三角韧带完全断裂或同时伴有下胫腓复合体损伤或外踝骨折时，外翻应力试验可为阳性（图 6-1-5）。

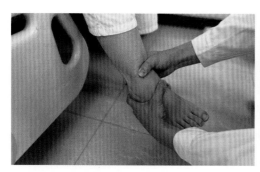

图 6-1-3　踝关节（右）前抽屉试验示意图

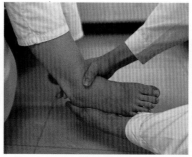

图 6-1-4　踝关节（右）内翻应力试验示意图

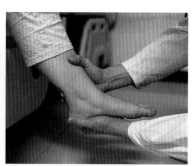

图 6-1-5　踝关节（左）外翻应力试验示意图

三、踝关节镜入路

踝关节镜入路主要包括前内侧、前外侧、后内侧、后外侧入路及距下关节中央入路、前外侧入路、后外侧入路（图6-1-6~图6-1-9）。

1 前侧入路

前内侧入路：踝关节线水平偏胫前肌腱内侧。

前外侧入路：踝关节线水平偏第三腓骨肌和趾伸肌腱外侧。

2 后侧入路

后内侧入路：外踝尖稍上方，紧贴跟腱内缘。

后外侧入路：外踝尖稍上方，紧贴跟腱外缘。

3 距下关节镜入路

关节中央入路：外踝尖向前1cm、向下1cm，直对跗骨窦方向。

距下关节前外侧入路：外踝尖向前2cm、向下1cm。

距下关节后外侧入路：位置同踝关节后外侧入路。

四、踝关节镜手术适应证与禁忌证

1 适应证

踝关节镜的适应证是踝关节软组织及骨与软骨的病变，以及特殊的滑膜病变如滑膜软骨瘤病、类风湿性关节炎、绒毛结节样色素沉着性滑膜炎、

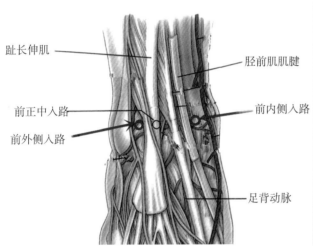
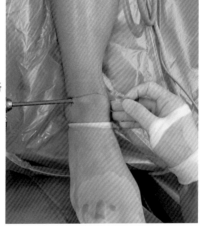

图6-1-6 踝关节前侧入路

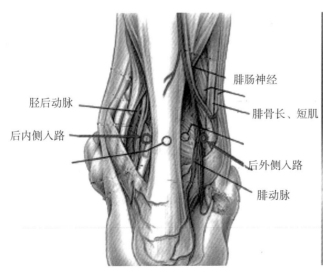
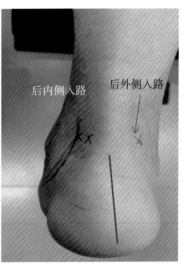

图6-1-7 踝关节后侧入路

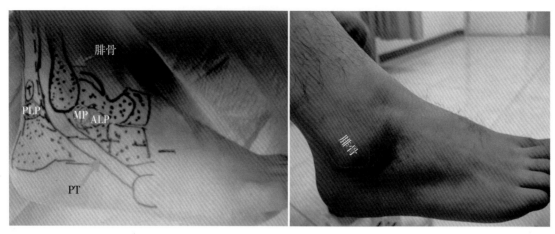

图 6-1-8　踝关节距下关节入路。PLP= 后外侧入路；MP= 中央入路；ALP= 前外侧入路；PT= 腓骨长肌

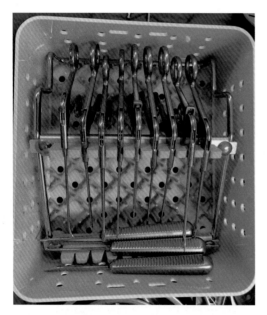

图 6-1-9　笔者医院使用的踝关节专用器械

感染性滑膜炎。

非特异性软组织损伤包括粘连和慢性创伤性滑膜炎；典型的局部病变是外踝损伤后引起外侧关节滑膜附着处的软组织损伤；此外还有后外侧的损伤和腓骨肌腱鞘囊肿、结节及其他滑膜源性的损伤，胫腓横韧带肥大，后胫排韧带肥大及唇缘病变。

骨软骨损伤包括软骨炎、软骨骨折、软骨缺损、骨赘、游离体、骨囊性变及创伤或退行性骨关节炎的一些病例、一些骨折或骨折后引起的缺损也可采用关节镜治疗。

2 禁忌证

禁忌证是全身或局部感染、全身情况不能耐受手术者。

相对禁忌证包括退行性骨关节炎晚期、关节强直、关节周围皮肤严重瘢痕形成、关节镜不能进入关节等情况，以及关节囊破裂，灌注液不能有效充盈，引起周围水肿情况。

（陈雪松，周　伟）

第二节　踝关节韧带损伤

一、概　述

踝关节扭伤是骨科门诊、急诊中最常见损伤，其损伤占整个运动损伤的 20%，其中 40% 的患者遭遇踝关节反复扭伤，最终发展成踝关节慢性不稳。扭伤中 85% 为内翻损伤所致的外侧韧带损伤，在外侧副韧带损伤中 73% 为距腓前韧带（ATFL）断裂或撕裂。涉及深层的三角韧带完全断裂的病例非常少见，本节主要阐述踝关节外侧韧带损伤。

二、症状与体征

踝关节韧带损伤患者常伴有踝关节扭伤病史，反复扭伤者常见，主要症状表现为踝关节局部的疼痛，运动及步行后踝关节肿胀不适，对再次踝关节扭伤的恐惧；由于韧带损伤，距腓前韧带损伤查体可见前抽屉试验阳性，如合并跟腓韧带损伤，则可出现内翻应力试验阳性。

三、辅助检查

超声检查具有对踝关节韧带损伤做出较为直接诊断的优点，并可进行动态检查，但有时需要有经验的医生进行双侧对比做出诊断，操作要求较高（图6-2-1）。

踝关节MRI可直观地显示受累韧带是否有水肿、增粗或连续性中断，具有漏诊率低的优点，在

临床上应用广泛（图6-2-2）。但既往研究发现，直接在MRI上观察慢性踝关节患者的距腓前韧带（ATFL）和跟腓韧带（CFL）损伤情况的灵敏度仅为44%~75%，特异性为53%~86%，尤其是对于部分损伤患者的灵敏度更低。

四、治疗原则

对于急性踝关节扭伤，保守治疗是第一选择，早期保守治疗多可自愈，目前常用的方法是踝关节制动于中立位或稍外翻位（图6-2-3）。若保守治疗3~6个月无效的患者，需采用手术治疗。

五、手术处理

手术方式主要分为解剖重建和非解剖重建，临床常见改良Watson-Jones法、Chrisman-Snook法及改良Brostrom法，Watson-Jones法和Chrisman-Snook法是经典的非解剖重建的代表；手术为非解剖重建，改变了关节内的原有结构，导致距下关节及踝关节背伸活动受限，术后踝关节内翻受限也是一个突出的缺点，远期可能导致关节炎的发生，进一步导致下肢功能受限。

Brostrom术及其改良术为解剖修复的代表；手术过程中显露出距腓前韧带，在足外翻5°~8°的体位下将韧带切断并重叠缝合，若跟腓韧带也损伤或松弛，同样切断并重叠缝合；该术既能修复韧带

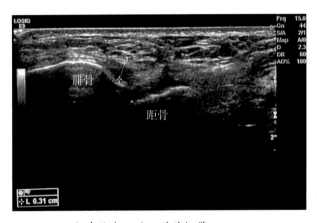

图6-2-1　超声检查下的距腓前韧带

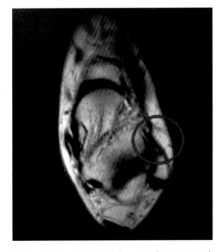

图6-2-2　MRI检查：圈中所示距腓前韧带增粗，提示距腓前韧带损伤

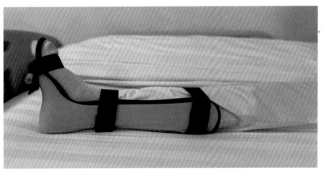

图6-2-3　支具外固定踝关节于中立位

又能避免破坏关节其他解剖结构，使其接近生理状态，成功率高并且复发率低，目前在临床获得广泛应用，常被应用为首选手术方式。

目前关节镜下 Brostrom 术及改良的 Brostrom 术具有创口小、易操作等优点，集诊断治疗功能于一身，是诊断与治疗踝关节外侧韧带损伤的主流趋势。

病例 1　距腓前韧带损伤镜下修补

宋某，男性，19 岁，主因"扭伤致右踝关节疼痛不适 1 年"入院。1 年前，患者打篮球时不慎扭伤右踝关节，当即出现右踝关节疼痛、肿胀，经护踝固定后踝关节疼痛不适症状逐步恢复，此后间断出现右踝关节疼痛并先后出现数次右踝关节扭伤症状，来我院就诊。行右踝关节 MRI 检查后诊断为"右踝关节外侧副韧带损伤"。

查体：右踝关节略肿胀，外踝距腓前韧带腓骨止点压痛阳性，前抽屉试验（＋）（图 6-2-4），内翻应力试验（－），踝关节活动度大致正常。

辅助检查：踝关节 MRI 检查可明确韧带损伤情况，同时可进一步评估关节内并发损伤的情况（图 6-2-5）。

诊断：右踝关节距腓前韧带损伤。

治　疗

（1）手术治疗　右踝关节距腓前韧带损伤关节镜下修复术。

手术体位及术前准备：患者仰卧位，患肢大腿根部常规上气囊止血带，在患肢同侧臀部放置一袋 3000mL 生理盐水，防止踝关节过度外旋（图 6-2-6）。

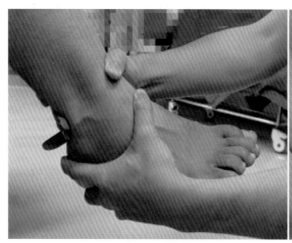
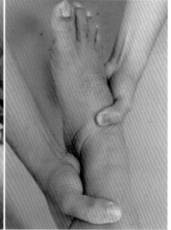

图 6-2-4　踝关节（右）抽屉试验

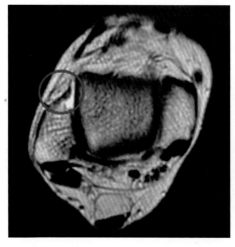
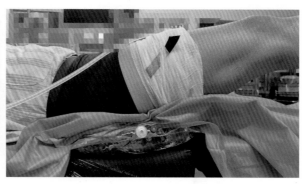

图 6-2-5　MRI 所示距腓前韧带局部瘢痕形成，形态增粗　　图 6-2-6　术中体位

手术入路的建立与关节腔清理：建立常规前内、前外侧入路，从前外侧入路用注射器向踝关节腔内注射 20mL 生理盐水（图 6-2-7），以充盈关节腔，在关节镜观察下定位前内侧入路（图 6-2-8）；探查整个踝关节，检查有无胫骨及距骨骨软骨的合并损伤、有无距骨或胫骨增生所致骨性撞击征、有无滑膜增生所致软组织撞击。如有以上探查阳性结果，需对症处理。

距腓前韧带显露和探查：小心清理距腓前韧带前侧的滑膜及部分支持带组织，充分显露距腓前韧带，用探钩测试韧带张力及连续性。本患者距腓前韧带局部瘢痕形成，韧带纤维组织张力较差，尚能探查到连续的韧带组织（图 6-2-8）。

距腓前韧带紧缩固定：显露距腓前韧带腓骨止点，在腓骨止点略偏前偏高处用髓核钳制备一长约 0.5cm 骨槽，于骨槽中植入 Mini 带线锚钉（图 6-2-9），过线将距腓前韧带及外侧支持带套环，紧缩提拉固定（图 6-2-10）。

固定后检查：探钩探查距腓前韧带张力，固定后让助手固定踝关节于轻度背伸位，手术结束后立即换踝关节支具中立位固定（图 6-2-11）。

术后复查：术后右踝关节正侧位 X 线片示 Mini 锚钉固定良好，位置良好（图 6-2-12），术后 MRI 检查示韧带张力恢复（图 6-2-13）

（2）术后康复 术后即刻给予踝关节中立位支具固定，术后第 2 天开始进行股四头肌等下肢肌肉锻炼，术后 3 天伤口换药后开始进行踝关节主动及被动背伸活动，术后 3 周后开始踝关节被动跖屈功能锻炼，术后 6 周后行主动跖屈功能锻炼。术后 6 周去除支具，患肢逐步负重，恢复功能康复锻炼。

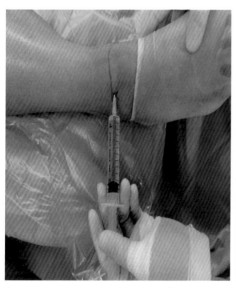
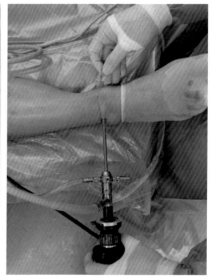

图 6-2-7　内外侧入路建立

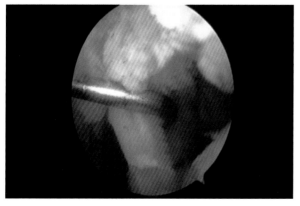

图 6-2-8　距腓前韧带显露和探查

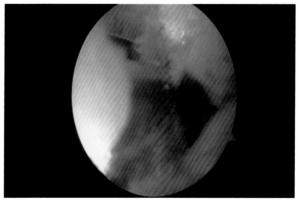

图 6-2-9　关节镜下 Mini 带线锚钉植入

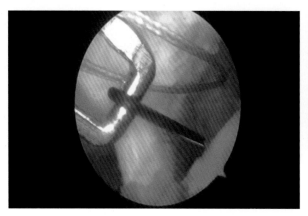

图 6-2-10　关节镜下过线

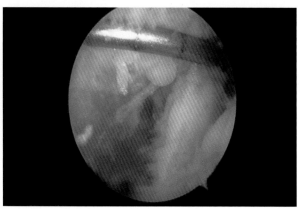

图 6-2-11　固定后镜下检查

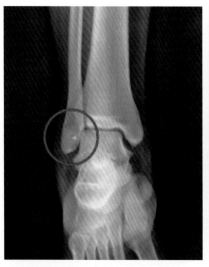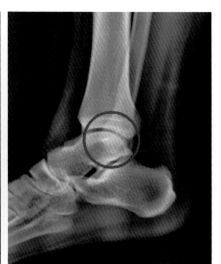

图 6-2-12　术后踝关节正侧位 X 线片

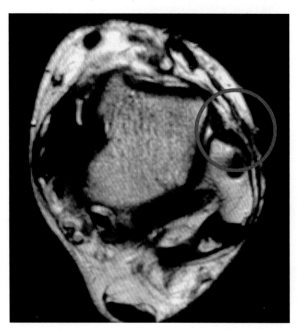

图 6-2-13　术后 MRI：修补后距腓前韧带张力恢复

专家点评

（1）**诊断要点**　根据患者反复踝关节扭伤病史，结合 MRI 及踝关节查体，可以明确踝关节外侧副韧带损伤情况，查体一定要注意与健侧对比。

（2）**治疗要点**　距腓前韧带的显露是整个手术显露清晰的关键，要分辨外侧支持带与距腓前韧带，注意探查软骨情况。根据术中韧带损伤情况，再决定行韧带修补还是韧带重建，如术前探查跟腓韧带损伤，需行跟腓韧带修补；固定后需要助手将踝关节置于轻度背伸位或中立位，术后立即行中立位支具固定。

（3）**建议**　镜下修补或重建距腓前韧带具有一定的优势，其创伤小、固定牢靠，无须二次手术取出内固定。相对于开放手术，该技术有一定的学习曲线，需要运动医学医生熟练掌握踝关节镜下操作，有序进行手术操作，确保手术疗效，减少并发症。如无全关节镜下完成手术操作的把握，也可行切开手术修补或重建外侧副韧带。

视频 6-2-1　距腓前韧带镜下修复

病例 2

李某，男性，34 岁，主因"扭伤致右踝关节间断性疼痛不适 2 年"入院。2 年前，患者打篮球时不慎扭伤右踝关节，当即出现右踝关节疼痛、肿胀。经护踝固定后，踝关节疼痛不适症状逐步恢复，此后间断出现右踝关节疼痛并反复扭脚症状，遂来我院就诊，行右踝关节 MRI 后诊断为"右踝关节外侧副韧带损伤"。

查体：右踝关节略肿胀，外踝距腓前韧带腓骨止点压痛阳性，抽屉试验（＋），内翻应力试验（－），踝关节活动度大致正常。

辅助检查：踝关节 MRI 检查可以明确韧带损伤情况，同时可进一步评估关节内并发损伤的情况。

诊断：右踝关节距腓前韧带损伤。

治　疗

（1）手术治疗　右踝关节距腓前韧带损伤关节镜下韧带重建术。

手术体位及术前准备：患者仰卧位，患肢大腿根部常规上气囊止血带，在患肢同侧臀部放置一袋 3000mL 生理盐水，防止踝关节过度外旋。

手术入路的建立与关节腔清理：建立常规前内、前外侧入路，从前外侧入路用注射器向踝关节腔内注射 20mL 生理盐水以充盈关节腔，在关节镜观察下定位前内侧入路；探查整个踝关节，检查有无胫骨及距骨骨软骨合并损伤、有无距骨或胫骨增生所致的骨性撞击、有无滑膜增生所致软组织撞击。如有以上探查阳性结果，需对症处理。

距腓前韧带显露和探查：小心清理距腓前韧带前侧的滑膜及部分支持带组织，充分显露距腓前韧带，用探钩测试韧带张力及连续性（图 6-2-15）。本患者距腓前韧带菲薄，局部瘢痕形成，韧带组织张力差。

重建肌腱的选择：取同侧鹅足半腱肌肌腱，修整制备，备用。

距腓前韧带止点点位的选择：显露距腓前韧带腓骨止点，在韧带残端腓骨止点略偏前偏高处向外 15°、向后 15° 制备 4.5mm 骨道，测量骨道长度，显露距骨颈外侧，向后 15° 方向制备 5mm 骨道。将肌腱分别拉入上下骨道，腓骨端予 Endobutton 悬吊固定，距骨端予一枚 5mm 挤压螺钉固定。

固定后检查：探钩探查距腓前韧带张力，固定后让助手固定踝关节于轻度背伸位，手术结束后立

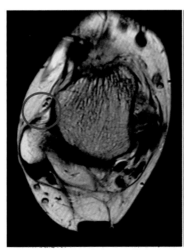
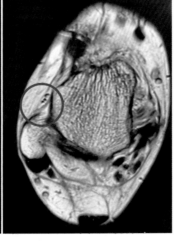
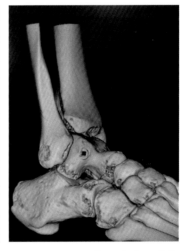

图 6-2-14　MRI 表现：距腓前韧带菲薄、瘢痕化，未见明显腱性组织

图 6-2-15　重建距腓前韧带术后 CT 改变

即更换踝关节支具，中立位固定。

（2）术后康复 术后即刻给予踝关节中立位支具固定，术后第2天开始股四头肌等下肢肌肉锻炼，术后3d伤口换药后开始踝关节主动及被动背伸活动，术后2周后开始踝关节被动跖屈功能锻炼，术后4周后主动跖屈功能锻炼。术后6周去除支具，患肢逐步负重，恢复功能康复锻炼。

专家点评

（1）诊断要点 通过患者反复踝关节扭伤病史，结合MRI及踝关节查体，可以明确踝关节外侧副韧带损伤情况，查体一定要注意与健侧对比。

（2）治疗要点 距腓前韧带的显露是整个手术显露清晰的关键，要分辨外侧支持带与距腓前韧带，注意探查软骨情况。根据术中韧带损伤情况，再决定行韧带修补或韧带重建，如术前探查跟腓韧带损伤，需行跟腓韧带修补；固定后需要助手将踝关节置于轻度背伸位或中立位，术后立即行支具中立位固定。

（3）建议 镜下修补或重建距腓前韧带具有一定的优势，其创伤小、固定牢靠，无须二次手术取出内固定。相对于开放手术，该技术有一定的学习曲线，需要运动医学医生熟练踝关节镜下操作，有序进行手术操作，确保手术疗效，减少并发症。如无全关节镜下完成手术操作的把握，也可行切开手术修补或重建外侧副韧带。

刘某，男性，33岁，因"摔伤致左踝关节肿痛伴活动不适9天"入院。9天前患者因骑电动车时不慎摔倒致左踝关节疼痛剧烈，活动受限，逐渐肿胀，并出现外踝关节后侧肌腱脱位症状，自行复位，休息后上述症状缓解，左踝关节MRI检查示左踝外侧副韧带走行不佳。为求进一步诊治，遂来我院就诊。既往史、个人史无特殊。

查体：左踝关节前抽屉试验阳性，踝关节内翻应力试验（＋），外翻应力试验（－）（图6-2-16）。

辅助检查：MRI检查提示横断面可见距腓前韧带增厚，冠状位可见腓骨长肌腱腓骨尖处高信号（图6-2-17）。

诊断：左距腓前韧带断裂，左腓骨肌腱脱位。

治 疗

（1）手术治疗方案 左踝关节镜下距腓前韧带修复联合腓骨肌上支持带紧缩术。

距腓前韧带修复：采用标准踝关节前内、前外侧入路（图6-2-18~图6-2-19），探查距骨、胫骨软骨情况，清理踝关节内增生的滑膜组织，清理、显露距腓前韧带和跟腓韧带（图6-2-20）。探钩观察韧带松弛度。经后外侧入路插入2.0导针，定位于腓骨前缘距腓前韧带腓骨止点处。在关节镜监视下，安装电钻导针与腓骨长轴呈70°打骨道，拧入Mini锚钉一枚。经后外侧入路，20mL空针带PDS线穿距腓前韧带及伸肌支持带，将一根锚钉线

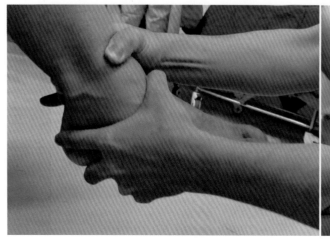
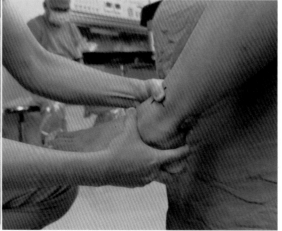

图6-2-16 术前双踝关节抽屉试验

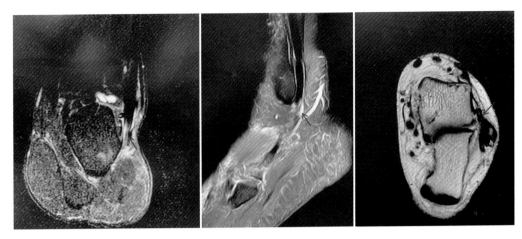

图 6-2-17　术前 MRI

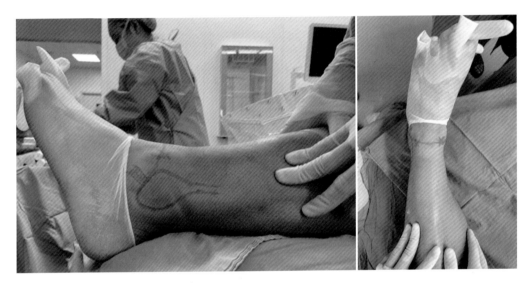

图 6-2-18　手术部位标记及入路

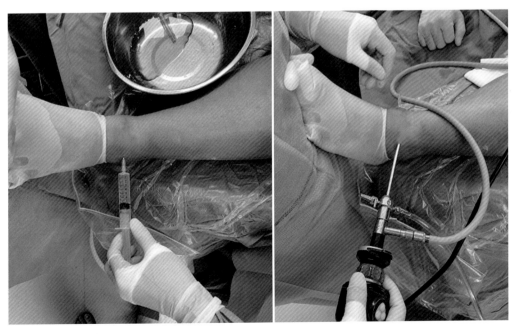

图 6-2-19　关节镜入路

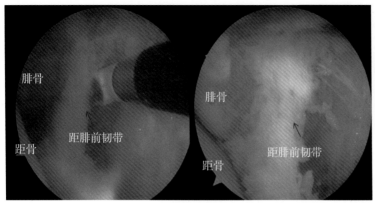

图 6-2-20　术中图：显露距腓前韧带及腓骨远端前缘骨床

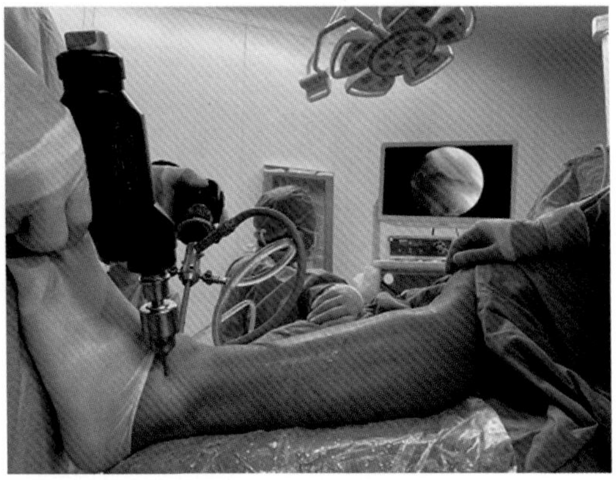

图 6-2-21　术中图：前内侧入路观察，前外侧入路植入锚钉

引出，收紧距腓前韧带及伸肌支持带，将距腓前韧带固定于腓骨止点（图 6-2-21～图 6-2-25）。

腓骨肌上支持带紧缩术：采用腓骨后侧纵切口，长约 4cm，切开皮肤、皮下组织，显露腓骨长肌腱，探查腓骨肌腱腱鞘及腓骨肌腱沟。清除腓骨肌腱鞘增生瘢痕组织，磨钻打磨腓骨肌间沟，在肌间沟内拧入两枚 Mini 锚钉，锚钉尾线缝合肌腱腱鞘及腓骨肌上支持带（图 6-2-26～图 6-2-27）。检查踝关节稳定性及屈伸活动，逐层缝合切口。

（2）术后康复　术后即刻给予踝关节支具固定，背伸位固定 4 周，术后影像学复查（图 6-2-28）。4 周后开始踝关节被动屈曲功能锻炼，术后 6 周内、外翻练习，术后 6 周在支具保护下逐步负重。术后 8 周去除支具，术后 12 周逐步恢复日常生活活动。

专家点评

（1）诊断要点　踝关节扭伤主要表现为距腓前韧带损伤，常常合并外侧肌腱及支持带损伤，如未及时诊断，容易漏诊。需仔细检查前抽屉、内翻

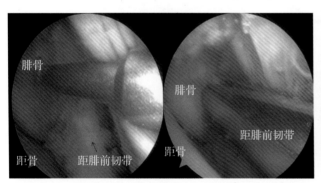

图 6-2-22　术中图：植入锚钉

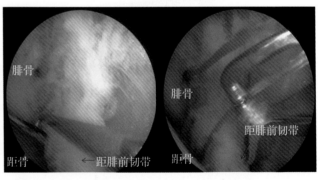

图 6-2-23　术中图：镜下紧缩缝合距腓前韧带

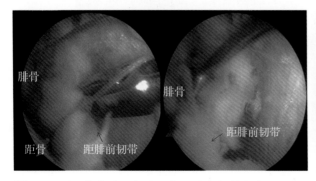

图 6-2-24　术中图：打结固定，检查韧带张力

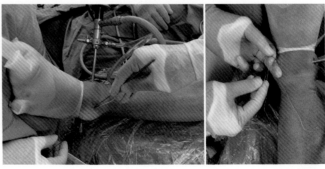

图 6-2-25　术中图：打结固定，检查韧带张力

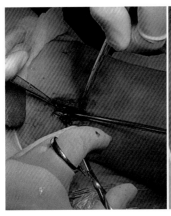
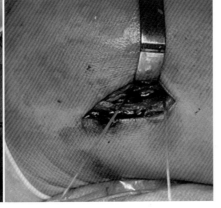

图 6-2-26　腓骨后方切口，显露腓骨长肌腱，拧入两枚 Mini 锚钉

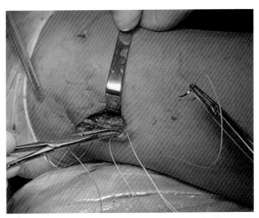

图 6-2-27　锚钉尾线缝合肌腱腱鞘及腓骨肌上支持带

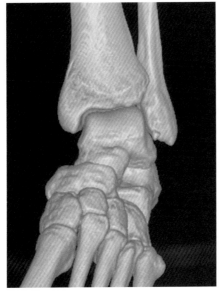
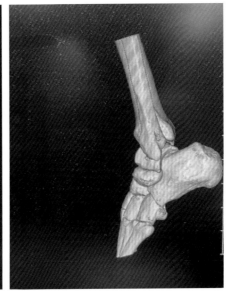

图 6-2-28　术后 CT：腓骨锚钉及腓骨肌间沟结构

试验等查体项目，同时仔细阅读 MRI 可以获得相应的诊断。

（2）治疗要点　操作要点：①镜下仔细清理距腓前韧带周围的滑膜组织，便于暴露距腓前韧带和韧带修复时过线固定。②磨钻行腓骨长肌腱沟打磨一定深度，尽可能打磨足够的长度，避免术后肌腱再次脱位复发，在缝合腱鞘的同时行腓骨肌上支持带紧缩。③距腓前韧带修复和腓骨肌上支持带及腱鞘紧缩同时进行时，先将腓骨肌上支持带及腱鞘紧缩固定，活动踝关节，评估稳定性再行距腓前韧带固定。

（3）建议　对于距腓前韧带损伤，询问病史

可避免遗漏其他诊断。距腓前韧带损伤合并腓骨肌脱位，一期行距腓前韧带修复及腓骨肌上支持带及腱鞘紧缩，可更好地恢复患者踝关节功能。

视频 6-2-2　距腓前韧带镜下修复

（陈雪松，王一仲，周　伟）

参考文献

[1] Dalmau-Pastor M, Malagelada F, GMMJ K, et al. X-shaped inferior extensor retinaculum and its doubtful

use in the Br-strom-Gould procedure[J]. Knee Surg Sports Traumatol Arthrosc, 2018, 26 (7):2171-2176.

[2] Al-Mohrej OA, Al-Kenani NS. Acute ankle sprain: conservative or surgical approach[J]. EFORT Open Rev, 2016, 1 (2):34-44.

[3] Purevsuren T, Batbaatar M, Khuyagbaatar B, et al. Comparative evaluation between anatomic and non-anatomic lateral ligament reconstruction techniques in the ankle joint: A computational study[J]. J Biomech Eng, 2018, 140 (6):061009.

[4] Ellera GJ, Soares AF, Bastiani CE, et al. Anterolateral talar palpation: A complementary test for ankle instability[J]. Foot Ankle Surg, 2018, 24 (6):486-489.

[5] Cho JH, Lee DH, Song HK, et al. Value of stress ultrasound for the diagnosis of chronic ankle instability compared to manual anterior drawer test, stress radiography, magnetic resonance imaging, and arthroscopy[J]. Knee Surg Sports Traumatol Arthrosc, 2016, 24 (4):1022-1028.

[6] Morvan A, Klouche S, Thes A, et al. Reliability and validity of preoperative MRI for surgical decision making in chronic lateral ankle instability[J]. Eur J Orthop Surg Traumatol, 2018, 28 (4):713-719.

[7] Knapik DM, Trem A, Sheehan J, et al. Conservative management for stable high ankle injuries in professional football players[J]. Sports Health, 2018, 10 (1):80-84.

[8] Hudson R, Baker RT, May J, et al. Novel treatment of lateral ankle sprains using the Mulligan concept: an exploratory case series analysis[J]. J Man Manip Ther, 2017, 25 (5):251-259.

[9] Vilá-Rico J, Sánchez-Morata E, Vacas- Sánchez E, et al. Anatomical arthroscopic graft reconstruction of the anterior tibiofibular ligament for chronic disruption of the distal syndesmosis[J]. Arthrosc Tech, 2018, 7 (2):e165- e169.

[10] Tsuyuguchi Y, Nakasa T, Ishikawa M, et al. A Technique for the reduction of complications associated with anterior portal placement during ankle arthroscopy using a peripheral vein illumination device[J]. Arthrosc Tech, 2018, 7 (2):e125-e129.

[11] Nakajima K. Arthroscopy of the first metatarsophalangeal joint[J]. J Foot Ankle Surg, 2018, 57 (2):357-363.

[12] Yoo JS, Yang EA. Clinical results of an arthroscopic modified Brostrom operation with and without an internal brace[J]. J Orthop Traumatol, 2016, 17 (4):353-360.

第三节　踝关节撞击综合征

一、概　述

1943年，Morris首先描述了足球运动员的踝关节撞击，表现为胫骨前唇与距骨颈的骨赘撞击，踝关节撞击综合征又称为足球踝，常见于运动员或体育爱好者，多继发于踝关节扭伤。

踝关节撞击常表现为软组织撞击、骨性撞击。软组织撞击是在关节镜应用于临床之后才被发现的，主要原因为滑膜组织、韧带纤维、瘢痕、下胫腓前韧带远侧束、半月板样组织等的撞击。骨性撞击多由骨赘增生及游离体引发。

二、症状与体征

踝关节撞击综合征常表现为踝关节肿胀、背伸及跖屈疼痛。查体上常表现为踝关节背伸、跖屈受限；踝关节间隙局部压痛明显，撞击试验阳性，部分患者早期可能疼痛不明显，随着时间推移，或没有疼痛症状，但踝关节活动度受限会逐渐明显。

根据病变位置，踝关节撞击可分为前侧撞击、后侧撞击、前外侧撞击、前内侧撞击、后内侧撞击，以前侧撞击最为常见（图6-3-1）。

三、辅助检查

标准的踝关节前后位X线、CT检查及MRI均有助于诊断。X线片对骨性撞击有诊断价值，可以显示骨折、骨软骨骨折、外踝撕脱骨折和骨赘；CT可以显示骨性撞击；MRI对骨性撞击、软组织撞击均可显示。

四、治疗原则

踝关节撞击综合征，早期可选择以减轻和消除

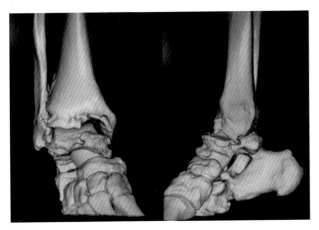

图 6-3-1 胫骨前缘、距骨、腓骨前侧均存在明显骨性增生

炎症反应为主的保守治疗，主要包括减少造成创伤的运动或动作，制动，休息，理疗（如短波、超声等），应用非甾体抗炎药，严重者可进行局部封闭治疗。

保守治疗 6 个月无效者即可行关节镜检查和治疗，避免因治疗不及时使病情发生不可逆性改变。开放手术创伤较大，踝部易形成瘢痕，关节镜下清理为首选。对有临床症状和体征的患者，即使 MRI 检查阴性，也建议进行关节镜诊治，避免漏诊，延误最佳治疗时机。

五、手术处理

关节镜下清理术为首选，单纯症状性骨赘可行关节镜下骨赘切除、滑膜清理，如骨赘巨大需行切开手术处理；如患者以疼痛为主，需行关节清理；如患者以活动受限为主，应以切除骨赘为主；如患者骨关节病变严重，需告知患者切除骨赘后疼痛加重的可能，要注意鉴别及手术指征的选择。

根据病情可选择前路及后路清理，清理骨赘的同时需要注意探查软组织情况，如有软组织撞击，也需要同时清理；关节镜下可动态观察距骨及胫骨在踝关节活动时骨赘相互撞击的情况。手术中需注意保护足背的血管神经。

关节镜下清理术具有创口小、易操作等优点，是治疗踝关节撞击综合征的主流趋势。

病例 1 踝关节撞击关节镜下清理并距骨骨软骨损伤修补

姬某，男性，55 岁，主因"右踝关节间断性疼痛不适 3 年"入院。3 年前无明显诱因出现右踝关节疼痛，休息后略缓解，此后逐渐出现右踝关节疼痛并活动受限症状，为进一步诊治遂来我院，门诊以"右踝关节撞击综合征"收入。

查体：右踝关节略肿胀，前踝散在压痛阳性，抽屉试验（−），内翻应力试验（−）；踝关节活动度——背伸3°，跖屈40°（中立位0°）（图6-3-2）。

辅助检查：右踝关节 CT 可见踝关节胫骨前缘骨赘增生明显，以距骨及胫骨前唇为著（图6-3-3）。

诊断：右踝关节撞击综合征。

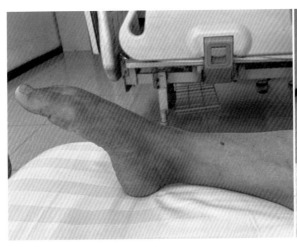
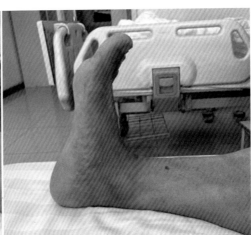

图 6-3-2 踝关节活动度：背伸 3°，跖屈 40°

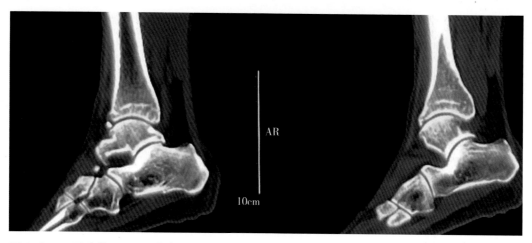

图 6-3-3 踝关节 CT：踝关节撞击征，胫骨前缘骨赘

治疗

（1）手术治疗 关节镜下踝关节撞击成形联合距骨骨软骨损伤修复术。

手术体位及术前准备： 患者仰卧位，患肢大腿根部常规上气囊止血带。建立常规前内、前外侧入路，从前外侧入路用注射器向踝关节腔内注射 20mL 生理盐水，以充盈关节腔，在关节镜观察下定位前内侧入路。

关节腔清理： 探查整个踝关节，探查有无胫骨及距骨骨软骨合并损伤；本例患者胫骨前缘骨赘较大（图 6-3-4），用磨钻由胫骨前内侧向前外侧打磨，在胫骨前缘水平打磨掉骨赘与胫骨的连接处，用髓核钳完整取出打磨下来的骨赘，在用磨钻打磨胫骨前缘，滑膜增生所致软组织撞击也需要同时清理，边清理边活动踝关节，以便确定撞击完全解除（图 6-3-5~ 图 6-3-7）。同时探查距骨和胫骨骨软骨情况，必要时行清理。探查距骨骨软骨情况，距骨内侧可见一 5mm×5mm 大小软骨损伤，软骨下骨外露，清理后，行微骨折，促进软骨修复（图 6-3-8~ 图 6-3-9），关节冲洗后注入富血小板血浆（PRP）以促进软骨再生（图 6-3-10），缝合，包扎。

（2）术后康复 术后影像学复查评估（图 6-3-11~ 图 6-3-12）。第 2 天开始进行股四头肌等下肢肌肉锻炼，术后 3 天伤口换药后开始踝关节主动及被动背伸、跖屈活动，尽快恢复踝关节活动度，术后 4 周后，患肢逐步负重，恢复功能康复锻炼。

专家点评

（1）诊断要点 根据患者踝关节扭伤病史，结合 CT 及踝关节活动受限的查体表现，可以明确踝关节撞击综合征的诊断，查体一定要注意与健侧对比。

（2）治疗要点 充分清除骨赘区域是整个手术的关键，要分辨骨赘与正常骨质的范围，注意探查软骨情况；清理之后需要充分止血，术后 4 周内避免患肢负重。

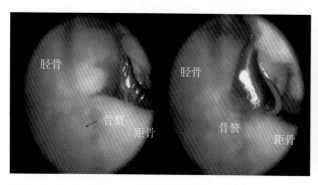

图 6-3-4 术中情况：踝关节胫骨前侧骨赘明显

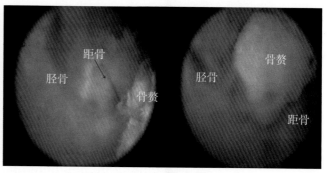

图 6-3-5 术中情况：踝关节胫骨前侧骨赘打磨后与胫骨分离，完整取出骨赘

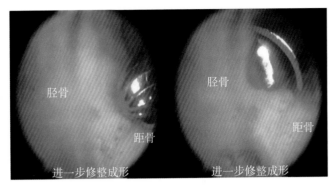

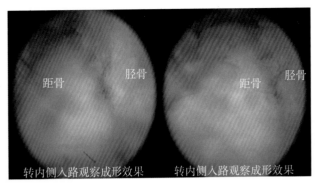

图 6-3-6　术中情况：进一步打磨胫骨前侧骨赘

图 6-3-7　术中情况：屈伸活动，评估骨赘打磨情况

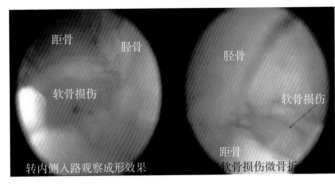

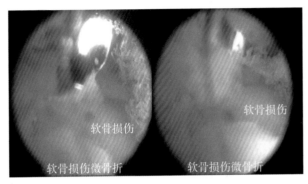

图 6-3-8　术中情况：距骨骨软骨损伤

图 6-3-9　术中情况：距骨骨软骨损伤微骨折

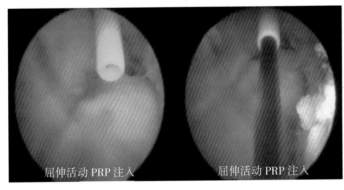

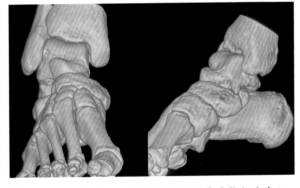

图 6-3-10　术中情况：踝关节 PRP 注入

图 6-3-11　术后 CT：胫骨前唇及距骨骨赘打磨良好，撞击解除

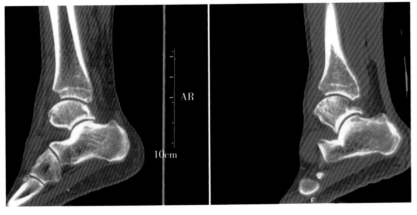

图 6-3-12　术后 CT：胫骨前唇及距骨骨赘打磨良好，撞击解除

（3）**建议** 镜下清除踝关节骨质增生具有一定的优势，创伤小，有利于观察清理范围。术中务必清理完全，做好充分止血，减少并发症，清理后需镜下活动踝关节进行验证。

病例2 踝关节撞击关节镜下清理联合胫骨骨软骨损伤修补

刘某，男性，35岁，主因"扭伤致左踝关节间断性疼痛不适2年"入院。2年前患者踢足球时不慎扭伤左踝关节，休息后缓解，此后逐渐出现左踝关节疼痛并活动受限。患者为业余足球运动爱好者。

查体：左踝关节略肿胀，前踝散在压痛阳性，抽屉试验（+），内翻应力试验（-）；踝关节活动度——背伸-5°，跖屈40°（中立位0°）。

辅助检查：左踝关节CT可见踝关节骨赘增生明显，以距骨及胫骨前唇为著（图6-3-13）。左踝关节MRI示胫骨前侧关节面骨软骨损伤，红圈所示（图6-3-14）。

诊断：左踝关节撞击综合征，左踝胫骨骨软骨损伤。

治 疗

（1）**手术治疗** 左踝关节镜下成形，软骨损伤清理PRP注入术。

手术体位及术前准备：患者仰卧位，患肢大腿根部常规上气囊止血带，在患肢同侧臀部放置一袋3000mL生理盐水，防止踝关节过度外旋。

手术入路的建立：建立常规前内、前外侧入路，从前外侧入路用注射器向踝关节腔内注射20mL生理盐水，以便充盈关节腔，在关节镜观察下定位前内侧入路。

关节腔清理：探查整个踝关节，检查有无胫骨及距骨骨软骨的合并损伤；在用磨钻打磨骨赘的时候，要注意分辨原始骨质与增生骨赘，滑膜增生所致软组织撞击也需要同时清理，边清理边活动踝关节，以便确定撞击完全解除（图6-3-15~图6-3-16）。

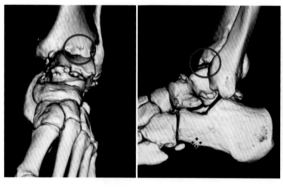

图6-3-13 CT所示（红圈所示）：踝关节骨赘增生明显，以距骨及胫骨前唇为著

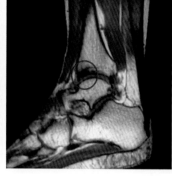

图6-3-14 左踝关节MRI：胫骨前侧关节面骨软骨损伤（红圈所示）

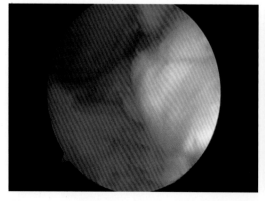

图6-3-15 胫骨与距骨对合情况：可见胫骨前缘增生

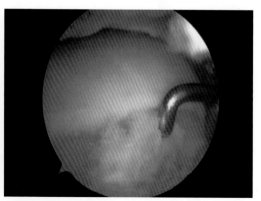

图6-3-16 成形后可见胫骨与距骨在背伸状态下无撞击

胫骨骨软骨损伤的清理：探查距骨未见明显骨软骨损伤，胫骨前侧关节面骨软骨松动，部分剥脱，清理局部松动的骨软骨（图6-3-17）。

充分止血：在骨赘清除和打磨结束之后，打磨部分会有渗血，需用等离子刀充分清理骨面止血（图6-3-18）。

清理后检查，注入PRP：镜下极度伸屈活动踝关节，观察撞击已完全解除，注入制备完成的PRP（图6-3-19）。

术后复查：术后左踝关节CT所示：胫骨前唇及距骨骨赘打磨良好，撞击解除（图6-3-20）。

（2）术后康复　术后即刻给予踝关节中立位支具固定，术后第2天开始进行股四头肌等下肢肌肉锻炼，术后3天伤口换药后开始踝关节主动及被动背伸活动，术后3周开始踝关节被动跖屈功能锻炼，术后6周行主动跖屈功能锻炼，患肢逐步负重，术后6周去除支具，恢复功能康复锻炼。

专家点评

（1）诊断要点　根据患者踝关节扭伤病史，结合CT及踝关节活动受限的查体表现，可以明确踝关节撞击综合征的诊断，查体一定要注意与健侧对比。

（2）治疗要点　充分清除骨赘区域是整个手术的关键，要分辨骨赘与正常骨质的范围，注意探查软骨情况。清理之后需要充分止血，单纯撞击综合征，不合并骨软骨损伤，术后4周内避免患肢负重；如合并骨软骨损伤或韧带损伤，需术后6周内避免患肢完全负重。

（3）建议　镜下清除踝关节骨质增生具有一定的优势，创伤小，有利于观察清理范围。术中务必清理完全，做好充分止血，减少并发症，清理后需在镜下活动踝关节进行验证。

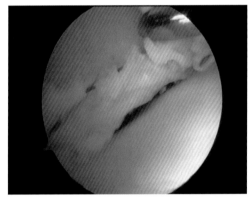

图6-3-17　胫骨前侧关节面骨软骨松动

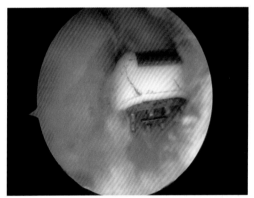

图6-3-18　等离子刀充分清理骨面止血

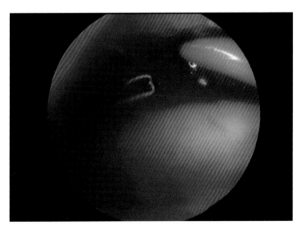

图6-3-19　注入制备完成的PRP

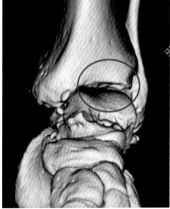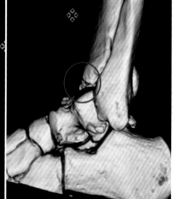

图6-3-20　术后CT：胫骨前唇及距骨骨赘打磨良好（红圈所示）

视频 6-3-1　前踝撞击征的镜下清理

（王一仲，陈雪松，周　伟）

参考文献

[1] Jacobson K，Ng A，Haffner KE. Arthroscopic treatment of anterior ankle impingement[J]. Clinics in Podiatric Medicine and Surgery，2017，28（3）：491–510.

[2] 程程，温建民，林新晓，等. 关节镜治疗踝关节软组织撞击综合征的临床疗效观察 [J]. 中国中医骨伤科杂志，2012，20（12）：27–28.

[3] Bauer T，Pierrard G，Acquitter Y，et al. Arthroscopic treatment of anterior ankle impingement: results of a 70 patient multicenter prospective study[J]. Arthroscopy，2019，28（9）：e370–382.

[4] Intzirtis P，Tsikouris G，Zampiakis E，et al. Treatment of ankle impingement syndromes in athletes[J]. Br J Sports Med，2013，47（10）：e3.

[5] Messerli B，Harrast M. Evaluation and treatment of anterolateral ankle impingement syndrome[J]. PMR，2017，3（8）：776–780.

[6] Spiga S，Vinci V，Tack S，et al. Diagnostic imaging of ankle impingement syndromes in athletes[J]. Musculoskelet Surg，2018，97（Suppl 2）：S145–S153.

[7] Moon JS，Lee K，Lee HS，et al. Cartilage lesions in anterior bony impingement of the ankle[J]. Arthroscopy，2019，26（7）：984–989.

[8] Russo A，Zappia M，Reginelli A，et al. Ankle impingement: a review of multimodality imaging approach[J]. Musculoskelet Surg，2018，97（Suppl 2）：S161–S168.

[9] Parma A，Buda R，Vannini F，et al. Arthroscopic treatment of ankle anterior bony impingement: the long-term clinical outcome[J]. Foot Ankle Int，2014，35（2）：148–155.

[10] Phisitkul P，Tennant JN，Amendola A. Is there any value to arthroscopic debridement of ankle osteoarthritis and impingement?[J]. Foot Ankle Clin，2013，18（3）：449–458.

第四节　距骨骨软骨损伤

一、概　述

距骨骨软骨损伤是指在创伤或非创伤性因素作用下，距骨滑车局限性关节软骨剥脱，通常可累及深部软骨下骨损伤，并往往引发关节疼痛、积液、肿胀等症状，严重者可导致关节功能障碍的踝关节疾病。距骨骨软骨损伤多因创伤引起，男性多于女性，多数患者有踝关节不稳或反复扭伤病史。

二、症状与体征

距骨骨软骨损伤患者通常是有脚踝部扭伤病史，典型临床表现是有踝关节慢性持续非特异性疼痛，可与损伤区域不相关；其他症状包括反复肿胀、僵硬、弹响、踝关节不稳定及交锁，查体时可出现踝关节背伸及跖屈活动疼痛或受限。

三、辅助检查

距骨骨软骨损伤常见于内侧，X 线检查常可显示距骨内上或外上丘部的密度降低或囊性改变；有研究显示 X 线片的灵敏度为 59%，特异性为 91%，漏诊率为 41%，踝穴位 X 线检查可将灵敏度提高至 70%。由于 X 线片的低灵敏度，因此对于怀疑距骨骨软骨损伤的 X 线片无异常患者，并不能排除损伤，需进一步完善 MRI 检查。CT 可以很好地显示骨软骨移位的大小、部位及缺损情况，但是对发现单纯软骨损伤、骨挫伤、没有移位的损伤及软组织损伤灵敏度差。MRI 具有较高的组织分辨能力，可清楚地显示软骨、松质骨、骨囊变、骨坏死、软组织（肌腱和韧带）等的病变，对于诊断关节软骨、软骨下骨及软组织损伤有巨大优势，而且准确率与关节镜接近。虽然对软骨自身的微小病变显示不佳，但是对软骨深层病变尤其是对软骨下骨囊肿的显示效果较好，因此，对于距骨骨软骨损伤患者的治疗方式具有指导意义。

关节镜检查作为诊断金标准虽然能清楚暴露软骨表面的病变，但发现深部软骨、软骨下骨病变较困难；此外，关节镜检查为有创性检查，多用于需要手术治疗的患者。

四、治疗原则

治疗方案的选择取决于患者年龄、症状严重程度及病变的分型等，传统的保守治疗包括休息、制动、非甾体抗炎药。休息与局部制动是最常用的保守治疗方法，早期休息、禁止负重并使用石膏固定，后期穿特制踝靴保护性制动并逐渐恢复运动。

对于症状较轻、损伤面积较小、剥脱骨块稳定以及无移位的距骨骨软骨损伤也可以采用保守治疗，决定手术前应至少保守治疗 3 个月，即使病程相对较长的病例，采用保守治疗仍能取得一定效果，且风险较小。

对于症状明显、保守治疗 3~6 个月以上无效或者损伤面积较大、急性有分离移位的距骨骨软骨损伤患者需要手术治疗。

五、手术处理

关节镜下病灶清理、微骨折及钻孔术：此方法适用于初次发病、病灶直径小于 1cm 的病灶。优点是可通过关节镜完成，创伤小，操作简单，患者术后疼痛反应轻；缺点是缺损区形成弹性及光滑等方面均不如透明软骨的纤维软骨。如果修复失败，会对软骨造成更大损伤，并且不适合直径较大的病灶及合并软骨下骨囊变的距骨骨软骨损伤。

复位内固定术：此方法适用于移位的骨软骨块较大并且附有大量软骨下骨的距骨骨软骨损伤。骨软骨损伤复位内固定的材料有克氏针、皮质骨钉、可吸收固定物等，均可取得较好效果。

骨软骨移植术：此方法适用于治疗关节软骨全层损坏并伴或不伴软骨下骨囊变的距骨骨软骨损伤。自体移植术供区多取自非负重区，如膝内侧、股骨外侧髁或髁间窝软骨的骨软骨，优点为移植物来自本体，无异物排斥反应和传播疾病的风险；缺点为存在供区并发症，如膝关节疼痛、感染等。

软骨细胞移植术：此方法适用于软骨关节面损伤面积较大的距骨骨软骨损伤患者，优点为能解决初次治疗失败后遗留的较大骨软骨缺损，也可治疗囊性变较大的病灶；缺点为治疗时间长，治疗费用昂贵，软骨细胞可向外渗漏及分布不均。

组织工程技术：该技术是将种子细胞在体外增殖后，经支架材料搭载移植于骨软骨损伤区域，使移植细胞分化成与原部位类似的组织细胞，恢复缺损区域原有功能。其中，骨膜复合间充质干细胞和软骨细胞体内移植、骨髓间充质干细胞复合多肽凝胶及软骨生成因子等均可用于距骨软骨损伤的修复。

病例 1　内踝截骨联合马赛克软骨移植

朱某，男性，24 岁，主因"右踝关节疼痛不适 2 年"入院。2 年前患者运动后出现右踝关节不适，开始未予在意，3 个月来疼痛持续加重，在当地诊断为"右距骨骨软骨损伤"，予保守治疗，缓解不明显，为进一步诊治遂来我院，门诊以"右距骨骨软骨损伤"诊断收入。

查体：右踝关节无肿胀，前踝压痛（－），抽屉试验（－），内翻应力试验（－）；踝关节活动度——背伸 -10°，跖屈 40°（中立位 0°）。

辅助检查：右踝关节正侧位 X 线片可见距骨骨软骨损伤，软骨下囊变（图 6-4-1）。踝关节 CT 可见距骨软骨下囊变范围较大（图 6-4-2~图 6-4-3），MRI 可见软骨下骨水肿（图 6-4-4~图 6-4-5）。

诊断：右距骨骨软骨损伤。

治　疗

（1）手术治疗　内踝截骨联合马赛克软骨移植（供区为股骨滑车）

手术体位及术前准备：患者仰卧位，患肢大腿根部常规上气囊止血带。

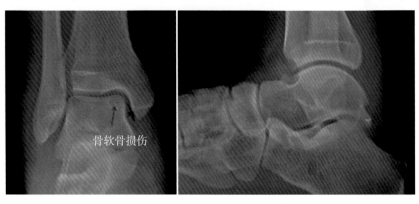

图 6-4-1　右踝关节 X 线片：距骨骨软骨损伤，软骨下囊变

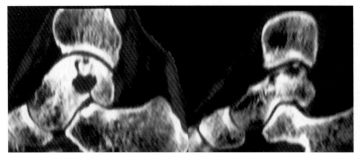

图 6-4-2　右踝关节 CT：距骨骨软骨损伤，软骨下囊变

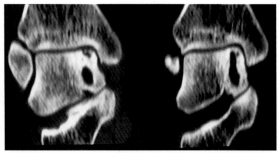

图 6-4-3　右踝关节 CT：距骨骨软骨损伤，软骨下囊变

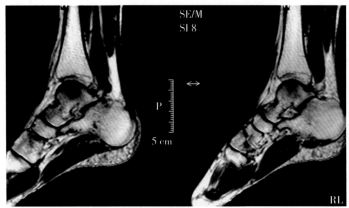

图 6-4-4　右踝关节 MRI：距骨骨软骨损伤，软骨下囊变、水肿

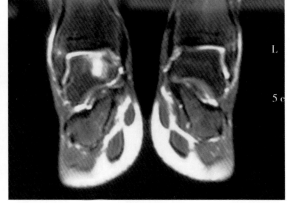

手术入路的建立：建立常规踝关节前内、前外侧入路，清理关节内滑膜，探查内外侧隐窝，屈伸活动踝关节，检查踝关节是否存在撞击，探查距骨软骨情况，见距骨顶部软骨损伤，软骨活动，不稳定，范围 6mm×10mm（图 6-4-6~图 6-4-7）。

马赛克软骨移植：取内踝内侧做一 7cm 纵向切口，逐层切开皮肤、皮下组织，显露并保护大隐静脉，对内踝进行三维截骨（图 6-4-8），用摆锯截骨，主要保护软骨面，不要完全截透，最后用骨刀截断，可以尽可能地减少对软骨面的干扰（图 6-4-9）。翻转截骨块，显露距骨，见距骨骨软骨损伤，软骨不稳，清理不稳定的软骨片，显露软骨损伤范围为 6mm×12mm，用马赛克软骨移植器械在距骨软骨缺损区取两个 6mm 直径的骨柱，清理软骨下囊变（图 6-4-10）。在膝关节髌骨外侧近端做一 4cm 纵向切口，显露股骨外侧滑车入轨处，用马赛克软骨移植器械取两个直径 6mm 的带软骨骨柱，将距骨取下的骨柱及骨块充填股骨滑车供区，

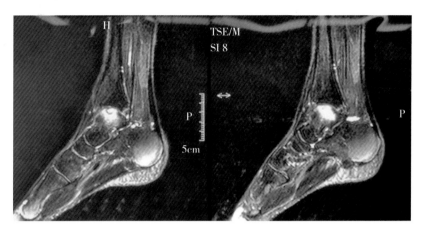

图 6-4-5 右踝关节 MRI：距骨骨软骨损伤，软骨下囊变、水肿

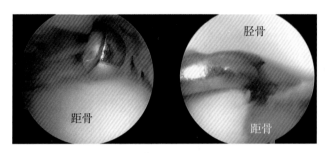

图 6-4-6 右踝关节镜下表现：滑膜增生，距骨骨软骨损伤

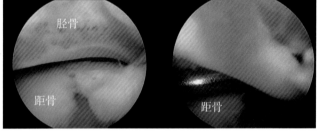

图 6-4-7 右踝关节镜下表现：距骨骨软骨损伤

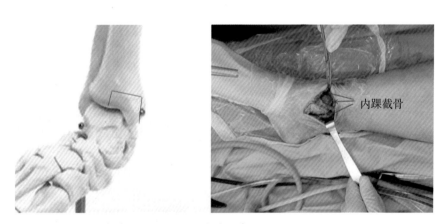

图 6-4-8 内踝截骨示意图及三维截骨后表现

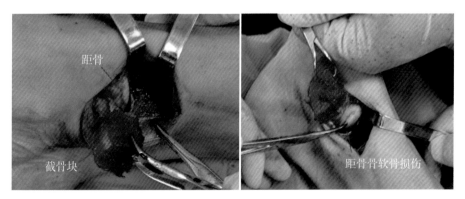

图 6-4-9 内踝截骨后，截骨块翻转后显露距骨，距骨骨软骨损伤

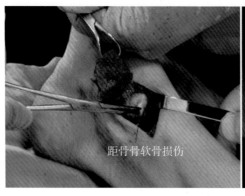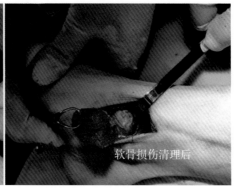

图 6-4-10　距骨骨软骨损伤的清理

并用明胶海绵充填。将带软骨的骨柱植入距骨软骨缺损区（图 6-4-11~图 6-4-12）。见软骨平整，活动踝关节进一步适配软骨，确定移植位置良好后，将内踝截骨块复位，用空心螺钉三个方向固定，C 臂透视复位情况。冲洗，缝合，敷料包扎，支具固定。

（2）术后康复　术后复查 X 线片和 CT 片，评估截骨复位情况及马赛克软骨移植情况（图 6-4-13~图 6-4-14）。第 2 天开始踝关节主动被动功能锻炼，术后 2 周伤口拆线，术后 6 周开始逐步负重，术后 8 周恢复运动锻炼。定期复查 MRI 评估软骨情况（图 6-4-15~图 6-4-16）。

专家点评

根据患者病史，结合 CT 及 MRI，可以明确距

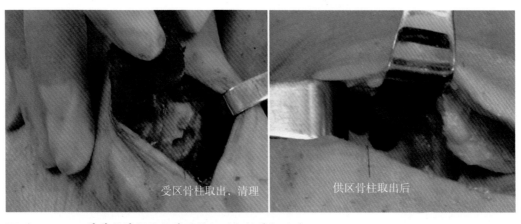

图 6-4-11　距骨骨软骨损伤软骨移植规划与软骨柱的截取

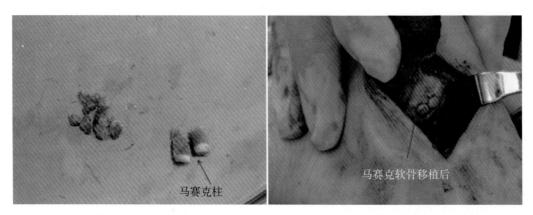

图 6-4-12　软骨柱的截取，移植

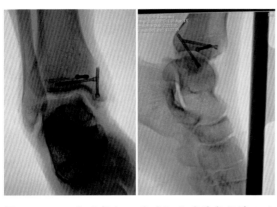
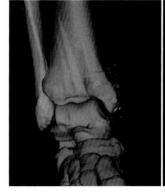
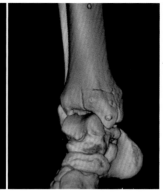

图 6-4-13　术后复查 X 线片评估截骨复位情况及马赛克软骨移植情况

图 6-4-14　术后复查 CT 片评估截骨复位及固定情况

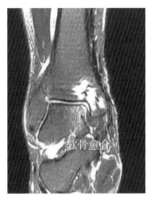
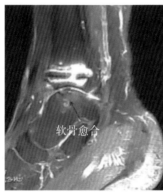
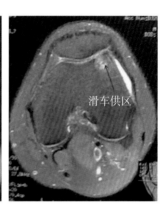

图 6-4-15　术后 6 个月复查 MRI：软骨移植愈合良好，股骨供区少量水肿

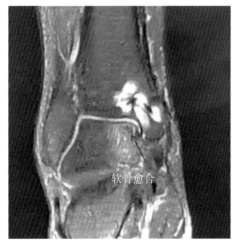
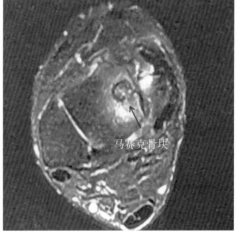

图 6-4-16　术后 12 个月复查 MRI：距骨软骨移植愈合良好，水肿基本消退

骨骨软骨损伤的诊断。对于保守治疗无效的患者可以考虑手术治疗。马赛克软骨移植是经典的骨软骨损伤修复技术，临床疗效得到了广泛的验证，对于范围较大的骨软骨损伤而言是一项非常不错的治疗选择。手术操作中距骨骨软骨损伤的显露是一个关键，截骨的选择建议选择三维截骨，可以保证截骨的骨块规整，操作完毕后有利于骨块复位，且十分稳定，有利于骨块的愈合。术前需要评估骨软骨损伤的位置，决定冠状面截骨的位置，避免过度靠前造成术中显露困难。

病例2 镜下距骨骨软骨损伤清理

陈某，女性，41岁，主因"扭伤致左踝关节间断性疼痛不适1年"入院。1年前，患者走路时不慎扭伤左踝关节，当即感左踝关节疼痛、肿胀，经护踝固定后踝关节疼痛不适症状逐步恢复。此后间断出现左踝关节疼痛不适，未再出现踝关节扭伤症状，来我院就诊。

查体：左踝关节略肿胀，踝关节前内侧局部压痛阳性，抽屉试验（−），内翻应力试验（−），踝关节活动度大致正常。

辅助检查：踝关节MRI检查可以明确距骨软骨损伤情况，同时可以进一步评估关节内并发的损伤情况（图6-4-17）。

诊断：左踝关节距骨骨软骨损伤。

治疗

（1）手术治疗 左踝关节距骨骨软骨损伤关节镜下清理，微骨折术。

手术入路的建立与关节腔清理：建立常规前内、前外侧入路，探查整个踝关节，探查有无距骨或胫骨的增生所致的骨性撞击，有无滑膜增生所致的软组织撞击。如有以上探查出的阳性结果，需对症处理。

距骨骨软骨探查及清理：在助手跖屈牵引踝关节的状态下，显露距骨骨软骨，探查骨软骨损伤范围，用刮匙将松动损伤的骨软骨及软骨下骨完全刮除，将边缘用离子刀修整平滑，在刮除软骨的范围行微骨折处理（图6-4-18~图6-4-19）。

（2）术后康复 术后第2天开始进行股四头肌等下肢肌肉锻炼，术后3天伤口换药后开始踝关节主动及被动背伸、跖屈活动，尽快恢复踝关节活动度，术后6周后，患肢逐步负重，恢复功能康复锻炼。

专家点评

（1）诊断要点 通过患者MRI表现，结合患者踝关节扭伤病史，可以明确踝关节距骨骨软骨损伤的诊断。

（2）治疗要点 充分清除病灶区域是整个手术的关键，微骨折处理时应注意钻孔的间距，避免过密，术后6周内避免患肢负重。

（3）建议 镜下行距骨骨软骨损伤修复及微骨折术，具有一定的优势，创伤小，利于观察清理范围，术中要完全清理损伤的骨软骨，术后避免过早负重活动，减少并发症。

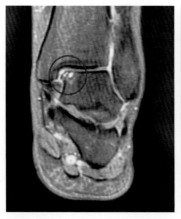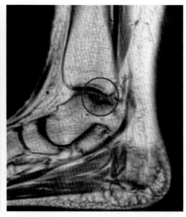

图6-4-17 MRI所示距骨内侧丘部骨软骨损伤病灶

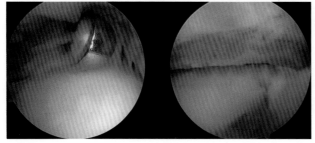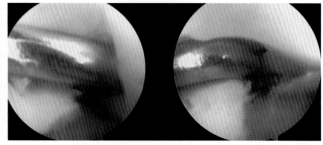

图6-4-18 关节镜下探查，清理软骨损伤区域　　图6-4-19 关节镜下探查，清理软骨损伤区域

病例3 距骨骨软骨损伤保守治疗

杨某，女性，40岁，主因"左踝关节不适4年"入院。4年前患者无明显诱因出现左踝关节不适，在当地医院就诊，MRI检查后诊断为"左距骨骨软骨损伤"，予休息、支具固定制动、口服非甾体抗炎药4周，4周后穿特制踝靴保护性制动3个月后逐渐恢复运动，患者症状略缓解，1年前患者通过饮食控制、适量运动，体重得到控制，下降了20kg，踝关节症状也逐步缓解，复查MRI显示骨软骨损伤逐步修复。

查体：左踝关节无肿胀，前踝压痛（－），抽屉试验（－），内翻应力试验（－）；踝关节活动度——背伸-10°，跖屈40°（中立位0°）。

辅助检查：早期左踝关节MRI显示距骨骨软骨损伤，软骨下水肿（图6-4-20）；复查MRI显示距骨骨软骨损伤，软骨下水肿范围扩大，轻度囊变（图6-4-21）；再次复查左踝关节MRI显示距骨骨软骨损伤，软骨下水肿范围扩大，囊变加重（图6-4-22）；最后一次MRI显示距骨骨软骨损伤范围缩小，囊变减轻（图6-4-23）。

诊断：左距骨骨软骨损伤。

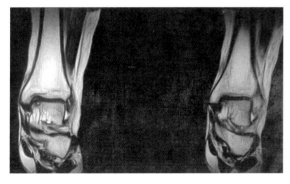

图6-4-20 左踝关节MRI：距骨骨软骨损伤，软骨下水肿

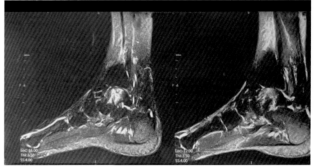

图6-4-21 左踝关节MRI：距骨骨软骨损伤，软骨下水肿范围扩大，轻度囊变

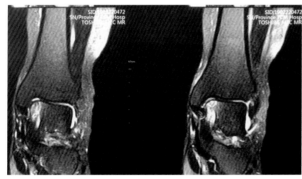
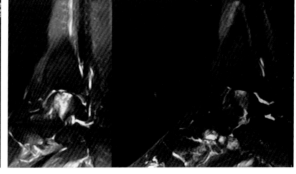

图6-4-22 左踝关节MRI：距骨骨软骨损伤，软骨下水肿范围扩大，囊变加重

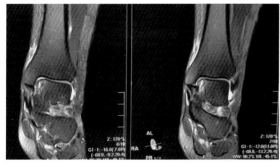
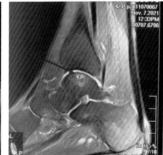
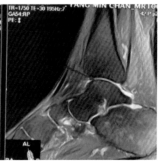

图6-4-23 左踝关节MRI：距骨骨软骨损伤范围缩小，囊变减轻

治 疗

继续保守治疗，给予理疗、减少活动，关节腔玻璃酸钠注射，每周1次，连续注射5周。

专家点评

根据患者病史，结合CT及MRI，可以明确距骨骨软骨损伤的诊断。该例患者保守治疗取得了一定效果，骨软骨损伤在逐步修复，可以继续保守治疗，包括玻璃酸钠注射、PRP注射等方式都是可选项。

（陈雪松，周 伟）

参考文献

[1] Pritsch M, Horoshovski H, Farine I. Arthroscopic treatment of osteochondral lesions of the talus[J]. J Bone Joint Surg Am, 1986, 68（6）：862–865.

[2] 邓恩，史尉利，郭秦炜. 距骨骨软骨损伤的诊断与治疗研究进展[J]. 中国运动医学杂志，2019, 38（4）：336–342.

[3] Anderson IF, Crichton KJ, Grattan ST, et al. Osteochondral fractures of the dome of the talus[J]. J Bone Joint Surg Am, 1989, 71（8）：1143–1152.

[4] Dipaola JD, Nelson DW, Colville MR. Characterizing osteochondral lesions by magnetic resonance imaging[J]. Arthroscopy, 1991, 7（1）：101–104.

[5] Hepple S, Winson IG, Glew D. Osteochondral lesions of the talus：a revised classification[J]. Foot Ankle Int, 1999, 20（12）：789–793.

[6] Griffith JF, Lau DT, Yeung DK, et al. High–resolution MR imaging of talar osteochondral lesions with new classification[J]. Skeletal Radiol, 2012, 41（4）：387–399.

[7] Mintz DN, Tashjian GS, Connell DA, et al. Osteochondral lesions of the talus: a new magnetic resonance grading system with arthroscopic correlation[J]. Arthroscopy, 2003, 19（4）：353–359.

[8] Shimozono Y, Donders JCE, Yasui Y, et al. Effect of the containment type on clinical outcomes in osteochondral lesions of the talus treated with autologous osteochondral transplantation[J]. Am J Sports Med, 2018, 46（9）：2096–2102.

[9] Shimozono Y, Hurler ET, Yasui Y, et al. The Presence and degree of bone marrow edema influence midterm clinical outcomes after microfracture for osteochondral lesions of the talus[J]. Am J Sports Med, 2018, 46（10）：2503–2508.

[10] Haleem AM, Ross KA, Smyth NA, et al. Double–plug autologous osteochondral transplantation shows equal functional outcomes compared with single–plug procedures in lesions of the talar dome a minimum 5–year clinical follow–up[J]. Am J Sport Med, 2014, 42（8）：1888–1895.

[11] Hu YL, Guo QW, Jiao C, et al. Treatment of large cystic medial osteochondral lesions of the talus with autologous osteoperiosteal cylinder grafts[J]. Arthroscopy, 2013, 29（8）：1372–1379.

[12] Kim YS, Lee HJ, Yeo JE, et al. Isolation and characterization of human mesenchymal stem cells derived from synovial fluid in patients with osteochondral lesion of the talus[J]. Am J Sport Med, 2015, 43（2）：399–406.

[13] Ramponi L, Yasui Y, Murawski CD, et al. Lesion Size is a predictor of clinical outcomes after bone marrow stimulation for osteochondral lesions of the talus：a systematic review[J]. Am J Sport Med, 2017, 45（7）：1698–1705.

[14] Wiewiorski M, Werner L, Paul J, et al. Sports activity after reconstruction of osteochondral lesions of the talus with autologous spongiosa grafts and autologous matrix–induced chondrogenesis[J]. Am J Sport Med, 2016, 44（10）：2651–2658.

第五节 距后三角骨

一、概 述

距后三角骨一般呈三角形，有时也可为圆形或椭圆形，是位于距骨后外侧结节后方分离附属的小骨块，为籽骨，类似于二次骨化中心。

三角籽骨的边界由前、后、下三边组成，前面与距骨后缘通过透明软骨相连，下面与距下关节跟骨后部相连，后面并不是关节结构的一部分，而是关节囊韧带的附着处，有距腓后韧带和跟距后韧带附着。三角籽骨内侧可见位于内外侧结节间沟内的蹑长屈肌腱，因此反复跖屈踝关节易引发局部的肌腱炎性改变。

二、症状与体征

在临床上，因距后三角骨引起的症状通常称为距后三角籽骨综合征，约75%的患者以急性踝关节扭伤为首发症状，或常有踝关节反复跖屈的病史，常出现于跳水、体操、登山运动员、芭蕾舞演员，踝关节跖屈导致胫骨后下缘与跟骨上缘撞击引起距骨后部三角骨骨折或透明软骨连接失败，临床表现为踝关节后侧疼痛，跖屈受限或疼痛加重，进行跑、跳等运动时疼痛加重，查体时可在踝关节后侧、跟腱两侧出现明显压痛，跖屈挤压痛阳性。

三、辅助检查

踝关节X线片检查上，距后三角骨形态一般呈三角形，多为单个孤立存在，也可有两个或多个，一般小于1cm；踝关节CT及三维CT成像可清晰地显示三角籽骨变形、囊变等一系列改变，以及后踝其他异常的骨性结构，更好地显示三角骨与距骨后缘之间的对应关系，有利于骨性结构的观察；MRI能清晰显示三角骨的形态、骨信号强度、软骨损伤、邻近软组织的情况，有利于手术方案的制订（图6-5-1）。

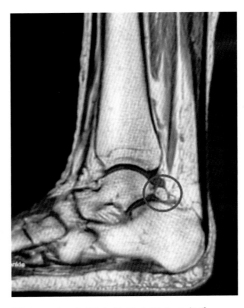

图6-5-1　红圈中所示为距后三角骨

四、治疗原则

在多数情况下，尤其急性期，三角籽骨综合征应采取保守治疗，且保守治疗的成功率可达60%，局部封闭注射也可取得良好效果，早期治疗可采取短腿石膏制动4~6周，如果效果不理想，可采用手术治疗。

五、手术处理

手术方法主要为关节镜下三角骨切除术或开放性切除术，如合并蹑长屈肌腱炎，也可行肌腱松解术。

病例1　镜下清理距后三角骨联后踝关节撞击

郭某，男性，33岁，主因"右踝关节疼痛不适2年"入院。

现病史：2年前无明显诱因出现右踝关节疼痛，以后侧明显，在跳舞后（芭蕾舞）症状加重，休息后略缓解，症状反复，为进一步诊治遂来我院，门诊以"右距后三角骨，右后踝撞击征"收治入院。

查体：右踝关节无明显肿胀，踝关节后侧跟腱旁局部压痛阳性，抽屉试验（-），内翻应力试验（-）；踝关节活动度——背伸5°，跖屈30°（中立位0°）（图6-5-2）。

辅助检查：踝关节X线、CT、MRI检查均可以看到踝关节距骨后侧三角骨形成，MRI可明确判断踝关节内软骨及软组织情况（图6-5-3~图6-5-5）。

诊断：右踝关节距后三角骨、右踝关节撞击综合征。

治　疗

（1）手术治疗　右踝关节镜下距后三角骨去除，前踝撞击成形术。

手术入路的建立：患者取俯卧位，建立常规后内、后外侧入路，注意识别蹑长屈肌腱，注意踝管的位置范围（图6-5-6）。

距后三角骨的清理：小心清理踝关节后侧滑膜组织，显露距后三角骨，不强求一次性完整取出，将其完全取出即可，清理跟距关节及距下关节滑膜组织（图6-5-7~图6-5-12）。

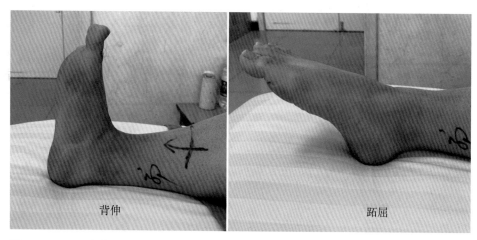

图 6-5-2　踝关节活动度

（左图：背伸　右图：跖屈）

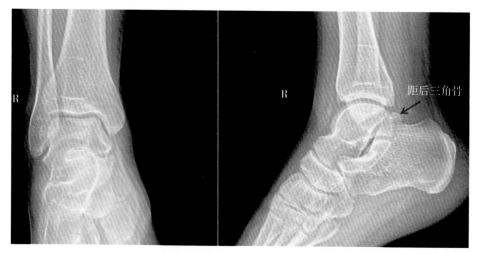

图 6-5-3　踝关节 X 线片：踝关节距骨后侧三角骨形成

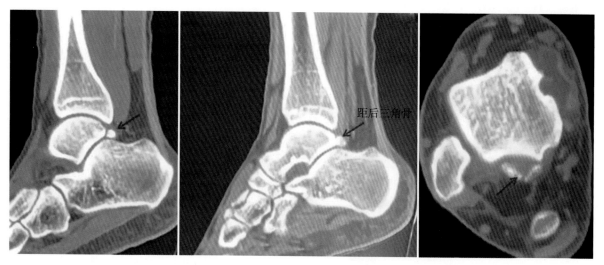

图 6-5-4　踝关节 CT：踝关节距骨后侧三角骨形成，前踝无撞击

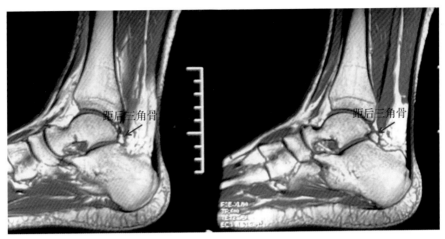

图 6-5-5 踝关节 MRI：踝关节距骨后侧三角骨形成，关节软骨良好

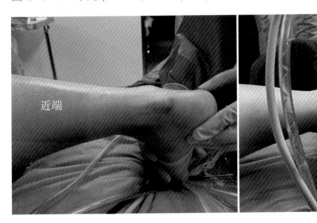

图 6-5-6 踝关节体位及关节镜入路

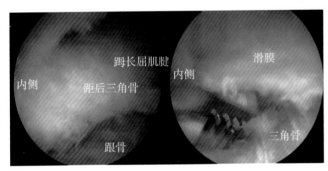

图 6-5-7 术中图：清理滑膜，显露距后三角骨

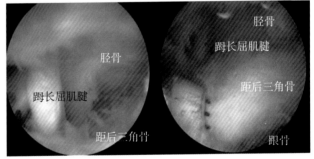

图 6-5-8 术中图：清理滑膜，显露𧿹长屈肌腱，显露距后三角骨

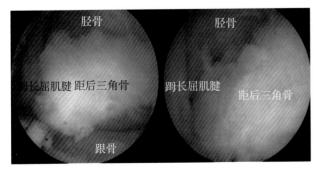

图 6-5-9 术中图：显露距后三角骨

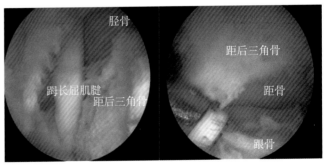

图 6-5-10 术中图：清理三角骨周围滑膜，显露距后三角骨

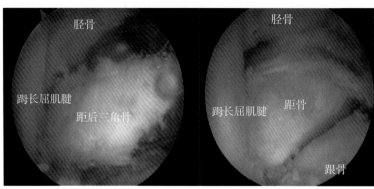
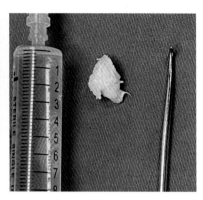

图 6-5-11　术中图：取出距后三角骨，清理距下关节及胫距关节滑膜

图 6-5-12　术中图：取出的距后三角骨

充分止血：在清理结束之后，清理部位会有渗血，用等离子刀充分止血。

（2）术后复查　术后第 2 天复查踝关节 X 线、CT 片均显示距后三角骨完全去除，踝关节撞击解除（图 6-5-13~ 图 6-5-15）。术后 1 个月复查显示踝关节屈伸活动度恢复良好（图 6-5-16）。

（3）术后康复　术后第 2 天开始进行股四头肌等下肢肌肉锻炼。术后 3 天伤口换药后开始踝关节主动及被动背伸、跖屈活动，尽快恢复踝关节活动度。术后 3~4 周后，视踝关节消肿情况，患肢逐步负重，恢复功能康复锻炼。

专家点评

（1）诊断要点　通过患者踝关节跖屈受限的症状，结合 MRI 及踝关节查体，可以明确踝关节距后三角骨的诊断。

（2）治疗要点　处理踝关节后侧时要注意踝管的位置范围，避免损伤；清理之后要注意充分止血；如合并蹈长屈肌腱炎，需行肌腱松解术。

（3）建议　镜下清理距后三角骨具有一定的优势，创伤小，术后需要充分止血，确保手术疗效，

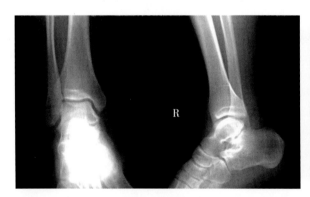
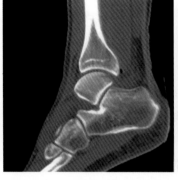

图 6-5-13　术后 X 线片：距后三角骨取出完全

图 6-5-14　术后 CT：取出距后三角骨完全

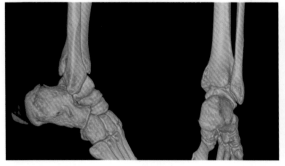
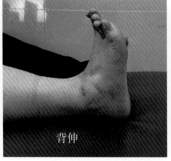

图 6-5-15　术后 CT：取出距后三角骨完全

图 6-5-16　术后 1 个月踝关节屈伸活动良好

减少并发症。对于无症状的距后三角骨，不建议积极手术处理。

视频 6-5-1　距后三角骨的镜下清理

（陈雪松，周　伟）

参考文献

[1] van Dijk CN, van Bergen CJA. Advancements in ankle arthroscopy[J]. J Am Acad Orthop Surg, 2008, 16:635–646.

[2] de Leeuw PAJ, van Sterkenburg MN, van Dijk CN. Arthroscopy and endoscopy of the ankle and hindfoot[J]. Sports Med Arthrosc Rev, 2009, 17:175–184.

[3] Keeling JJ, Guyton GP. Endoscopic flexor hallucis longus decompression: a cadaver study[J]. Foot Ankle Int, 2007, 28:810–814.

[4] Treuting R. Minimally invasive orthopedic surgery: arthroscopy[J]. Ochsner J, 2000, 2:158–163.

[5] Marumoto JM, Ferkel RD. Arthroscopic excision of the os trigonum: a new technique with preliminary clinical results[J]. Foot Ankle Int, 1997, 18:777–784.

[6] Gasparetto F, Collo G, Pisanu G, et al. Posterior ankle and subtalar arthroscopy: indications, technique, and results[J]. Curr Rev Musculoskelet Med, 2012, 5164–170.

[7] Ogut T, Ayhan E, Irgit K, et al. Endoscopic treatment of posterior ankle pain[J]. Knee Surg Sports Traumatol Arthrosc, 2011, 19:1355–1361.

[8] Miyamoto W, Takao M, Matsushita T. Hindfoot endoscopy for posterior ankle impingement syndrome and flexor hallucis longus tendon disorders[J]. Foot Ankle Clin, 2015, 20:139–147.

[9] Smyth NA, Zwiers R, Wiegerinck JI, et al. Posterior hindfoot arthroscopy: a review[J]. Am J Sports Med, 2014, 42:225–234.

[10] Vilá J, Vega J, Mellado M, et al. Hindfoot endoscopy for the treatment of posterior ankle impingement syndrome: a safe and reproducible technique[J]. Foot Ankle Surg, 2014, 20:174–179.

[11] van Dijk CN, de Leeuw PAJ, Scholten PE. Hindfoot endoscopy for posterior ankle impingement. Surgical technique[J]. J Bone Joint Surg Am, 2009, 91（suppl 2）:287–298.

第六节　跟距骨桥

一、概　述

跟距骨桥是指跟骨的载距突与距骨体内侧结节之间形成增大的骨性桥状联合；跟骨 – 距骨联合是跗骨联合中发生率最高的一种疾病，约占跗骨联合的 23%~47%。跟距骨桥常发生于中、后关节面的内侧间隙，即跟骨载距突后上方与距骨后突内侧结节间明显增大、连成一片。

跟距骨桥造成疼痛的机制有两种：一是跟距骨桥呈鸟喙样突起，挤压邻近结构，常见肌腱卡压移位、胫神经卡压而继发踝管综合征、骨桥表面囊肿形成等相关临床症状；二是跟距骨桥改变了后足关节的正常着力点及稳定性，使足的力传导异常，异常的应力和活动受限导致关节适应能力减弱，引起踝关节疼痛及关节退变。

二、症状与体征

内踝下方可触及骨性突起，抽屉试验阴性，内外翻活动受限。

三、辅助检查

X 线检查常可显示距骨内上或外上丘部的密度降低或囊性改变，呈"C"形征（图 6-6-1）；CT 三维重建可显示跟距骨桥范围（图 6-6-2），利于手术计划；MRI 为诊断距骨骨软骨损伤提供了准确依据，可显示骨软骨损伤的范围广度和深度。

四、跟距骨桥分型

·按照组织类型将跟距骨桥分为：骨性、纤维性、软骨性联合。

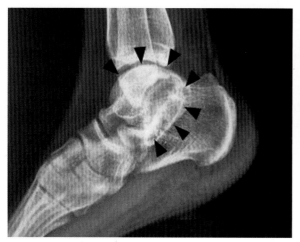

图 6-6-1　X 线片示跟距骨桥 "C" 形征

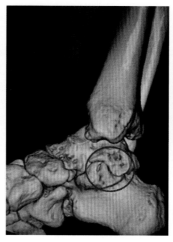
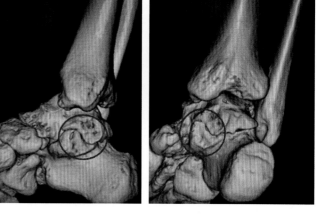

图 6-6-2　CT 示跟距骨桥范围（红圈处）

·按照部位分型为关节内型和关节外型。关节内型联合位于前、中、后距跟关节；关节外型联合位于跟骨载距突后方、中距跟关节与后距跟关节之间的区域。

·在 MRI 上，按照形态分型分为：

—Ⅰ型（线形，有或无跟骨、距骨后钩），即冠状面图像上跟距骨联合呈线状，平行或接近平行于同层面距跟关节，矢状面图像上联合处有或无跟骨、距骨钩状边缘。

—Ⅱ型（距骨过度发育），即冠状面图像上过度发育的距骨向下覆盖跟骨关节面。

—Ⅲ型（跟骨过度发育），即冠状面图像上过度发育的跟骨向上覆盖距骨关节面。

—Ⅳ型（完全骨性），即关节完全骨联合。

五、治疗原则

大多数患者早期通常无症状，但后期或扭伤后可引发疼痛，导致足部功能障碍，保守治疗可能缓解疼痛并延迟手术治疗时间，但这些患者最终可能都需要进行手术治疗。文献表明单纯切除跟距骨桥可取得良好效果，解决了骨桥挤压邻近结构产生的症状。目前，骨桥切除术已成为主流的治疗方式。多数研究表明，对于无明显距下关节退变的跟距骨桥，单纯骨桥切除能取得良好效果。

骨桥切除有传统开放手术和关节镜下手术两种，前者对于跟距骨桥的后方显露困难，后者对跟距骨桥的显露范围也因不同镜下入路的选择存在相应的不足。

病例 1　跟距骨桥的踝关节镜下治疗

吴某，女性，32 岁。因"右足肿痛、活动受限 5 年，加重 1 个月"入院。5 年前患者因走路不慎扭伤右足后出现右足部疼痛及活动受限，休息可缓解。近 5 年来患者长距离行走后右足疼痛多次出现，一直未正规治疗，近 1 个月来上述症状加重，遂来我院就诊。

查体：右踝部无明显肿胀，内踝后下方可触及骨性突起（双踝征），内踝后下方骨性突起压痛阳性，右侧足弓塌陷，后足内翻受限，跟骨外翻（约 15°）（图 6-6-3）。

辅助检查：右踝关节 X 线侧位及跟骨轴位片，可见"C"形征及骨桥形成（图 6-6-4）。CT 检查可进一步明确跟距骨联合的部位及范围，有助于分型（图 6-6-5）。

诊断：右足跟距骨联合（右足跟距骨桥）Rozansky 分型Ⅳ型。

治　疗

（1）**手术治疗**　关节镜下跟距骨桥切除术。

手术入路的建立及骨联合显露：采用常规踝关节镜后外侧（外踝尖上方 1.5mm，跟腱外侧 0.5mm）及后内侧入路（同平面跟腱内侧 0.5mm）分别作为观察入路及操作入路（图 6-6-6）。从后内侧操作入路置入刨刀清理滑膜及脂肪组织。在清理后内侧滑膜及脂肪组织时需仔细辨别分离出踇长屈肌

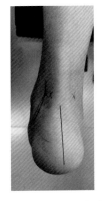
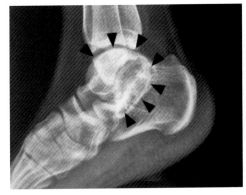
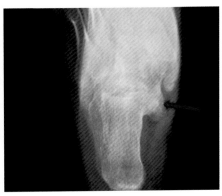

图 6-6-3 踝关节
后侧观：右侧足弓塌
陷，后足内翻受限

图 6-6-4 X线片：右踝关节侧位及跟骨轴位片，可见"C"形征及骨桥

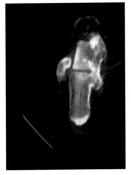
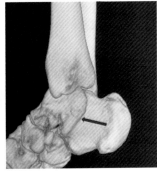
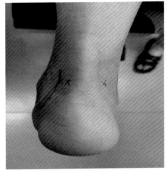
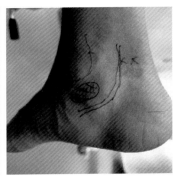

图 6-6-5 CT评估跟距骨桥

图 6-6-6 手术入路及跟距骨桥位置标识

腱，并以 PDS 线将其牵开保护（图 6-6-7）。在跨长屈肌腱外侧空间内彻底清理脂肪组织后，可暴露出跟距关节后外侧部分，见跟距关节后内侧及内侧部分均被骨性组织完全替代，未见关节面软骨组织成分。

跟距骨联合切除：关节镜下以跟距关节后外侧软骨交界区为标志，以磨钻沿关节间隙平面向后内方及内侧骨性融合部分磨除。术中需间断交换关节镜观察入路及操作入路，以消除跟距关节前内侧骨联合区的视野盲区，磨钻需沿关节间隙磨除大量骨性组织，必要时在准确定位关节间隙时可用微型骨刀或骨膜剥离器沿后内侧逐渐显露的关节间隙向前方撬剥，并辅助活动后足部，直至关节镜下显示跟距关节间隙可随后足内外翻运动而变化（图 6-6-8）。在骨联合的磨除过程中，磨钻钻头必须始终朝向外侧，以保护跨长屈肌腱组织及关节囊外的血管神经束。最后以离子刀仔细止血后关闭伤口。

（2）术后康复及复查情况 术后常规抬高患肢，并以厚棉垫加压包扎，术后第 3 天换药后开始进行踝关节屈伸及被动内外翻活动练习，同时行患肢及健侧肢体的髋、膝关节周围肌肉等长收缩训练。术后 3 周内患肢不负重，术后第 4 周开始部分负重，至术后 6 周过渡到完全负重，术后 12 周可回归正常工作生活，逐步恢复慢跑、本体感觉及负重训练。术后 6 个月患者复查 X 线及 CT 显示骨联合无复发征象，踝关节功能活动良好（图 6-6-9~图 6-6-11）。

专家点评

（1）诊断要点 通过患者踝关节后内侧疼痛，结合 CT 及踝关节查体，可以明确踝关节跟距骨桥的诊断。

（2）治疗要点 足跨长屈肌腱位于跟距骨桥的内下侧，使用磨钻切除骨质时容易损伤此肌腱。手术时应该将肌腱牵拉向内下方，并且在开始时首先切除跟距骨桥的后部约 5~7mm，在肌腱与跟距关节内侧壁之间创造出一个空间，然后用磨钻由后内向前外方逐步切除骨桥。在切除过程中，磨钻的打磨头朝向外侧骨质，而不朝向内侧软组织，同

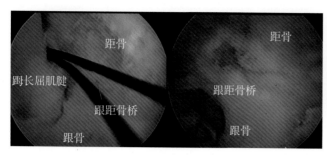
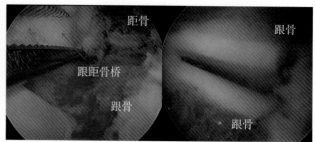

图 6-6-7 术中图：保护踇长屈肌腱组织，显露跟距骨桥，磨钻打磨

图 6-6-8 术中图：彻底清理跟距骨桥，恢复跟距骨关节活动

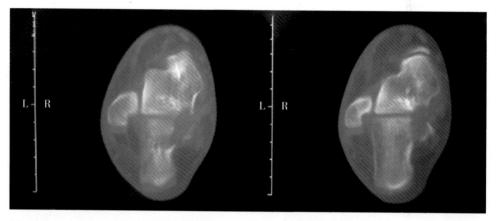

图 6-6-9 术后 X 线片示骨桥打磨满意，"C"形征消失

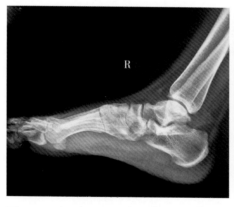
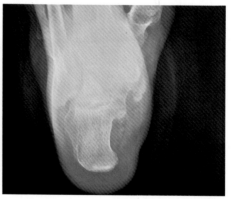

图 6-6-10 术后 CT 片示骨桥打磨圆满

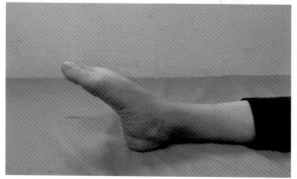

图 6-6-11 术后 1 个月复查：踝关节活动度基本恢复正常

时吸引开关不要开得太大，这样可最大限度避免损伤胫后神经血管束。

（3）建议 镜下清理跟距骨桥具有一定的优势，且创伤小。相对于开放手术，该技术有一定的学习曲线，需要运动医学医生熟练踝关节镜下操作，减少并发症。如无全关节镜下完成手术操作的把握，也可行切开手术清理。

视频 6-6-1　跟距骨桥的关节镜下切除

（赵赞栋，张　亮）

参考文献

[1] Stokman JJ, Mitchell J, Noonan K. Subtalar coalition resection utilizing live navigation: a technique tip[J]. J Child Orthop, 2018, 12（1）: 42–46.

[2] Sobron FB, Benjumea A, Alonso MB, et al. 3D printing surgical guide for talocalcaneal coalition resection: technique tip[J]. Foot Ankle Int, 2019, 40（6）:727–732.

[3] Edmonds WB, Wiley K, Panas K. Technique article: tarsal coalition resection using Kirschner wires across the subtalar joint in a two–incision approach[J]. J Foot Ankle Surg, 2019, 58（2）:337–340.

[4] Exner GU, Jacob HAC, Maquieira GJ. Fibulocalcaneal impingement in a growing child with otherwise asymptomatic talocalcaneal coalition[J]. J Foot Ankle Surg, 2017, 56（6）: 1323–1327.

[5] Javier Masquijo J, Vazquez I, Allende V, et al. Surgical reconstruction for talocalcaneal coalitions with severe hindfoot valgus deformity[J]. J Pediatr Orthop, 2017, 37（4）: 293–297.

[6] Song W, Liu W, Chen B, et al. Posteromedial ankle impingement caused by hypertrophy of talocalcaneal coalition: a report of five cases and introduction of a novel index system[J]. J Foot Ankle Surg, 2016, ss（6）:1312–1317.

[7] Klammer G, Espinosa N, Iselin LD. Coalitions of the tarsal bones[J]. Foot Ankle Clin, 2018, 23（3）: 435–449.

[8] Aibinder WR, Young EY, Milbrandt TA. Intraoperative three–dimensional navigation for talocalcaneal coalition resection[J]. J Foot Ankle Surg, 2017, 56（S）: 1091–1094.

[9] Lee SH, Park HJ, Yeo ED, et al. Talocalcaneal coalition: A focus on radiographic findings and sites of bridging[J]. Indian J Orthop, 2016, 50（6）:661–668.

[10] Aldahshan W, Hamed A, Elsherief F, et al. Endoscopic resection of different types of talocalcaneal coalition[J]. Foot Ankle Int, 2018, 39（9）:1082–1088.

[11] Knorr J, Soldado F, Menendez ME, et al. Arthroscopic talocalcaneal coalition resection in children[J]. Arthroscopy, 2015, 31（12）:2417–2423.

[12] Mosca VS. Subtalar coalition in pediatrics[J]. Foot Ankle Clin, 2015, 20（2）: 265–281.

第七节　跟腱损伤

一、概　述

跟腱是人体最强壮、最大的肌腱，也是断裂发生率最高的肌腱，多数跟腱断裂发生在体育运动中，多发生于青壮年男性，断裂的高峰年龄为 30~40 岁。

跟腱断裂分为急性和陈旧性跟腱断裂。急性跟腱断裂指的是某种原因引起腓肠肌 – 比目鱼肌联合肌腱断裂，并引起疼痛、肿胀、跖屈受限等，其通常发生在跟骨结节上 2~6cm 处。陈旧性跟腱断裂通常指超过 3 周的跟腱断裂。跟腱断裂延迟治疗预后较差。

二、症状与体征

1 临床症状

跟腱断裂时一般都有外伤史，如运动时突然听到足跟部有"啪"地一声响，或感觉被人从后面踢了一脚，伤后即感觉足跟部疼痛肿胀，小腿无力、跛行，部分患者可为无痛性断裂；如为锐器切割致伤，跟腱局部可见开放伤口，跟腱外露。

2 体　征

查体时可见患侧踝关节跖屈无力，可触及跟腱断裂处连续性中断，有一处凹陷，局部压痛明显，踝关节由于具有其他屈踝肌腱的参与，有的患者仍可跖屈踝关节，漏诊率约为20%。

查体时，有些特殊检查可帮助确定诊断：

（1）Thompson试验　患者俯卧或跪位双足悬垂于床边外，医者用手分别挤压双侧小腿腓肠肌最宽阔处的下方，健侧踝关节会立即跖屈，患侧则无法跖屈。

（2）屈膝试验　患者俯卧于检查床上，嘱患者主动屈膝至90°位，如果跟腱断裂，该侧踝关节会呈中立位或背伸位。

三、辅助检查

跟腱断裂最常用的辅助检查是超声检查，具有经济、快速、重复性好等优点，可以基本判断跟腱的连续性，但超声检查对检查者有一定的技术要求，并且不易区分跟腱是完全断裂还是部分断裂。

MRI对软组织有较好的分辨率，可以清晰显示跟腱断裂的层面及性质，有助于手术计划的制定。

X线片常用于判断有无局部骨折或跟腱末端病变。

四、治疗原则

开放性跟腱断裂一般可行清创术后直接缝合跟腱，如为大面积创伤所致，则需依序处理。

对于急性闭合性跟腱断裂，手术治疗或非手术治疗目前尚存在一定的分歧和争议。

目前，多数学者认为，对于专业运动员、年轻患者、功能要求高的患者、受伤超过1周的患者，主张行手术治疗；手术治疗具有可准确恢复肌腱长度、再断裂率较低的优势，但也存在手术瘢痕较大和并发症发生风险增大，最终可能仍无法返回体育运动的情况。

非手术治疗一般使用于对功能没有过高要求者、老年患者及不愿意手术者，非手术的优点为无手术并发症、无须住院、花费较少、整体恢复时间少于手术治疗，具有可接受的功能效果；但非手术治疗不能保证肌腱准确对合，纤维性愈合或肌腱拉长，导致软弱无力，且再断裂率较高。非手术治疗

的主要原则是用石膏或夹板支具固定踝关节于跖屈位，但学者对固定时间的长短、固定时踝关节的具体位置、膝关节固定与否等这些问题，仍有不同意见。

五、手术处理

手术治疗主要分为三大类：①断端直接缝合、经皮闭式缝合，急性跟腱损伤多可用此法；②缝合后加用筋膜或肌腱修补，如腓肠肌筋膜翻转加强或跖肌腱加固；③筋膜、肌腱或其他生物材料代替加强。

一般陈旧性跟腱损伤，尤其是跟腱断端缺损者常使用后两种方法，也有三者合用的情况。

病例 1

张某，男性，52岁，主因"外伤致右踝疼痛1天"入院。1天前患者外伤致右踝关节疼痛，在我院急诊就诊，诊断为"右跟腱断裂"，以"右跟腱断裂"诊断收入。

查体：右踝跟腱部肿胀、疼痛，触诊跟腱连续性中断及凹陷（图6-7-1），趾屈力量明显减弱，提踵试验阳性，Thopmson征阳性。

辅助检查：踝关节MRI可见踝关节跟骨结节上4cm处跟腱撕裂，断端呈高信号，伴出血、水肿、断端回缩（图6-7-2～图6-7-4）。

诊断：右跟腱撕裂。

治疗

（1）**手术治疗**　跟腱撕裂缝合术。

手术体位及术前准备：患者俯卧位，患肢大腿根部常规上气囊止血带。踝关节后方常规纵向切口，逐层切开皮肤、皮下组织，注意切开并标记腱鞘，显露跟腱断裂部位，清理断端的淤血（图6-7-5），将踝关节跖屈位，保持跟腱松弛，将断端重叠1.5cm，用1#缝线固定四个角后进行纳鞋底式缝合，确保跟腱缝合应力分散（图6-7-6）。跟骨结节处可植入一枚锚钉，用锚钉缝线进行跟腱编织加强固定。冲洗后，将腱鞘缝合，保护跟腱血运（图6-7-7）。逐层缝合皮下，褥式缝合皮肤。下肢支具固定于屈膝50°，踝关节跖屈位。

（2）**术后康复**　术后加强伤口护理，避免伤口压迫引起血供不良。术后支具固定于屈膝50°，

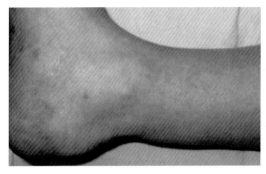 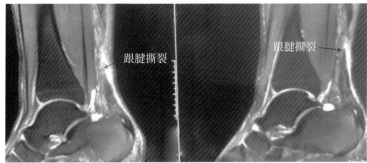

图 6-7-1　跟腱撕裂外观：跟骨结节上 4cm 处凹陷　图 6-7-2　踝关节 MRI：跟骨结节上 4cm 处高信号，出血

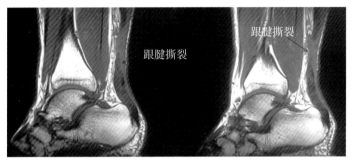 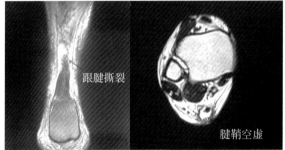

图 6-7-3　踝关节 MRI：跟骨结节上 4cm 处高信号，回缩

图 6-7-4　踝关节 MRI：冠状位跟骨结节上 4cm 处高信号，腱鞘空虚

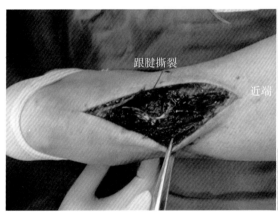
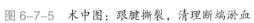

图 6-7-5　术中图：跟腱撕裂，清理断端淤血

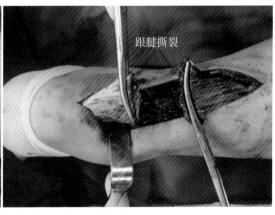
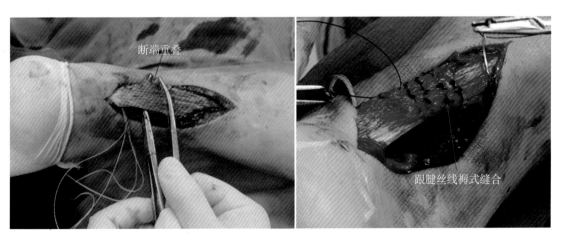

图 6-7-6　术中图：跟腱撕裂，断端重叠后丝线纳鞋底式缝合

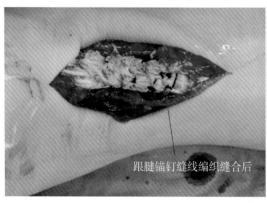
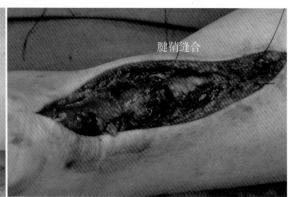

腱鞘缝合

跟腱锚钉缝线编织缝合后

图6-7-7 术中图：跟腱撕裂行锚钉加强缝合，腱鞘缝合

踝关节跖屈位。术后第2天开始足趾活动，抬高患肢，术后2周更换踝关节支具，放开膝关节固定进行膝关节活动，术后4周去除踝关节固定，逐步行踝关节背伸活动，术后6周踝关节逐步负重，术后8周踝关节背伸到正常角度，术后12周逐步恢复运动。

专家点评

通过患者的典型病史、查体中跟腱连续性改变，结合MRI，可以明确跟腱撕裂的诊断。对于跟腱撕裂的手术治疗有一定争论，手术治疗有一定的感染风险，但临床效果更为确切。对于运动能力较强患者，笔者更为推荐急性期进行外科修复。

跟腱修复操作需要注意几点：腱鞘的保护以及跟腱修复后腱鞘的缝合，是有效减少伤口愈合不良的有效手段，在皮肤伤口与跟腱之间建立有效的屏障，即便伤口愈合较慢也有一定的缓冲空间，为后续处理打好基础。跟腱张力的调整，避免重叠过度引起跟腱张力过大，因为过大的张力

会导致皮肤张力增加，不利于伤口愈合以及后续康复锻炼。

病例2　陈旧性跟腱撕裂

吴某，男性，58岁，主因"左踝不能发力1年"入院。1年前患者打羽毛球起跳时感左踝后侧疼痛，在当地予石膏固定，6周后逐步活动，患者左踝不能发力，运动能力下降。近来疼痛明显，遂来我院，MRI检查后以"左跟腱陈旧性损伤，跟腱钙化"诊断收入院。

查体：左踝跟腱部肿胀、疼痛，触诊跟腱连续性中尚可，趾屈力量明显减弱，提踵试验阳性，Thopmson征阴性。

辅助检查：左踝关节X线显示左跟骨结节上4cm处可见5mm×20mm钙化影（图6-7-8）。左踝MRI显示跟腱周围大量瘢痕形成，走向上呈高信号影，跟腱内可见钙化影，跟腱膨大（图6-7-9~图6-7-11）。

诊断：左跟腱陈旧性撕裂，左跟腱钙化。

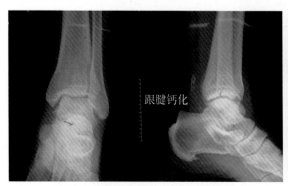

图6-7-8 踝关节正侧位X线片：跟骨结节上4cm处钙化影

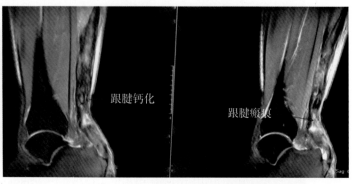

图6-7-9 踝关节MRI：跟腱走向上呈高信号影，跟腱内可见钙化影

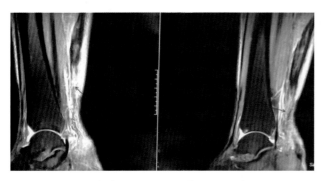

图 6-7-10　踝关节 MRI：跟腱走向上呈高信号影，跟腱内可见钙化影，跟腱膨大

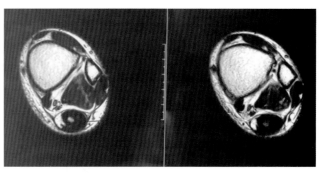

图 6-7-11　踝关节 MRI：跟腱走向上呈高信号影，跟腱内可见钙化影，跟腱膨大

治　疗

（1）**手术治疗**　跟腱钙化灶清除，陈旧性撕裂重建缝合术。

手术体位及术前准备：患者俯卧位，患肢大腿根部常规上气囊止血带。踝关节后方常规纵向切口，逐层切开皮肤、皮下组织，注意切开并标记腱鞘，显露跟腱，见跟腱大量瘢痕充填，跟骨结节上

5cm 处见一约 6mm×10mm×20mm 大小骨化灶（图 6-7-12）。切开纵行瘢痕，彻底清理骨化灶，保持瘢痕连续性（图 6-7-13）。于腓骨后缘显露腓骨长肌腱鞘，打开腱鞘，显露腓骨长肌，用取腱器取前 1/2 腓骨长肌腱，编织备用（图 6-7-14）。在跟腱腱腹交接处用导引线将编织好的肌腱横行穿过跟腱，用腓骨长肌腱对瘢痕组织进行编织，在跟骨结

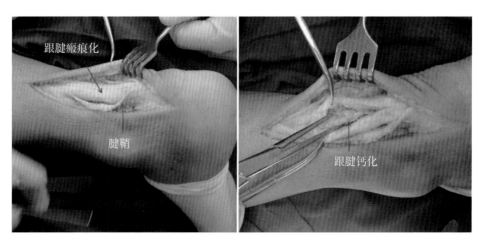

图 6-7-12　术中图：切开跟腱腱鞘，显露跟腱瘢痕，骨化组织

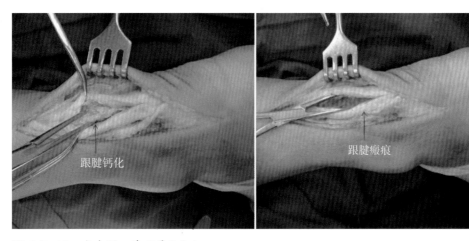

图 6-7-13　术中图：清理骨化组织

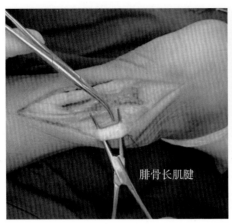
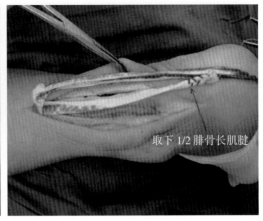

取下 1/2 腓骨长肌腱

腓骨长肌腱

图 6-7-14　术中图：取腓骨长肌肌腱，编织备用

节处制备一 6mm 骨道，将编织后的肌腱穿过骨道，拉紧后保持踝关节跖屈位，用施乐辉界面螺钉固定，完成跟腱的加强重建（图 6-7-15~ 图 6-7-18）。冲洗后，将腱鞘缝合，保护跟腱血运。术中 X 线透视检查确认（图 6-7-19）。逐层缝合皮下，褥式缝合皮肤。下肢支具固定于屈膝 50°，踝关节跖屈位。

（2）**术后康复**　术后加强伤口护理，避免伤口压迫引起血供不良。术后影像学检查确认手术效果（图 6-7-20~ 图 6-7-21）。支具固定于屈膝 50°，踝关节跖屈位。术后第 2 天开始足趾活动，抬高患肢，术后 2 周更换踝关节支具，放开膝关节固定进行膝关节活动，术后 4 周去除踝关节固定，逐步行踝关节背伸活动，术后 6 周踝关节逐步负重，

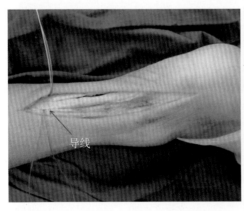
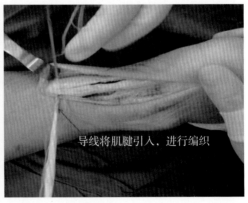

导线

导线将肌腱引入，进行编织

图 6-7-15　术中图：编织后的腓骨长肌肌腱进行跟腱加强重建

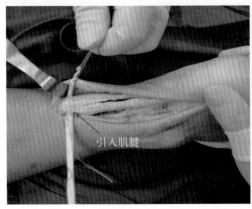
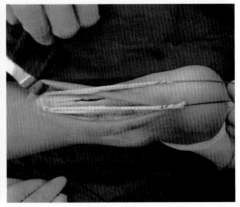

引入肌腱

图 6-7-16　术中图：编织后的腓骨长肌肌腱进行跟腱加强重建

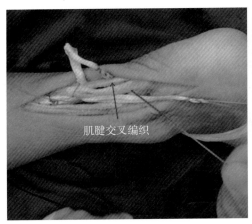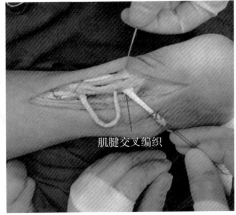

图 6-7-17　术中图：编织后的腓骨长肌肌腱进行跟腱加强重建

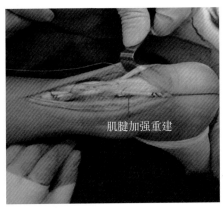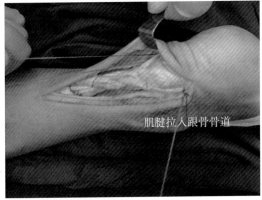

图 6-7-18　术中图：编织后的腓骨长肌肌腱进行跟腱加强重建，拉入跟骨骨道固定

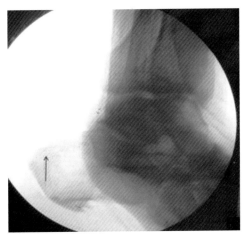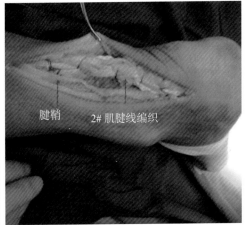

图 6-7-19　术中透视骨道位置良好，骨化去除完全，重建后的跟腱情况良好

术后 8 周踝关节背伸到正常角度，术后 12 周逐步恢复运动。

专家点评

根据患者的典型病史、查体，结合 MRI，可以明确跟腱陈旧性损伤的诊断。对于陈旧性跟腱撕裂，通常有较多瘢痕形成，清理后通常会有肌腱缺损，缺损较小可以用过 V-Y 延长达到端端缝合，但多数情况需要取肌腱进行重建，重建过程需要仔细评估重建跟腱的强度，必要时可进行腓肠肌腱膜的翻转加强（图 6-7-23~ 图 6-7-24）。

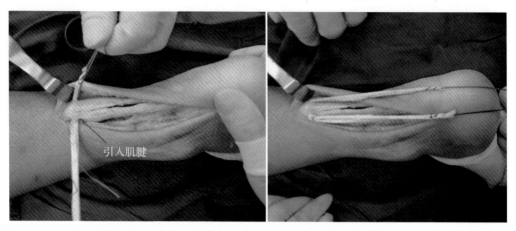

引入肌腱

图 6-7-20　术后 X 线片：骨道位置良好，骨化去除完全，术后伤口情况

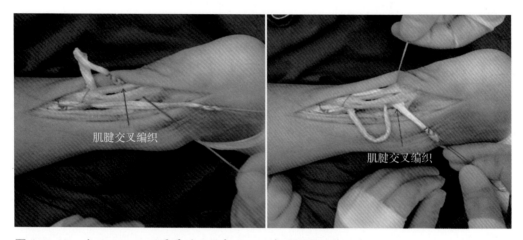

肌腱交叉编织

肌腱交叉编织

图 6-7-21　术后 MRI：跟骨骨道位置良好，重建后的跟腱情况良好

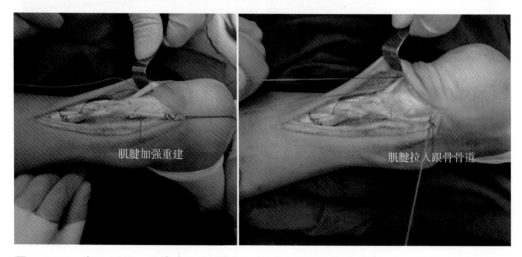

肌腱加强重建

肌腱拉入跟骨骨道

图 6-7-22　术后 MRI：跟骨骨道位置良好，重建后的跟腱情况良好

跟腱重建操作需要注意几点：尽量保留腱性组织，避免跟腱过度缺损，给手术造成困难。术后康复需要进行专业的指导，避免术后粘连引起功能受限，以及后期暴力锻炼引起的再次撕裂。

病例 3　跟腱末端病

师某，男性，43 岁，主因"右足跟部疼痛 3 年"入院。3 年前患者运动后逐步出现足跟近端疼痛，在当地予理疗、对症处理，患者症状反复，近日

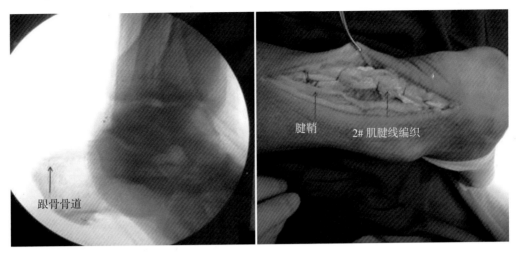

图 6-7-23　陈旧性跟腱撕裂，清理后巨大缺损，半腱肌加强重建

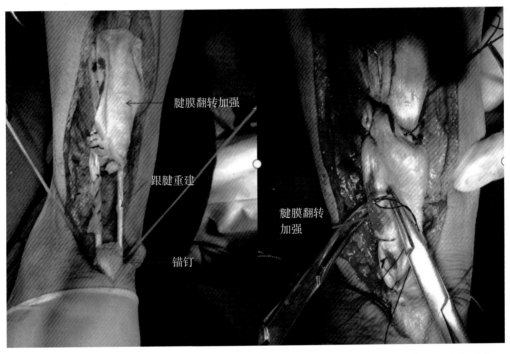

图 6-7-24　陈旧性跟腱撕裂，半腱肌加强重建，腓肠肌腱膜翻转加强，跟骨锚钉缝合固定

疼痛加重，遂来我院，MRI 检查后以"右跟腱末端病"诊断收入。

查体：右踝跟腱止点部轻度肿胀、压痛阳性，踝关节活动良好。

辅助检查：踝关节 MRI 提示跟腱末端增粗，可见高信号影，跟腱周围轻度水肿改变，跟腱连续性良好（图 6-7-25~ 图 6-7-28）。

诊断：右跟腱末端病。

治　疗

（1）手术治疗　跟腱末端病病灶清除术。

手术体位及术前准备：患者俯卧位，患肢大腿根部常规上气囊止血带。踝关节后方常规纵向切口，逐层切开皮肤、皮下组织，注意切开并标记腱鞘，显露跟腱，见跟腱止点处轻度膨大。予切开跟腱，显露跟腱末端止点区，见跟腱止点炎性增生，彻底清除炎性组织，见跟腱连续性及强度良好（图 6-7-29~ 图 6-7-30）。冲洗后，将腱鞘缝合，保护跟腱血运。逐层缝合皮下，褥式缝合皮肤。

（2）术后康复　术后加强伤口护理，术后第 2 天开始足趾活动，抬高患肢，逐步负重，术后 6 周逐步恢复运动。

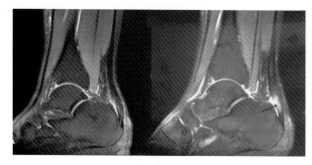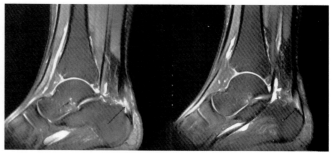

图 6-7-25　踝关节 MRI：跟腱末端可见高信号影

图 6-7-26　踝关节 MRI：跟腱末端可见高信号影，跟腱连续性良好

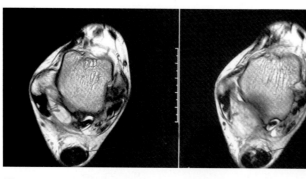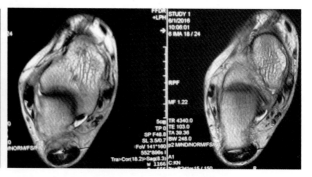

图 6-7-27　踝关节水平位 MRI：跟腱末端可见高信号影，占跟腱 1/3

图 6-7-28　踝关节水平位 MRI：跟腱末端可见高信号影，占跟腱 1/3

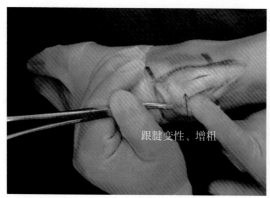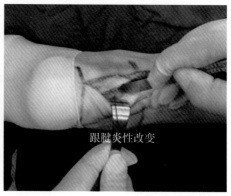

图 6-7-29　术中情况：跟腱末端增粗，变性

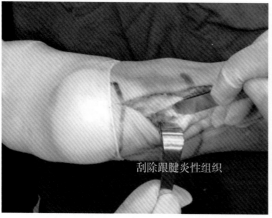

图 6-7-30　术中情况：跟腱末端增粗、变性，彻底清除病灶

专家点评

跟腱末端病是由于慢性反复牵拉导致起止点结构的损伤，进而出现一系列病理变化的一类疾病。跟腱末端病的病因主要有两个方面：一是腱末端区域所承受的负荷超过自身的能力范围，因此而产生的一种代偿性反应，例如长时间的训练和大量的重复性动作；第二是末端区域由于缺血，多种活性因子对末端的结构产生了破坏作用。其根据部位分为止点型跟腱炎和非止点型跟腱炎，本例患者为止点型跟腱炎，慢性炎症急性发作。对于保守治疗无效的患者手术成为最后的选择。术中需要注意保留肌腱组织，尽量减少对跟腱组织的破坏，如跟腱强度不够需要止点区植入锚钉加强缝合，以免出现跟腱撕裂。

（陈雪松，张　亮）

参考文献

[1] Maffulli N, Waterston SW, Squair J, et al. Changing incidence of Achilles tendon rupture in Scotland: a 15-year study[J]. Clin J Sport Med, 1999（9）：157-160.

[2] Huttunen TT, Kannus P, Rolf C, et al. Acute Achilles tendon ruptures: incidence of injury and surgery in Sweden between 2001 and 2012[J]. Am J Sports Med, 2014（42）：2419-2423.

[3] Longo UG, Petrillo S, Maffulli N, et al. Acute Achilles tendon rupture in athletes[J]. Foot Ankle Clin, 2013（18）:319-338.

[4] Gwynne-Jones D P, Sims M, Handcock D. Epidemiology and outcomes of acute Achilles tendon rupture with operative or nonoperative treatment using an identical functional bracing protocol[J]. Foot Ankle Int, 2011（32）：337-343.

[5] Keller A, Ortiz C, Wagner E, et al. Mini-open tenorrhaphy of acute Achilles tendon ruptures: medium-term follow-up of 100 cases[J]. Am J Sports Med, 2014（42）：731-736.

[6] Singh D. Acute Achilles tendon rupture[J]. Br J Sports Med, 2017, 51（15）：1158-1160.

[7] Schweitzer KM, Jr. Dekker TJ, Adams SB. Chronic achilles ruptures: reconstructive options[J]. J Am A cad Orthop Surg, 2018.

[8] Arriaza R, Gayoso R, Lopez-Vidriero E, et al. Quadriceps auto graft to treat Achilles Chronic tears: a simple surgical technique[J]. BMC, 2016, 17: 116.

第八节　踝关节其他损伤

病例1　距下关节游离体

吴某，男性，24岁，主因"外伤致右踝疼痛2年"之主诉入院。2年前患者因外伤致右踝关节疼痛，在当地诊断为"右距骨骨折"，予"切开复位内固定术"，术后逐步康复锻炼，患者右足行走后疼痛，持续存在，为进一步诊治遂来我院，门诊以"右距下关节游离体，右距骨骨折术后骨愈合"之诊断收入院。

查体：右踝关节无肿胀，外侧手术瘢痕（图6-8-1），前踝压痛阴性，抽屉试验阴性，内翻应力试验阴性；踝关节活动度——背伸-5°，跖屈40°（中立位0°）。

辅助检查：右踝关节正侧位X线片、踝关节CT可见踝关节骨赘增生明显，距骨及胫骨前唇为著（图6-8-2~图6-8-3）。

诊断：右距下关节游离体，右距骨骨折术

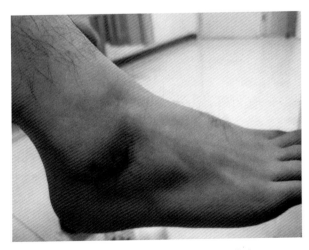

图6-8-1　右踝关节外观：距骨骨折手术瘢痕

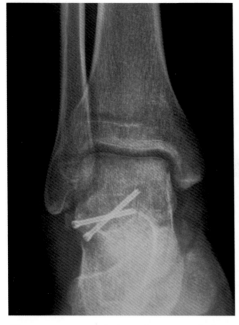
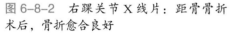
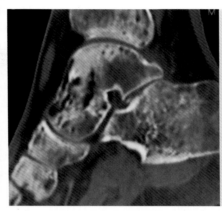
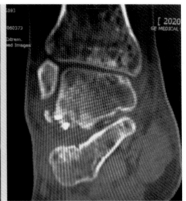

图 6-8-2　右踝关节 X 线片：距骨骨折术后，骨折愈合良好

图 6-8-3　右踝关节 X 线及 CT 片：距骨骨折术后，骨折愈合良好，CT 显示距下关节内游离骨片

后骨愈合。

治　疗

（1）手术治疗　关节镜距下关节清理，游离体取出，内固定取出术

手术体位及术前准备：患者左侧卧位，患肢大腿根部常规上气囊止血带（图 6-8-4）。

手术入路的建立：建立常规距下关节前侧入路及后侧入路（图 6-8-5），从前外侧入路用注射器向距下关节内注射 20mL 生理盐水，以便充盈关节腔。

关节腔清理，游离体取出：探查整个距下关节，见距下关节大量瘢痕充填，跟距骨间韧带瘢痕包绕，适当清理瘢痕组织，向外侧清理至跟距关节见关节间隙内卡压一个骨软骨片，大小 6mm×10mm×2mm，用髓核钳取出游离的骨软骨片，探查有无其他异常（图 6-8-6）。镜下极度伸屈、内外翻活动踝关节未见异常。

内固定取出：关节镜下显露距骨内侧缘，显露螺钉尾部，用螺丝刀镜下置入螺钉内，取出内固定空心螺钉 2 枚。术中 X 线透视见内固定取出完全。冲洗，缝合关闭伤口，加压包扎。

术后复查：复查 CT 可见距下关节游离体去除完全（图 6-8-7）。

（2）术后康复　术后第 2 天开始踝关节主动被动功能锻炼，并开始逐步负重，术后 2 周伤口拆线，术后 4 周恢复运动锻炼。

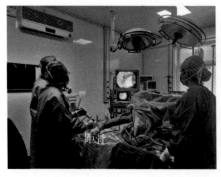
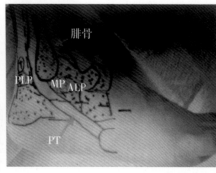

图 6-8-4　手术体位及手术台摆放：左侧卧位，关节镜摆放在头侧，洗手在术者右方

图 6-8-5　手术入路，跗骨窦前侧及后侧

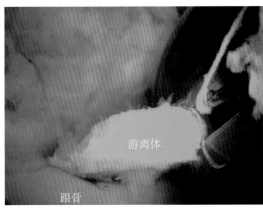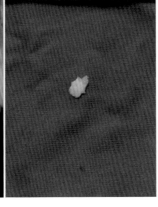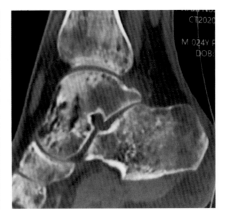

图 6-8-6　镜下所见：跟距关节见游离体卡压，为 6mm×10mm×2mm 的骨软骨片

图 6-8-7　术后 CT 片：跟距关节见游离体去除完全

专家点评

通过患者病史，结合 CT，可以明确距下关节游离体诊断。距下关节镜的操作空间相对较小，需要仔细操作，避免结构损伤，同时需要注意保护跟距骨间韧带，本例为创伤后瘢痕充填，具有一定难度，尤其是游离体卡压在跟距关节偏外侧，需要我们通过跗骨窦达到其位置，取出则相对简单。本例患者提示我们在处理距骨骨折的时候一定要仔细评估距骨的骨折情况，在处理骨折的同时，尽量清理出关节间隙卡压的组织及骨块，减少患者的关节刺激症状。

病例 2　踝关节滑膜炎，前踝撞击

谢某，男性，31 岁。主因"扭伤致左踝关节疼痛、活动受限 14 年"之主诉入院。14 年前，打篮球时不慎扭伤左踝关节，当时即感左踝关节疼痛剧烈，活动受限，并逐渐肿胀。于家中休息后上述症状逐渐缓解，未在意，未行正规治疗，此后左踝关节活动时反复扭伤，运动时症状加重，严重影响生活，当地医院行左踝关节 MRI 检查提示"左踝滑膜炎，前踝撞击征"，保守治疗效果不佳，以"左踝滑膜炎，前踝撞击征"收入。

查体：左踝关节前外侧肿胀明显，左踝关节外侧跟距间隙及前距腓韧带上止点压痛明显，左踝过伸痛阳性，过屈痛阳性，抽屉试验阳性。左踝关节活动范围——内翻 0°~40°，外翻 0°~10°，背伸 0°~15°，跖屈 0°~50°，距下内翻 0°~10°，距下外翻 0°~5°。Thompson 检查阴性，左足感觉及活动正常，左足血运好（图 6-8-8）。

辅助检查：踝关节正侧位 X 线片可见距骨内外边缘骨赘增生，前踝撞击（图 6-8-9）。踝关节 MRI 可见左踝关节胫骨前缘及距骨侧增生，前外侧滑膜病变，关节积液，胫骨前缘、距骨侧可见骨赘增生（图 6-8-10～图 6-8-13）。

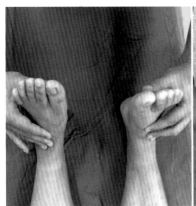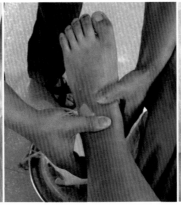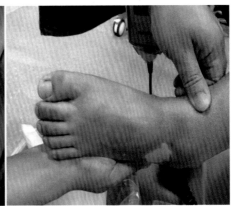

图 6-8-8　术前查体：过屈痛阳性，抽屉试验阳性，内翻试验阴性

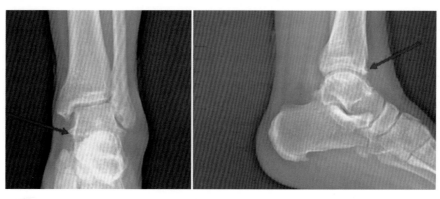

图 6-8-9　踝关节 X 线片：距骨骨赘增生，前踝撞击

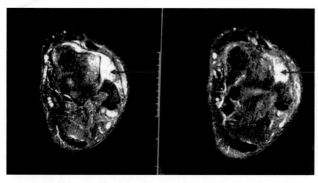

图 6-8-10　踝关节 MRI：T2 加权可见左踝关节腓骨前侧滑膜增生表现

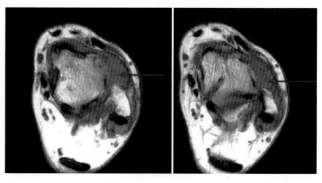

图 6-8-11　踝关节 MRI：T1 加权可见左踝关节腓骨前侧滑膜增生表现

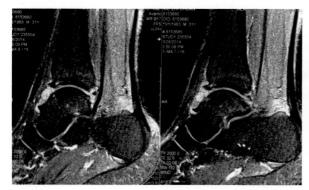

图 6-8-12　踝关节 MRI：左踝关节胫骨前缘及距骨侧增生

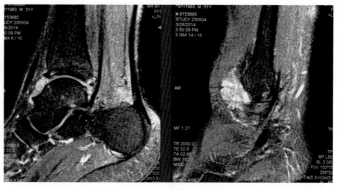

图 6-8-13　踝关节 MRI：左踝关节胫骨前缘及距骨侧增生，前外侧滑膜病变

诊断：左踝关节滑膜炎，左踝关节前踝撞击征。

治　疗

（1）手术治疗　关节镜检查，滑膜清理，前踝撞击成形术。

手术体位及术前准备：患者仰卧位，患肢大腿根部常规上气囊止血带。

手术入路的建立：建立常规踝关节前内、前外侧入路，清理关节内滑膜，探查内外侧隐窝，见

踝关节大量滑膜增生、外侧间室滑膜病变、踝关节游离体、左踝关节滑膜病变、胫骨侧软骨损伤（图 6-8-14~图 6-8-15）。清理关节增生的滑膜，修整软骨损伤，取出踝关节游离体，胫骨及距骨侧成形（具体方法参见本章第二节）。转踝关节腓骨远端斜向切开，显露腓骨前侧的滑膜病变，见滑膜团块样增生，予彻底切除病变组织，送病检（图 6-8-16~图 6-8-18）。将距腓前韧带及屈肌支持

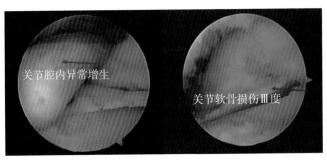

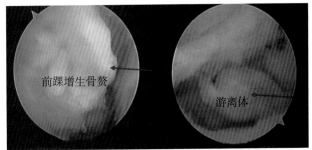

图 6-8-14　术中所见：左踝关节滑膜病变，胫骨侧软骨损伤　　图 6-8-15　术中所见：左踝关节胫骨前缘增生，踝关节游离体

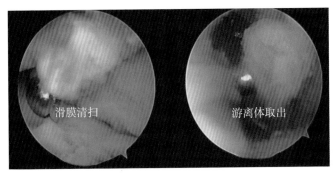

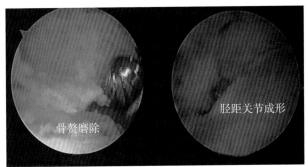

图 6-8-16　术中所见：清理左踝滑膜，取出踝关节游离体　　图 6-8-17　术中所见：用磨钻行踝关节撞击成形

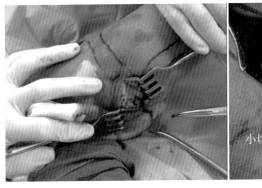

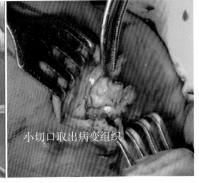

图 6-8-18　术中所见：外踝小切口，彻底切除滑膜病变

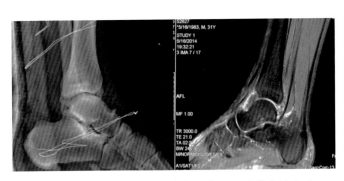

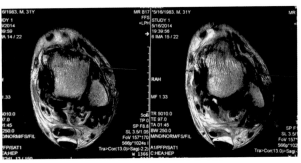

图 6-8-19　术后复查：踝关节成形良好，关节少许积液　　图 6-8-20　术后复查：踝关节滑膜病变清除彻底，韧带修复良好

带加强缝合，冲洗，缝合伤口。

（2）术后康复　术后复查 X 线片及 MRI，评估撞击解除情况及病变清理情况（图 6-8-19~ 图 6-8-20）。病变组织病理活检结果为腱鞘巨细胞瘤（图 6-8-21）。术后于踝关节中立位给予支具固定，第 2 天开始足趾活动，抬高患肢，膝关节主动被动活动，

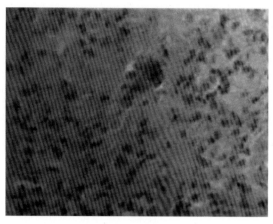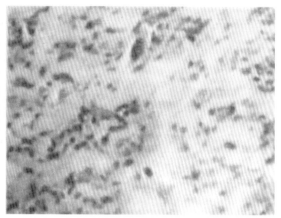

图 6-8-21　术后病理：腱鞘巨细胞瘤

术后 2 周伤口拆线，并开始进行踝关节主动被动功能锻炼，术后 4 周后开始逐步负重，术后 8 周恢复运动锻炼。

专家点评

踝关节滑膜病变并不少见，腱鞘巨细胞瘤是其中较为常见的一种。其来源于滑膜，通常有局限型与弥散型两种。局限型病灶形态相似，均为圆形或卵圆形，边界较清，常见于手与足部。弥散型均分布弥散，呈多发结节，较多伴关节积液，浸润性生长，主要发生在关节外。本例患者为局限型改变，手术切除是有效的治疗手段。同时需要注意是否合并其他关节内问题，如本例患者有踝关节撞击表现，需要同期处理。

（金善汝，张　亮）